U0252353

中文翻译版
原书第3版

Neurosurgical Operative Atlas
Functional Neurosurgery

神经外科手术图谱
——功能神经外科——

原著者　Robert E. Gross　Nicholas M. Boulis,

主　译　张建国　张　凯

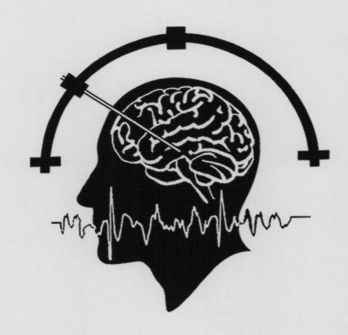

American
Association of
Neurological
Surgeons

and the American Association of Neurosurgeons

科学出版社
北京

图字 01-2021-0700

内 容 简 介

本书针对目前功能神经外科领域中常见的疾病，分三篇：①癫痫；②运动障碍性疾病、精神疾病和小儿功能神经外科；③疼痛和脑积水。对各类疾病的手术治疗方法，从经典的手术技术到近年来新出现的治疗手段均做了详尽的描述，如癫痫外科方面既有经典的前颞叶切除术，也有近年来出现的丘脑前核电刺激术和立体定向激光消融术；运动障碍性疾病方面既有早期的核团毁损术，也有无框架技术 DBS 置入手术，既有针对帕金森病的手术，也有针对强迫症、抽动秽语综合征、抑郁症等的手术。本书的特点是内容丰富，图文并茂，对于从事功能神经外科的医师提高手术技术具有重要的指导价值，对于广大神经外科从业者了解功能神经外科也将具有重要意义。

图书在版编目（CIP）数据

神经外科手术图谱. 功能神经外科：原书第 3 版 /（美）罗伯特·E. 格罗斯（Robert E. Gross），（美）尼古拉斯·M. 布利斯（Nicholas M. Boulis）著；张建国，张凯主译. —北京：科学出版社，2021.3
书名原文：Neurosurgical Operative Atlas: Functional Neurosurgery
ISBN 978-7-03-068304-5

Ⅰ．①神… Ⅱ．①罗… ②尼… ③张… ④张… Ⅲ．①神经外科手术—图谱
Ⅳ．① R651-64

中国版本图书馆 CIP 数据核字（2021）第 043210 号

责任编辑：王灵芳 / 责任校对：张 娟
责任印制：赵 博 / 封面设计：华图文轩

Copyright©2017 of the original English language edition by Thieme Medical Publishers, Inc., New York, USA. 原英文版由美国纽约 Thieme Medical Publishers, Inc 出版。
Original title（原书名）：Neurosurgical Operative Atlas, Functional Neurosurgery, 3e by Robert E. Gross/ Nicholas M. Boulis.
原书名：神经外科手术图谱——功能神经外科第 3 版，作者：Robert E. Gross/ Nicholas M. Boulis

科学出版社 出版
北京东黄城根北街 16 号
邮政编码：100717
http:// www.sciencep.com
三河市春园印刷有限公司 印刷
科学出版社发行 各地新华书店经销
*
2021 年 3 月第 一 版 开本：889×1194 1/16
2021 年 3 月第一次印刷 印张：19
字数：621 000
定价：228.00 元
（如有印装质量问题，我社负责调换）

原著者　Robert E. Gross　Nicholas M. Boulis

主　译　张建国　首都医科大学附属北京天坛医院

　　　　张　凯　首都医科大学附属北京天坛医院

译　者（按姓氏笔画排序）

　　　　王　秀　首都医科大学附属北京天坛医院

　　　　石　林　首都医科大学附属北京天坛医院

　　　　朱冠宇　首都医科大学附属北京天坛医院

　　　　刘焕光　首都医科大学附属北京天坛医院

　　　　杨岸超　首都医科大学附属北京天坛医院

　　　　张　华　首都医科大学附属北京天坛医院

　　　　张　凯　首都医科大学附属北京天坛医院

　　　　张　沼　首都医科大学附属北京天坛医院

　　　　张建国　首都医科大学附属北京天坛医院

　　　　孟凡刚　北京市神经外科研究所

　　　　胡文瀚　北京市神经外科研究所

　　　　韩春雷　首都医科大学附属北京天坛医院

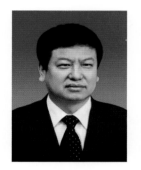

张建国　主任医师，教授，博士生导师。现任首都医科大学附属北京天坛医院神经外科中心副主任、功能神经外科主任，北京市神经外科研究所功能神经外科研究室主任，神经电刺激研究与治疗北京重点实验室主任，首都医科大学运动障碍性疾病临床治疗与研究中心主任。兼任中国抗癫痫协会副会长、中华医学会神经外科分会神经生理监测学组主任委员、世界立体定向和功能神经外科学会常务理事。主要研究方向为脑功能性疾病。曾获得国家科技进步奖一等奖，教育部科技进步奖二等奖，北京市科技进步奖一等奖及二等奖。荣获"北京市有突出贡献的科学、技术、管理人才"称号，享受国务院特殊津贴。先后主持和参与国家级及省部级课题 20 余项，SCI 收录论文 100 余篇，主编和编译论著多部。

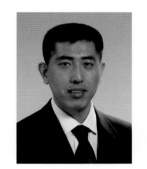

张　凯　主任医师，教授，博士生导师。现任首都医科大学附属北京天坛医院神经外科癫痫外科病区主任。兼任中国医师协会神经外科医师分会功能神经外科专业委员会副主任委员、中华医学会功能神经外科专业委员会委员、中国抗癫痫协会理事、中国抗癫痫协会青年委员会副主任委员等。从事癫痫外科、运动障碍性疾病、颅神经疾病等的治疗，在国内率先开展利用影像学后处理技术定位致痫灶，SEEG 引导下的射频热凝、激光间质热疗等治疗癫痫。作为重要完成人，曾获得国家科学技术进步奖一等奖，北京市科学技术进步奖一等奖及二等奖。曾荣获王忠诚中国神经外科医师奖青年医师奖等。先后承担国家自然科学基金 5 项，参与科技部重点研发项目，以第一作者及责任作者收录 SCI 论文 20 余篇。

过去的 20 年中，功能神经外科是神经外科各亚专业中发展最迅速的分支学科。计算机技术、神经影像技术、神经电生理技术的发展，极大地推动了功能神经外科领域中各种疾病在诊断和治疗手段上的进步，既有传统术式的改良、适应证的拓展，也有新手术技术的涌现，使功能神经外科疾病的治疗在更加微创的同时，实现了更理想的疗效。

作为《神经外科手术图谱——功能神经外科》的第 3 版，本书在原来版本的基础上，增加了最近几年的新进展，如立体定向技术治疗强迫症、抽动秽语综合征、抑郁症等内容。全书分为"癫痫""运动障碍性疾病、精神疾病和小儿功能神经外科""疼痛和脑积水"三部分。癫痫领域中，重点介绍了立体脑电图颅内监测、选择性杏仁核海马切除术、磁共振引导下的激光间质热疗、迷走神经刺激术等；运动障碍性疾病领域中重点介绍了帕金森病、震颤、肌张力障碍的治疗，着重讲述了置入技术；疼痛方面，重点介绍了利用神经外科和介入治疗技术治疗各种顽固性疼痛，涉及的技术包括经皮毁损、周围神经电刺激、脊髓电刺激和置入泵。全书配有 300 余幅彩色插图，图文并茂，是功能神经外科医师掌握本领域手术技术的优秀教材。

功能神经外科具有较强的理论性，如对各种功能性疾病的诊断、术前评估、病例选择，同时，良好的功能神经外科手术技术也是一名合格的功能神经外科医师必备的素质。我们将原著译成中文版并引入国内，希望能够让本专业领域的广大医师快速掌握相关手术技术，为更多的功能性疾病患者解除痛苦。在此，也感谢北京天坛医院功能神经外科团队每一位参与翻译的医师，你们的每一个不眠之夜、辛勤汗水都是在默默无闻中推动着中国功能神经外科的进步。

首都医科大学附属北京天坛医院

张建国　张　凯

2020 年 12 月

原著序

    神经科学是医学领域中最前沿的分支学科，神经外科则尤其致力于精准、安全和成效。本书试图涵盖目前这一范围广大、进展迅速的领域，书中介绍的内容主要来自北美和三家欧洲中心的研究，并根据不同作者的专业领域安排了相应题目，详细介绍他们的相关经验。本图谱最大限度地介绍了目前功能神经外科领域中的各种方法，有些方法已经过长期实践，有些方法利用新技术临床观察时间尚短，而有些方法则尚处于初步评价之中。第 3 版对属于功能神经外科的各种方法进行了系统详尽的描述，对于刚刚开始职业生涯的住院医师和神经外科青年医师均具有重要指导意义，为他们提供了本领域大量深入细致、图文并茂的内容。

    在癫痫相关的章节中，作者对各种手术技术和解剖分离方式做了清晰的描述，配以精美的绘图和照片，并对各种解剖结构做了精准的标记。在 DBS 相关的章节中，详述了其在各个领域中的应用（运动障碍性疾病、精神疾病、疼痛），同时介绍了该领域的最新进展（MRI 或 CT 引导、框架或无框架、3D 打印框架）。某些章节引用了大量的参考文献，对该领域的主要方法进行了详尽的介绍，如放射外科在功能神经外科领域中的应用（120 篇参考文献）、神经外科治疗神经病理性疼痛（177 篇参考文献）、颅内压增高和正常压力脑积水（172 篇参考文献）、微血管减压治疗三叉神经痛等。这些章节信息量丰富，具有良好的教学价值，可扫描书后二维码详细阅读。

    对于神经外科医学生、从业医师和研究者，本图谱都会成为有用的工具书。值此书完成之际，也对本书的所有编者表示祝贺。

Alim Louis Benabid, MD, PhD
Chairman of the Board, Clinatec
Member of the Academy of Sciences
Professor Emeritus of Biophysics at Joseph Fourier University
Scientific Advisor at the Atomic Energy Commission
Clinatec, Edmond J Safra Research Center, LETI-Minatec
Grenoble, France

　　传统上，功能神经外科治疗的疾病范畴包含运动障碍性疾病、癫痫、疼痛和精神类疾病，近年来这一专业在持续进步，治疗领域不断拓展。新的适应证不断增加，新的治疗设备不断涌现，所有这些均由临床需求、技术进步和创造力所驱动。必须指出，这一领域高度依赖于技术，而科学技术的进步也为神经和精神类疾病患者带来了新的、更加安全有效的治疗手段。最新版的《神经外科手术图谱——功能神经外科》一书提供了目前功能神经外科领域中每一种治疗手段的基本原理、技术细节和疗效。新版对每一章的内容都进行了更新或重新撰写（超过 70% 为新的内容），很多章节涉及全新的领域，在前一版出版的时候这些领域尚未出现。这些包含新技术的章节包括激光毁损、反应性神经电刺激、MRI 靶向平台；较新适应证的章节包括：DBS 治疗癫痫和精神类疾病（如抑郁症、强迫症和抽动秽语综合征）；涉及新型治疗手段的章节则包括：利用 CT 和 MRI 直接靶向的全身麻醉下 DBS、疼痛的周围神经或神经根电刺激及颅面神经电刺激、利用机器人提高 SEEG 电极置入的实用性。

　　功能神经外科是一个充满活力的领域，由多学科合作促进发展，包括临床医师、科学家、工程师和工业的互动。希望本书能够将各项最新技术以通俗易懂的方式呈现给读者，我们也希望读者能够将书中知识应用于每天的临床实践，将最好的技术用于患者，减轻他们的病痛。

Robert E. Gross, MD, PhD

Nicholas M. Boulis, MD

原著主编

Robert E. Gross, MD, PhD

MBNA Bowman Chair in Neurosurgery & Professor

Emory University Department of Neurosurgery

Director and Co-Founder, Emory Neuromodulation and Technology Innovation Center (ENTICe)

Director, Translational Neuro-Engineering Laboratory

Director, Emory MD/PhD Program

Director, Stereotactic, Functional and Epilepsy Neurosurgery

Atlanta, Georgia

Nicholas M. Boulis, MD

Associate Professor

Emory University Department of Neurosurgery

Director, Gene and Cell Therapy for Neurorestoration Laboratory

Atlanta, Georgia

编著者名单

Ron L. Alterman, MD
Chief
Division of Neurological Surgery
Beth Israel Deaconess Medical Center
Boston, Massachusetts

Pablo Andrade, MD
Resident
Department of Stereotactic and Functional Neurosurgery
University of Cologne
Cologne, Germany

Tipu Z. Aziz, F.Med.Sci.
Professor of Neurosurgery
Nuffield Department of Surgical Sciences
University of Oxford
The West Wing, John Radcliffe Hospital
Headington, Oxford, United Kingdom

Ausaf Bari, MD
Assistant Professor
Department of Neurosurgery
University of California, Los Angeles
Los Angeles, California

Yarema B. Bezchlibnyk, MD, PhD
Assistant Professor
Department of Neurosurgery
University of South Florida
Tampa, Florida

William E. Bingaman, MD
Vice Chair Neurologic Institute Cleveland Clinic
Director, Epilepsy Surgical Program
Shusterman Chair Epilepsy Surgery
Professor of Neurological Surgery
Lerner College of Medicine of CWRU
Cleveland, Ohio

Atthaporn Boongird, MD
Spine Institute
Bumrungrad Hospital
Bangkok, Thailand

Nicholas M. Boulis, MD
Associate Professor
Emory University Department of Neurosurgery
Director, Gene and Cell Therapy for Neurorestoration Laboratory
Atlanta, Georgia

Jeffrey A. Brown, MD
Neurological Surgery, PC
Great Neck, New York

Kim J. Burchiel, MD, FACS
Professor and Head
Division of Functional Neurosurgery
Department of Neurological Surgery
Oregon Health and Science University
Portland, Oregon

Jennifer Cheng, MD
Department of Neurological Surgery
Columbia University Medical Center
New York, New York

Gaurav Chenji, MS
University of Michigan
Ann Arbor, Michigan

Arthur Cukiert, MD, PhD
Epilepsy Surgery Program and ABC Faculty of Medicine
Department of Neurosurgery
Clinica de Epilepsia de Sao Paulo
Sao Paolo, Brazil

Daniel Curry, MD
Associate Professor
Department of Neurosurgery
Baylor College of Medicine
Director, Functional Epilepsy and Movement Disorders Program
Department of Pediatric Neurosurgery
Texas Children's Hospital
Houston, Texas

Rachel Curry, MS
Research Assistant
Department of Neurological Surgery
Weill Cornell Medical College
New York, New York

Milind Deogaonkar, MD
Associate Professor
Department of Neurosurgery
Center of Neuromodulation
The Ohio State University Wexner Medical Center
Columbus, Ohio

Brian J. Dlouhy, MD
Assistant Professor
Department of Neurosurgery
University of Iowa Children's Hospital
University of Iowa Hospitals & Clinics
Iowa City, Iowa

Amr O. El-Naggar, MD
Clinical Professor
Department of Neurosurgery
University of Louisville
Louisville, Kentucky
Lake Cumberland Neurosurgical Clinic
Somerset, Kentucky

Emad N. Eskandar, MD
Professor
Department of Neurosurgery
Harvard Medical School
Neurosurgeon
Massachusetts General Hospital
Boston, Massachusetts

Jared Fridley, MD
Director
Spinal Surgical Outcomes Laboratory
Neurosurgery Foundation-Lifespan Physician Group
Newport, Rhode Island

Fabio Frisoli, MD
Resident
Department of Neurosurgery
NYU Langone Medical Center
New York, New York

Fady Girgis, BSc Pharm, MD, EdM, FRCSC
Assistant Professor
Department of Neurological Surgery
UC Davis Medical Center
Sacramento, California

Jorge Gonzalez-Martinez, MD, PhD
Epilepsy Center
Neurological Institute
Cleveland Clinic
Cleveland, Ohio

Conor Grady, MD
Resident
Department of Neurosurgery
NYU Langone Medical Center
New York, New York

Sanjeet S. Grewal, MD
Resident
Department of Neurological Surgery
Mayo Clinic
Jacksonville, Florida

Robert E. Gross, MD, PhD
MBNA Bowman Chair in Neurosurgery & Professor
Emory University Department of Neurosurgery
Director and Co-Founder, Emory Neuromodulation and
    Technology Innovation Center（ENTICe）
Director, Translational Neuro-Engineering Laboratory
Director, Emory MD/PhD Program
Director, Stereotactic, Functional and Epilepsy Neurosurgery
Atlanta, Georgia

Juanmarco Gutierrez, MD, MSc
Resident Physician
Department of Neurosurgery
Emory University
Atlanta, Georgia

Ryder P. Gwinn, MD
Neurosurgeon
Swedish Neuroscience Institute
Seattle, Washington

Clement Hamani, MD
Division of Neurosurgery
Toronto Western Hospital
University of Toronto
Behavioral Neurobiology Laboratory
Research Imaging Centre
Center for Addiction and Mental Health
Toronto, Ontario, Canada

Justin D. Hilliard, MD
Resident
Department of Neurological Surgery and McKnight Brain Institute
University of Florida
Gainesville, Florida

Kathryn L. Holloway, MD
Professor, Department of Neurosurgery
Director, Richmond PADRECC, Hunter Holmes McGuire
    Veterans Administration Medical Center
Chief, Section of Neurosurgery, Hunter Holmes McGuire
    Veterans Administration Medical Center
VCU Medical Center
Richmond, Virginia

John Honeycutt, MD
Medical Director for Pediatric Neurosurgery
Cook Children' s Medical Center
Fort Worth, Texas

Daniel Huys, MD
Department of Psychiatry and Psychotherapy
University of Cologne
Cologne, Germany

Aly Ibrahim, MD, MSc
Fellow
Department of Skull Base Surgery
Oregon Health & Science University
Portland, Oregon

Ali Jalali, MD, PhD
Assistant Professor
Department of Neurosurgery
Baylor College of Medicine
Houston, Texas

J. Patrick Johnson, MD
Neurosurgeon
Cedars-Sinai Institute for Spinal Disorders
Los Angeles, California

Jerry Kalangara, MD
Assistant Professor
Department of Anesthesiology
Emory University School of Medicine
Atlanta, Georgia

Bruce A. Kall, MS
Assistant Professor of Neurosurgery
Departments of Neurologic Surgery and Information Technology
Mayo Clinic
Rochester, Minnesota

Orion P. Keifer Jr., MD, PhD
Director of Translational Research
Coda Biotherapeutics, Inc.
San Francisco, California

Andrew L. Ko, MD
Assistant Professor
Department of Neurological Surgery
University of Washington
Seattle, Washington

Brian Harris Kopell, MD, FAANS
Associate Professor
Departments of Neurosurgery, Neurology, Psychiatry and
　Neuroscience
The Icahn School of Medicine at Mount Sinai
New York, New York

Jens Kuhn, MD
Department of Psychiatry and Psychotherapy
University of Cologne
Cologne, Germany

Wendell Lake, MD
Assistant Professor
Neurosurgeon
University of Wisconsin-Madison
Madison, Wisconsin

Paul S. Larson, MD
Professor
Departments of Neurological Surgery（PSL, PAS）and Radiology（AJM）
University of California, San Francisco
San Francisco, California

Andre G. Machado, MD, PhD
Center for Neurological Restoration
Neurological Institute
Cleveland Clinic
Cleveland, Ohio

Ravichandra A. Madineni, MD
Physician
Department of Neurosurgery
Thomas Jefferson University Hospital
Philadelphia, Pennsylvania

Andres L. Maldonado-Naranjo, MD
Center for Neurological Restoration
Neurological Institute
Cleveland Clinic
Cleveland, Ohio

Athar N. Malik, MD
Resident Physician
Department of Neurosurgery
Massachusetts General Hospital
Boston, Massachusetts

Alastair J. Martin, PhD
Professor
Departments of Neurological Surgery（PSL, PAS）and
　Radiology（AJM）
University of California, San Francisco
San Francisco, California

Robert A. McGovern, MD
Fellow
Department of Epilepsy Surgery
Cleveland Clinic
Cleveland, Ohio

Guy M. McKhann II, MD, FAANS
Director of Brain Mapping and Epilepsy Surgery

Department of Neurological Surgery
Columbia University/New York Presbyterian Hospital
New York, New York

Joshua Meyer, MD
Anesthesiologist
Flowers Medical Group
Dothan, Alabama

Matthew K. Mian, MD
Resident
Department of Neurosurgery
Massachusetts General Hospital
Boston, Massachusetts

Jonathan Miller, MD
Director, Functional and Restorative Neurosurgery Center
Vice Chairman, Educational Affairs
UH Cleveland Medical Center
Associate Professor
Department of Neurosurgery
Case Western Reserve University School of Medicine
Cleveland, Ohio

Alon Y. Mogilner, MD, PhD
Associate Professor of Neurosurgery and Anesthesiology
Director, Center for Modulation
NYU Langone Medical Center
New York, New York

Sean J. Nagel, MD
Center for Neurological Restoration
Department of Neurosurgery
Cleveland Clinic
Cleveland, Ohio

Jay K. Nathan, MD
House Officer
Department of Neurosurgery
University of Michigan
Ann Arbor, Michigan

Joseph S. Neimat, MD, MS
Professor and Chair
Department of Neurosurgery
University of Louisville
Louisville, Kentucky

Jeffrey G. Ojemann, MD
Professor
Department of Neurological Surgery
University of Washington
Seattle, Washington

Jeffrey D. Oliver, MD
Resident
Department of Neurosurgery

Thomas Jefferson University Hospital
Philadelphia, Pennsylvania

Thomas A. Ostergard, MD, MS
Fellow
Department of Neurosurgery
University Hospitals Cleveland Medical Center
Case Western Reserve University School of Medicine
Cleveland, Ohio

Parag G. Patil, MD, PhD
Associate Professor of Neurosurgery, Neurology, Anesthesiology
and Biomedical Engineering
Associate Chair, Clinical and Translational Research
Director, Stereotactic and Functional Neurosurgery Fellowship
University of Michigan
Ann Arbor, Michigan

Erlick Pereira, MA（Camb）, BM BCh DM（Oxf）, FRCS（SN）, SFHEA
Consultant Neurosurgeon and Senior Lecturer in Neurosurgery
St George's Hospital and St George's, University of London
London, United Kingdom

Brian Perri, DO
Orthopedic Spine Surgeon
Beverly Hills Spine Surgery
Los Angeles, California

Bruce E. Pollock, MD
Neurosurgeon
Departments of Neurological Surgery and Radiation Oncology
Mayo Clinic School of Medicine
Rochester, Minnesota

Francisco A. Ponce, MD
Neurosurgeon
Department of Neurosurgery
Barrow Neurological Institute
St. Joseph' s Hospital and Medical Center
Phoenix, Arizona

Muaz Qayyum, MBBS
Research Fellow
Department of Neurological Surgery
Thomas Jefferson University
Philadelphia, Pennsylvania

Jonathan J. Rasouli, MD
Resident
Department of Neurosurgery
The Mount Sinai Hospital
New York, New York

Jean Régis, MD
Functional and Stereotactic Neurosurgery Unit
Centre Hospitalier Universitaire La Timone Assistance Publique

Hopitaux de Marseille Université de la Méditerranée
Marseille, France

Stephen Reintjes Jr., MD
Chief Resident
Department of Neurosurgery
University of South Florida
Tampa, Florida

Albert L. Rhoton, MD
Department of Neurological Surgery and McKnight Brain
　Institute
University of Florida
Gainesville, Florida

Steven N. Roper, MD
Professor
Department of Neurological Surgery and McKnight Brain
　Institute
University of Florida
Gainesville, Florida

Stephen Sandwell, MD
Resident
Department of Neurosurgery
University of Rochester
Rochester, New York

Anish N. Sen, MD
Neurosurgeon
Baylor College of Medicine
Houston, Texas

Ashwini D. Sharan, MD, FACS
Professor
Department of Neurosurgery
Thomas Jefferson University Hospital
Philadelphia, Pennsylvania

Jay L. Shils, PhD, ABNM, FASNM
Associate Professor
Department of Anesthesiology
Rush Medical College
Chicago, Illinois

Suprit Singh, BS
Research Assistant
Department of Neurological Surgery
Columbia University Medical Center
New York, New York

Vinita Singh, MD
Director of Cancer Pain
Chief Quality Officer for Pain Division
Assistant Professor, Department of Anesthesiology
Emory University School of Medicine

Atlanta, Georgia

Konstantin V. Slavin, MD
Professor
Department of Neurosurgery
University of Illinois at Chicago
Chicago, Illinois

Matthew D. Smyth, MD
Professor
Department of Neurosurgery
Washington University
St. Louis Children' s Hospital
St. Louis, Missouri

Philip A. Starr, MD, PhD
Professor
Departments of Neurological Surgery（PSL, PAS）and
　Radiology（AJM）
University of California, San Francisco
San Francisco, California

Vishad V. Sukul, MD
Assistant Professor
Department of Neurosurgery
Albany Medical Center
Albany, New York

Necmettin Tanriover, MD
Professor
Department of Neurosurgery
Cerrahpasa Medical Faculty
Istanbul University
Istanbul, Turkey

Muhibullah S. Tora, MS
MD-PhD Student
Department of Neurosurgery
Emory University School of Medicine
Atlanta, Georgia

Constantin Tuleasca, MD
Functional and Stereotactic Neurosurgery Unit
Centre Hospitalier Universitaire La Timone Assistance Publique-
　Hopitaux de Marseille
Université de la Méditerranée
Marseille, France
Signal Processing Laboratory（LTS 5）
Swiss Federal Institute of Technology（EPFL）
Centre Hospitalier Universitaire Vaudois
Neurosurgery Service and Gamma Knife Center
University of Lausanne, Faculty of Biology and Medicine
Lausanne, Switzerland

Ryan J. Uitti, MD
Professor

Department of Neurology
Mayo Clinic
Jacksonville, Florida

Arthur J. Ulm, MD
Department of Neurological Surgery and McKnight Brain
  Institute
University of Florida
Gainesville, Florida

Fernando L. Vale, MD
Professor and Vice-Chair
Residency Program Director
Director, Epilepsy & Functional Division
Department of Neurosurgery & Brain Repair
University of South Florida Morsani College of Medicine
Tampa, Florida

Rafael A. Vega, MD, PhD
Resident Physician
Department of Neurosurgery
Virginia Commonwealth University
Richmond, Virginia

Veerle Visser-Vandewalle, MD
Department of Psychiatry and Psychotherapy
University of Cologne
Cologne, Germany

Robert E. Wharen Jr., MD
Professor
Department of Neurosurgery
Mayo Clinic
Jacksonville, Florida

Jon T. Willie, MD, PhD
Assistant Professor
Department of Neurological Surgery
Emory University Hospital
Emory University School of Medicine
Atlanta, Georgia

Christopher J. Winfree, MD, FACS
Assistant Professor

Department of Neurological Surgery
Columbia University Medical Center
New York, New York

Albert Wong, MD
Neurosurgeon
Department of Neurosurgery
Cedars-Sinai Hospital
Los Angeles, California

Chengyuan Wu, MD, MSBmE
Assistant Professor
Department of Neurosurgery
Thomas Jefferson University Hospital
Philadelphia, Pennsylvania

David S. Xu, MD
Department of Neurosurgery
Barrow Neurological Institute
St. Joseph' s Hospital and Medical Center
Phoenix, Arizona

Kaan Yagmurlu, MD
Department of Neurological Surgery and McKnight Brain
  Institute
University of Florida
Gainesville, Florida

Dali Yin, MD
Department of Neurosurgery
University of Illinois at Chicago
Chicago, Illinois

Daniel Yoshor, MD
Professor and Chair, Marc J. Shapiro Endowed Chair
Department of Neurosurgery
Baylor College of Medicine
Houston, Texas

Jonathan Yun, MD
Department of Neurological Surgery
Columbia University Medical Center
New York, New York

目　录

第三篇　疼痛和脑积水

第一篇　癫　痫

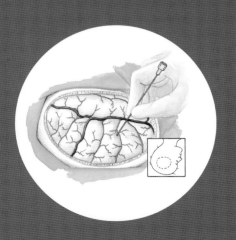

第 1 章　颅内监测技术

1 Intracranial Monitoring Techniques

Robert A. McGovern and Guy M. McKhann II

摘要

对于药物难治性癫痫患者，当各种非侵入性检查结果不一致的时候，下一步评估通常需要借助颅内监测技术。硬膜下栅状 / 条状电极和立体脑电图（stereotactic electroencephalography, SEEG）电极置入均为安全有效的技术，可用于定位致痫灶，以指导手术治疗，当然二者均有各自的优势和缺点。硬膜下栅状 / 条状电极适用于致痫灶位于新皮质表面的病例，以及需要确定语言或运动 / 感觉区定位的患者。另一方面，不同于硬膜下栅状 / 条状电极局限于记录来自于皮质表面的放电，SEEG 则具有记录深部致痫灶放电的优势，因此提高了在三维空间内定位致痫灶的能力；此外 SEEG 的侵入性较小，相较开颅手术并发症更少。对于硬膜下电极置入，手术操作需要特别小心，严密缝合硬膜，术后严格无菌操作，从而最大限度地减少因电极置入造成的感染和占位效应相关并发症。对于 SEEG，在置入深部电极前，需要依据增强 CT 和 MRI 的影像融合，仔细地进行术前路径设计，减少围术期发生颅内血肿的风险。依据患者的临床表现不同，两种技术均可能是合适的选择；最后，熟练掌握两种手术将使外科医师在选择上更加灵活，针对不同的癫痫患者选择不同的置入方式，从而实现对手术切除范围的最佳规划。

关键词：药物难治性癫痫，硬膜下电极，SEEG 电极，手术入路，侵入性颅内监测，癫痫手术并发症，癫痫手术决策

一、侵入性颅内监测的基本原理

癫痫是最常见的神经系统疾病之一，占全世界疾病负担约 1%。20% ～ 30% 癫痫患者的发作不能用抗癫痫药物（anti-epileptic drugs, AEDs）有效控制，这部分患者的治疗花费也占据了癫痫患者治疗花费的大部分。此外对于经过 2 种 AEDs 治疗不能有效控制的癫痫患者，进一步的药物调整能够使患者获益的机会不大。绝大多数研究显示，对于这一患者群体，每 12 个月的癫痫缓解率为平均每年 5%，而接下来的复发率却高达 40% ～ 50%，因此这一部分药物难治性癫痫患者可考虑进行术前评估。

进一步的手术决策则有赖于致痫灶的确定，这是制订手术计划的前提。首先，需要利用非侵入性技术进行致痫灶的定位。头皮脑电图（encephalography, EEG）通常可以确定放电来自于哪一侧半球，以及来自该半球的哪一个脑区。此外磁共振成像（magnetic resonance imaging, MRI）可以显示明确的病变，如颞叶内侧型癫痫（mesial temporal lobe epilepsy, MTLE）中的海马硬化、局灶性皮质发育不良（focal cortical dysplasia, FCD）中灰质与白质轻微的信号改变、肿瘤或血管畸形等。对于那些发作症状学、头皮 EEG 和 MRI 的结果有良好一致性的患者，无须进行侵入性监测，可以直接手术治疗。

然而很多时候，非侵入性的检查结果之间不一致，无法明确致痫灶的位置。此时，侵入性的皮质脑电图（electrocorticography, ECoG）可用于致痫灶定位，指导手术的切除范围。硬膜下的栅状 / 条状电极或立体定向技术置入的深部电极覆盖于可能的发作起始区，在手术外进行癫痫发作、传播和发作间期的监测。与传统的头皮脑电图对比，由于利用这些技术置入的电极直接置于皮质表面或深部，对于可能的致痫区域的电极覆盖密度更高，因此具有更高的空间分辨率。很多癫痫发作类型在脑内迅速传播，此时头皮脑电无法定测或定位，而颅内电极可以监测发作起始和传导的类型；此外还可以利用电刺激的定位进行邻近功能区的准确定位。

二、硬膜下栅状和条状电极置入：手术入路

（一）术前准备

侵入性硬膜下电极监测需要根据每一例患者的具体情况，进行个体化设计。硬膜下电极侵入性监测的主要目的有 2 个：①确定癫痫发作起始和快速传播的皮质组织范围；②对于切除致痫灶可能影响功能的区域，利用皮质电刺激进行功能定位。尽管某些时候仅表现为发作间期棘波放电的脑区也可能被包括在手术切除范围内，更多的情况下，手术切除范围局限于发作起始区。术前需要进行多学科的评估，包括神经内科癫痫专业、神经心理、神经放射和神经外科医师将共同讨论颅内电极置入的计划，手术计划的制订主要依据患者的症状学、MRI 改变、头皮视频 EEG 的发作期监测结果和神经心理测试的结果（图 1-1）。一旦最终确认了电极置入的计划，可利用术前影像构建颅内电极置入的空间计划，对于多数患者来说薄切的容积 MRI 包括 T2 和 T1 增强序列即可满足这一需要。

为使硬膜下电极置入顺利进行，须备齐手术所需的硬件和设备。硬膜下栅状或条状电极为铂金或不锈钢电极，埋藏在柔性的硅橡胶材料内，电极间距可根据需要各不相同，常用的电极间距为 1cm，有时为满足发作监测和科学研究的目的，电极间距可以更小。硬膜下栅状和条状电极可在如 AdTech 或 PMT 等公司预定，并依据每一例患者的监测计划进行个性化定制，制成不同的形状和大小（图 1-1）。癫痫监测单元（epilepsy monitoring unit, EMU）需要必备的连接线和记录设备，方便手术置入电极后进行监测。

（二）手术过程

手术当天，在准备需要置入的电极后，将患者转运至手术室进行全身麻醉下手术。切开头皮前给予抗生素和激素，给患者导尿，并穿静脉压迫弹力袜。不同的神经外科医师／中心可根据情况选择静脉滴注甘露醇或腰椎穿刺持续脑脊液（cerebrospinal fluid, CSF）引流。将患者用 Mayfield 头架固定头部，利用立体定向导航软件进行容积 MRI 与颅脑解剖的融合，这里我们使用的是 Brainlab 或 Medtronic 公司的 Stealth 系统作为导航软件。对于硬膜下电极置入，并非必须使用无框架立体定向进行操作。然而，导航系统对于明确开颅的范围、合理的置入硬膜下电极依然很有意义，尤其对于开颅后不能直视的区域如颞底、枕下、额底和纵裂内的电极，可以引导电极置入的方向。此外，我们在置入硬膜下电极的同时也经常同时置入深部电极，此时无框架立体定向技术也具有重要辅助价值。

头皮切口依术前栅状电极覆盖区域设计，对于常用的手术计划区域如额、颞和顶叶前部的电极，可沿切口线剃头，由颧弓根开始向后做一个大的反向"问号形"切口，前方沿发际线，内侧至中线旁。对于矢状窦旁／纵裂、顶叶上部或后头部／枕叶的电极，通常采用马蹄形皮瓣，切口线指向下方，保证上方有充分的空间，使电极在皮下隧道穿过。头部常规消毒铺巾，切开头皮及下方的肌肉（如果存在）至颅骨，头皮夹和双极电凝头皮止血，如果可能尽量保留颞浅动脉，更换手术刀片，切开颞肌和筋膜，利用双极电凝止血，Penfield1 号或骨膜剥离子剥离肌皮瓣，用皮筋牵开，皮瓣的后方腹垫保护，减少术中皮瓣折叠对血管造成的损伤。

根据术前栅状电极置入的计划开骨瓣，通常情况下骨瓣的范围要足够大，保证皮质最大范围的显露，能够按照术前的计划置入电极。如果需要在颞叶表面覆盖电极，则需要使骨瓣显露的范围尽量至颅中窝底，以便显露颞叶的下外侧面，方便颞下电极的置入。向前显露蝶骨小翼，便于沿外侧裂的颞部向颞叶内侧面置入电极，记录此区域的放电。对于纵裂内电极的置入，骨瓣的范围要尽量显露至中线，方便在桥静脉周围操作，在桥静脉间置入电极。对于后头部电极的置入，可通过后外侧开颅显露颞枕交界区；对于枕下和后纵裂内的电极可由枕叶的下方到达。枕叶内侧面可在枕极处显露，此处位于窦汇上方，由枕叶内侧面向上矢状窦引流的桥静脉通常缺如。

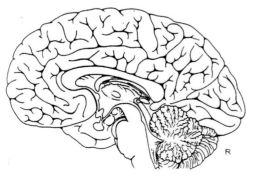

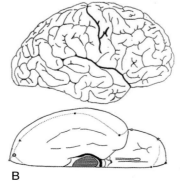

图 1-1　A、B. 侵入性电极模拟置入的记录模板，显示一例患者电极置入的位置覆盖了半球的内侧面和外侧面，同时有深部电极的置入

如手术计划时需要同时置入深部电极，通常利用无框架立体定向技术、通过硬膜表面的切口置入电极，此操作通常在硬膜剪开前进行，防止因脑组织移位造成导航的漂移。此后在对于保护脑组织最安全的位置剪开硬膜，硬膜瓣的形成应注意在骨窗周围留下一条，便于关颅时硬膜的缝合或修补。置入深部电极时，电极的尾端穿经硬膜切口，并悬吊硬膜瓣。如患者既往有手术史，在硬膜切开时会因脑瘢痕形成而十分困难，需要小心剥离硬膜与脑表面之间的粘连，尽量在软膜外操作，避免下方动脉和静脉的损伤。脑表面显露后，体感诱发电位（somatosensory-evoked potential, SSEP）则可以记录正中神经的放电活动，来确认中央沟前后手的感觉和运动皮质的位相翻转，从而进一步确认栅状电极置入的位置。硬膜下条状和栅状电极通常按手术计划在无框架立体定向导航下放置在脑表面，电极置入的位置需要与神经内科、癫痫内科和神经电生理监测医师协商。我们通常先放置所有条状电极，然后再放置栅状电极，为确保电极无异常，每一根电极的尾端连接 EEG 记录系统，同时用来抓取发作间期癫痫样放电（图 1-2）。如在置入电极的边缘记录到发作间期癫痫样活动，可在边缘外进一步进行电极的覆盖，所有电极的尾端需要缝合于硬膜缘，防止电极移位。之后应对电极的位置进行拍照记录（图 1-3）。

硬膜缝合时，我们多选择人工硬膜（如 Durepair, Medtronic, Minneapolis, MN）修补缝合硬膜，扩大硬膜下腔的空间，最大程度减轻硬膜下电极造成的占位效应。之前我们会使用硬膜替代物如 DuraGen（Integra LifeSciences, Plains-boro, NJ）或 DURAFORM（Depuy Synthes, West Chester, PA）来对硬膜进行修补，然而近年来我们在置入深部电极的时候会切除硬膜瓣，利用

人工硬膜修补缝合。利用 4-0 的丝线或 5-0 的聚丙烯线，将人工硬膜缝合于硬膜缘，保证其水密性，并且在电极置入期间或切除性手术后不会与下方的脑组织形成紧密粘连。我们未见到使用人工硬膜修补缝合后增加感染风险。

硬膜外多处缝合悬吊，可以最大程度减少术后硬膜外腔的积液。骨瓣利用抗生素溶液冲洗，2～3 枚钛板骨瓣原位固定，切勿旋紧螺丝，方便患者下次手术开颅时的操作。某些中心由于担心脑外的积液或术后脑水肿需要去骨瓣减压，因此建议去骨瓣；我们的经验认为，虽然这种担心并非多余，术后积液的确常见，但很少需要再次手术清除积液，尤其当我们利用人工硬膜修补缝合时，由于扩大了硬膜下腔，最大限度地降低了硬膜下电极造成的占位效应。术后患者的临床状态更重要，而头部 CT 或 MRI 上由于术后硬膜外一定程度的积液，因此也一定会表现为占位效应。

Tuohy 针穿刺皮下隧道，距切口线至少 2cm 处将电极向后牵至头皮外，确保位于颞肌和筋膜的表面，帽状腱膜的深方。颞肌筋膜用 3-0 的薇乔缝线缝合，头皮用 2-0 的薇乔缝线和皮肤缝合器缝合。将电极导线用 2-0 的丝线缝合并固定于头皮。清理切口，擦干，无菌敷料包扎切口，保证电极导线经头顶穿出。

（三）术后管理及可能的并发症

术后患者在神经重症监护或麻醉监护病房复苏，我们多使用由患者控制的镇痛泵来辅助减轻术后疼痛。利用可移动 X 线机拍摄头颅的前后位和侧位平片，确保栅状电极和条状电极位置准确。通常情况下，术后第 2 天转至 EMU，而后再进行 EEG 的监测。在转运至 EMU 的图中，我们会再次扫描术后立体定向 CT，

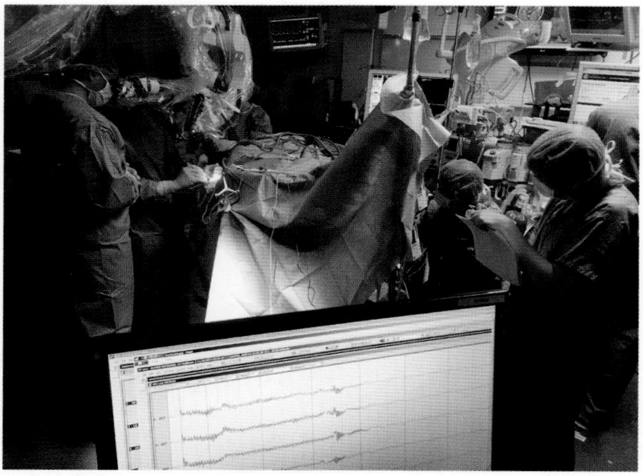

图 1-2　手术室的设置：术者与一助手站在患者的头侧，刷手护士在左侧。记录设备穿经无菌区，向术者右侧连接至神经监测团队旁的计算机设备（在前景中）。Mayo 支架的使用，保证了麻醉团队和辅助团队（例如在患者局部麻醉下记录信息的神经心理医师）在必要时易与患者沟通

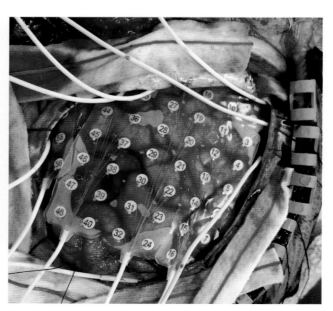

图 1-3　拍照记录的栅状电极位置

记录电极位置，与术前 MRI 融合，再次检测硬膜外是否有尚未引起临床症状的积液或其他异常情况。一旦进入 EMU，所有电极连接至 128 导联的脑电图记录系统（如 XLTek, Natus Medical Incorporated, Pleasanton, CA）。信号经过放大器放大，传至服务器，癫痫科团队可监测和阅读患者的颅内 EEG 活动结果。不同外科医师术后使用抗生素情况不同，有人仅用于围术期，有人则用至整个监测期间（见下文）。

一旦患者出现惯常发作，EEG 数据立即交由癫痫科医师阅读，判断可能的发作起始区（图 1-4A、B）。总的来说，至少应该捕捉 3 ～ 4 次惯常性发作，以确认发作起始区的位置。癫痫科医师在必要时为捕捉发作，可逐渐减停抗癫痫药物，其他的辅助方法如运动、睡眠剥夺、饮酒都可能诱发发作。一旦确定了致痫区，可考虑重新开始服用抗癫痫药物。利用皮质电刺激定位致痫灶邻近的重要功能区，需要探查的功能包括语言的 6 个主要方面、运动、不同类型的感觉，具体探查的功能主要与手术区域有关。

当确认了发作起始区的位置，且明确与重要功能区无关的时候，患者重新回到手术室，拔除电极，切除根据 EEG 确定的发作起始区（图 1-5）。部分保留栅状电极，用于指导手术切除，在重新拍照记录后再拔除电极。对于如 FCD 等病变，发作间期 EEG 异常通常非常局限，在切除性手术完成后还可以记录 ECoG。如切除后依然能够记录到发作间期放电，同时适度扩大切除范围不至于造成严重神经功能障碍，手

术切除范围可适当扩大。如果致痫灶部分与功能区重叠，此时需要与患者和家属进行充分协商，考虑可能的获益和风险，最终可能只做一个部分性切除。在此情况下，对于功能区受累的致痫区可采用多处软膜下横切术或反应性神经电刺激治疗。

在皮质电刺激定位的过程中，可能会发现电极覆盖并不充分。事实上，绝大多数学者报道认为在 5% ～ 15% 的患者，硬膜下电极无法准确定位，需要进一步的增加栅状电极或条状电极的数量，实现更好的覆盖，更准确地定位致痫灶。此时，由于电极覆盖不充分造成的采样错误可能是导致定位失败的原因。因此，如前讨论所述为避免这一情况，应该在可能的致痫区表面进行最大范围的覆盖，这对第一次电极置入手术来说是非常重要的原则。如果我们不能定位致痫灶，而多学科团队认为更多的电极覆盖可能实现这一目的，就需要重新进手术室，置入更多的电极。还有些情况下，硬膜下电极可能提示多个或双侧致痫灶，致痫灶完全位于功能区，或根本无法辨认痫性活动。此时，一般不建议进一步行切除性手术。

硬膜下电极置入有一些可能的相关并发症。手术入路中的任何部位均可能发生感染，包括浅表切口的感染、骨瓣的骨髓炎或神经系统的感染如脑膜炎、脑内脓肿。上述每一种感染性并发症的发生率一般在 2% ～ 3%，近期的系统性综述和 Meta 分析总结不同研究的感染率在 1% ～ 15%。

尽管所有中心均报道术前应用抗生素，但围术期

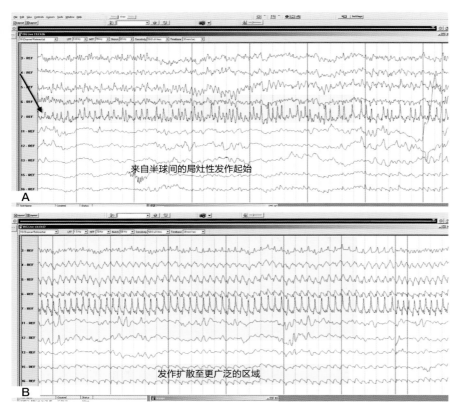

来自半球间的局灶性发作起始

发作扩散至更广泛的区域

图 1-4 图示发作起始区。A. 局灶性发作起自纵裂内的电极，标黄所示；B. 随后，发作扩散至更广泛的区域，可在多根电极上记录到放电

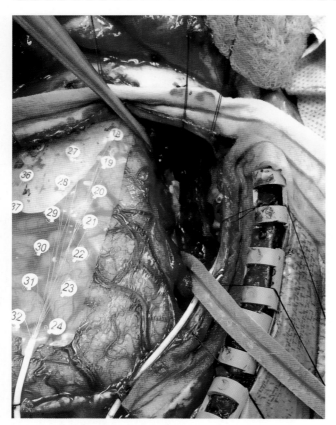

图1-5　致痫灶的切除。在癫痫监测单元记录到发作后，根据侵入性监测记录的结果制订手术切除范围的计划，这张术后照片记录的切除范围来自图1-3的同一位患者

抗生素的使用各中心均不相同，从仅术前预防性应用抗生素到术后24小时应用抗生素，直至整个监测周期内均使用抗生素。没有直接比较不同抗生素使用时间下感染率差异的相关报道，然而绝大多数研究并未显示围术期预防性应用抗生素与整个监测期间均使用抗生素的患者感染率存在差异。另一方面，多数近期研究显示整个监测周期内使用抗生素的患者感染率通常较以往的研究更低。此外，有另一项研究发现整个监测周期内使用抗生素的患者无感染发生。Meta分析的结果提示，对于置入电极数量较多（≥67根）的患者，延长抗生素的使用时间可能具有阻止感染发生的倾向。因此神经外科和癫痫团队必须权衡利弊，究竟是抗生素应用引起的潜在风险更大，还是延长抗生素使用时间降低感染率的获益更大。

颅内出血也是硬膜下电极置入必须接受的一个风险。硬膜下血肿多数情况下与硬膜外血肿同时发生，少数情况下会并发脑内血肿。这些出血性并发症的总发生率为2%～4%，多数研究显示其在1%～17%。尽管硬膜外血肿多需要手术清除，但仅1/3～1/2的硬膜下血肿需要手术清除，当然这一比例与患者术后的临床症状及影像学检查的频率有关。某些中心通过放置硬膜下或硬膜外引流管可降低血肿发生的风险，然

而这一操作理论上有增加颅内感染的可能。我们的经验表明，如果对每一例硬膜下电极置入的患者行术后CT检查，会发现术后脑外积液非常常见，但很少需要手术清除。

脑脊液漏也是一个已知的常见硬膜下电极置入术后并发症，由于很常见，很多中心把它作为术后的一个正常过程，因此在术后并发症发生率的研究中也并不做报告。如果仅统计那些报道这一并发症的研究，其发生率为8%～12%，范围在0～33%。有趣的是，多数研究并未发现其与术后感染之间存在相关性，通常在硬膜缝合的时候覆盖一层胶原基质、在电极出口处利用双层荷包缝合或在电极出口处使用火棉胶，可降低脑脊液漏的发生率。当患者发生脑脊液漏时，我们通常在出口处用火棉胶覆盖，如脑脊液漏持续发生，则用"8"字缝合加强对漏口的修补。

某些研究报道，硬膜下电极置入后由于大脑半球肿胀可造成颅内压增高，引起严重后果。尽管发生率很低（发生率约为2.5%），重度脑肿胀可导致致命临床结果，包括神经功能缺失、需要紧急开颅的脑疝，甚至死亡。因此，绝大多数中心报道围术期应用类固醇激素，并在1～2周逐渐减量，在这一方面不同中心采用的方案各异。某些中心发现症状性脑肿胀发生率很低，因此并不在围术期常规使用类固醇激素，仅在临床上出现明显脑肿胀症状的时候使用激素。也有中心建议术中避免压迫皮质静脉或静脉窦，小心固定骨瓣，同时使用类固醇激素。作为另一个极端，某些中心常规行去骨瓣减压，并将骨瓣保存起来，从而预防因脑肿胀引起的并发症。如前讨论，我们通常置入人工硬膜来最大程度地降低电极引起的占位效应，用2～3枚钛板将骨瓣松弛固定，患者给予激素治疗1周，然后逐渐减量。

有中心回顾了地塞米松的使用，发现类固醇激素的使用可降低术后癫痫发作的频率，并停止了常规使用激素。因而，他们依术后是否使用地塞米松，将类似的患者自然地分为两组，结果发现术后未常规使用类固醇的患者组影像上脑肿胀的发生率更高，不过大多数无临床症状，单独静脉应用地塞米松即可。他们还证实类固醇可降低术后发作的频率，使用类固醇组的监测周期明显延长。通过对回顾性数据的研究多发现，在开始频繁应用类固醇后，水肿相关的并发症发生更少，同时在感染率方面与未应用激素的患者并无差异，然而尚无研究直接验证这一假说。

关于电极硬件问题的报道不多，可出现各种原因导致的电极功能障碍。与电极有关的机械性并发症常被描述为电极折断和脱失，罕见的报道中，也有患者自行将硬膜下电极拔除的情况。

通常情况下，并不容易区分神经功能缺失是由最初的电极监测引起还是由切除性手术引起，因此很多研究并未报道神经功能缺失这一并发症。在报道的并发症中，一过性偏瘫是最常见的神经功能缺失的类型，对于绝大多数此类患者使用类固醇激素后症状可改善，某些时候则需要拔除电极来缓解症状。无论是哪一种情况，永久性神经功能缺失的报道罕见，通常由脑肿胀引起的颅内压增高导致，不过也有患者在电极置入后出现神经功能缺失，在切除性手术后症状持续存在。术后死亡的报道与永久性神经功能缺失类似，较为少见，通常由无法控制的脑水肿导致的颅高压引起。

正如可以在术前预测术后是否发作一样，外科医师也可以对硬膜下电极置入手术后哪些患者更容易发生并发症、应该采取何种措施预防这一并发症进行预测，如此将显著提高手术的安全性。作为结果，很多研究尝试在他们的患者群体中进行硬膜下电极埋藏手术并发症相关因素的预测，遗憾的是绝大多数研究为单中心回顾性研究。但是，此类研究如癫痫术后发作预后一样，非常具有借鉴意义。

术后并发症中最常见的，也是最具有争议性的预测因素之一就是电极置入的数量。可以延伸至包括栅状电极的尺寸、栅状电极的数量，或与条状电极相反的位置是否有栅状电极（或选择栅状电极本身而不是条状电极）。这一因素背后的原因是电极置入作为异物存在，随着电极数量的增加，会有发生感染的倾向（电极穿经头皮出口的数量会增加）。此外，还与电极置于脑表面引起占位效应，对静脉造成压迫可能引起的脑肿胀有关。因此很多研究中，电极的数量与感染率及其他任何并发症（最常见是脑肿胀）均相关，不过也有其他研究并未证实这一相关性。有趣的是，绝大多数主要使用条状电极，或对使用的电极数量有严格限制的研究并未证实这一相关性。事实上，Meta 分析发现电极数量与不良事件之间存在着显著的相关性，在电极数量 ≥ 67 根时，风险增加 1 倍。特别需要指出的是，电极数量增加与感染和颅内出血有关。

相关地，监测的时间也同样与感染相关。虽然某一研究发现从单变量分析向渐变回归分析转变后，这一相关性消失；但是另一项研究则发现监测时间超过 14 天与感染相关性显著。其他的一些研究并未发现监测时间与任何并发症存在相关性。然而，Meta 分析已经显示监测时间超过约 8 天后不良事件的风险明显增加（增加 4%/ 天）。

其他一些潜在的预测因素来自于某些回顾性研究，尚未得到系统性综述或 Meta 分析的证实。某些研究发现年龄增长（既在儿童组，也在成人组）与并发症发生率的增加相关，主要原因是脑肿胀，然而其他研究并未发现这一趋势。此外，一项研究的结果表明，枕部和顶枕部等置入部位与更多的并发症相关，这一结果并未被其他研究证实。

三、立体脑电图：手术入路

立体脑电图（stereoelectroencephalography, SEEG）已有数十年的历史，由 Bancaud 和 Talairach 于 20 世纪 70 年代在欧洲推广并被用于切除性手术前的致痫灶定位，取得了巨大的成功。正如前面所述，术前讨论由多学科合作完成，包括神经内科、神经心理和神经外科医师，通过评估确认电极置入的靶点，再在立体定向下根据靶点置入电极。硬膜下栅状和条状电极局限于记录皮质表面的放电，而 SEEG 则具有记录深部致痫灶的优势，因此提高了在三维空间内定位致痫灶的能力。此外，SEEG 与开颅手术比较侵入性较小，且具有并发症更少的优势。由于利用 SEEG 指导下的手术切除的术后疗效达到 Engel Ⅰ级的比例与硬膜下栅状电极相当，近年来 SEEG 在美国也开始得到了更广泛的应用。也正因如此，美国的主要癫痫中心近期开始发表以 SEEG 为基础的经验性文章。

（一）术前准备

与硬膜下栅状电极的患者类似，SEEG 同样需要多学科团队术前评估，依据患者的发作症状学、MRI 表现、头皮脑电图发作监测结果和神经心理测试结果设计立体定向深部 EEG 电极埋藏方案。术前需要提供容积 MRI T2 加权序列、双倍造影剂容积 T1 加权序列和容积增强 CT 扫描检查，将上述 3 个影像序列录入立体定向导航软件中，所有深部电极的靶点在 MRI 和 CT 融合的影像上设计，靶点主要覆盖在可疑的发作起始区。若利用立体定向机器人行 SEEG 电极置入术（ROSA, Medtech, Montpelier, France），可使用机器人自带软件进行 SEEG 路径设计，则无须在手术当日采集容积影像。若利用立体定向头架置入 SEEG 电极，可利用立体定向导航软件提前设计电极路径，手术当日安装头架后，将设计路径与头部容积 CT 融合。

（二）手术过程

手术当天将患者转运至手术室，在全身麻醉下手术。对基于框架的手术入路，通常使用的是 Cosman-Roberts-Wells（CRW）或 Leksell 头架，基架用螺丝固定于患者头部，若使用立体定向导航软件，则需行头部容积 CT 检查，利用软件将容积 CT 与 MRI 融合。CT 扫描结束后，患者返回手术室。对于机器人辅助 SEEG 电极置入的患者，我们更倾向于选择四钉固定的立体定向头架，而非三钉的 Mayfield 头架，因为后者体积较大，影响机器人的操作。通过术前固定的颅骨螺丝，或机器人软件的激光扫描注册系统，将患者的解剖与术前影像融合。手术野常规消毒铺巾。手术室需要配备 X 线透视设备，与手术野的其余部分一起铺巾。

依提前计划的立体定向基于头架或机器人辅助的坐标，置入每一根电极。头皮进针点处行 3mm 左右的切口，头皮局部麻醉浸润，切开后至帽状腱膜，必要时利用表面有绝缘层的单极电凝头皮及骨膜。沿立体定向针道用麻花钻钻一个骨孔，深度达硬膜表面，钻孔直径 2.1mm。硬膜用表面有绝缘层的单极电凝穿透，导向螺丝（PMT 或 Adtech）固定于颅骨，通过固定器掌握方向，与立体定向针道的方向保持一致。导向螺丝至电极尖端的距离，可用立体定向装置的半径减去导向螺丝外缘至固定器的距离来计算。将预先测量好的导针穿过导向螺丝，打通穿刺针道，再置入 SEEG 电极至预先计算好的深度，旋紧导向螺丝帽，从而固定电极。重复这一过程直至全部 SEEG 电极置入完毕。

最后，通过 X 线透视的前后位和侧位像确认所有电极针道的准确性，确保未发生偏移。X 线透视影像同样可以确认电极在颅内距导向螺丝的长度，必要时可调整这一长度。而后电极与 EEG 系统连接，测试电阻、记录的保真度，并开始记录 EEG 的活动。

（三）术后管理及可能的并发症

SEEG 电极置入后的术后监护较栅状电极置入的患者简单，无须在神经重症监护病房（neurological intensive care unit, NICU）过夜监护，患者无开颅手术的过程，因此发生占位效应或脑外出血的可能性较小。SEEG 的患者可在麻醉后恢复室（postanesthesia care unit, PACU）复苏，然后转运至 EMU，在电极置入的当日即开始临床监测。术后在由 PACU 向 EMU 转运的过程中需要进行容积 CT 检查，以确认电极的位置。

Cleveland Clinic 是美国最早采用 SEEG 电极置入的中心，近期发表了 2 个大样本临床系列，分享了他们 SEEG 治疗癫痫的经验。

每根电极引起出血的并发症风险为 0.2%，未见由出血造成永久性致残或死亡的报道。近期欧洲发表了另一个更大规模的病例系列研究，患者来自各年龄段，研究同时对方法学进行了阐述，该研究包括了超过 500 例 SEEG 电极置入的患者，年龄在 2 ～ 56 岁，利用数字减影血管造影（dligital Substraction angiography, DSA）和机器人辅助颅内电极置入，以最大程度地减少并发症，提高置入的精度。1% 的患者术后发生颅内血肿，需要手术清除，0.4% 的患者表现为永久性运

动功能障碍，仅 1 例死亡。定位精准性的变异度很小，每根电极尖端到靶点最深处的中位偏移为 2mm。有趣的是，他们同时还报道了 5 例患者，通过加热 SEEG 电极的尖端对其致痫灶进行热凝，热凝采用射频发生器产热，每例患者热凝毁损 2 ～ 8 个点。尽管小规模的病例尚不能得出确切结论，然而 5 例患者中有 3 例术后达到 Engel Ⅰ 级，提示未来可利用这一技术直接治疗癫痫。

四、在硬膜下栅状 / 条状电极和 SEEG 电极中的抉择：循证结果

硬膜下栅状 / 条状电极的结果

在药物难治性癫痫患者的手术结果中，最经典的就是 MTLE 的患者接受前颞叶切除术的疗效。患者接受随机对照研究（randomized controlled trials, RCTs），结果显示手术治疗较持续药物治疗效果更好。尚无 RCT 研究检验硬膜下电极置入术后患者癫痫手术的结果，此类患者的疾病异质性更大，从病例选择的过程也可看出，手术后实现无发作的机会相对较低。此外，少有前瞻性研究验证手术结果的报道，多数报道为单中心回顾性研究，随访时间长短不一。因此，能够达到 Engel Ⅰ 级的无发作率各不相同。总的来说，大多数研究显示术后 1 ～ 2 年的无发作率在 50% ～ 70%，在术后 5 年和 10 年随访的时候无发作率下降至 30% ～ 60%。对于药物难治性癫痫的长期预后来说，这样一个无发作率与持续药物治疗相比较，依然是一个更理想的结果。

由于患者群体存在更大的异质性，且手术后无发作率低于 MTLE 的患者，因此如何辨认术后无发作的影响因素对于改善手术结果很有意义。尽管绝大多数研究为回顾性研究，但文献报道的主题基本一致。对于术前检查，绝大多数研究显示 MRI 存在明显的结构性异常、肿瘤的患者术后无发作率更高。这一结果当然很好理解，这是由于肿瘤或 MRI 上的结构性异常通常代表独立的致痫病变，手术切除后可望获得良好预后。尽管无 Meta 分析证实，但一些已有的研究发现，尽早手术治疗、EEG/PET 具有良好的一致性、EEG 显示局灶性的发作起始区均为预后良好的预测因素。有报道术前 EEG 上发作间期棘波与良好手术预后相关，然而 Meta 分析并未证实这一结果。另一方面，某些研究显示曾经有手术史、无明确的术前诊断与发作预后不佳相关。

发作起始区的切除范围是最重要的单一影响因素，经常有报道表明其与 Engel Ⅰ 级有关。相反，亚脑叶切除则与发作预后呈负相关。因此尽管发作起始区与

功能区重叠会限制手术切除的范围,这些研究依然认为在可能的情况下应该最大范围地切除致痫区。这些结果即使与硬膜下电极置入并不直接相关,但也是按照最大范围电极覆盖这一原则所得出。为最大限度地切除致痫灶,癫痫团队应首先需要确认病灶,而这有赖于硬膜下电极的覆盖。近期我们和其他一些中心的研究结果显示 ECoG 上与周围区域明显不同的高频 γ 振荡可提示此区域为致痫灶的核心区。未来这一结果可能协助医师将手术切除范围尽量局限于致痫区,而保留周围的非致痫皮质,同时达到 Engel Ⅰ 级的预后。我们目前将这一信息应用于我们的切除计划中,以评价这一想法的可靠性。

手术后,一项多因素分析研究显示术后早期没有发作与癫痫无发作有良好的相关性,而 Meta 分析的结果类似,显示术后 EEG 上的放电与术后无发作呈负相关。当患者发作复发时,多出现在术后早期,50% 在术后 2 个月内复发,75% 在术后 6 个月内复发,87% 在术后 2 年内复发,需要警惕的是这些结果均来自于回顾性研究。

对 SEEG 术后无发作的研究中,Cleveland Clinic 提供了一个非常理想的结果,62% 的全年龄组患者无发作,56% 的儿童患者术后无发作。在平均每例患者的 SEEG 电极数量为 13 根的情况下,96% 的患者能够定位发作起始区,其中 75% 的置入电极患者最终选择了切除性手术。与其他的手术系列一样,影响术后无发作的唯一因素就是手术标本明确的显微镜下病理诊断。虽然儿童组的结果基本类似,但与成人组相比较,SEEG 在儿童组的准确定位率略低,手术例数略少,术后无发作的比例也更低。尽管很多研究报道患者接受 SEEG 或硬膜下电极二者之一,但也有报道同时利用 SEEG 和硬膜下电极两种技术。同时利用两种技术可使外科医师通过硬膜下栅状电极记录到表浅的电信号,以及 SEEG 记录到的脑深部神经生理信号。然而,绝大多数研究显示增加电极埋藏会增加患者致残的风险,导致增加电极覆盖带来的益处小于并发症增加的风险。此外,SEEG 还用于硬膜下电极置入后由于持续发作或不能准确定位发作起始区而失败的病例。在这一个小样本的系列中,13 例(14 例)患者能够通过 SEEG 描绘出发作起始区,提示这组患者的致痫灶位置较深,无法通过皮质表面的记录发现致痫灶。10 例(14 例)患者接受切除性手术,60% 的患者术后无发作,由于这些患者本身的难治性,这一结果应该很显著。

尽管很多研究报道的 SEEG 结果非常理想,但这不代表 SEEG 显著优于硬膜下电极。尚无前瞻性研究对比两种技术,他们的有效性和并发症发生率在不同的中心也不相同。若某些患者非常难以定侧和定位,可首先使用 SEEG,更安全,侵入性更小。如果需要进一步定位如语言区的定位,则可考虑做小范围的硬膜下电极置入。依据患者的临床表现不同以及两种手术的熟练掌握程度,选择适合自己的技术,在处理不同癫痫患者的时候具有更多的灵活性,以便外科医师调整患者的手术入路。

五、结论

对于通过非侵入性检查结果不一致的癫痫患者,硬膜下和 SEEG 电极置入总体来说都是安全有效的技术,可用于致痫灶的定位。尽管每一种技术都存在并发症的问题,通过本文列举的技术和入路,可将这些并发症的风险降至最低。对于硬膜下栅状电极置入,仔细的手术技术、硬膜扩大修补、小心的术后无菌操作将有助于减少感染和占位效应相关的并发症。对于 SEEG 深部电极置入,术前在增强 CT 和 MRI 影像融合的基础上认真的针道设计将有助于减少围术期出血的风险。由于 SEEG 的侵入性更小,可能未来的研究会显示这一技术的并发症发生率更低。然而,尚需更多研究证实 SEEG 电极置入后的无发作率与硬膜下电极相当或更好。由于各种文献存在较大的异质性,我们倡议标准化和以数据录入为基础的结果和并发症衡量方法,方便把不同研究的结果整合起来进行分析。

(张建国　张　凯　译)

第2章 立体脑电图技术与方法学

2 The Stereoelectroencephalography Technique and Methodology

Jorge Gonzalez-Martinez

摘要

癫痫手术的成功主要依赖于对致痫区（epileptogenic zone, EZ）的准确定位，为全面且准确获得临床、解剖和神经生理学方面的信息，术前评估不可或缺，其最终目标是实施个体化手术策略。简而言之，术前评估的手段包括癫痫症状学分析、视频头皮脑电图（video-EEG）记录、脑磁图（magnetoencephalography, MEG）、磁共振成像（magnetic resonance imaging, MRI）以及其他神经成像模态，如功能磁共振成像（functional MRI, fMRI）、发作期单光子发射计算机断层成像（single-photon emission computed tomography, SPECT）、正电子发射断层成像（positron emission tomography, PET）。这些方法通常是互补的，临床医师通过综合分析多种检查的结果力求形成关于致痫灶解剖位置的定位假设，当无创性监测数据难以确定致痫区时，可考虑行有创性监测。立体脑电图（stereoelectroencephalography, SEEG）是一种可用于难治性局灶性癫痫患者的有创性检查方法，目的在于定位致痫区和可能相关的皮质功能区。本章将从临床角度讨论 SEEG 方法和技术。

关键词：癫痫手术，立体脑电图，立体定向，并发症，癫痫发作预后

一、简介

癫痫手术的主要目标之一在于完整切除或完整离断产生癫痫电活动的主要负责脑区。该区域也被称为致痫区。致痫区可以在空间上与皮质功能区相重合。因此，在手术过程中，对于脑功能区的保护是药物难治性癫痫患者手术切除的另外一个目标。

成功的切除性癫痫手术依赖于术前对于致痫区的准确定位，为了获得最全面，并且最为准确的临床解剖神经生理方面的信息，术前评估不可或缺，其最终目的在于实施个体化的切除，无创的致痫区定位与定侧的方法（脑电和影像等）之间相互补充，它们的结果通常被放在一起解读，目的在于形成一个关于致痫区解剖定位的假设，当无创的数据难以定位时，可以考虑采用有创的监测手段。立体脑电图是一种用于难治性局灶性癫痫患者的有创性检查，目的在于定位致痫区和可能相关的皮质功能区。本章将从临床角度讨论 SEEG 方法和技术。

二、立体定向与癫痫：方法起源和原则

立体脑电图技术，最先由 Jean Talairach 和 Jean Bancaud 在 20 世纪 50 年代发明，发明之初在法国被广泛应用，随后传播至意大利，用于药物难治性局灶性癫痫的皮质地图描绘。在法国，基于框架的立体定向技术起初被应用于运动障碍的手术治疗，Jean Talairach 致力于将该技术应用于癫痫领域，Bancaud 于 1952 年加入了 Talairach 的团队，这项由 2 名医师所发明的技术，很快取代了另外一项只能用于记录表面皮质的有创技术，Talairach 创新性地将该方法应用于三维空间综合分析脑形态学及脑功能。其间脑图谱于 1967 年发表，该图谱完美展示了适用于立体定向的解剖新概念。由 Talairach 和他的同事所设计的新的立体定向框架，该工具的开发，使得圣安妮医院的研究者早在 1957 年就可以利用深部电极去探索大脑的功能，借助深部电极，可以探索浅部以及深部的脑区。从那时起，该有创监测手段可以使得研究者探索不同的脑区结构，同时记录患者的自发性癫痫发作，而这正是 Penfield 的方法所难以实现的。在 1962 年，Talairach 和 Bancaud 的这项新技术被命名为立体脑电图。

立体脑电图方法学所基于的原理与 Bancaud 和 Talairach 最初所描述的类似，即基于解剖 - 电 - 临床

的相关性，目的在于描绘一个大脑当中代表癫痫放电的三维空间结构。颅内电极的埋藏策略是个体化的，颅内电极的置入基于术前的假设，术前假设的形成主要考虑电临床与癫痫发作的相关性以及与病变的关系。基于上述考虑，在术前形成解剖 - 电 - 临床假设是电极设计的最主要且最关键的因素，如果术前所形成的假设是错误的，那么深部电极的埋藏将会不充分，此种情况下，对于立体脑电图的判读也很难定位真正的致痫区。

三、立体脑电图的适应证

（一）有创检查的适应证

当患者被诊断为药物难治性癫痫（对两种或两种以上的抗癫痫药物治疗没有反应）时，可考虑行术前评估。术前评估主要有两个目的：①描绘解剖 - 电 - 临床的网络，从而实现对于致痫区的定位并且判断其范围；②判断致痫区的功能状态。实现这两个目的有利于切除手术后的癫痫控制以及脑功能保护。之前已做过简要论述，可借助多种技术实现上述的两个目的。头皮视频脑电图（包括发作期以及发作间期）可用于局灶性癫痫的诊断以及明确参与癫痫发作的皮质结构网络（通过分析临床症状学以及电生理结果）。头皮视频脑电图的数据可用于指导解剖 - 电 - 临床假设的形成。结构影像（例如磁共振影像中所显示的病变）以及代谢性影像（包括正电子断层扫描影像上所显示的局灶性低代谢）可用于进一步明确致痫灶的解剖位置。其他的方法也可以包括 SPECT，脑磁图以及同步脑电fMRI。

在术前评估过程中，通过无创方法可以在 50% 以上的患者中确定致痫灶（在克利夫兰诊所，这一比例在 2012 年约是 70%，未发表数据）。然而不幸的是，在剩余的 30% 的患者中难以形成明确的解剖 - 电 - 临床假设。某些病例很可能诊断为局灶性癫痫，但是无创评估难以使医师进一步在同侧大脑半球的 2 ～ 3 个致痫灶假设中做出选择。其他的情况包括，已经形成了致痫灶的定位假设，但侧向性不明，或者说已经形成了致痫灶假设，但是其精确定位及范围，抑或是其是否与功能区相重合的情况并不明确。因此，这些患者适合进行有创术前评估，比如硬膜下条状或栅状电极或者是立体脑电，抑或结合二者。

总的来说，局灶性药物难治性癫痫的有创术前评估（用于直接记录皮质放电）主要用于弥补无创检查时所遇到的问题及其局限性。基于上述各种无创检查的局限性，当存在以下几种情况时，应该考虑行有创检查（SEEG 或硬膜下条状或栅状电极）。

- 磁共振阴性病例：磁共振影像中未发现与通过视频脑电图分析所得到的电 - 临床假设相符合病变。
- 电 - 临床信息与 MRI 信息不一致：MRI 显示病变的解剖位置（有时在 PET 当中表现为明显的局灶性低代谢）与电 - 临床假设不一致。包括位于脑深部的病变，例如脑室旁结节状灰质异位，或者深入脑沟的病变。此外，85% ～ 100% 的局灶性皮质发育不良患者的头皮脑电图中显示发作间期棘波的分布范围差异较大，从定位脑叶到仅有定侧价值，甚至弥散分布难以定位（如脑实质下的异位灰质所产生的广泛的棘慢波）。发作间期棘波放电的空间分布通常比通过术中观察或者是磁共振影像上显示的结构病变范围更广。
- 多发散在病变：解剖上显示 2 个或者是多个病变在定位上至少有一个与电 - 临床假设不吻合，或者 2 个病变都位于相同的功能网络，但是其中一个（或者 2 个）的致痫性不明确。
- 累及功能区：解剖 - 电 - 临床假设（在 MRI 阴性或者阳性的病例当中）累及潜在的功能皮质。通常情况下，使用无创手段很难明确致痫区及其范围，以及其与潜在的功能区的空间关系。如一些术前怀疑皮质发育不良的病例。在这些病例当中，通过有创检查往往可以明确切除性手术的策略。通常通过术前评估会诊来决定是否行有创评估及其具体形式，术前评估会议参与人通常包括神经内科、神经外科、神经放射科以及神经心理科医师。颅内脑电需要覆盖的脑区及脑网络的范围通常经过解剖 - 电 - 临床假设来进行确定，而这需通过无创检查获得。

（二）有创颅内脑电监测的方式选择：立体脑电图与硬膜下皮质脑电监测

目前，对于选择立体脑电图还是硬膜下电极作为有创术前评估的方式并没有明确的共识。有些中心系统性使用两种技术，但目前并没有将两种技术进行对比的研究。偏好立体脑电图的中心认为这种方法可以提供和其他方法一样的结果。与此相反，偏好硬膜下电极的中心则认为单独通过硬膜下电极即可验证致痫灶假设，这些中心仅仅将深部电极应用于需要探索深部结构时，例如颞叶内侧结构，结节性灰质异位等。然而，立体脑电图与硬膜下栅状或条状电极之间的差异更为深刻且复杂，并不单纯是空间采样深部结构或者表面皮质的区别，两种技术背后的哲学、定义及理念差异巨大，有时甚至相悖。硬膜下电极从一开始主要针对存在病变的癫痫（目前这一情况已经发生变化），而立体脑电图从一开始较少考虑病变本身，其目的主要在于界定致痫网络本身。我们可以推测，立体脑电图比硬膜下电极更适用于 MRI 阴性癫痫，这些患者中后续是否需要何种手术本身并不明确。除此之外，立体脑电图可以使医师探索远隔部位的甚至多脑叶的区域，其无须开颅，甚至切除性手术也可以在二期进行，这样就给临床医师一个深入思考的时间，可以与患者充分沟通。除此之外，皮质电刺激在这两种方式当中的应用以及分析完全不同，甚至相反。

电极置入术后，通过硬膜下电极的方法（包括栅状、条状电极以及联合使用深部电极）来进行皮质地图的描记在以下方面具有优势：在解剖范围覆盖上较为连续，因此可以较为准确地定位表面皮质（无法探索深入脑沟的皮质）的功能。当需要确定致痫病变范围及其与附近功能区的关系时，这种方法尤其适用。当病变包含脑深部的结构时，这种方法则不太适宜。从外科的角度，硬膜下电极的置入需要进行开颅手术，术后血肿并发症的概率也比较高，需要更好的术后管理。硬膜下电极的主要劣势在于无法记录深部结构，例如岛叶、眶额皮质、扣带回以及脑沟的深部等，因此，通过硬膜下电极难以描述致痫网络的动态时空特征。在这些情况下，SEEG 更加实用且更加安全。SEEG 的优势在于可以在大范围内准确地对深部脑结构进行采样，同时借助电刺激来确定致痫灶，该方法的并发症概率较低。

考虑到上述不同方法的优劣，此处列举几种具体的情况，供选择 SEEG 或者其他有创检查的方式进行参考（表 2-1）。

● EZ 位置较深或者通过硬膜下电极难以覆盖，例如，位于颞叶内侧结构、外侧裂周围、扣带回、半球内侧面、前额叶腹内侧区域、岛叶以及脑沟深部。

● 先前的硬膜下电极未能清楚地勾勒出癫痫起始区的确切位置。这些患者当中未能定位 EZ 的原因包括多种，如未能采集到深部结构或者 EZ 中不表达临床症状的上游部分。

● 需要覆盖双侧大脑半球（尤其是起源于大脑半球内侧面或者深部岛叶结构，或者颞顶枕交界区）。

● 术前评估提示 MRI 阴性，且可能存在广泛的网络参与（例如额颞叶或额顶叶）。

大部分接受二次手术的患者可能在先前的接受硬膜下电极评估中未能准确定位 EZ，导致癫痫手术失败。这部分患者的治疗较为困难，可供选择的治疗方式相对较少。再次行开颅手术进行硬膜下栅状电极评估可能会带来风险，这些风险或与瘢痕形成相关，并且仍然存在难以记录深部皮质结构的局限性。使用 SEEG 方法进行的评估可以克服这些局限性，为定位致痫灶和治愈癫痫提供良机。

理论上，SEEG 的缺点在于进行皮质功能定位能力有限。由于位于浅部皮质的触点数量有限，因此难以实现类似于硬膜下电极那样的对于功能皮质在空间上进行连续描记。值得注意的是，利用 SEEG 进行功能区定位是无法与术前形成癫痫的电 - 临床定位分离开的，因此，如何公平地比较 SEEG 与硬膜下电极这两种方法对于皮质功能区定位的效果值得商榷。除此之外，利用硬膜下电极进行功能区定位的准确度目前仍有待进一步验证。最后，通过 SEEG 的方法所得到的功能区定位的结果可以与通过其他方式得到的结果相互补充，例如借助弥散张量成像（DTI）或者是术中唤醒技术，这些方法可以弥补 SEEG 对功能区定位的不足。

四、立体脑电图深部电极置入的术前计划

如前文所述，颅内电极置入之前需要形成明确的解剖 - 电 - 临床假设，从而通过颅内电极进行验证。这个假设通常在多学科术前评估会议当中形成，术前评估会议过程中需要参考多种无创检查的结果，在克利夫兰诊所，最终的个体化的电极置入方案是在一个单独的术前评估会议当中决定的。深部电极需要覆盖到解剖当中的病变以及其他可能是起始区的结构、早

表 2-1　药物难治性局灶性癫痫的不同有创评估手段的选择标准		
临床情境	**方式选择**	**次选方案**
● MRI 阳性：潜在的致痫病变位置表浅，且可能与功能皮质毗邻 ● MRI 阴性：假定的 EZ 与功能区毗邻	SDG	SEEG
● MRI 阳性：潜在的致痫病变位于皮质深部或皮质下结构 ● MRI 阴性：假定的 EZ 位于深部或者是非功能区	SEEG	SDG 结合深部电极
● 需要双侧置入电极或者是补电极	SEEG	SDG 结合深部电极
● 当硬膜下电极监测失败后	SEEG	SDG 结合深部电极
● 当 AEC 假设提示致痫区可能涉及更为广泛且多脑叶的致痫网络时	SEEG	SDG 结合深部电极
● 怀疑额叶癫痫，并且 MRI 阴性	SEEG	SEEG
缩写：AEC. 解剖 - 电 - 临床；EZ. 致痫区；MRI. 磁共振成像；SDG. 硬膜下电极；SEEG. 立体脑电图		

期以及晚期的播散区，同时需要考虑到与功能网络之间的关系（如认知、感觉运动、行为相关网络等）。一个三维的概念化的网络，包括怀疑的致痫区的上游或者下游网络，是术前评估置入策略中必不可少的组成部分。通过分析无创检查的结果以及发作期症状学的演变，可以形成关于致痫区解剖定位的假设。电极置入计划需要有经验的癫痫医师、神经外科医师、影像科医师合作进行，从而形成关于 EZ 的定位假设。

为了形成关于癫痫活动的主要累及结构以及所涉及的功能网络的假设，需要有足够的知识储备。除此之外，医师还需要考虑到深部电极的三维空间记录的特性，尽管与硬膜下栅状或条状电极相比，深部电极的覆盖范围有限（可以被其他的电生理分析方法所弥补，例如分析频率、空间关系以及潜伏期等），深部电极可以对其针道周围的脑组织进行覆盖，包括从入点到靶点之间的所有脑区。因此，对于针道的设计比仅确定靶点以及入点更为重要。如此一来，空间采样的结构就可以包括不同脑叶的外侧以及内侧的结构、位于脑沟深部的结构、岛叶、眶额回后部以及大脑半球内侧面的结构。电极的置入同样需要考虑致痫区所累及皮质的细胞构筑及其与其他皮质或皮质下结构的连接情况，如颞极与眶额皮质后部存在连接。需要强调的是，埋藏策略并不仅关注于判断癫痫起始于哪个脑叶或亚脑叶，而且也用来描记癫痫网络，癫痫网络通常会累及多个脑叶。除此以外，对于电极的埋藏策略还需要考虑到候选定位假设。

最后，应避免埋藏过量的电极来验证所有的假设，过多的电极埋藏可能会增加并发症的发生概率。总体而言，一名患者接受超过 15 根深部电极埋藏的情况是很罕见的。除此之外，当致痫区有可能涉及功能皮质时，电极覆盖范围设计需慎重进行，需要同时兼顾到判断癫痫网络的组织形式，同时需要借助深部电极界定手术切除的安全范围（图 2-1）。

SEEG 的埋藏模式需要基于个体化的探索策略，个体化的置入策略来源于对 EZ 解剖定位的主要假设，对于每一例病例而言都是如此。如此一来，对于特定脑区和脑叶的标准化埋藏方式就难以形成。尽管如此，还是可以提炼出一系列的典型的埋藏模式用于指导临床。

● 边缘系统网络探查：颞叶癫痫患者，解剖 - 电 - 临床结果相互吻合，提示边缘网络受累，通常仅需无创检查后即可进行手术。一般来说，当症状学和电生理结果提示典型的非优势侧近颞叶内侧癫痫，影像学检查显示明确的病变（例如颞叶内侧硬化）符合最初的定位假设，此时不需要使用有创检查。然而，对于那些 EZ 可能累及颞叶新皮质或者颞叶外结构的患者，可能需要

SEEG 检查。在这些病例中，置入模式往往需要覆盖放电易于扩散的结构，如颞 - 岛 - 外侧裂前部区域、颞 - 岛 - 眶额区或颞叶后部、岛叶后部、颞叶基底部、顶叶和后扣带回区。因此，颞叶外边缘系统的覆盖范围必须足够广泛从而能够提供充分的信息，以确定癫痫发作的颞外起源，而无创方法则难以准确定位。

● 额顶叶网络探查：由于额叶和顶叶体积大，需要大量电极才能充分覆盖该区域。然而，在大多数患者中，可以在额叶和顶叶的较有限部分进行置入从而避免过度探查。例如，对怀疑眶额回癫痫的患者通常需要对直回、额极区、前扣带回和颞叶前部（颞极）进行探查。类似的，当怀疑癫痫来自运动前区内侧皮质时，通过至少需要覆盖辅助运动区（SMA）的头端和尾端部分、SMA 前区、扣带回和扣带沟的多个区域，以及初级运动皮质和顶叶皮质的内侧和背外侧。因此，基于假设的覆盖范围使得定位在额叶或顶叶的 EZ 成为可能，并且在某些情况下可以定位相对较小的 EZ。有时，额 - 顶叶网络的探查可能需双侧对称进行，尤其是当怀疑额顶叶内侧癫痫且无创检查结果未能定侧时。

以下情况通常需要在 Rolandic 区域放置电极：当需探查额叶网络用于确定切除后界时，当探查顶枕区域需要确定切除前界时，当 EZ 可能位于或靠近 Rolandic 区时。主要目的是确定 Rolandic 区是否参与癫痫起始，并通过电刺激来获得功能定位。在该区域，深部电极尤其有助于覆盖中央沟的深部，以及与该区域相关的下行和上行白质纤维。

● 后 1/4 脑网络探查：在后 1/4 脑区，极少有电极埋藏仅限于一个脑叶的情况，这是因为多脑叶，如枕叶、顶叶和后颞结构往往同时受累，而且放电可扩散到外侧裂上下区域。因此，覆盖范围往往包括枕叶内侧面和背外侧面、禽距上下区域、颞后区、侧裂后区、颞叶基底区和后顶区（包括顶下小叶后部和楔前叶）。在后 1/4 癫痫中，由于发作活动往往向对侧快速扩散，因此通常需要双侧探查。

五、立体脑电图技术细节

一旦 SEEG 计划最终确定，根据要探查的大脑区域，使用不同长度和触点个数的商用深部电极达到预设靶点。深部电极的置入采用传统的立体定向技术或立体定向机器人装置的辅助，通过直径为 2.5mm 的钻孔进行置入。在这两种技术中，深部电极通过直径为 2.5mm 的钻孔插入，使用正交或斜插的方式覆盖外侧面、中间或者皮质深部和皮质下结构（例如钩束和枕额束）进行颅内记录，从而能够满足癫痫传导通路的多方向动态分析。

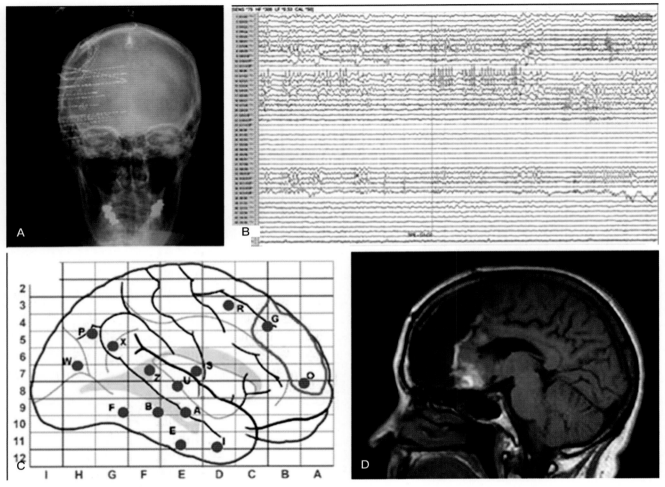

图 2-1 病例示例。65 岁女性难治性癫痫患者，MRI 阴性。A.X 线片显示右侧 SEEG（立体脑电图）电极置入；B. 右额叶内侧电极发作间期棘波；C. 发作起始于右侧额叶内侧电极（G）和右侧额极电极（O）；D. 术后 MRI 显示右额叶 G、O 电极所在区域及眶额区（未有电极覆盖）切除

最初，本中心采用基于框架的电极置入。通常情况下患者在手术当天入院。手术前一天行 T1 增强序列 MRI 检查。然后，图像被传输到我们的立体定向神经导航软件（iPlan Turnal 2.6；Brainlab AG, Feldkirchen, Germany）并于第 2 天进行电极设计。手术当天，患者在全身麻醉下，通过标准操作使用 Leksell 立体定向框架（Elekta, Stockholm, Sweden）。将患者与支架固定在血管造影床上后，进行立体动态三维数字减影血管造影（DSA）检查。术前的 MRI 图像、CT 和血管造影图像随后使用专用融合软件（syngo XWP; Siemens Healthcare, Forchheim, Germany）进行数字处理。在置入过程中使用这些融合图像来确认每个电极的最终位置的准确性，并确保沿着电极针道没有血管结构，在增强 MRI 图像上可能未能显影（图 2-2）。在使用立体定向软件进行电极计划之后，路径坐标将被记录并传送到手术室。一般来说，为了便于电极位置和记录结果的判读，路径是按照与颅骨矢状面正交方向设计的。使用 Leksell 立体定向系统，在框架上调整每个路径对应的坐标，并

在每个新位置进行侧方透视成像。为了避免视差误差，在透视过程中要注意确保中心射线束位于置入探针的中间。如果路径与术前规划的轨迹相对应，沿着无血管的间隙通过，方可继续置入，随后进行颅骨钻孔，打开硬脑膜，放置导向螺栓，最后在透视引导下插入电极。通过融合置入前血管造影和透视图像，可以判断路径中是否存在血管，并相应地调整轨迹。如果在透视过程中发现路径中存在血管，则手动移动导管几毫米，直到找到下一个无血管间隙，然后继续置入。在透视下，从正面实时观察电极的插入过程，以确定每个电极轨迹呈直线。为了获得更多引导信息，可将一个与电极置入水平相对应的磁共振冠状面切片覆盖在透视图像上。

在患者仍处于麻醉状态并在手术台上时进行置入术后动态 CT 扫描。然后利用前文描述的融合软件将重建图像与 MRI 进行融合。通过融合后的影像轴位、矢状位和冠状位验证深部电极的正确放置。最近，机器人辅助设备开始应用。与传统的方法类似，术前获得 MRI，并将医学数字成像和通信（digital imaging

第一篇 癫痫

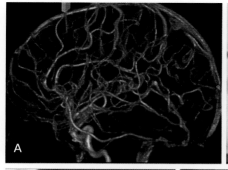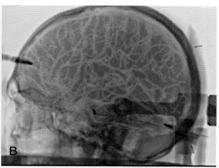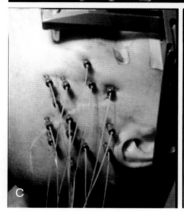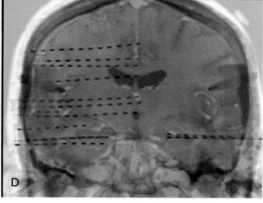

图 2-2 使用立体脑电图（SEEG）技术的多电极置入和影像融合。A、B. 术前的磁共振血管造影（MRA）和血管造影成像。借助血管成像规划安全的电极针道，规避血管结构，避免出血和电极移位的风险；C. 照片显示头皮表面有 14 根电极；D. 术中图像显示双侧 SEEG 电极在冠状位 MRI T1 加权图像上的叠加。注意精确的平行放置，电极尖端在中线或硬脑膜表面需终止

and communications in medicine，DICOM）格式的数字化图像传输到机器人自带的计划软件中。在 3D 重建影像中，根据预定的目标位置和预定的路径进行设计。路径的规划原则是最大限度地从预先选择的感兴趣区域内的浅、深皮质和皮质下区域进行采样，并且在大多数情况下保持正交方向，以便于术后进行解剖-电生理结果解读，并避免入点电极与颅骨表面角度过大导致的电极滑移。然而，当通过一个非正交路径可以覆盖多个感兴趣的靶点时，应该选择这样的非正交路径，目的是为了减少每个患者置入电极的数量。

所有路径在各自重建的平面（轴位、矢状面、冠状面）以及重建的"路径视角"上都要评估其安全性和准确性。任何可能损伤血管结构的路径都需要适当调整，但不能远离需要覆盖的感兴趣区。每个路径最初使用从钻孔固定处到靶点 150mm 的工作距离，然后进行调整，以便最大限度地缩短工作距离，从而提高置入精度。利用三维重建功能分析整体置入方案。检查路径轨迹以确保不存在碰撞。检查外部路径位置，当皮肤表面的电极入点之间的距离＜ 1.5cm 时不能接受。

手术当天，患者接受全身麻醉。对于每个患者，将头部放入三点固定头架。然后对机器人进行定位，使其工作距离（机械臂底部与颅骨中点之间的距离）约为 70cm。锁定机器人位置，将头架固定在机器人上。在置入过程中，手术台保持固定。在定位完成并将患者固定到机器人上之后，执行图像注册。采用半自动激光面部扫描，将扫描图像与术前 MRI 进行配准。首先使用设定距离校准工具校准激光器。然后手动引导激光选择预设的面部解剖标志。由手动输入的解剖标志所定义的区域随后通过基于激光的面部表面扫描进行自动注册。然后借助其他的表面标志与配准的 MRI 相关联来确认注册过程的准确性。注册成功后，由机器人软件自动验证规划路径的可达性。

然后患者接受术前准备，并以标准的无菌方式覆盖。机器人工作臂上覆盖无菌塑料罩。一个带有 2.5mm 直径套管的钻孔固定装置固定在机械臂上。在触摸屏界面上选择所需的路径。在路径确认后，使用脚踏板来启动机械臂运动。一旦达到所选轨迹的位置，机械臂会自动将转孔固定装置锁定在稳定位置。通过钻孔固定装置插入直径为 2mm 的手持式电钻（Stryker）用于钻孔。然后用穿孔器在低功率设置下使用单极烧灼打开硬脑膜。将导向螺栓（Ad-Tech；Racine，WI）牢牢拧入每个钻孔。测量从钻孔固定平台到螺栓的距离，并从标准化的 150mm 钻孔固定平台到靶点距离减去该值。记录该差值，以便之后用作待置入电极的最终长度（图 2-3）。对每个针道重复此过程。无论路径是否正交，所有的钻孔和固定螺栓都是在电极插入之前完成的（但是如果需要的话，可以在每次导向螺栓固定之后置入电极）。一旦导向螺栓被固定在特定的插入角度，就无法再对路径进行修改。随后，对于每个针道，将一个小的导针（直径为 1mm）按照先前记录的电极距离，在置入螺栓的引导下轻轻地穿过脑实质形成针道，然后立即插入预先测量的电极（图 2-4）。

六、并发症及结果

本中心最近报道了 200 例病例，他们共接受了 2663 根 SEEG 电极的置入，目的是为了记录颅内脑电图，根据个体化的置入前假设来研究和描述 EZ 的解剖范围。这组病例较具有挑战性，所面临的问题包括缺乏无创数据或先前接受有创监测失败：其中近 1/3 的患者（58 例患者，29.0%）曾因难治性癫痫而接受手术治疗，但术后复发。尽管临床上较具有挑战性，SEEG 方法仍能在 154 例患者（77.0%）中确定致痫灶。其中 134 例（87.0%）接受 SEEG 引导下的开颅切除性手术。在这个队列中，90 例患者的术后随访至少长达

12 个月；其中，61 例患者（67.8%）保持无癫痫发作（即 Engel Ⅰ 结果）。本组最常见的病理诊断为 FCD Ⅰ 型（55 例，61.1%）。并发症很少，包括伤口感染（0.08%）、出血（0.08%）和暂时性神经功能缺损（0.04%），共 5 例患者，因此总并发症发生率为 2.5%。

在癫痫控制和并发症方面的结果与其他研究组已经发表的结果一致。这些结果与近期文献中报道的研究结果一致。Munari 等报道了 70 例患者中使用 SEEG 的经验，这些患者总共接受了 712 根电极置入。在这个队列中，有 60 例患者（85.7%）接受了个体化的手术切除。在他们的病例研究中，特别是与

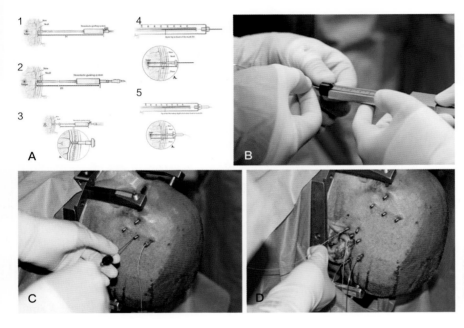

图 2-3　A.SEEG 电极置入手术步骤。1：钻孔；2：打开硬膜；3：螺栓置入；4：导针测量；5：最终电极测量；B～D. 术中照片；B. 测量导针；C. 导针插入；D. 由导向螺栓引导置入深部电极

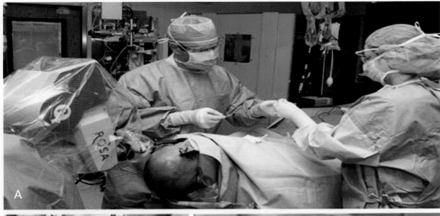

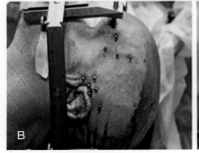

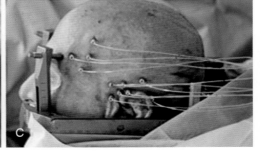

图 2-4　机器人辅助立体脑电图（SEEG）技术。A. 在行左侧机器人辅助 SEEG 电极置入时的手术室的配置，外科医师和刷手护士位于患者两侧，机器人装置放置在距离患者头部中心约 150mm 的位置，在中间顶点处；B. 左侧额颞部 SEEG 电极置入术中导向螺栓的最终固定位置；C. 左侧额颞部 SEEG 深部电极置入后的最终情况

SEEG 相关的研究中，作者仅发现 1 例永久性并发症，即 SEEG 电极拔除后形成无症状的脑内血肿（发生率为 1.4%，或每个电极 0.1%）。最近，Guenot 等报道了 100 例 SEEG 患者，共接受 1118 根电极置入以进行有创脑电图监测。这篇报道认为 SEEG 对其中 84 例患者（84%）排除或确认致痫灶起到帮助作用，进而指导手术切除 EZ。此外，SEEG 确认了 14 例（14%）患者的手术切除指征，这些病例的无创检查结果存在争议。作者报道了 5 例并发症（5%），包括 2 例电极引起的感染（每根电极 0.2%），2 例颅内电极断裂（每个电极 0.2%），以及 1 例导致死亡的脑内血肿（该报道中仅这 1 例死亡）。

在一项大宗病例报道中，Cossu 等报道了 5.6% 的并发症发生率，其中 1% 因颅内出血导致了严重的永久性神经缺陷。在另一项研究中，Tanriverdi 等总结了他们对 491 例难治性癫痫患者的治疗经验，这些患者共接受了 2490 例 SEEG 电极置入术和 2943 例深部电极置入术。根据作者的经验，他们发现 4 例患者（0.8%）在电极部位出现颅内血肿（每根电极 0.07%），9 例患者（1.8%）因电极放置引起感染（每根电极 0.2%）；此外，他们没有发现直接由 SEEG 电极放置引起死亡的病例。最后，Cardinale 等最近介绍了他们在 482 例难治性癫痫患者中通过立体定向置入 6496 根电极的经验。作者

在他们的病例队列中确定了 2 例（0.4% 或 0.03% 每根电极）永久性神经功能缺损，14 例（2.9% 或 0.2% 每根电极）出血性并发症，2 例（0.4% 或 0.03% 每根电极）感染以及 1 例死亡（0.2%）病例，死亡病例是由于电极置入后大范围脑水肿和伴随低钠血症。

在比较并发症发生率时，既往数据表明硬膜下栅状电极置入术的永久性并发症的发生率（0 ～ 3%）较深部电极置入（3% ～ 6%）低，原因是硬膜下电极并不侵入脑实质。尽管由于患者选择、医疗机构和置入电极数量的不同等原因，很难直接比较硬膜下栅状电极和 SEEG 的并发症发生率，但欧洲和北美不同的研究组的临床经验表明，与硬膜下栅状或条状电极相比，SEEG 方法至少与其具有相似的安全性。

七、结论

SEEG 方法学和技术是近 60 年在欧洲发展起来的。SEEG 的有效性和安全性已经在过去超过 55 年的应用中得到证实。SEEG 方法的主要优点是可以从动态和三维方面研究致痫神经元的网络，并与患者癫痫发作的临床症状进行最佳的时间和空间相关性研究。未来临床面临的主要挑战仍然是进一步完善不同有创监测方法的具体适用标准，最终目的是比较和验证不同有创监测方法获得的结果（长期无癫痫发作的结果）。

（张建国　张　凯　译）

第 3 章 颞叶的手术解剖

3 Surgical Anatomy of the Temporal Lobe

Arthur J. Ulm, Justin D. Hilliard, Necmettin Tanriover, Kaan Yagmurlu, Albert L. Rhoton, and Steven N. Roper

摘要

熟悉颞叶的解剖结构是癫痫手术成功的必要条件。颞叶的关键边界解剖标志包括：上界是外侧裂，下界是颅中窝，内侧界是岛叶、大脑脚池以及环池，后外界是颞顶线、颞枕线和基底颞顶线。我们回顾了颞叶切除术中重要的功能解剖，包括后外侧颞叶的初级语言区和沿内侧颞叶的视辐射。先进的神经影像学可以显示穿过颞叶的纤维束从而利于其保护，例如中纵束（涉及语言和注意力）、弓状束、前连合、钩束和胼胝体毯部纤维。本章阐述了一系列解剖结构，帮助外科医师对颞叶解剖形成三维理解，这将有助于医师能够安全、准确地进行癫痫的前颞叶切除术。

关键词：颞叶，癫痫外科，纤维束，海马，杏仁核，视辐射

一、简介

颞叶对所有神经外科医师来说都是一个非常重要的结构，对于癫痫外科医师来说更是如此。成功的颞叶手术需要医师了解相关解剖结构及其功能，并且要求外科医师对解剖结构有一个三维的认识，这样就可以在不偏离方向的情况下，从脑实质解剖到深层结构。与其他脑区一样，关键解剖标志的正确识别对这一过程至关重要，这些将在本章中讨论。颞叶皮质包括上、下以及外侧表面的包括六层细胞构筑的新皮质，以及颞叶内侧结构的原皮质和旧皮质。它的边界包括外侧裂（上界）、颅中窝（下界和前界）。内侧界由岛叶、大脑脚池和环池构成。后界由外侧的顶颞线（从顶枕沟到枕前切迹）、颞枕线（垂直于侧顶颞线并与侧裂向后延长线相交）和基底顶颞线（从半球内侧表面枕前切迹到顶枕沟起点）。

二、颞叶上面

外侧裂形成颞叶的上边界。它分为前部的蝶骨部和后部的岛盖部。大脑中动脉起始于颈内动脉及其 M1 段的分叉处，然后经过外侧裂的蝶骨部到达岛叶表面。M2 段起始于大脑中动脉在外侧裂岛盖部的分叉处，分为上、下干（图 3-1），继续分支并延伸到岛叶周围，即环状沟。M3 段是指这些分支从环岛沟延伸到外侧裂表面。从外侧裂延伸出来到大脑半球表面

的分支叫作 M4 段。大脑中动脉从外侧裂发出后，一些分支覆盖颞叶外侧表面并为其提供动脉供应。这些动脉包括钩动脉、颞极动脉和颞前动脉（也可能发自大脑中动脉分叉之前），以及来自大脑中动脉下干的颞中动脉和颞后动脉（图 3-2）。侧裂中还包括侧裂浅、深静脉。外侧颞叶上部由侧裂表面静脉引流。它向前流入蝶顶窦，向后经 Labbé 静脉流入横窦。也可经半球表面的静脉吻合汇入上矢状窦。侧裂深静脉走行于侧裂底部，并汇入 Rosenthal 基底静脉。

岛叶位于外侧裂的深处，被额叶、颞叶和顶叶的盖部皮质所覆盖并与之相邻（图 3-3）。它是一个由环形沟包围的旧皮质。它被 5 ～ 7 个放射状脑沟分为几个短回和长回。岛叶的前下界称为岛阈（图 3-3）。许多关于颞前叶切除术的描述中包括沿侧裂在软膜下切除颞上回，此时岛阈标志着切除的前下界。

颞叶上部表面包括颞上回的上部、Heschl 回和颞平面。Heschl 回可能包括单个或多个脑回，它斜向跨过颞叶顶部，包含初级听觉皮质（图 3-3）。颞平面位于 Heschl 回的后面，由 Heschl 沟分界（图 3-3C）。它是一个涉及语言处理的三角形区域。颞平面表现为左右不对称，优势侧颞平面比非优势侧表面积更大。

三、颞叶外侧面

颞叶的外侧面由颞上回、颞中回和颞下回组成（图

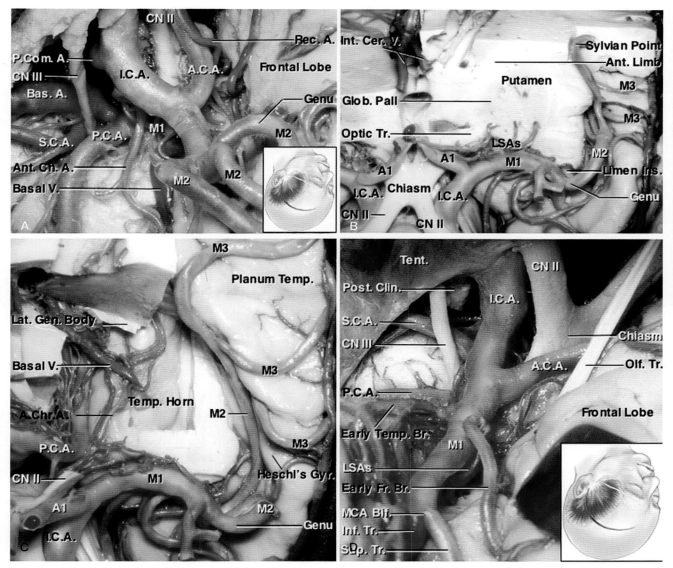

图 3-1　A. 颈内动脉分叉形成大脑前动脉（ACA）和大脑中动脉（MCA）。MCA 从 ICA 分叉开始到分叉形成 M1 前走行于外侧裂的蝶骨部中。分叉后形成的 M1 段在到达岛阈水平的膝部之前这段距离长度不固定。在岛阈，分叉后主干形成 M2 段走行于岛叶表面。M2 段走行于侧裂内。B. 冠状面解剖显示了大脑中动脉在外侧裂的走行。M1 分叉前和分叉后的主干走行于侧裂蝶骨部，在岛阈，动脉继续在侧裂内向后延伸。膝部标志着动脉 M1 段和 M2 段之间的分界。M2 段动脉向外侧皮质发出分支，走行覆盖额盖、顶盖和颞盖。MCA 的盖部分支对应 M3 段。C. 俯视颞角显示大脑中动脉与颞叶结构的密切关系。M1 段位于颞叶前上方。脉络膜前动脉起源于颈内动脉（ICA），后交通动脉起点的远端，穿过大脑脚池，进入钩尖后方的颞角内侧。D.M1 段常在分叉前发出皮质分支。这些分支称早期额动脉和早期颞动脉。豆纹动脉通常起源于这些早期分支的近端

P.Com.A.：后交通动脉；CNIII：动眼神经；Bas.A.：基底动脉；S.C.A.：小脑上动脉；Ant.Ch.A.：脉络膜前动脉；Basal V.：基底静脉；P.C.A.：大脑后动脉；I.C.A.：大脑内动脉；M1：M1 段；M2：M2 段；A.C.A.：大脑前动脉；Rec.A.：Heubner 回返动脉；Genu：大脑中动脉膝部；Int.Cer.V.：大脑内静脉；Glob.Pall.：苍白球；Optic Tr.：视束；A1：大脑前动脉 A1 段；Chiasm：视交叉；LSAs：豆纹动脉；Limen Ins.：岛阈；Ant.Limb：内囊前肢；Planum Temp.：颞平面；Lat.Gen.Body：外侧膝状体；Heschl's Gyr.：Heschl 回；Temp.Horn：颞角；Tent.：小脑幕；Post.Clin.：后床突；S.C.A.：小脑上动脉；Early Temp.Br.：早期颞支；Early Fr.Br.：早期额支；MCA Bif.：大脑中动脉分叉；Inf.Tr.：下干；Sup.Tr.：上干；Olf.Tr.：嗅束；Frotal Lobe：额叶；Putamen：壳核；Sylvlan Point：侧裂点

3-4）。3 个脑回被颞上沟和颞下沟分开。颞上沟和颞下沟的解剖变异较大。颞上沟的前端可以延伸到颞极甚至环绕颞极，其后端可以与侧裂、角回的脑沟、枕前沟或颞下沟相交通。颞上沟的最深部分是颞叶侧面距离颞角最近的位点，根据 Ono 等的描述，该距离为 10～12mm。颞下沟通常延伸至颞极，其后端可以与颞上沟、颞枕沟、枕叶外侧沟或顶内沟相交通。

从脑功能的角度，该脑区是语言代表区后部的主要组成部分。皮质电刺激的研究结果显示，尽管受到个体间差异的影响，语言区通常定位于颞上回的后部。颞叶外侧面的动脉供应在上一节侧裂解剖部分已做讨论。颞叶外侧上部由一组小的颞叶侧裂静脉引流，这些静脉跨过颞上回并汇入浅表的侧裂静脉。颞叶外侧的其余脑区则由前、中、后颞静脉引流，这些静脉向下行进并汇入外侧小脑幕窦、Labbé 静脉或直接汇入横窦。

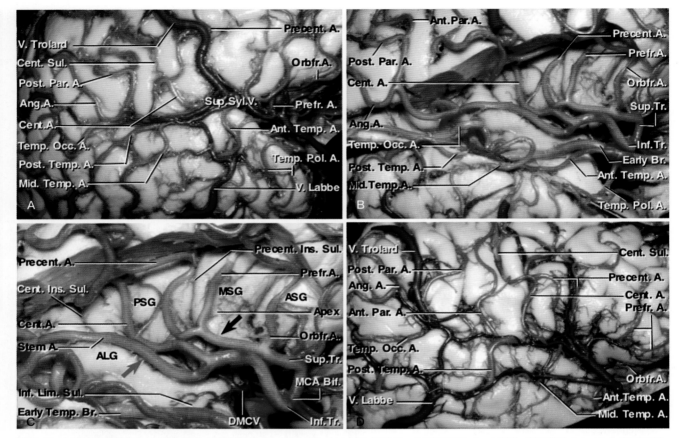

图 3-2 　A. 外侧皮质视图。外侧皮质的主要静脉引流方式有三条：向上至上矢状窦，主要来自 Trolard 静脉；向下颞叶由 Labbé 静脉引流；向内侧通过侧裂浅、深静脉进入蝶窦和基底静脉。B. 打开外侧裂，切除额盖和顶盖，显露来自 M2 岛叶动脉的皮质分支。M2 的上、下干和远端早期支在岛叶表面上走行，并发出皮质分支。皮质支包括颞极动脉、颞前动脉、颞中动脉、颞后动脉、颞枕动脉和角回动脉，这些动脉从 M2 下干和早期颞支向远端发出。眶额动脉、前额动脉、中央前动脉、中央动脉和顶叶前动脉起源于上干和早期额支。C. 切除额盖和顶盖后岛叶表面近距离视图。大脑中动脉（MCA）M1 段在岛阈分出上、下干。M2 段走行于岛叶表面，发出皮质分支。这里可以看到一个由早期颞支发出的 M2 主干。红色和黑色箭头标记岛叶主干动脉向岛叶发出穿支，并继续分成多个分支。D. 外侧裂皮质的侧视图。可见皮质 M4 段动脉。这些包括来自早期额支和大脑中动脉上部分支的眶额、前额、中央前、中央、前顶叶和后顶叶动脉。颞前、颞中、颞后、颞枕和角动脉起源于大脑中动脉的早期颞支或下部分支

V. Trolard：Trolard 静脉；Cent.Sul.：中央沟；Post.Par.A.：后顶叶动脉；Ang.A.：角回动脉；Cent.A.：中央动脉；Temp.Occ.A.：颞枕动脉；Post.Temp.A.：颞后动脉；Mid.Temp.A：颞中动脉；Precent.A.：中央前动脉；Orb.Fr.A.：眶额动脉；Sup.Syl.V.：侧裂上静脉；Prefr.A.：前额叶动脉；Ant.Temp.A.：颞前动脉；Temp.Pol.A.：颞极动脉；V.Labbé：Labbé 静脉；Ant.Par.A.：顶叶前动脉；Sup.Tr.：上干；Inf.Tr.：下干；Early Br.：早期分支；Cent.Ins.Sul.：岛中央沟；Stem A.：动脉主干；Inf.Lim.Sul.：下环岛沟；Early Temp.Br.：早期颞支；DMCV：大脑中深静脉；ALG：前岛长回；PSG：后岛短回；MSG：中岛短回；ASG：前岛短回；Apex：岛极；MCA Bif.：大脑中动脉分叉

四、颞叶底面

颞叶底面由颞下回下部、枕颞外侧回（梭状回）和海马旁回组成（图 3-5）。枕颞沟将颞下回与枕颞外侧回分开。枕颞沟向前可以与嗅沟或侧副沟相交通，向后可以与颞下沟、颞上沟或枕叶外侧沟相交通。侧副沟将枕颞外侧回与海马旁回分开，它向前可与嗅沟交通，向后可以与枕颞沟、禽距沟或舌间沟相交通。嗅沟形成海马旁回最前部的侧边界。颞叶下部表面皮质由颞前、中、后动脉供血，这些动脉于环池处起始自大脑后动脉的 P2p 和 P3 段，然后行经小脑幕边缘和海马旁回（图 3-6）。颞叶下部表面（侧副沟外侧）的皮质引流静脉由颞前、中、后静脉组成。这些静脉流向后外延伸，通常最终汇入小脑幕外侧窦。

五、颞叶内侧解剖

颞叶内侧结构位于侧副沟的内侧、侧脑室的颞角下方。其包括海马旁回、海马结构、钩回和杏仁核。对于神经外科医师来说，以颞角为中心的视野对确定颞叶内侧结构的解剖关系至关重要（图 3-7）。颞角的底部内侧由海马背侧表面组成，外侧由侧副隆起组成（图 3-7，图 3-8）。颞角的顶部由颞叶深部白质组成；尾状核的尾部和纹状体末端也在该区域走行（图 3-8）。颞角的前顶部由杏仁核的下表面形成。颞角的内侧由脉络裂形成（图 3-7，图 3-8）。如果采用 Yasargil 所描述的经侧裂入路、经岛叶入路进行选择性杏仁核海马切除术，术中所观察到的解剖结构的方位会与上述描述稍有不同（图 3-9）。

第
一
篇
癫
痫

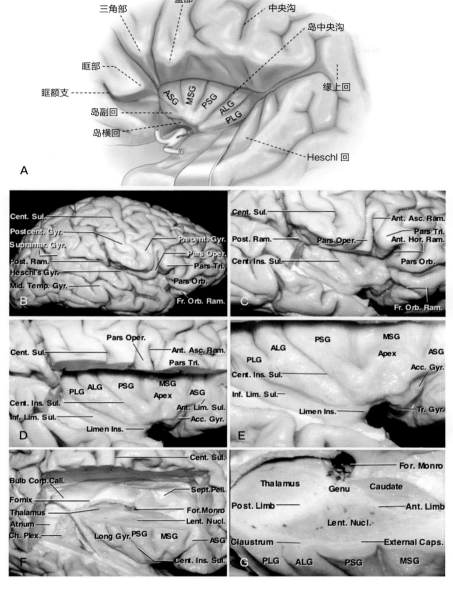

图 3-3 A. 岛叶与环侧裂结构的示意图。额下回可在解剖学上分为眶部、三角部和盖部。岛叶包括 3 个较小的脑回和 2 个较大的脑回。岛副回位于前岛短回的前部稍内侧。岛横回自岛阈行向颞叶底部，颞横回中最为突出的是 Heschl 回。B. 去除脉管系统的皮质侧视图显示沟回解剖结构。C、D. 移除额叶下部与颞盖上部，显露岛叶皮质。岛叶前部短回与后部长回以岛中央沟为界。岛极是岛叶皮质最浅表的部分。E. 岛叶近距离视图。F. 岛叶与其深部结构的关系。侧脑室房部位于环岛沟深部。G. 岛叶与其深部结构的近距离视图。豆状核位于后岛短回深部，岛中央沟将豆状核的后 1/3 一分为二。内囊的后肢位于后岛长回深部

ASG：前岛短回；MSG：中岛短回；PSG：后岛短回；ALG：前岛长回；PLG：后岛长回；Cent.Sul.：中央沟；Postcent.Gyr.：中央后沟；Supramar.Gyr.：缘上回；Post.Ram.：后支；Heschl's Gyr.：Heschl 回；Mid.Temp.Gyr.：颞中回；Precent.Gyr.：中央前回；Pars Oper.：盖部；Pars Tri.：三角部；Pars Orb.：眶部；Fr.Orb.Ram.：眶额支；Cent.Ins.Sul.：岛中央沟；Ant.Asc.Ram.：前升支；Ant.Hor.Ram.：前水平支；Inf.Lim.Sul.：下环岛沟；Limen Ins.：岛阈；Ant.Lim.Sul.：前环岛沟；Acc.Gyr.：副回；Tr.Gyr.：横回；Bulb.Corp.Call.：胼胝体球部；Ch.Plex.：脉络丛；Long Gyr.：长回；Lent.Nucl.：豆状核；For.Monro：Monro 孔；Sept.Pell.：透明隔；Post.Limb：内囊后肢；Ant.Limb：内囊前肢；Caudate：尾核；Fornix：穹窿；Thalamus：丘脑

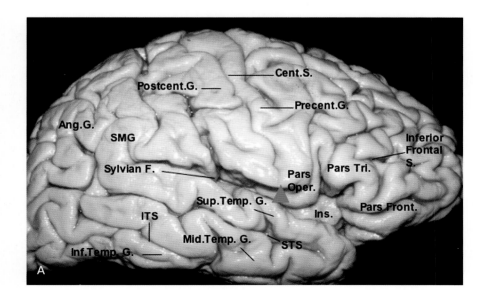

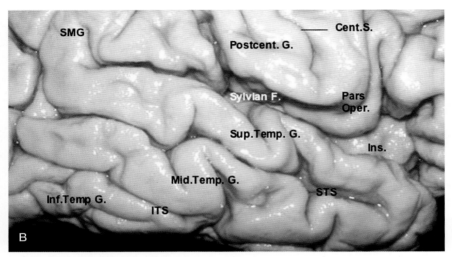

图 3-4 A. 去除脉管系统以显示脑沟回解剖。中央前回和中央后回通常通过中央沟（红色三角形）下方的脑回桥连接。角回包围颞上沟的后部末端。B. 颞侧外侧皮质的近距离视图。缘上回包围侧裂的后部末端
Ang.G.：角回；SMG：缘上回；Sylvian F.：侧裂；ITS：颞下沟；Inf.Temp.G.：颞下回；Postcent.G.：中央后回；Sup.Temp.G.：颞上回；Mid.Temp.G.：颞中回；STS：颞上沟；Ins：岛叶；Pars Oper.：盖部；Pars Tri.：三角部；Pars Front.：额部；Inferior Frontal S.：额下沟；Precent.G.：中央前回；Cent.S.：中央沟

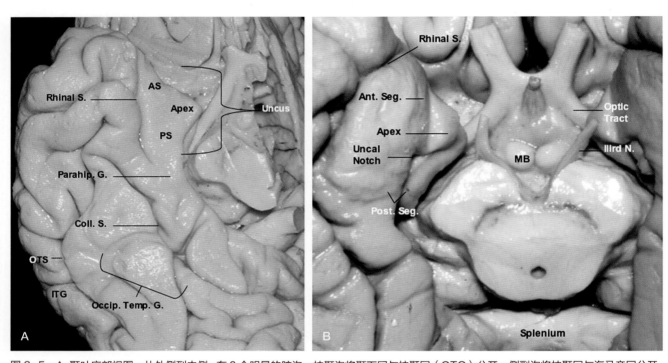

图 3-5 A. 颞叶底部视图。从外侧到内侧，有 3 个明显的脑沟。枕颞沟将颞下回与枕颞回（OTG）分开。侧副沟将枕颞回与海马旁回分开。在前方，嗅沟位于钩回的外侧。B. 钩回近距离视图。钩回前部面向颈动脉池，而后部面向大脑脚
Rhinal S.：嗅沟；AS：钩回前部；PS：钩回后部；Apex：钩尖；Parahip.G.：海马旁回；Coll.S.：侧副沟；Occip.Temp.G.：枕颞回；OTS：枕颞沟；ITG：颞下回；Ant.Seg.：钩回前部；Post.Seg.：钩回后部；MB：乳头体；IIIrd N.：动眼神经；Splenium：胼胝体压部；Uncus：钩回；Uncal Notch：钩回切迹；Optic Tract：视束

六、颞叶内侧组织学与局部解剖

从海马旁回到齿状回的皮质，海马旁回的六层新皮质向海马和齿状回的三层异生皮质过渡（图 3-8）。在这一过程中，位于海马旁回和海马体之间的海马下托（包括前下托、旁下托、下托区和后下托）形成了一个过渡区。海马体（阿蒙角）包括三层，一层包含锥体细胞轴突和基底树突（即多形细胞层或称始层）、一层包含锥体细胞的胞体（即锥体细胞层）、一层包含锥体细胞顶端的不典型树突（包括分子层、辐射层和腔隙层）。海马槽在大体解剖中是指由锥体细胞轴突形成的面向侧脑室颞角的组织结构，这些轴突延续移行组成海马伞（毗邻脉络裂的白质褶皱）与穹窿。

穹窿是由分布在海马、海马下托伏隔核、下丘脑和丘脑核团之间的白质纤维组成。齿状回包括树突层（分子层），该层含有齿状颗粒细胞胞体（颗粒细胞层）和包括颗粒细胞轴突（苔藓纤维）与中间神经元在内的多形核层（门区）。海马可分为前部（有些学者称其为趾，也有学者称之为头部），可通过脑室表面的几个小圆形突起（指状突起）进行识别；中部（海马体）；后部，海马尾与 Andreas Retzius 回（海马旁回

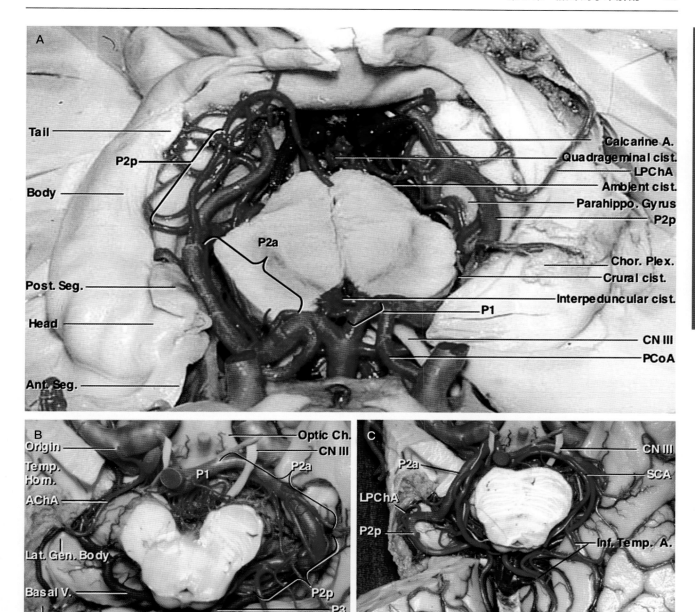

图 3-6　A. 解剖中脑周围池显示海马与颞叶内侧结构的关系。大脑后动脉发出多条海马穿通动脉以及脉络膜后内侧和后外侧动脉。海马头位于钩尖的以及钩回后段的外侧，组成了颞角底部和内侧壁的一部分。B. 大脑后动脉根据位置分为多个解剖分段。P1 段从基底动脉延伸至后交通动脉（PCoA）。P2a 段从后交通动脉经大脑脚池延伸至大脑脚后缘。P2p 段从大脑脚的后缘起始，穿过环池，最后到达丘板（collicular plate）。P3 段是横穿四叠体池的分段。脉络膜前动脉起源于颈内动脉，起始处位于后交通动脉的远端。脉络膜前动脉穿过大脑脚池，从位于钩回后段后方的下脉络膜点进入颞角。下脉络膜点是颞角内脉络膜裂的起始处。C. 标本右侧切除钩回和海马旁回后的颞叶底面视图。大脑后动脉在环池内发出几个分支。这些分支包括供应颞角脉络丛的脉络膜后外侧动脉，以及供应下颞叶的颞下动脉，该动脉可与大脑中动脉的颞叶分支相交通。P2p 段通常于海马旁回上方沿上外侧行经环池，因此该段难以显露

Tail：海马尾；Body：海马体；Head：海马头；Ant.Seg.：钩回前部；Post.Seg.：钩回后部；P2p：大脑后动脉 P2p 段；P2a：大脑后动脉 P2a 段；Calcarin.A.：距状裂动脉；Quadrigeminal cist.：四叠体池；LPChA：脉络膜后外侧动脉；Ambient Cist.：环池；Parahippo.Gyrus：海马旁回；Chor.Plex.：脉络丛；Crural cist.：大脑脚池；Interpeduncular cist.：脚间池；P1：大脑后动脉 P1 段；CNIII：动眼神经；Origin：脉络膜前动脉起始处；Temp.Horn：颞角；AChA：脉络膜前动脉；Lat.Gen.Body：外侧膝状体；Basal V.：基底静脉；Optic Ch.：视交叉；P3：大脑后动脉 P3 段；Inf.Temp.A.：颞下动脉；SCA：大脑上动脉

上的凸起），束状灰质（fasciola cinerea 束状回（gyrus fasciolaris）和压部下回（subsplenial gyrus）毗邻。在横断面上，海马结构呈 S 形，海马旁回形成基底，海马下托形成第一个弯曲（圆弧开口向外），海马的 CA1 区形成上部弯曲，CA2 和 CA3 区向下弯曲朝向下托（图 3-8）。海马锥体细胞层（CA4）的末端位于

齿状回的门部，齿状回的 V 形颗粒细胞层骑跨于锥体细胞层的末端。由于这种内向折叠，齿状回的下廓（上方）和海马下托（下方）之间形成海马沟。海马沟是供应这一区域的海马动脉的入口（图 3-6，图 3-7）。它们从大脑后动脉发出一系列 2 ～ 6 个小动脉分支，最后形成放射状分支称 Uchimura 动脉（译者注：以

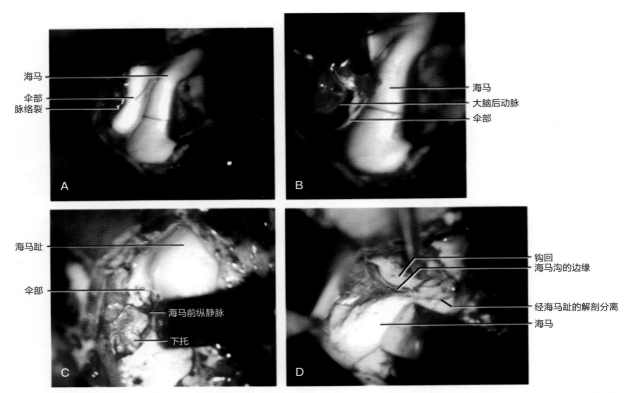

图 3-7 术中照片显示右侧海马、伞部、海马沟和钩回的关系。所有图片中上方代表前方，左侧代表内侧。A. 伞部为一个白质瓣，与海马槽（构成脑室表面）相延续；B. 从脉络裂分离开伞部，透过未破坏的蛛网膜可见环池内的大脑后动脉；C. 切除更多的伞部（向上方移动显微镜的制高点），暴露海马沟内的海马前纵静脉。经过海马沟可见下托的表面；D. 经海马趾的背侧面继续分离，显示海马沟的前缘，钩回经由此点向内侧延伸，进入前切迹间隙

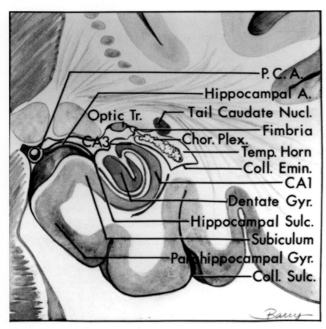

图 3-8 松果体水平经颞叶内侧结构和脑干冠状切面图。图中显示了海马的 S 形结构及其与颞角和周围结构的关系

（改编自 Ono M, Ono M, Rhoton AL, et al. Microsurgical anatomy of the region of the tentorial incisura. J Neurosurg, 1984, 60:365-399）Med. TailCaudateNucl：尾状核尾；HippocampalA.：海马动脉；Coll. Sulc.：侧副沟；P.C.A.：大脑后动脉；OpticTr.：视束；Fimbria：穹窿伞；Chor.Plex.：脉络丛；Temp.Horn：颞角；Coll.Emin：侧副隆起；Dentate：齿状回；ParahippocampalGyr：海马旁回；Subiculum：海马下托

Uchimura 教授的名称命名）。

海马沟是颞叶内侧结构整块切除的关键结构。从颞角观察，把海马伞从脉络裂中剥离开来即可显露海马沟（图 3-7）。海马沟被认为是一个包括双层软膜结构的组织，软膜之间有小血管穿行，软膜位于齿状回边缘下方，海马下托则位于其深部。在前部，海马沟向前外侧呈扇形延展，海马头的一部分和钩回的后部位于其上方，海马旁回的前部则位于其下方（图 3-7）。从这个向外侧延伸的区域开始经海马沟行离断操作较为适宜，该位置位于小脑幕缘的外侧，因此进入大脑脚池或环池的可能性极低。

海马旁回的外侧界为侧副沟和嗅沟，内侧界为海马下托（图 3-5，图 3-10）。在后方，它与扣带回峡部和舌回相连（图 3-10）。在前面，它与钩回相连。内嗅皮质并不是一个大体解剖的位置，但它在功能上很重要，因为它是海马结构和大脑其他部分之间的主要联系点。内嗅皮质位于海马旁回的前部。嗅周皮质就位于其外侧，构成嗅沟壁（图 3-10）。

钩回是海马旁回和海马趾的前内侧延伸（图 3-10）。它从小脑幕的边缘向内侧延伸，与大脑脚池和大脑脚毗邻。它的内侧面有 5 个小脑回。在前面，半环形的脑沟将半月回（semilunar）（上方）、环状回（gyrus

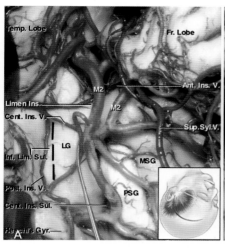
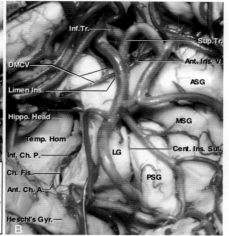
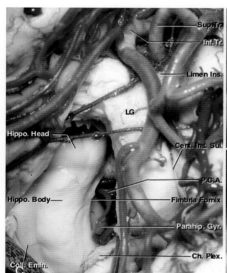
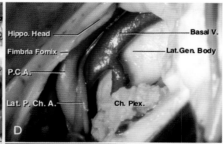
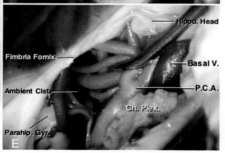

图 3-9　经外侧裂、岛叶入路至海马体与环池的分层解剖。A. 打开外侧裂，显露大脑中动脉（MCA）M2 支下方的下环岛沟。虚线表示切开部位。B. 颞角位于下环岛沟深部约 5mm。图中可见海马头、脉络丛和下脉络点。C. 向额叶方向牵拉脉络丛和脉络膜前动脉，沿穹隆伞显露脉络裂。颞叶底面的侧副沟在侧脑室颞角面底面形成侧副隆起，侧副隆起位于海马的外侧。D、E. 环池内结构的近距离视图。前方可见 Rosenthal 基底静脉和外侧膝状体。向后切开显露大脑后动脉 P2p 段及其颞下分支

Temp.Lobe：颞叶；Fr.Lobe：额叶；Limen Ins.：岛阈；Cent.Ins.V.：岛中央静脉；Inf.Lim.Sul.：下环岛沟；Post.Ins.V.：岛后静脉；Cent.Ins.Sul.：岛中央沟；Heschl's Gyr.：Heschl 回；M2：大脑中动脉 M2 段；LG：长回；PSG：后岛短回；MSG：中岛短回；Ant.Ins.V.：岛前静脉；Sup.Syl.V.：侧裂上静脉；Inf.Tr.：下干；DMCV：大脑深中静脉；Hippo.Head：海马头；Temp.Horn：颞角；Inf.Ch.P.：下脉络点；Ch.Fis.：脉络裂；Ant.Ch.A.：脉络膜前动脉；Sup.Tr.：上干；ASG：前岛短回；P.C.A.：大脑后动脉；Parahip.Gyr.：海马旁回；Ch.Plex.：脉络丛；Hippo.Body：海马体；Coll.Emin.：侧副隆起；Lat.P.Ch.A.：脉络膜后外动脉；Lat.Gen.Body：外侧膝状体；Ambient Cist.：环池；Basal V.：基底静脉；Fimbria Fornix：穹隆伞

ambiens）（前方）和钩状回（uncinate gyrus）（后方）分开。Giacomini 带和内边缘回位于钩回的后方。钩沟是由钩回在海马旁回的后内侧折叠形成的。对钩回更为通俗的分类包括：前段（面向颈内动脉池）、后段（面向大脑脚）和钩尖，它是钩回的最内侧点。

　　杏仁核是位于海马趾前上方的核团。在上方，前连合的外侧延展部分和无名质（substantia innominata）将其与壳核和苍白球分开。它由两群核团组成。皮质内侧群包括杏仁核前区、杏仁核外侧束区、杏仁核内侧区和杏仁核皮质区。较大的基底外侧群（由外向内）包括杏仁核外侧区、杏仁核基底区及杏仁核附基底区。由于杏仁核内部缺乏大体的解剖标志，而且它靠近间脑，所以在前颞叶切除术中，杏仁核的上内侧部分通常被保留在原位。

　　颞内侧结构的动脉供应由颈内动脉、脉络膜前动脉和大脑后动脉提供。脉络膜前动脉起源于颈内动脉，起始处位于颈动脉池中后交通动脉的正上方（图 3-6B）。脉络膜前动脉的脑池段穿过大脑脚池，大脑脚

池是位于钩回和大脑脚之间，是脚间池的外侧延伸部分。在钩回的后面，脉络膜前动脉穿过脉络裂，在颞角上内侧的脉络丛内走行（该段称脉络膜前动脉的脉络丛段，图 3-11C）。除颞叶内侧结构外，它还为部分视束、外侧膝状体、内囊后肢、苍白球、视辐射的起始处、大脑脚中 1/3、尾状核头、红核、丘脑底核以及丘脑部分区域供血。

　　大脑后动脉起自基底动脉分叉处。P1 段位于脚间池的外侧部，起于大脑后动脉起始处，止于与后交通动脉连接处。P2a 段起自后交通动脉连接处，止于大脑脚后缘；P2p 段起自大脑脚后缘，横穿环池，止于丘板（图 3-6）。P2a 和 P2p 段发出海马动脉（图 3-6，图 3-11）。P3 段起始于丘板后缘，横穿四叠体池。P4 段起始于大脑后动脉分叉发出顶枕动脉和距状沟动脉处。P2p 和 P3 段发出颞下分支，供应颞叶下表面，与大脑中动脉交通。除颞叶分支外，大脑后动脉脑池部也发出脉络膜后内侧和后外侧动脉（图 3-6）、丘脑膝状体动脉和丘脑后穿通动脉。这些血管供应部分丘脑、丘

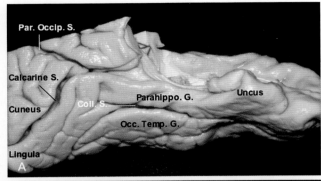

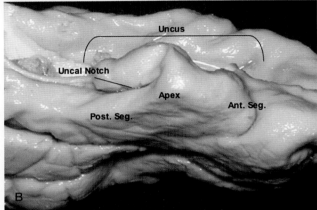

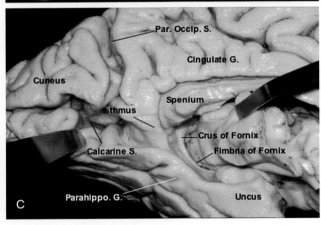

图 3-10 A. 颞叶内侧结构。楔叶和舌回于距状沟的两侧。B. 钩回结构的近距离视图。C. 左颞叶内侧面显示穹窿伞和穹窿脚。峡部是扣带回和海马旁回之间的一个脑桥

Par. Occip.S.：顶枕沟；Calcarine S.：距状沟；Coll. S.：侧副沟；Parahippo.G.：海马旁回；Occ.Temp. G.：颞枕回；Apex：钩尖；Post.Seg.：钩回后段；Ant.Seg.：钩回前段；Cingulate G.：扣带回；Uncus：钩回；Uncus Notch：钩回切迹；Crus of Fornix：穹窿脚；Cuneus：楔叶

脑枕、内侧和外侧膝状体、后连合区以及外侧中脑。

钩回由颈内动脉、大脑中动脉（分叉前）或脉络膜前动脉的小分支供血（图 3-6）。杏仁核由脉络膜前动脉或大脑中动脉的前颞分支供血。海马旁回由来自大脑后动脉 P2p 和 P3 段的下颞分支供应。

颞叶内侧结构的引流静脉曲海马前静脉，钩静脉，海马前、后纵静脉（图 3-7C），脑室下静脉和脉络膜下静脉提供，这些静脉汇入 Rosenthal 基底静脉。Rosenthal 基底静脉可分为三段。纹状体段从前穿质

的腹侧延伸到与大脑脚前表面与大脑脚静脉交汇处。大脑脚段（图 3-6，图 3-12）起自基底静脉与大脑脚静脉汇合处，通过环池的上部行向中脑外侧沟，在此处与中脑外侧静脉交汇。中脑段经四叠体池绕中脑走行，连接大脑内静脉并与对侧基底静脉形成大脑大静脉（Galen 静脉）。

除了血管外，大脑脚池和环池还包含并毗邻许多重要的结构，了解这些结构的位置有助于在进行颞叶内侧手术时保护它们。动眼神经在钩回与大脑脚之间的大脑脚池内走行进入海绵窦（图 3-6，图 3-12）。滑车神经穿过小脑幕边缘下方的环池进入海绵窦。视神经从视交叉到外侧膝状体走行于环池的上方（图 3-5）。在离开外侧膝状体后，膝距纤维（geniculocalcarine fibers，OR）通过两条路径向初级视觉皮质投射。传输对侧下象限视觉信息的白质纤维在后颞角的顶部向后走行至距状裂上皮质。传输对侧上象限视觉信息的纤维沿着颞角的下壁和侧壁形成一条更迂回的路线（Meyer 襻）。如果这些纤维在颞叶前叶切除术中受损，将导致部分上象限盲，该手术并发症时有发生。中脑的侧面也与颞内侧结构后部非常接近。丘板的后缘是环池和四叠体池之间的界限（图 3-7，图 3-10）。

七、颞叶的纤维束

神经影像学的进步使整个大脑纤维束得以明确显示。在颞叶癫痫手术中，了解行经颞叶的白质纤维束对于保护神经功能非常重要。颞叶纤维由外侧（浅）至内侧（深）依次为短的联合纤维束、弓状束（AF）、中纵束、下纵束、钩状束、下额枕束、前连合（AC）、视辐射（OR）和胼胝体毯部纤维（图 3-13）。弓状束位于短的联合纤维束的深层，是连接 Broca 区（运动语言区）和 Wernicke 区（感觉语言区）的最浅的长联合纤维束。Wernicke 区位于颞上回的中部和后部，而 Broca 区位于额下回。弓状束包括 2 个部分：背侧部和腹侧部。弓状束的背侧部起源于颞中回和颞下回的后部，行经角回下方深部，止于额中回与额下回。弓状束的腹侧部起源于颞上回的中后部和颞中回的中部，行经缘上回下方深部，终止于额下回。弓状束背侧部的损伤会导致语义性言语错乱（词不达意），而腹侧部的损伤与语音性言语错乱（发音障碍、口吃）有关。

中纵束（middle longitudinal fasciculus，MdLF）和下纵束（inferior longitudinal fasciculus，ILF）在侧裂下方走行于弓状束深部。MdLF 始于颞极，途经颞上回，终止于顶叶下小叶。MdLF 在岛后点水平可分为前、后两部分，岛后点是上下环岛沟的交界处。MdLF 的前部走行于下额枕束（IFOF）的表面。MdLF 的后

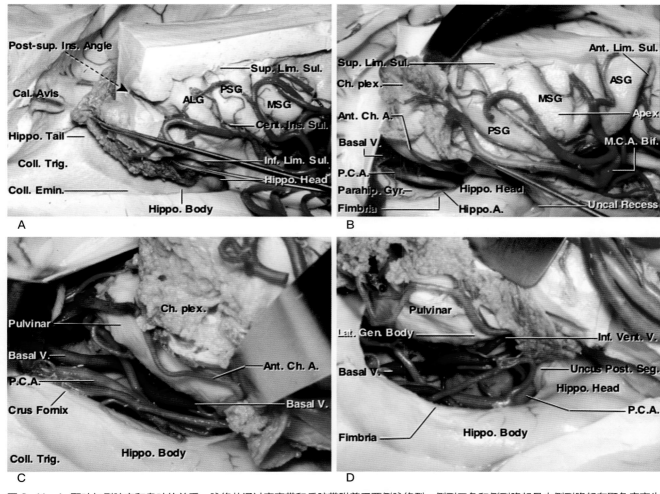

图 3-11　A. 颞叶与侧脑室和岛叶的关系。脉络丛通过穹窿带和丘脑带附着于两侧脉络裂。侧副三角和侧副隆起是由侧副隆起在颞角底产生的压迹所形成。海马起始于侧脑室的颞极端。海马头位于杏仁核后下方，组成颞角底部的一部分。B. 沿穹窿带打开脉络裂，向上牵拉脉络丛。颞角内脉络裂最前部的点称为下脉络膜点（inferior choroidal point，ICP）。下脉络点是脉络膜前动脉进入颞角的位置。钩隐窝是海马头前部和杏仁核之间的缝隙。它是颞角最前端的标志，位于下脉络点的前外侧。海马动脉起自大脑后动脉，走行于海马内。C. 脉络裂的近距离视图。穹窿伞起源于海马体的上内侧，是穹窿带附着的部位。穹窿脚由海马体后部的穹窿伞合并而成。D. 脉络裂前部解剖。脉络丛通过丘脑带附着于丘脑枕。打开脉络裂可显露环池内的结构，包括大脑后动脉 P2p 段、脉络膜后外侧动脉和 Rosenthal 基底静脉

Post-sup.Ins.Angle：岛叶后上角；Cal.Avis：禽距；Hippo.Tail：海马尾；Coll.Trig.：侧副三角；Coll.Emin.：侧副隆起；ALG：前岛长回；PSG：后岛短回；MSG：中岛短回；Sup.Lim.Sul.：上环岛沟；Cent.Ins.Sul.：中央沟；Inf.Lim.Sul.：下环岛沟；Hippo.Head：海马头；Hippo.Body：海马体；Ch.Plex：脉络丛；Ant.Ch.A.：脉络膜前动脉；Basal V.：基底静脉；P.C.A.：大脑后动脉；Parahip.Gyr.：海马旁回；Fimbria：穹窿伞；Apex：钩尖；Ant.Lim.Sul.：前环岛沟；M.C.A.Bif.：大脑中动脉分叉；Pulvinar：丘脑枕；Lat.Gen.Body：外侧膝状体；Uncus Post.Seg.：钩回后部；Inf.Vent.V.：脑室下静脉；Hippo.A.：海马脉；Crus Fomix：穹窿脚

部与 IFOF 混合走行。功能上，有学者提出 MdLF 与语言和注意力有关的假设；然而，研究表明 MdLF 前部的切除或电刺激不会引起相关的功能缺失。由于 MdLF 靠近角回和 Heschl 回的接收区，有学者认为其后部与听觉处理有关。ILF 由短纤维和长纤维组成，行经颞下回连接颞极和枕叶背外侧皮质。它位于侧脑室颞角的轴向水平之下。ILF 的功能涉及物体的辨识。

IFOF 行经颞上回和颞下回，从额中回、额下回延伸到后顶叶和枕叶。在额叶，IFOF 走行于内侧的放射冠和外侧的弓状束之间。在岛叶区，IFOF 走行于上环岛沟的前 1/3 和前环岛沟上半部分的深部。继续向后，其走行于下环岛沟的中 1/3 深部，经颞上回和颞中回到达枕叶。在功能上，IFOF 被认为在语义处理、视觉识别、阅读、写作以及语言的产生和理解中起着重要作用。在颞上回、颞中回、枕叶深部以及侧脑室的颞角、房部和枕角的外侧时，IFOF 覆盖于视辐射上方。Drane 等证明优势半球的切除性手术可导致患者命名物体功能下降，而非优势半球的切除性手术则可导致人脸识别能力下降。这些功能缺失可能是由于颞叶内侧手术时白质束（如 ILF 或 IFOF）的损伤引起，而非皮质本身受损。

钩束（uncinate fasciculus，UF）是额颞叶的长连合通路，钩束背外侧部连接颞极与眶额外侧区，钩束腹内侧部连接颞极与眶额内侧区与隔区。钩束走行于前穿质的前方，经伏隔核的下内侧，于胼胝体膝下区和扣带相连。钩束受损可能导致行为障碍。

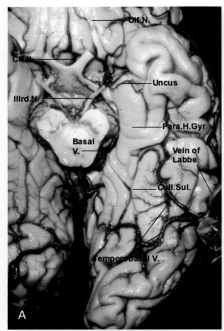
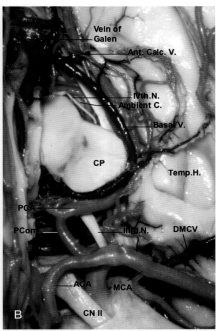
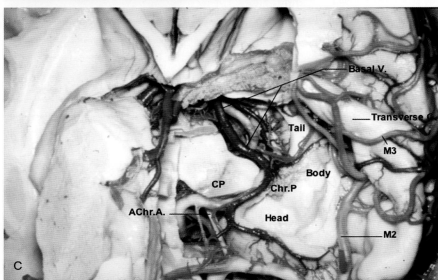

图 3-12　A. 颞叶下视图显示静脉引流模式。颞叶基底面前部通过颞叶侧裂静脉引流至侧裂静脉。颞底静脉引流颞下表面中后部，然后流入横窦内侧的硬脑膜窦。颞叶下内侧面流入基底静脉，基底静脉流入大脑大静脉。B. 解剖显示中脑周围脑池和颞叶内侧结构。内侧颞叶主要由 Rosenthal 基底静脉的属支引流。颞前叶也由大脑中深静脉或侧裂深部静脉引流。C. 冠状面切面显示颞角结构。基底静脉起始于侧裂深部静脉和下额叶静脉的汇合处。基底静脉行经过大脑脚池和环池，最终汇入大脑大静脉（Galen 静脉）

CNII：视神经；Olf.N.：嗅神经；IIIrd N.：动眼神经；Para.H.Gyr.：海马旁回；Basal V.：基底静脉；Coll.Sul.：侧副沟；Temporobasal V.：颞底静脉；Ant.Calc.V.：前距状静脉；IVth N.：滑车神经；Ambient C.：环池；Temp.H.：颞角；CP：大脑脚；PCA：大脑后动脉；PCom：后交通动脉；DMCV：大脑中深静脉；ACA：大脑前动脉；MCA：大脑中动脉；AChr.A.：脉络膜前动脉；Head：海马头；Body：海马体；Tail：海马尾；Chr.P：脉络丛；Transverse G.：横回；M3：大脑中动脉 M3 段；M2：大脑中动脉 M2 段

　　前连合是一种连合纤维，它将两侧的眶额叶、枕叶和颞叶连接起来。它位于穹窿柱的前方，形成第三脑室前壁的一部分。它通过前脚向前延伸到眶额内侧区，并通过后脚向外侧延伸，继续分为颞支和枕支。前连合后脚的颞支向下经钩束后方延伸至颞极和杏仁核，前连合后脚的枕支经颞上回和颞中回到达枕叶。目前未发现损伤前连合会导致功能缺陷。

　　视辐射是一种投射纤维，从外侧膝状体和丘脑枕延伸到枕部视觉皮质。视辐射可分为前束、中央束和后束。它们从外侧膝状体和丘脑枕发出后，行经下环岛沟深部，通过颞上回、颞中回，覆盖侧脑室颞角外侧壁顶部和侧脑室房部下半部分。前束（Meyer 袢）行经岛阈后方 [（10.6±3.5）mm] 下环岛沟深部，向前方到达侧脑室颞角远点。视辐射受损会导致象限盲。然而，目前的前颞叶切除术造成术后视野缺损非常小，除非通过专业视野测试，否则难以觉察。

　　颞叶最内侧的纤维束由胼胝体毯部纤维组成。毯部纤维来自胼胝体压部，向下延伸覆盖侧脑室房部的侧壁和上壁，以及侧脑室的颞角和枕角。表 3-1 列出了与颞上、中、下回表面至上述纤维束的平均距离。

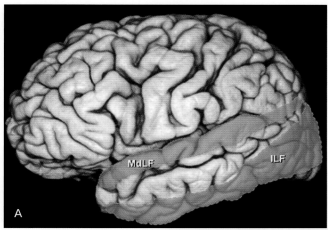 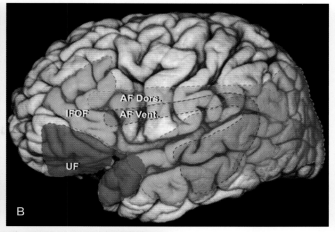

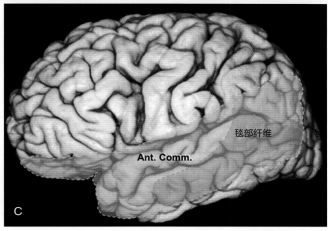

图 3-13　A. 长连合纤维。MdLF 穿行于颞上回和角回之中或从二者深部经过。ILF 行经颞下回和枕叶背外侧皮质深部。B. 钩束、下额枕束、弓状束背侧和腹侧部在皮质表面的投影位置。钩束起始于颞极内侧，行经颞上回和颞中回前部以及岛阈，与眶额回内侧和外侧区域相连。下额枕束起始于额中回中部和额下回前部（眶部和三角部）的深部。在岛叶，下额枕束走行于岛短回和岛阈的深部，继续向后行经颞上回、颞中回、顶下小叶后部深部，最后抵达枕叶。下额枕束和钩束组成外囊腹侧部。弓状束腹侧部在侧裂上方区域位于弓状束背侧部的腹侧，但在侧裂下方区域位于背侧部的前方。弓状束腹侧部于以下结构的深部走行：颞上回和颞中回的中部、颞上回的后部、缘上回的下部和中央前后回的下部。弓状束背侧部于以下结构深部走行：颞中回和颞下回后部、角回下部、中央后回和中央前回以及额中回与额下回后部。C. 前连合纤维的位置。前连合的前脚向嗅核方向延伸，到达眶额内侧区。前连合的后脚经过颞上回和颞中回的深部，抵达枕叶脑回。胼胝体毯部纤维形成侧脑室房部、颞角和枕角的顶壁和外侧壁

Ant. Comm.：前连合；AF：弓状束；Dors.：背侧；IFOF：下额枕束；ILF：下纵束；MdLF：中纵束；UF：钩束；Vent.：腹侧

（改编自 Yagmurlu K, Vlasak AL, Rhoton AL Jr. Three-dimensional topographic fiber tract anatomy of the cerebrum. Neurosurg, 2015, 11:274–305.）

表 3-1　颞叶脑回表面到纤维束的距离（cm）	
颞上回	单位：cm
纤维束	从脑回表面到纤维束的平均距离
MdLF	1.5（1.0 ～ 3.0）
AF 腹侧部和背侧部（距离颞上回后部表面）	3.0（2.5 ～ 3.5）
UF（距离颞上回前部表面）	3.0（2.5 ～ 3.5）
IFOF	3.0（2.5 ～ 3.5）
前连合	＞ 3.0
胼胝体毯	4.0（3.5 ～ 4.5）
颞中回	
纤维束	从脑回表面到纤维束的平均距离
AF 腹侧部和背侧部（距离颞中回后部表面）	1.5（1.0 ～ 3.0）
UF（距离颞中回前部表面）	3.0（2.0 ～ 5.0）

	续 表
IFOF	2.4（1.5 ～ 4.0）
前连合	3.0（2.0 ～ 5.0）
胼胝体毯	3.3（3.0 ～ 6.0）
颞下回	
纤维束	从脑回表面到纤维束的平均距离
AF 背侧部（距离颞下回后部表面）	1.3（1.0 ～ 2.0）
ILF	1.3（0.5 ～ 2.0）

缩写：AF. 弓状束；IFOF. 下额枕束；ILF. 下纵束；MdLF. 中纵束；UF. 钩束

（张建国　张　凯　译）

第 4 章　裁剪式和标准颞叶切除术

4 Tailored and Standard Temporal Lobectomy

Andrew L. Ko and Jeffrey G. Ojemann

摘要

裁剪式和标准前颞叶切除术是治疗难治性颞叶癫痫的一种安全有效的方法。用于确定手术适应证的术前评估，应包含长程视频 EEG 监测、高分辨率的 MRI 和神经心理学测试，还可能包括其他辅助检查，如氟 -D-葡萄糖正电子发射断层成像（FDG-PET）、发作期单光子发射计算机断层成像（SPECT）、颅内硬膜下皮质脑电图（ECoG）或以立体定向方法置入的脑内深部电极（立体脑电图）的侵入性监测。标准颞叶切除术的范围既包括前外侧颞叶，也包含内嗅皮质、钩回、杏仁核和海马旁回等颞叶内侧结构，还包括对海马的游离与切除。可使用颅内皮质脑电图为患者个体化地确定外侧和内侧结构切除的范围，从而最大程度地切除癫痫区，同时尽量减少不必要的组织切除，以降低手术所致的神经心理影响。

关键词：标准颞叶切除术，裁剪式颞叶切除术，术中脑电图

一、简介

对全球癫痫负担的最新估算表明，超过 3200 万人受到这种常见神经系统疾病的持续影响。在那些接受药物治疗的患者中，约有 1/3 为药物难治性，甚至有患者接受 9 种不同药物的治疗依然不能控制发作。颞叶癫痫（TLE）的流行病学尚未明确。然而，通常它被认为是药物最难治的，而且是适合外科治疗的最常见的癫痫类型之一。传统上，它被认为是与海马硬化相关的后天性、严重的耐药性癫痫，手术治疗有效。重要的是，有 Ⅰ 类证据表明，在术后癫痫无发作和生活质量方面，对颞叶内侧型癫痫（mTLE）的前颞叶切除术（ATL）明显优于药物治疗。在这些研究中使用的手术方法是"标准"ATL，需要切除前颞叶和外侧颞叶，以及切除包括海马、海马旁回和部分杏仁核在内的内侧结构。

越来越多辅助检查的使用，如单光子发射计算机断层成像（SPECT）、氟 -D- 葡萄糖正电子发射断层成像 FDG-PET 和皮质脑电图（ECoG），催生了"裁剪式"的颞叶切除术，切除范围是根据从术前或术中检测中所收集到的预后信息而规划的。该方法由以下假设驱动：这些信息可用于切除范围的规划，或减轻因切除与癫痫发生无关脑组织而导致的认知方面的副作用。"裁剪式"切除在 MRI 阴性病例中可能特别有用。然而，其具体效果有待进一步确认。

二、患者选择

对于药物（癫痫专业神经科医师建议的方案）治疗无效的复杂部分性癫痫发作的患者，应考虑进行裁剪式和标准前颞叶切除术（ATL）。术前评估应包括：①长时程视频脑电图（vEEG）监测，以记录复杂部分性发作和评估发作的侧向性；②高场强（3T）脑容积 MRI 扫描，包括冠状位的高分辨率 T2 用于确认颞叶内侧硬化；③神经心理学评估，强调记忆功能和精神类共病的筛查。其他检查如 Wada 试验或 fMRI 可用于语言和记忆力的定侧。这些检查的结果应当一致并将致病灶定位到一侧颞叶，MRI 显示单侧颞叶内侧硬化，心理评估显示记忆功能障碍，以上检查结果与癫痫发作侧别也应当一致。

如果这些术前评估结果不一致，可以选择额外的辅助检查，包括发作间期 FDG-PET、发作期 SPECT 和使用硬膜下（ECoG）或深部电极进行侵入性监测。MRI 上未显示海马萎缩、vEEG 结果难以定位或者怀疑双侧、新皮质结构性损伤或怀疑大脑外侧皮质为发作起始，在这些情况下可考虑使用硬膜下电极定位发作起始。其中一些患者可能不适合接受标准 ATL，此时应该考虑裁剪式切除，旨在针对癫痫病灶进行切除，

而不是内侧颞叶结构本身。这种术式在手术入路和结果上与颞叶外切除术有更多的共同点。

三、术前准备

（一）标准颞叶切除术

神经导航是一种有用的辅助手段，即使在进行解剖界限清楚的标准颞前叶切除术时也是如此。在本中心，高分辨 3D T1 MRI 是术前评估中所需要的标准序列；该序列通常能够满足导航所需。术前影像被导入并加载到神经导航系统上，患者麻醉后就进行注册，可选择使用或者不使用注册标记物。

（二）剪裁式颞叶切除术

在剪裁式颞叶切除术中使用神经导航可以与术前检查中获得的辅助成像研究相结合。FDG-PET、SPECT、弥散张量成像（DTI）或其他影像数据通常可以与标准导航计划中获得的解剖影像配准融合。如果之前进行过有创性颅内监测，置入颅内电极后的高分辨率 CT 显示的发作起始区也可以与解剖影像配准，以指导切除范围。

如果致痫灶定位在语言优势半球，可以考虑采取术中唤醒及术中皮质电刺激。优势侧的颞叶切除可以考虑个体化设计入路进入侧脑室，以减少切除外侧颞叶新皮质的范围；或者，如果有可能需要进行颞叶新皮质切除，可以考虑使用硬膜下电极监测，在手术室外可进行切除前语言区功能定位。因此，标准和剪裁式的 ATL 可以在全身麻醉下进行。

麻醉药物的选择会影响术中 ECoG 记录的质量。所有高浓度吸入麻醉药物都能抑制发作间期自发性癫痫放电。另一方面，七氟醚和安氟醚可以诱发非特异性的棘波发放。异氟醚常使用 0.5 MAC（最小肺泡浓度）或更低，以避免影响术中记录。可使用镇静剂量的丙泊酚或右美托咪定，但前者也可抑制 ECoG 的背景活动。大剂量的合成阿片类药物可增加发作间期的棘波活动，但也常用于维持麻醉。

四、手术步骤

"标准"颞叶切除术的概念在某种程度上是一种谬误。外科医师的偏好导致 ATL 在技术上存在多种变化。虽然可能存在细微差别，但明确相关的解剖结构和细致的软膜下切除是手术成功的关键。

患者仰卧，同侧肩下垫高。手术台应处于头高足低位，以便于静脉引流。Jeffrey G. Ojemann 将头部的矢状面与地面平行，这使颞叶内侧结构与地面平行，以便于相关解剖结构的识别。重要的是，此入路中外

科医师位于头尖，可在不过度牵拉脑组织的情况下观察解剖结构（图 4-1A）。Andrew L. Ko 倾向于将头部固定于三钉头架，并从垂直位旋转约 30°，使颧弓位于最高点。此时头部几乎处于中间位，这有助于静脉引流，并允许外科医师沿着海马体和颞叶内侧结构的长轴观察，也能最大限度地减少对脑组织的牵拉（图 4-1B）。

总的来说，笔者不喜欢用甘露醇来松弛大脑；适度的低通气量、使用吸入麻醉剂以及恰当的体位促进静脉引流通常就足够了。例外情况包括肿瘤性病变，或因颈部和胸部软组织压迫导致静脉引流受损的肥胖患者。

（一）标准颞叶切除术

标准 ATL 的手术步骤可分为显露、颞叶外侧切除、内侧结构切除、显露颞角、切除海马和关颅。

通过弧形切口进行显露（图 4-1B）。切开头皮后使用头皮夹止血，翻开皮瓣。锐性分离颞肌，并沿皮肤向前翻折。使用高速钻在颧骨根部上方、岩骨嵴后方、关键孔位置以及沿后颞上线的方向打骨孔。掀开骨瓣、显露硬膜，尽可能多地显露前方和下方。使用咬骨钳修剪圆形骨孔确保骨窗与颅中窝底平齐；咬除蝶骨翼，以显露外侧裂的前部；可额外向前咬除颞骨鳞部，以便于前外侧切除，并在切除内侧结构时尽量减少牵拉（图 4-2）。显露的气房用骨蜡严密封闭，缝线沿骨窗周缘悬吊硬脑膜以止血。在外侧裂之上将硬脑膜沿 U 形剪开。硬脑膜瓣使用湿润的纱布覆盖，将硬脑膜边缘悬吊在颅骨上以提供更好的视野。

环形切除外侧颞叶。外侧面的切口在颞极后方 4cm，横跨颞上回、颞中回和颞下回的外侧面。向深方直达颞上沟和颞下沟的沟底，电凝后切开。切口向前沿颞上回的外侧面至颞极，再沿蝶骨翼的下外侧面继续向前。使用超声吸引器进行软膜下切除直至显露外侧裂的下表面。然后向前到颞极，随后沿着颞上回的下内侧面切除，直到看到嗅脑沟（图 4-3）。这就完成了皮质切除术的上部和中部。然后进行下外侧切除。继续进行软膜下切除，从最初的外侧切口沿颅中窝底部延伸，辨认颞下沟、颞枕外侧沟和侧副沟。然后沿着侧副沟向前延伸，切除梭状回。嗅脑沟可能与侧副沟相延续，如果不是，则沿侧副沟平面向前推进即可完成颞叶皮质的环形切除。此时前外侧颞叶可以被整体移除（图 4-3）。

下一步是切除颞叶内侧结构。使用手术显微镜切除剩余部分。利用超声吸引器向后内侧在软膜下切除内嗅皮质，辨认小脑幕缘（图 4-3）。切除环回，显露颈内动脉，向上继续切除，直到透过软膜可见大脑中

动脉近端。向后切除的过程中可见钩回的脑沟，钩回后段位于这一软膜反折的内侧。这一解剖标志成为辨认颞叶内侧的关键结构（图 4-3）。

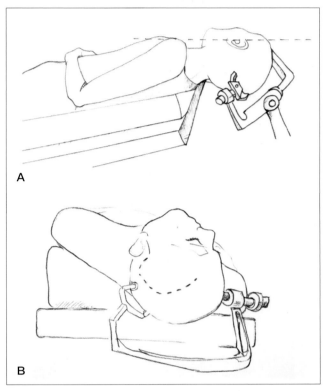

图 4-1 体位和切口。A.Jeffrey G. Ojemann 偏好的体位，耳朵与地面平行。B.Andrew L. Ko 的首选体位，颧弓位于术野最高点，颈部位于中间位略后伸。虚线显示头皮切口，从颧骨水平开始，在耳屏前方 1cm 处，向后弯曲，到达耳郭后方，然后向前弯曲，经过颞上线上方

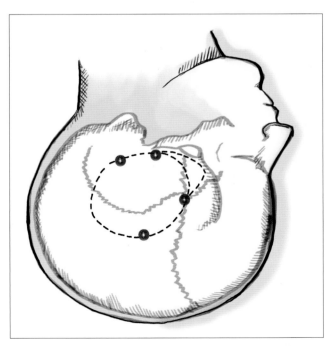

图 4-2 开颅术。钻孔位于颧骨根部、关键孔位置、颞骨岩部后方和冠状缝的后方。一旦骨瓣掀开，额外的颞骨鳞部可以用咬骨钳咬除，以向前方提供额外的颞极显露

颞角内的钩隐窝位于钩回的脑沟上方。海马旁回和下托位于该软脑膜的后外侧，该脑沟向上与海马沟相延续。通过侧脑室底的嗅隐窝沿嗅脑沟外上侧切开进入脑室；在后方可以看到海马头（图 4-4A）。

可以放置一个自动牵开器，以便于显露和切除海马旁回，但对于颞叶外侧切除，这通常是不必要的。头部与水平面成 30°的位置，颧骨隆起位于最高点，有助于术者观察需要切除的结构。

采用软膜下切除技术切除海马旁回；自钩回的脑沟向后方追踪软膜缘，向上牵拉海马和侧脑室（图 4-4B）。通过软脑膜可以看到大脑脚、中脑外侧裂，然后是顶盖板（图 4-4C）。海马旁回的峡部在脑干后部的内侧弯曲时将更加明显。切除过程中保留软脑膜是最重要的。动眼神经、大脑后动脉和基底静脉向内侧走行，通过软脑膜可见。当下托被切除并显露海马沟时，必须注意大脑后动脉和脉络膜前动脉的分支在该沟内走行，并且必须保留供应中脑和丘脑的分支。使用明胶海绵而不是电凝止血有助于这些小动脉的保护。软脑膜的上方是海马沟。

进一步开放颞角，显露海马（图 4-4C）。切除海马旁回后，脑室将易于从外侧和下方打开。切口沿着海马体的长轴向后延伸。识别脉络丛并沿着其下面放置一个长棉片以便对其进行保护。可在脉络膜下方放置一个自动牵开器，以防止对脉络膜内血管的过度操作和牵拉。牵拉的方向应向上，注意不要向内侧牵拉，因为这会对丘脑和中脑造成压迫。如果需要，可以进一步切除海马旁回，特别是沿着海马沟的部分，牵拉海马有利于观察（图 4-4）。

杏仁核的基底外侧部位于海马头表面的上方。此时可进一步切除杏仁核的下外侧部，注意切除平面需保持在下脉络膜点和大脑中动脉起点连线（颈动脉 - 脉络膜线）的下外侧。

海马的切除需要三处切口。前方的切口离断海马头部。内侧的切口经由穹窿伞，离断海马的体部和尾部，后方的切口于海马结构和禽距交汇处横断。这些切口可以按任何顺序进行；Andrew L. Ko 倾向于先进行后方的离断，然后进行内侧的离断，最后进行前方的离断。离断完成后，海马仍与海马沟相连，然后分离海马沟完成海马切除。

横贯海马尾部的后方切口位于海马围绕顶盖向内弯曲的部分，位于侧副三角的内侧，在此处可以看到一个脑室底壁的突起即禽距。注意将切除范围保持在脉络丛的下外侧，而丘脑位于此处软膜的上内侧（图 4-5B）。

脉络丛通过脉络膜组织与海马体相连，脉络膜组织是双层蛛网膜结构，包括伞部和丘脑部。沿脉络丛

的穹窿侧穿过脉络膜，于内侧离断海马体部和尾部，以避免损伤间脑、脉络膜前动脉和脉络膜后外侧动脉（图4-5E）。

通过钩隐窝离断海马头部，从而切除钩回。下脉络膜点是这个切口的后界（图4-5C）。汇入 Rosenthal 基底静脉的海马前纵静脉位于下脉络膜点的正前方，

可以小心地电凝切断。

再次显露海马沟，沿着蛛网膜切开可以使海马游离。小心电凝和离断供给海马的小动脉，避免损伤位于海马沟近端的脉络膜前动脉和大脑后动脉的分支，这些分支向脑干和丘脑供血。随后，海马即可被整块切除，此时仅保留了脉络丛下方残余的海马沟（图

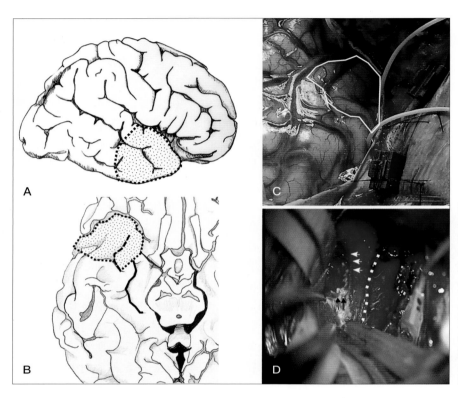

图4-3　颞叶外侧切除术。A. 外侧面，右侧大脑半球，显示皮质切除术的外侧边界（虚线）以及需要切除的颞叶前外侧范围（虚点区）。B. 颞下视图，右半球，显示皮质切除术的边界（虚线，虚点区域）。嗅脑沟用粗虚线表示，侧副沟用粗实线表示。C. 右侧颞叶切除术的术中视图，显示计划的外侧皮质切除术（白线）。颞极在上；外侧裂在左侧。D. 颞叶外侧切除后的术中视图。白色虚线显示侧副沟，在本病例中，侧副沟继续向前延续为嗅脑沟。切除内嗅皮质和钩回的前段，显露小脑幕的边缘（白色箭头）和钩回沟的边缘（黑色箭头）

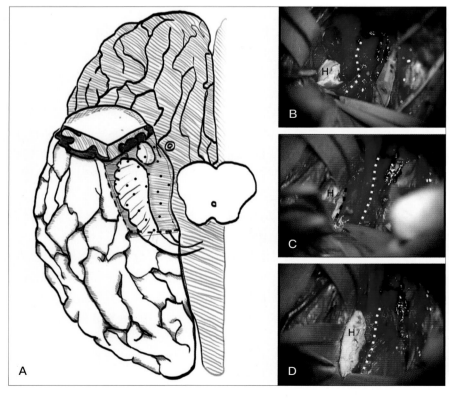

图4-4　颞角和海马旁回。A. 脑室与海马关系示意图。前外侧颞叶被切除。虚线区为切除区，包括海马旁回和梭状回。右图：切除海马旁回和梭状回的术中视图。B. 颞角已打开，可见海马体头部（H）、侧副沟（白色虚线），海马旁回切除开始。C. 术中示海马旁回切除，软脑膜覆盖在环池上，海马沟下方（黑色虚线）和侧副沟内侧（白色虚线）。D. 海马旁切除回切除直至顶盖板，经侧副隆起沿海马体（H）打开侧脑室，侧副隆起覆盖在先前切除的梭状回上方的侧副沟（白色虚线）

4-5F)。下脉络膜点以及大脑中动脉的起始部很容易识别。此时可进一步切除杏仁核，注意切除范围不要高于这 2 个结构的连线（图 4-5F）。

明胶海绵或止血纱布止血。彻底冲洗脑室，缝合硬脑膜，必要时移植皮瓣以达到水密性闭合。硬膜中央悬吊，骨瓣用钛片固定。应注意缝合沿颞骨的颞肌切口。按照解剖层次缝合软组织。

（二）剪裁式颞叶切除术

决定是否进行剪裁式颞叶外侧皮质切除或海马切除的范围是基于多种因素的。术前的因素，如 MRI 结果和相对完好的神经心理功能，切除的侧别同样重要。放置颅内硬膜下电极和深部电极进行长期监测和功能区定位在确定切除范围方面起着很大的作用，尤其是在定位不清或 MRI 阴性的病例中，以及在优势半球怀疑新皮质起源时。术中，功能皮质的定位或皮质脑电图的结果同样会影响到新皮质或海马的切除范围。

在本中心，几乎所有的颞叶切除术在一定程度上都是裁剪式的，尤其是优势侧的切除术。如果怀疑致痫灶累及大脑新皮质，则应使用栅状、条形和深部电极进行侵入性监测，其讨论超出本章的范围。手术切除的范围可以完全根据围术期颅内 ECoG 结果来制定，或辅以术中 ECoG 记录。

如果术前评估仅显示颞叶内侧受累，立体定向激光杏仁核 - 海马切除术（SLAH）是首选。虽然这种方法的长期疗效有待进一步观察，但我们迄今为止的经验与已发表的结果相当，mTLE 患者激光毁损术后无发作率约为 60%；尽管与 ATL 相比该方法的术后无发作率略低，但应该考虑到与 ATL 相比其对认知造成的副作用更少，尤其在优势半球时更是如此。

选择标准 ATL、剪裁式 ATL 或 SLAH 需要综合考虑许多因素。术前影像、vEEG 的作用毋庸置疑；神经心理学评估、侧向性、社会心理因素、患者偏好、甚至保险范围都必须考虑在内，因此很难绘制明确的决策流程图。在本中心，治疗建议是由癫痫专科医师、神经外科医师、放射科医师和神经心理学专家在每周的外科病例讨论会议上提出的。

根据需要可以选择手术切除的范围，如完全保留颞上回，并尽可能减少颞中回的切除。也可以通过颞下入路实现对颞叶外侧皮质的完整保留，在牵开器的帮助下沿着颞叶底面向深方走行，直至钩回的前段。释放环池的脑脊液，降低颅压，降低大脑的张力。皮质切口位于钩回的中点，距动眼神经穿过小脑幕的位置约 15mm，于钩回底面垂直切开白质，进入颞角的钩隐窝。然后，沿着海马旁回向后切开 3 ～ 4cm，充分显露侧脑室颞角。软膜下仔细切除海马旁回，游离海马，随后采用前文所述的步骤切除海马。杏仁核的下外侧形成颞角的上外侧壁，在切除海马后，可用超声抽吸器将其切除至大脑中动脉水平。同样，可以使用术中 ECoG 监测进一步确定切除范围；如果需要，可进一步切除更大范围的海马，注意切除范围保持在脉络丛的下方和外侧。

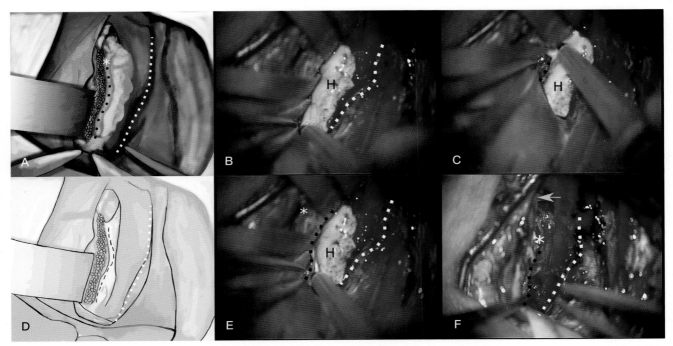

图 4-5　海马的切除。A. 脑室内海马（粉红色）示意图，显示穹窿伞（黑色虚线）、脉络丛、下脉络膜点（白色星号）和侧副沟（白色虚线）。B. 后方离断海马体尾部，沿海马（H）内侧切除穹窿伞部（E，黑色虚线），显露脉络裂。C. 前方离断从下脉络膜点到先前切除的钩回；F. 切除海马后，可见残留的脉络裂、海马沟（黑色虚线）、下脉络膜点（白色星号）和侧副沟（白色虚线）。在下脉络膜点和大脑中动脉（黄色箭头）之间进行杏仁核切除。D. 切除海马后术腔的示意图，显示海马沟（黑色虚线）和侧副沟（白色虚线）

术中 ECoG 监测可分为 3 个阶段。第一是切除前记录；第二是直接记录海马放电；第三是确保残余的海马后部或海马旁回无发作间期的癫痫样放电。

第 1 阶段

显露额颞皮质后，硬膜下电极置于颞叶下表面。一个四或六触点的条状电极伸向颞极，向下方和内侧弯曲，覆盖内嗅皮质和海马旁回。另外 2 个四触点条状电极从外侧向内侧放置，分别覆盖颞底的前部和后部（图 4-6）。颞下电极埋藏完成后，本中心继续使用碳头电极和 Grass 电极夹持器覆盖颞叶外侧；在颞上回和颞中回从前到后放置 2 ~ 3 个电极，或者也可进一步利用条状或栅状电极。注意记录发作间期癫痫样放电及放电位置。

如果需要术中唤醒进行语言区定位，从麻醉状态中唤醒患者。使用电池供电的 Ojemann 刺激器，开始时使用 2mA 的双极刺激，并以逐渐增大的电流轮流刺激各个部位，增加电流直到出现后放电，记录该阈值。语言功能测试在低于后放电阈值 1 ~ 2mA 的条件下进行。保持冷水冲洗以防止后放电扩散；此时应该做好麻醉准备，如刺激引起癫痫发作，应给予咪达唑仑。

一旦功能区定位完成，患者就可以重新麻醉从而完成剩下的手术。颞下条状电极可以留在原位，以帮助在切除时定位致痫组织。

如前所述切除前外侧颞叶，如果颞叶外侧没有记录到癫痫样放电，可以保留颞上回和颞中回。确定侧副沟、钩回沟并切除梭状回后可沿其下外侧缘进入脑室。

第 2 阶段

一旦进入脑室，将一个四触点的 ECoG 条状电极沿着海马长轴在颞角的脑室内从前向后置入。先前放置的朝向颞极的条状电极在海马旁回下方仍保持前后方向放置，颞叶底面后部由外侧向内侧放置的条状电极位于切除边界的后方。颞下后部电极可能记录到节律性的尖波样电活动，为生理性的 α 节律，不应误认为是癫痫放电。发作间期内侧颞叶癫痫样放电通常表现为以下三种形式之一（图 4-7）：

● 局限于海马的正相或负相棘波。

● 海马表面记录到正相棘波放电，海马旁回同步出现负相棘波。

● 沿海马旁回置入的电极出现独立的棘波放电。

如果在电极最远端（最后部）出现癫痫样放电，则继续向后移动条状电极，直到能够明确致痫灶边界。然后根据监测结果切除一定范围的内侧结构。

第 3 阶段

在切除颞叶内侧结构之后，可以进行第 3 阶段记录。一个条状电极沿着未切除的海马部分放置在脑室内，另一个条形电极沿着未切除的海马旁回放置。此监测用于

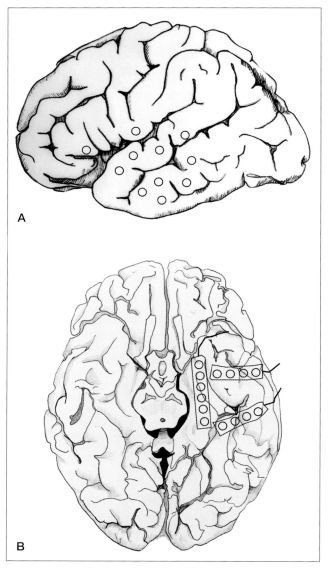

图 4-6　皮质脑电图。A. 外侧面观显示电极放置位置；B. 颞叶切除术中颞下条状电极的位置

确认残余的海马或海马旁回后部没有残留的癫痫样放电。

止血关颅同标准颞叶切除术。

五、术后管理及可能的并发症

手术当日患者在重症监护室过夜。尽快拔除导尿管和动脉导管。第 2 天可将患者转到外科病房；鼓励进行肺活量锻炼和尽早下床。患者下床走动后即可出院，口服药物可有效控制疼痛。继续服用抗癫痫药物；如果患者在 6 个月到 1 年没有癫痫发作，可考虑逐渐减停药物。

为了避免术后发生严重的并发症，术中应注意沿软膜下切除，同时注意牵开器的位置。

偏瘫可能是由于大脑中动脉、脉络膜前动脉或大脑后动脉受损所致。尤其是应避免对脑室内脉络丛的过度操作或牵拉。电凝脉络丛也可能导致脉络膜前动脉血栓形成。在脉络膜的下方和侧面放置一个棉片和

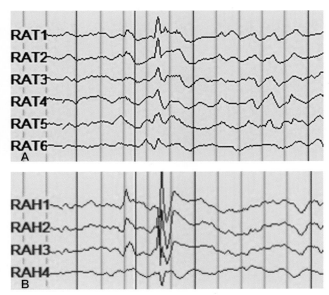

图 4-7　术中皮质脑电图（ECoG）。A. 术中 ECoG 描记显示来自海马旁回的负相尖波，见于颞底前部电极的远端触点；B. 海马电极同步记录到的正相棘波。术中监测可见到独立的海马旁回放电、独立的海马放电或如图所示的两者同步癫痫样放电

牵开器可以避免这些问题，同时小心地将脉络丛向后方牵开。向内侧牵拉可导致中脑或丘脑受损。

　　在海马沟电凝海马的供血动脉时，应尽可能在血管远端进行，以避免损伤起源于脉络膜前动脉或大脑后动脉供血于脑干和丘脑的分支。在游离海马时也必须避免过度牵拉，以防止损伤供应海马动脉近端的血

管。最后，在使用吸引器或超声吸引器过程中需小心保护软脑膜，这有助于避免对大脑后动脉和丘脑穿通动脉的意外损伤，尤其是在中后部离断海马时。

　　为避免术后一过性的脑神经麻痹，术中应注意保持软膜下切除，避免沿小脑幕切迹使用双极电凝。

　　术后的视野缺损可能是由于 Meyer 袢受损造成的。尽量减少外侧皮质切除、从下外侧入路进入脑室，可以使该并发症发生率降低。损伤脉络膜前动脉可导致偏瘫或偏盲，损伤丘脑外侧膝状体也会导致偏盲，保持软膜下切除可以避免这些问题。

六、结论

　　对于药物治疗无效的复杂部分性癫痫发作患者，应考虑剪裁式或标准的 ATL，并进行恰当的术前评估。手术指征包括 vEEG 监测显示单侧颞叶病灶、MRI 显示颞叶内侧硬化，其他检查包括神经心理学评估、FDG-PET、SPECT 或有创监测结果一致。

　　标准的颞叶切除术可分三步完成：前外侧切除、内侧结构切除和海马切除。保护软脑膜边界和对相关解剖结构的了解是进行有效安全切除的关键。

　　术中 ECoG 可指导颞叶及颞叶内侧结构的切除范围。减少外侧新皮质切除范围可减轻癫痫手术的神经心理并发症，颞下入路有利于保留梭状回和外侧新皮质，尤其是在优势半球切除术中。

（胡文瀚　译）

第5章 选择性杏仁核海马切除术

5 Selective Amygdalohippocampectomy

Stephen Reintjes Jr. and Fernando L. Vale

摘要

颞叶手术是一种治疗药物难治性颞叶内侧癫痫（MTLE）的安全有效的方法。传统的前颞叶切除术包括对前颞叶和内侧结构进行整体切除。这种方法会伴随神经认知相关风险，尤其是在优势侧颞叶手术中。因此出现了如选择性杏仁核海马切除术（SAH）等替代技术，这些术式能减少术后神经心理功能损伤（手术并发症），同时获得类似（尽管不能完全等同）的癫痫治疗结果。Niemeyer 在 20 世纪 50 年代首创了经颞中回入路切除颞叶内侧结构。从那时起，产生了数种入路，但每种入路都有其优势与弊端。充分切除颞叶内侧结构是获得良好疗效的必要条件。了解颞叶和周围组织的复杂解剖结构有助于避免手术并发症。本章将探讨切除颞叶内侧结构的不同入路。详细描述开颅手术和显露颞角过程中的每个步骤。总之，丰富的解剖学知识、高超的手术技术和经验将决定手术结果。

关键词：选择性杏仁核海马切除术，颞叶内侧型癫痫，海马，癫痫手术

一、简介

尽管抗癫痫药（AED）越来越多，但仍有 20%～30% 的癫痫患者无法摆脱癫痫发作。颞叶内侧癫痫（MTLE）是最常见的药物难治性癫痫。值得庆幸的是，多达 50% 的患者可以从手术中获益。

二、颞叶癫痫手术历史

难治性癫痫的外科手术治疗始于一个多世纪前，当时 Sir Victor Horsley 描述了 10 名患者接受皮质切除术。在 20 世纪中期之前，这些早期的手术效果有限，但仍被接受。随着癫痫诊断和定侧技术的进步，癫痫的外科治疗效果也得到了提升。Penfield 等利用脑电图（EEG）等先进技术将所谓的"精神运动性"癫痫发作定位到颞叶内侧结构。Penfield 还利用癫痫发作模式和清醒开颅术来定位和切除致痫灶。随着人们对 MTLE 认识的不断发展，颞叶切除术的手术技术也在不断进步。

20 世纪中叶，几位外科医师对颞叶癫痫的治疗做出了重大贡献。Falconer 等描述了颞叶切除术中最早广泛应用的技术之一。他还利用 EEG 定位癫痫发作，在接受治疗的 31 例患者中有 26 例取得了良好的效果。Morris 描述了他在进行颞叶切除时切除钩回、海马回和杏仁核的经验，Niemeyer 在 20 世纪 50 年代中后期首次通过侧脑室抵达颞叶内侧结构，率先实施了选择性杏仁核海马切除术（SAH）。自此以后，选择性手术入路备受关注，不同的学者描述了抵达海马和杏仁核的不同入路。

三、颞叶手术的结局

在一项关于药物难治性颞叶内侧型癫痫的随机对照试验中，前颞叶切除术（ATL）的疗效优于药物治疗。结果显示，与单纯的药物治疗组相比（40 例，无发作率 8%），手术治疗组 1 年后癫痫无发作率显著提高（手术组 40 例总体无发作率为 58%，但手术组中只有 36 例患者最终接受了手术治疗，在接受手术的 36 例患者中 64% 术后无发作），生活质量也得到改善。选择性切除颞叶内侧结构的目的是避免手术并发症，同时保证癫痫控制手术疗效。深入理解 MTLE 症状学、颞叶解剖和神经影像，有助于神经外科医师在手术中精准施术。SAH 是一种安全有效的治疗 MTLE 的方法，其术后癫痫无发作率与传统的 ATL 类似（虽不完全等同）。事实上，对癫痫网络理解的提高可能有助于选择更加适合手术的患者。

神经影像学技术的进步，包括单光子发射计算机断层成像（SPECT）、正电子发射断层成像（PET）甚

至是脑磁图（MEG），作为无创和有创视频脑电图监测的辅助手段，提高了我们诊断 MTLE 的准确性，从而提高了手术的效果和安全性。药物难治性癫痫通常在综合性中心进行治疗，该中心是由神经内科、神经心理科、脑电图、神经外科医师组成的多学科团队。同时也需要一些硬件设施来完成无创和有创的视频脑电图监测、清醒开颅手术以及其他必要的检查。

尽管综合性癫痫中心在不断增多，药物治疗效果有限，颞叶内侧切除术相对成熟以及相对较低的并发症发生率，外科手术治疗癫痫有待进一步普及。

四、MTLE 的手术入路选择

虽然 Niemeyer 在很早就对他经颞中回抵达海马体和杏仁核进行了描述，在约 30 年后，SAH 通过 Yasargil 和 Wieser，Hori 等，Park 等，Duckworth 和 Vale、Olivier 和 Figueiredo 等才得以改进和推广。SAH 的目标是切除致痫灶，同时尽量减少切除非致痫性皮质，并避免邻近神经血管结构以及白质纤维束的破坏（避免手术并发症）。每种方法都有其固有的优点或缺点。虽然存在一些变化，但抵达颞叶内侧结构的主要入路有 3 种（图 5-1）。本章将介绍经皮质入路（经颞中、下回）、经外侧裂入路和稍加改进的颞下入路。颞中回入路最初由 Niemeyer 描述，经 Olivier 改进，包括标准的颞叶开颅术，直接进入侧脑室颞角。然而，这种方法会损伤 Meyer 祥进而影响相关脑功能。内侧结构切除术与其他技术类似，将在以下章中描述。

如 Wen 等所述，内侧颞叶解剖结构复杂，需要对显微外科解剖有详细的了解。切除内侧结构需要行经脑室的入路。了解进入颞角的角度对避免并发症至关重要。脑室顶壁有视辐射纤维覆盖，在优势侧的颞叶手术中，损伤颞干会产生严重后果。另外，了解脑室解剖也颇具

挑战性。杏仁核位于颞角（顶壁）的前部，延伸至基底池水平，包括钩回（毗邻动眼神经）。海马结构的头部形成颞角的内侧边界，与杏仁核相连。海马体形成脑室底的内侧边界。总之，内侧结构包括（海马）齿状回、下托、内嗅皮质和梨状皮质前 - 杏仁核周围皮质（见第 2 章）。内侧颞叶更清晰的大体解剖分界是：前界为嗅沟、外侧界为侧副沟、内侧界为脉络裂（图 5-2）。脉络丛和脉络裂是 SAH 手术的重要解剖标志。一般来说，脉络裂内侧的结构属于丘脑（间脑），不应切除。

MTLE 手术的主要目标是全切海马和周围的古皮质（内嗅皮质 / 杏仁核）。事实上，有报道称海马体切除得越彻底，患者术后无发作率越高。Wyler 等的一项随机、盲法研究表明，与部分海马切除的患者（38%）相比，海马完全切除的患者在统计学上有更高的癫痫无发作率（69%），且海马全切患者术后至癫痫复发的时间间隔也较长。

（一）经外侧裂入路

Yasargil 于 1973 年首次通过经外侧裂入路行 SAH，目的是在不破坏任何血管或皮质 - 皮质下区域纤维束的情况下进行"单纯性病灶切除"。该入路可避免颞叶外侧结构损伤，同时减少术中牵拉。患者仰卧于手术台上，放置头架，将头部向对侧旋转 30°，使颧骨根部位于最高点（图 5-3A）。颧骨的抬高使得额叶被重力向下轻柔牵拉，起到类似牵拉器的效果。随后行标准的翼点开颅术（由 Yasargil 在 1967 年提出）。移开骨瓣后，磨平眶顶壁并磨除蝶骨翼至眶上裂的水平，以尽量减少脑组织牵拉。从外侧面开始分离外侧裂直至侧裂底部，以便辨识 M1 和 M2 远端分支（侧裂外侧需要打开 3 ～ 5cm 宽的开口）。

一旦辨识到大脑中动脉（MCA），应小心操作以降低血管痉挛的风险。分离外侧裂至 M1 节段水平将进一步减少脑组织牵拉（图 5-4）。在颞前动脉与颞极动脉之间，沿 MCA M1 段外侧 2 ～ 3mm 处切开软膜，长 1.5 ～ 2cm。电凝切断下方的侧裂旁静脉。该入路虽然接近但避开了颞干，以便通过侧脑室抵达杏仁核和海马体。此时可使用立体定向导航，因为在最初的分离过程中，由于脑脊液（CSF）的释放，颞角可能会塌陷。杏仁核构成侧脑室颞角的前上壁，从侧面开始切除杏仁核。

继续向环池 [环池内包含后交通动脉（PCoA）、大脑后动脉（PCA）和动眼神经] 和中脑方向切除（图5-2）。在脉络裂之间，沿大脑横裂和侧副沟、梭状回内侧切除内侧颞叶结构。在颞角的前部可见海马体和海马旁回，构成内侧边界。海马体从前到后进行切除，首先用标本镊或标本钳取出一部分进行组织学分析，

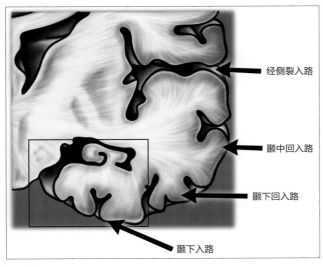

图 5-1　颧骨根水平冠状位显示颞叶，图中显示了经外侧裂、颞下回和颞下回抵达颞叶内侧结构的手术入路（图 5-2A）

经侧裂入路

颞中回入路

颞下回入路

颞下入路

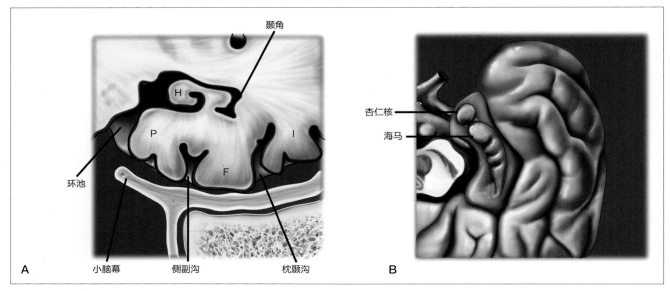

图 5-2　艺术渲染图描绘的颞叶内侧结构和脑干之间的关系。A. 图 5-1 颞叶内侧结构的冠状位视图；B. 内侧结构的底面视图
I. 颞下回；F. 梭状回；P. 海马旁回；H. 海马

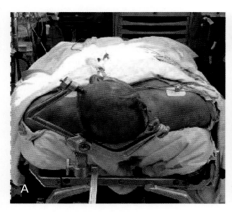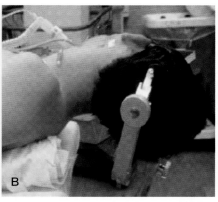

图 5-3　A. 经外侧裂入路翼点开颅术的患者体位图片；B. 图片显示经颞下和颞下回入路术中，患者仰卧位，同侧肩上抬

保留后部的 1/3。术者应利用显微外科技术将术中操作保持在软膜下，避免穿过蛛网膜，从而保护内侧和基底结构。仔细辨认向海马体供血的 PCA 分支，随后电凝并切断。脉络裂是脉络丛和穹窿伞之间的重要边界。要小心避免切开，因为其内侧的结构都属于间脑。

其他反对意见认为经侧裂入路解剖复杂，手术难度大，可能由此导致并发症。术者需对血管解剖和变异深入理解。血管处理必须小心，以避免撕裂或导致血管痉挛，这些可能由于术区出血或过度操作造成的。过度牵拉优势侧额颞盖则可能导致语言功能受损。此外，切除或损伤优势侧颞干可导致类似的神经功能缺失。视野缺损也可能出现，原因是环绕侧脑室颞角顶部的 Meyer 袢受损。

一系列回顾性研究对行经外侧裂 SAH 后的癫痫控制效果进行了总结，与前瞻性对照试验（如 Wiebe 等进行的研究）相比，这种方法容易高估手术疗效。Yasargil 等的研究显示，在使用了该技术的 73 例患者中，55 例（75.3%）术后获得 Engel Ⅰ 级（无致

残性癫痫发作）疗效。在 35 例经病理证实的颞叶内侧硬化症（MTS）患者当中，31 例（88.6%）术后 Engel Ⅰ 级，而在 30 例 MRI、EEG 和组织病理学结果均显示异常的患者中，术后 Engel Ⅰ 级的患者达到 27 例（90%）。

（二）经颞下入路

颞下入路是 SAH 的另一种技术（图 5-1）。Hori 等首先报道了这一技术，目的在于保护颞叶外侧皮质，后来该技术被 Park 等和 Little 等进行了改进。颞下入路被认为是一种直接抵达颞叶内侧结构的方法。但是，狭小的术腔往往需要牵拉颞叶，因此增加了颞叶以及颞叶静脉回流受损的风险。

患者仰卧位，头偏转约 75°，头顶略微向下倾斜（图 5-3B）。Park 等对体位的一项改进是向远离术者的方向旋转头部，头顶向下 30°，并放置腰大池引流管。可以在耳郭周围做一个线性的切口，开颅打开颞骨至与颅中窝底部平齐（仅需小面积开颅），硬脑膜向下翻折。

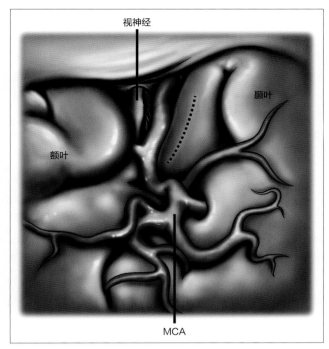

图 5-4　侧裂解剖图，颞叶位于外侧，额叶位于内侧。在颞极动脉后方，切开 10 ~ 20mm 长的软脑膜膜到达梨状皮质。切口位于大脑中动脉（MCA）外侧 2~ 3mm 处（虚线），由此可抵达杏仁核、海马体和侧脑室

术者位于切口的下方；因此，颞叶以及内侧结构可从下方抵达。显微镜的位置与小脑幕平行。Hori 等主张切开小脑幕和邻近的蛛网膜，以释放环池或大脑脚池的脑脊液，以减少大脑的牵拉（图 5-2）。颞叶外侧、颞下回和颞极得以保留，而海马、杏仁核、钩回和海马旁回则是以梭状回和侧副沟为解剖标志进行切除的。Park 等主张在手术中使用牵拉器抬高钩回，而非切开小脑幕。

随后，将环池中的动眼神经作为一个标志点，在动眼神经与小脑幕相交处后 1 ~ 1.5cm 处行皮质切除，此处大致对应于钩回的中部。无框架立体定向导航可用于引导向侧脑室颞极方向行皮质切除。一旦开放颞角，即可看到杏仁核。之后沿海马旁回切开至钩回后方 4cm 处，显露海马头。海马下外侧部分的海马旁回沿软膜下进行切除。再次确认海马，并与下方的蛛网膜分离。该蛛网膜也包裹环池。辨别从脉络膜前动脉和大脑后动脉发出并进入海马的动脉分支，电凝并切断，以便整体切除海马前部。然后用吸引器或超声吸引器切除杏仁核。通过这种方法，Park 等报道了随访时间长达 19 个月的 8 例患者，其中有 7 例患者术后 Engel Ⅰ级，另 1 例患者的癫痫发作减少了 90% 以上。作者注意到 1 例患者出现对侧象限盲，另 1 例患者出现记忆损伤。在基于 4 例患者的初步小样本量研究之后，Hori 等报道了包含 26 例患者的结果。术后 56% 的患者达到 Engel Ⅰ级，28% 的患者达到 Engel Ⅱ级。该组病例中有 1 例患者术后出现了记忆障碍。

（三）颞下回入路

SAH 的另一种入路是经颞下回（ITG），由 Duckworth 和 Vale 首次描述。这种方法利用环钻小范围开颅（图 5-1）。患者仰卧位，抬起肩部，头部向对侧旋转近 90°，使颧骨根部成为最高的解剖标志（图 5-3B）。无框架立体定向技术尤其适用于肿瘤、皮质发育不良或血管病变。在耳屏前方 5 ~ 10mm 处行长 6 ~ 8cm 的垂直直线切口。骨窗呈椭圆形，大小为 2cm×3cm，与颅中窝底平齐（类似于颞下入路，但骨窗较小）。严格用骨蜡封闭乳突气房，剪开硬脑膜并向下翻折。通过 ITG 的一个小的皮质造瘘抵达颞叶内侧结构。皮质切开从颧骨根部水平开始，向前向内侧进入颞角。该入路可经过枕颞沟、梭状回和侧副沟。

首先辨别侧脑室颞角，沿着颞角的顶部放置棉片进行标记，从而最大限度地减少对颞角顶部的视辐射的损伤。一旦抵达颞角，钩回就可以很容易地识别，用双极电凝，使用吸引器吸除。动眼神经和同侧颈内动脉可通过大脚池的蛛网膜看到，但应避免损伤蛛网膜，以尽量减少对这些结构的损伤。然后利用脑室顶（壁）作为上界切除杏仁核，以免损伤基底节。一旦杏仁核被切除，海马就会显露，整体切除海马并送病理。在后方从海马与环池和四叠体池相邻部离断海马。海马整体切除后，切除可进一步向后方延伸。保留软脑膜和识别脉络裂对避免损伤周围的神经血管结构至关重要（图 5-5）。

Duckworth 和 Vale 报道，在 8 年的时间里，201 例患者接受经 ITG 入路 SAH。所有患者至少随访 2 年；156 例患者（78%）术后 Engel 评分为 Ⅰ 级，20 例患者（10%）为 Ⅱ 级。颞叶内侧硬化（MTS）患者的预后更好，有 85% 的患者为 Engel Ⅰ 级预后，而非 MTS 的 MTLE 患者仅 63% 为 Engel Ⅰ 级。在该病例报道中，有 3 例并发症，包括 1 例浅表伤口感染，1 例迟发性硬膜下血肿和 1 例腔隙性脑梗死。未发现言语或视野受损。

（四）前入路选择性杏仁核海马切除术

前入路选择性杏仁核海马切除术是一种不太常用的技术。该入路使用较小的眶上开颅，完全避免了颞叶新皮质和颞干的损伤。虽然该手术开颅较小，但严重依赖于图像引导导航以抵达颞叶内侧结构。Reisch 等最早描述了眶上锁孔入路，经眉切口，仔细剥离软组织，额底钻孔。眶上开颅保留了眶缘、蝶骨翼和颞肌（避免了翼点入路中偶尔出现的颞肌萎缩），并可显露大范围的颅内组织，同时减少了额叶牵拉。与经外侧裂入路一样，前入路选择性杏仁核海马切除术在

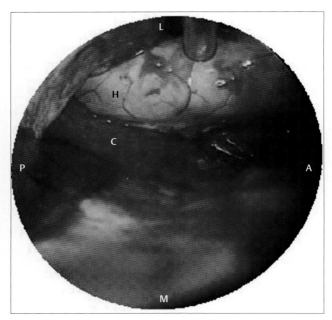

图 5-5　术中图片显示海马（H）和脉络丛（C）。
白色字母表示方向：A. 前；P. 后；L. 外；M. 内

技术上具有挑战性。开颅后，将额叶从硬脑膜附着处分离，随后即可辨别大脑中动脉和颈内动脉。然后确认钩回和动眼神经，将其附着物锐性分离，显露大脑脚池。一旦辨认出大脑脚池，即可看到 PCA 和颞叶内侧结构。

Figueiredo 等更倾向于沿钩回的外上方软膜下向侧脑室颞角和海马方向进行皮质切除。切除外侧界为颞角外侧壁，内侧界为颞叶内侧结构，上界为颞角顶，后界为环池和大脑脚后缘。然而，Figueiredo 等强调了在入路中需磨除眶缘和部分蝶骨以增大视野。作者能够平均切除长（26.0±3.2）mm 的海马，直到大脑脚限制手术视野。术中需保持在软膜下切除海马体、海马旁回和杏仁核。细致的分离以避免损伤内侧的蛛网膜，以免损伤动眼神经、脉络膜前动脉、PCA、Rosenthal 基底静脉和中脑。

五、并发症

癫痫手术并发症在过去的 20 年里显著减少。颞叶手术术后并发症发生率较低（低于 5.2%），其中永久性神经功能缺损不超过 1%。每种 SAH 技术目的都在于切除致痫灶，同时尽量减少颞叶手术时的神经心理损害和神经损伤，尤其是在优势半球手术中。显然，抵达颞叶内侧结构的入路不止一种。每一种方法都有其独特的优势和局限性，并依赖于术者对入路的掌握程度。经外侧裂入路需要仔细分离外侧裂及其穿支血管，这可能导致血管痉挛或血管损伤。同样，前方入路视野有限，需要在视路和颈内动脉周围进行小心处理和分离，所以应该由熟悉这些主要血管和颅底入路

的外科医师完成。颞下入路需要注意减少牵拉，以免损伤桥静脉（Labbé 静脉），避免颞叶挫伤或静脉性梗死。最后，经外侧入路（如经 ITG 入路）避免了上述缺陷，但可能会破坏少量的白质纤维束，进而可能带来神经认知方面的影响。所有入路都有损伤视束（包括 Meyer 袢）和脑神经（第 Ⅲ 对或第 Ⅳ 对脑神经麻痹）的风险。脑室顶部受损会导致视野缺损（通常是对侧上象限盲）。沿软膜下切除将降低脑神经麻痹的风险。尽管 SAH 后视野缺损和脑神经功能缺损的真实发生率尚不清楚，但随着时间的推移和技术发展，手术并发症的发生率已经显著降低。此外，脉络膜动脉等血管结构的损伤可导致严重的偏瘫。然而，只有不足 1% 的患者出现严重的永久性神经功能缺损。与其他入路一样，沿软膜下切除和保留蛛网膜有助于避免侵犯环池和大脑脚池，因此对于避免 PCA 和其中的脑神经损伤至关重要。

六、讨论

SAH 已成为替代 ATL 治疗 MTLE 的选项（图 5-6）。在 20 世纪 90 年代早期，传统的 ATL 是颞叶内侧病变的首选治疗方法。随着显微外科技术的兴起，成像技术和导航工具的改进，可对 MTLE 的病变采取更有针对性的切除（图 5-7）。自此，SAH 逐渐流行，文献已经描述了数个抵达颞叶内侧结构的入路。尽管手术入路存在差异，但没有研究表明癫痫发作的结果和生活质量受到入路选择影响。有学者认为，选择性切除术可以更好地降低神经心理异常的发生率。

然而，手术对于神经心理的影响因手术类型、切除范围以及手术部位（优势与非优势半球）而不同。尽管现有数据存在异质性，但优势半球手术（尤其是没有明确的海马硬化病理结果）往往伴随更严重的神经认知功能衰退风险。然而，术者需要权衡认知能力下降的风险与癫痫控制之间的利弊关系。有研究者将 ATL 与 SAH 进行了比较。最近的两项 Meta 分析表明，与选择性切除的手术相比，患者在 ATL 后获得 Engel Ⅰ 级结果的可能性更高。然而，随着技术的进步和对癫痫网络理解的深入，在不久的将来，有可能在术前确定哪些患者更可能从选择性切除的手术中获益。

尽管 SAH 存在一些缺点，MTLE 的外科治疗依然被认为是安全有效的。在恰当选择的 MTLE 患者中，SAH 治疗效果较为理想。术者对颞叶内侧结构切除的方法和范围感到满意是手术取得成功的重要条件。选择不同入路力求减少并发症，同时保证术后无癫痫发作。此外，如 Wen 等指出，对颞叶解剖结构和相关神经血管结构的深入了解，以及外科经验有助于确保 SAH 的成功。

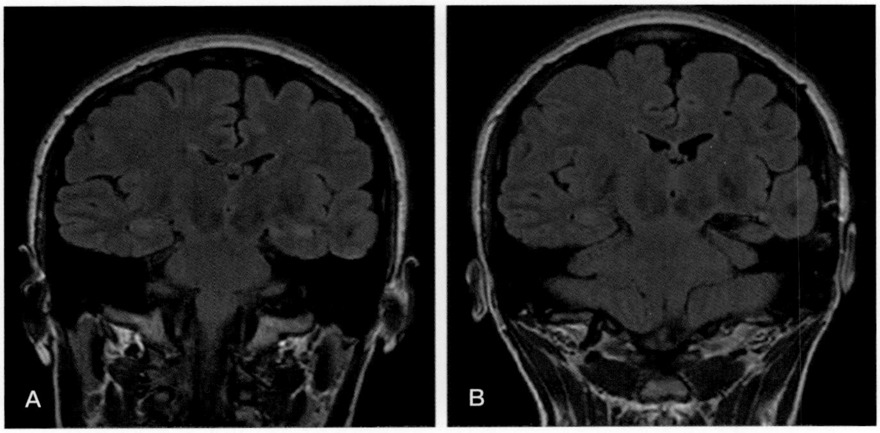

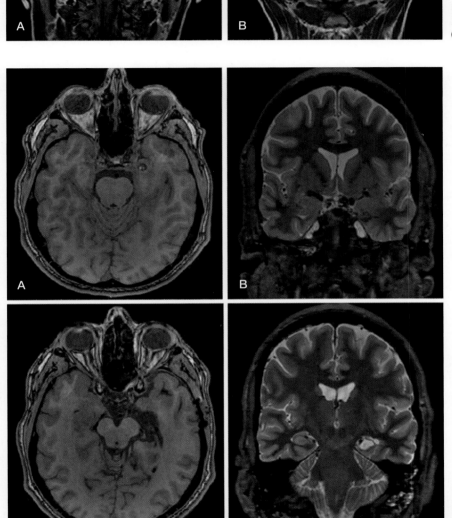

图 5-6　影像显示颞叶内侧硬化在切除前后的对比。A. 术前液体衰减反转恢复序列（FLAIR）冠状位；B. 术后 FLAIR 冠状位

图 5-7　左颞叶底部海绵状血管畸形。A. 术前轴位 T1 加权；B. 冠状位 T2 加权；C、D. 影像显示病灶完全切除；C. 术后 3 个月轴位 T1 加权；D. 冠状位 T2 加权

（胡文瀚　译）

第 6 章 颞叶外癫痫的外科治疗

6 Surgical Treatment of Extratemporal Epilepsy

Ali Jalali and Daniel Yoshor

摘要

颞叶癫痫较为常见，常采用立体定向手术治疗。相对而言，颞叶外癫痫更加复杂多变，如何确定致痫灶往往面临挑战。可以首先尝试利用 EEG、MRI 和其他各种非侵入性检查确定致痫区和结构性病变，以及功能皮质定位。如果一个明确的结构病变与临床、脑电图和功能成像检查的结果一致，则通常可直接进行切除手术，可以选择是否使用术中脑电监测，术中皮质电刺激功能定位则经常被使用。如果在未发现结构性病变或病变范围不清，在切除手术前，通常需要置入硬膜下或深部电极，以行侵入性颅内脑电监测。侵入性监测可以更精确地定位致痫灶以及功能区。在功能区附近进行手术时，应注意保护功能区，并采用针对性的手术策略，以尽量减少术后神经功能缺损的风险。外科治疗难治性癫痫的目的是缓解癫痫发作、减少抗癫痫药物的使用从而减轻其带来的毒副作用，同时将神经损伤的风险降至最低。通过恰当使用现有的工具和技术，在相当大比例的颞叶外癫痫患者中，这一目标是可以实现的。

关键词：颞叶外癫痫手术，侵入性癫痫监测，额叶癫痫，顶叶癫痫，枕叶癫痫

一、简介

在美国，每年约有 15 万人新患癫痫。大多数人可以通过药物治疗获得有效控制；但是，20% ～ 40% 的癫痫患者药物治疗无效，这些患者可被诊断为药物难治性癫痫。多种外科干预措施可用于治疗难治性癫痫。从历史上看，颞叶癫痫一直是外科干预的主体，部分原因是颞叶癫痫手术的成功率较高，这些在第 3 ～ 5 章中有详细论述。然而，颞叶癫痫仅占所有局灶性癫痫的小部分。颞叶外癫痫的比例更高，但历来手术治疗较少，部分原因是成功率较低。尽管如此，在仔细评估筛选的患者中，有几项研究报告颞叶外切除术的治愈率（定义为 Engel Ⅰ级，无癫痫发作）超过 60%，这是支持此类手术的有力证据。

颞叶外癫痫可累及额叶、顶叶、枕叶或岛叶皮质。在某些情况下，它是多灶性的或多脑叶起源，可同时累及颞叶，也可不累及脑叶，如下丘脑错构瘤（与发笑样癫痫有关），见第 8 章。在本章中，我们将重点讨论涉及额叶、顶叶或枕叶皮质的局灶性癫痫的外科治疗，尤其是对致痫灶的切除手术。颞叶外癫痫的消融毁损，如激光和射频消融也可选用，如第 7 章所述。如第 14 章所述，当致痫灶位于功能区或呈多灶性而不适合切除或消融时，或当主要的外科治疗方式失败时，可选择深部脑刺激或迷走神经刺激进行姑息性治疗。近年来，如第 13 章所述，反应性神经电刺激也逐渐成为姑息性手术的治疗方法之一。总的来说，姑息性手术并不能提供很高的无发作率，但可以在相当一部分患者中显著减少癫痫发作的频率和持续时间。

（一）临床症状学

由于额叶体积较大，它是颞叶外癫痫最常见的部位。这些患者可能有一系列复杂的癫痫表现。额叶癫痫发作的持续时间通常很短，通常发生在夜间，发作突然，并且很少或根本没有发作后意识模糊。起源于辅助运动区的癫痫通常以复杂的强直姿势为特征，但不伴意识丧失。"击剑姿势"指的是手臂举起，头和眼睛转动看向手部。"M2e"描述了一种强直性伸展、肩部外旋同时肘部弯曲的姿势。虽然该症状定位在辅助运动区，但并非只有该脑区产生的癫痫（甚至不一定是额叶癫痫）才能产生这种症状。源自辅助运动区的癫痫发作中，语言中止也很常见。扣带回发作通常为失神发作（译者注：该处应为愣神发作）或全身强直阵挛性发作，也表现为边缘系统自动症（如发声或尿

失禁）。其他学者还描述了起源于额叶的癫痫发作有几种形式。意识丧失和头转向对侧是常见的发作初始表现。之后，患者经常出现全身性强直阵挛发作。

　　纯粹的顶叶或枕叶的癫痫并不常见，其常与结构性或肿瘤性病变相关。顶叶癫痫发作可表现为对侧或（偶尔）双侧感觉异常，包括各种感觉。大多数起源于顶叶的癫痫患者没有特异性症状。如果有症状，顶叶癫痫的患者通常会将其描述为一侧发作性感觉异常，如刺痛、麻木、手臂或面部的"电击"感觉。枕叶癫痫发作可由涉及顶叶和枕叶功能的刺激诱发。最常见的来源是光刺激。起源于枕叶或顶枕交界处的发作性放电以引起视觉改变为特征，如看到闪光或带颜色的光或者视野中出现黑色或白色。癫痫发作可以迅速扩散，表现为动作或语言功能障碍，这些症状可能会对致痫灶定位产生误导。

（二）致痫性起源

　　颞叶外癫痫的诊断历来基于相关的癫痫症状学以及相应的脑电图（EEG）电扩散模式。颞叶外致痫区的定位往往相当不精确，有时还包括功能皮质。虽然历史上曾尝试过大范围切除致痫区以治疗癫痫，但切除功能皮质可导致术后严重且难以接受的神经功能缺损。在 21 世纪，皮质切除术已越来越多地被病灶切除术所取代，病灶可在影像学中得到识别。这一转变的一个重要因素是成像技术的不断进步，这使得医师可以在致痫区发现较小的、不太明显的结构异常、肿瘤和发育缺陷。从而使得癫痫外科医师能够对致痫灶进行更精确的切除，而非进行简单的按照脑区和脑叶的皮质切除。

　　"致痫性病变"一词包括先天性异常，如皮质发育不良、肿瘤、继发于脑卒中或外伤的脑软化，以及血管畸形，如海绵状瘤和动静脉畸形。当癫痫病患者影像学检查发现病变时，多学科癫痫团队将尝试确定影像学病变与癫痫起源的关系。这种关系往往难以确定。当病灶的位置与其他临床数据不一致时，手术策略的制订将变得困难。有几种手术方法可供选择：①仅切除病灶；②切除病灶边缘潜在的致痫性皮质；③切除病灶及远隔部位的致痫灶；④不切除病灶而仅切除远隔部位的致痫灶。

　　病变切除的基本假设是癫痫发作和病变的出现并非巧合。应尝试提供证据证明患者癫痫发作是由影像学损伤引起的。这在颞叶外癫痫患者中较为困难，因为癫痫症状学有时与致痫灶的位置没有很好的相关性。在不表达症状的致痫区，如顶叶的大部分，癫痫症状学可能与发作扩散到下游脑区（如额叶或颞叶）有关。对于病变部位与癫痫症状一致性好的患者，单纯病灶

切除术可能是一个合理的手术选择。然而，一些研究表明，只有部分（50% ～ 80%）由肿瘤或其他病变引起的颞叶外癫痫患者在单纯切除病灶后癫痫发作消失。

　　此外，与那些癫痫发作时间超过 1 年的患者相比，颞叶外癫痫伴有明确影像学病灶且癫痫持续时间少于 1 年的患者更容易术后无发作，这表明致痫灶可能发展到影像学上显示的损伤之外，尤其是在癫痫病程较长的患者当中。在这些患者中，应当权衡以下手术策略，即是否切除病灶边缘的皮质，是否存在以及需要切除远隔处致痫灶，应该权衡手术和神经功能缺失的风险，并在多学科癫痫团队和患者之间进行讨论。来自硬膜下和深部电极监测以及术中皮质脑电图（ECoG）的结果有助于确定最佳策略。

　　在药物难治性癫痫患者中，对于位于或靠近功能区的病变，应考虑采用分期手术的方法，即首先置入颅内电极，然后根据颅内监测结果，切除致痫区。第 1 章和第 2 章讨论了使用硬膜下栅状电极和条状电极进行颅内监测，以及使用立体脑电图（SEEG）深部电极置入的技术，本章将简要讨论相关手术技术。此外，功能区附近存在病变的患者也可仅通过一次手术进行治疗，通过术中皮质电刺激定位功能区，并根据病变的解剖位置进行切除，根据术中 ECoG 监测的结果选择是否进行额外的皮质切除。如第 11 章所讨论的，重要功能区癫痫可以通过多处软膜下横切（MSTs）来进行治疗。

二、术前准备

　　颞叶外癫痫是一组异质性疾病，通常比颞叶癫痫更难以归类。术前评估的非侵入性检查包括脑电图（EEG）、计算机断层扫描（CT）、磁共振成像（MRI）平扫或增强、正电子发射断层成像（PET）、单光子发射计算机断层成像（SPECT）和脑磁图（MEG）。这些用于定位致痫区域的方法都在一定程度上取得了成功。

　　自从 MRI 技术出现以来，良性和恶性肿瘤、皮质发育不良、血管畸形、外伤后或卒中后的脑损伤等病变易被发现，MRI 的准确性比 CT 更高。一些颞叶外癫痫患者如果在 MRI 上发现结构异常或病变，并且其位置与癫痫症状学和头皮脑电图结果一致，则无须进行侵入性监测。头皮脑电图是诊断癫痫和定位致痫区的主要无创性工具。头皮脑电监测往往在癫痫监测单元（EMU）进行，持续 1 ～ 2 周，进行每天 24 小时的视频监控。患者通常会减少抗癫痫药物剂量，以期监测到癫痫发作。

　　如果 MRI 和头皮脑电图不能为外科医师提供足够的信息，可以进行 PET 或 SPECT 检查来帮助定位致

痫灶。PET 扫描显示了大脑的代谢活动，通常在发作间期进行，因为癫痫发作的时间较难确定。在发作间期 PET 扫描中，致痫灶的信号强度应降低，与发作间期致痫区域的代谢活动降低相对应。在癫痫发作过程中，病灶显示代谢增加，因此如果在癫痫发作时进行 PET 扫描，致痫灶的信号强度也会增加。PET 在确定颞叶致痫灶方面最可靠，在定位颞叶外非病变性致痫灶方面最不可靠。发作间期和发作期 SPECT 均有价值。

然而，发作期 SPECT 具有更高的敏感性和特异性，但是需要在癫痫发作后几秒钟内注射放射性同位素才能获得。核素将集中在癫痫发作的脑区。在注射放射性药物后几小时内进行 SPECT 影像采集均可，从而显示发作起始的脑区。图像通常需要进行统计处理，与常模进行统计计算。与常模相比出现显著差异的脑区可能代表癫痫发作活动。这种分析被称为 ISAS［Ictal-interictal SPECT Analysis by SPM（Statistical Parametric Mapping）］。将减影后的 SPECT 图像与 MRI 配准，得到的图像有助于对发作起源脑区进行定位。这项技术也被称为 SISCOM（Subtraction Ictal SPECT Co-registered to MRI）。

在过去的 10 年中，癫痫患者的术前评估中使用 MEG 也得到了一些证据支持。MEG 主要记录的是局灶、同步脑电活动期间产生的小磁场，或存在发作间期棘波，局灶性发作时产生的磁场。因此，MEG 可用于定位癫痫发作或发作间期活动，类似于头皮脑电图。然而，与头皮脑电图相比，使用 MEG 进行的发作期研究更加困难。大多数 MEG 研究都是发作间期的，发作间期存在棘波是 MEG 检查能够取得成功的先决条件。与脑电图相比，MEG 有其自身优点和缺点，两者经常互相补充使用。

MEG 还可以用于脑功能定位，如语言或运动皮质的定位，这些信息在癫痫手术的术前计划中也很重要。其他用于术前定位功能皮质的非侵入性手段包括功能磁共振成像（fMRI）和经颅磁刺激（TMS）。使用这些方法获得的数据可以用来更好地确定相对安全的切除边界，如果发现功能皮质与致痫灶密切相关，手术计划则需适当改变，包括可能使用多处软膜下横切技术，这些手术策略需在术前进行制订。

如前文所述，尽管无创性检查方法多种多样，但仍有许多患者需要进行有创性监测，以更好地确定或描述致痫灶。在非病变性颞叶外癫痫的病例中，头皮视频脑电图往往不能为制订手术计划提供足够具体的定位信息。对于这些患者，如第 1 章和第 2 章所讨论的，硬膜下栅状电极和条状电极以及深部电极可用于记录更多信息。与深部电极相比，硬膜下电极的主要优点是它们不穿透脑组织，并且可以记录较大范围的脑区。

用于癫痫监测的硬膜下电极也可以很容易地用于非手术期间的皮质电刺激，以定位大脑的功能区。

通过立体定向技术放置多根深部电极用于记录立体脑电图（SEEG）则不需要开颅手术，还可以使用导航机械臂提高该手术的自动化程度。在对于表面皮质的连续覆盖范围及皮质电刺激定位功能区方面，尽管在覆盖范围和进行直接电刺激方面，SEEG 不能与硬膜下栅状电极匹敌，但 SEEG 确实存在一些优势，从而使其越来越受欢迎。SEEG 可以在双侧半球的多个脑区进行采样，具有高度的安全性。它对二次手术患者的皮质监测尤其有用，因为硬膜下电极容易受到术后瘢痕的影响难以放置。此外，它还可以对位于大脑深部的 2/3 的皮质区域（位于大脑深部和脑沟内）进行采样，增强了医师对于三维癫痫网络的认识。

硬膜下栅状和条状电极带有扁平金属（材质为不锈钢或铂）触点，安装在透明的柔性硅橡胶中，有多种尺寸可供选择（图 6-1）。塑料为透明材质，使得下方的皮质很容易被观察到，从而使外科医师能够确保皮质静脉或其他重要结构不会被电极挤压损伤。商用栅状电极常规尺寸从 16～64 个接触点不等，绝缘线连接在硅橡胶板的侧面或中间附近。商用条状电极常规尺寸为 2～12 个触点，绝缘线由一端引出。栅状电极可以进行切割，提供定制和足够的覆盖范围，以满足特殊用途。硬膜下栅状电极适用于头皮脑电图难以定位的致痫灶或需要大面积皮质监测的情况。硬膜下条状电极可用于监测栅状电极难以覆盖的结构，如眶额皮质和扣带回。

深部电极由柔性塑料制成，包括多个触点（图 6-1）。商用电极可以选择触点数量和间距。多根深部电极可同时使用，也可将深部电极与硬膜下电极结合使用，以增强监测效果。

三、手术步骤

（一）硬膜下栅状电极置入

硬膜下栅状电极必须通过开颅放置，因此通常只能单侧放置。当致痫区较大或界线不清，需要监测大面积皮质表面积时，推荐使用。患者被安置在手术台上接受标准的开颅手术。将要手术的头部区域备皮（这很有帮助，因为电极尾部必须经皮穿出，在头发完好无损的情况下很难保证无菌），并显露在手术区域。然后，如标准的开颅手术一样消毒铺巾。在切皮前预防性使用抗生素。我们通常不使用甘露醇，以避免大脑过度塌陷。硬膜下条状电极可通过钻孔放置。一个骨孔可塞入几个（通常是 2～3 个）硬膜下电极。这使外科医师能够将每个条状电极放入硬膜下不同的方位。

对于硬膜下条状或栅状电极，电极线必须经头皮下隧道从切口几厘米外的单独穿刺孔穿出。在铺巾时，应漏出切口周围至少 5cm，以便于制作电极线通过的隧道。当电极保持置入状态时，通过皮下隧道引出电极线的方法有助于降低感染。大多数患者将接受至少几天甚至长达 3 周（极少需要更长时间）的术后监测。在整个监测期间，患者应接受预防性使用抗生素。最常见的并发症是颅内出血和感染。大多数学者报道放置较大的硬膜下栅状电极的并发症发生率为 4%～6%。

放置硬膜下栅状电极通常需要开大骨瓣（图 6-2）。当把电极放置于大脑凸面上时，有几个要点。大脑表面和电极表面必须用水湿润，以使电极在硬膜下滑动时不损伤大脑。我们选择使用的大多数栅状电极延长导线位于电极中部，这样可以更容易地将电极边缘推进硬脑膜下，特别是在较小的开颅手术中。电极的边缘不应该覆盖在较大的引流静脉上，这样会导致静脉引流受阻、静脉充血或血栓形成。此外，当使用多个栅状或条状电极组合时，在将它们放置在大脑凸面之前或之后，电极的边缘应重叠或缝合在一起。如果 2 个电极之间存在较小的间隙的话，就会在此处造成脑疝。一旦手术完成，应保留术中照片作为监测期间的电极位置参考。

在栅状或条状电极上覆盖硬膜。我们用缝线减张缝合硬脑膜，并在硬脑膜上放置一层明胶海绵（BICOL）或胶原基质（DuraGen），将其剪开以容纳电极延长导线。这有助于减少脑脊液（CSF）渗漏这一长期有创性监测中的常见问题，并保护显露在硬膜切口之间的大脑表面。其他人可能选择严密缝合硬脑膜，以尽量减少脑脊液的流出。在癫痫监测期间，我们倾向于将骨瓣储存在冷冻室中，以便为术后水肿留出空间，但其他人可能会使用弯曲的固定板或仅使用一个钛板来松散地固定骨瓣。将扁平的 Jackson-Pratt 引流管放置在头皮下，用吸引器温和抽吸清除帽状腱膜下积聚的脑脊液和血液。电极延长导线从头皮穿出后，采用荷包式缝合，缝合线在每根电极导线周围系紧，以减少脑脊液渗漏和导线滑脱的风险。常规缝合帽状腱膜和头皮，敷料包裹头部使电极延伸导线从头顶伸出。

SEEG 部分已在第 2 章中进行过讨论，此处简要讨论立体定向多根深部电极通过多个钻孔置入的手术技术。这个过程可以使用立体定向框架或者无框架立体定向系统。对于无框架立体定向系统，头部在空间的位置需要注册到固定头部的外部参照物上，就像通常在术中导航时所做的那样。通过在导航平台上规划靶点和路径，将每个深部电极的入点标记在头皮上。该区域应按常规进行消毒铺巾。刺穿头皮即可使电钻通过。沿着设计路径钻孔，然后刺穿下方的硬脑膜。借助刚性通条形成隧道，将深部电极推到所需的长度。切口沿电极导线呈荷包状闭合，导线与头皮牢固缝合。或者沿着设计路径将螺栓固定在颅骨上，深部电极穿过螺栓并通过拧紧螺栓来固定。金属导线用缝线固定

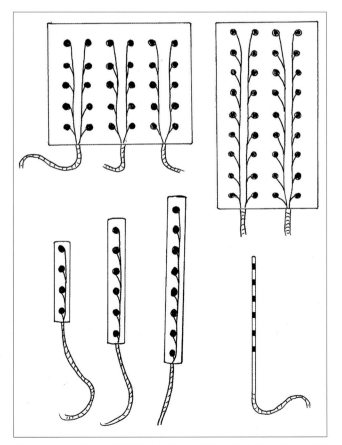

图 6-1　有创监测电极类型。硬膜下栅状和条状电极有多种尺寸规格。通常使用多个条状和栅状电极来充分覆盖感兴趣的脑区。深部电极可单独使用或与硬膜下电极结合使用，以监测较深、通过硬膜下电极难以触及的病灶

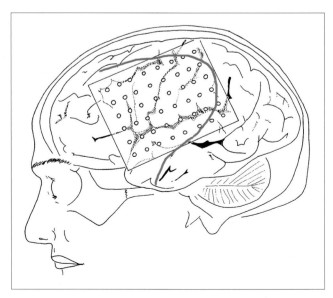

图 6-2　硬膜下栅状电极放置。大的硬膜下栅状电极放置需要一个足够大的额顶颞部开颅范围。此外，还可以放置多个硬膜下或深部电极以进一步增加覆盖范围。红线表示典型的皮肤切口

在附近头皮上，以进一步降低滑脱的风险。根据需要重复此过程置入所有电极。

术后应立即进行前后和侧位 X 线片检查，并在电极放置几天后重复进行检查，以确认电极在癫痫发作过程中的位置和松动情况。此外，通常行 CT 扫描并与术前 MRI 融合，以便精确定位电极位置。患者在癫痫监测单元中行颅内脑电监测。其间通常减停抗癫痫药物。此外，通过条状或栅状电极电刺激对清醒患者进行功能区定位，有助于辅助手术计划制订。最重要的功能区包括 Broca 区、Wernicke 区、初级运动和顶叶的初级感觉皮质。

（二）皮质切除术

一旦通过无创和有创性检查确定了切除区域，需在术前与患者讨论手术切除计划。术中患者被安置在手术台上，头部采用标准三点头架固定。如果需要使用术中 ECoG 用于语言和运动监测，在患者能够忍受并同意参与术中测试的情况下，则使用局部麻醉。消毒铺巾同标准开颅术。额叶切除术通常需要一个大的开颅骨瓣，以充分显露运动皮质和 Broca 区，使用术中 ECoG 仔细评估运动和语言功能定位。必须切除整个脑回以保证术后疗效。

对于全额叶切除术，应整块切除位于凸面的额叶上、中、下回。大范围的额叶切除术在非优势半球较为安全。如果术前和术中检查将致痫区定位在优势侧语言区附近，则必须格外小心，以避免对这些区域造成损伤（图 6-3）。一般来说，切除到额叶中回的一半位置应停止，额叶下回的后部 2.5cm 应保持完好无损，

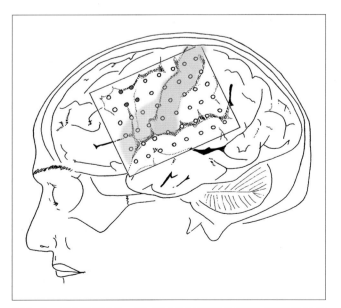

图 6-3　额叶癫痫手术。此网格中红色突出显示的触点表示在对优势半球进行侵入性监测后确定的致痫区域。在术中皮质功能区定位后，对该区域进行仔细的切除，以避免对附近功能皮质如语言区（粉红色阴影）和初级运动皮质（灰色阴影）造成损害

除非语言区功能定位结果表明切除不会造成严重功能损伤。通过视觉线索反复测试患者的言语功能，在此期间反复进行大脑皮质电刺激。当电刺激过程中出现发音困难或语言中止时，该部位则被认为是语言区。在切除过程中不断进行监测，以降低损伤患者语言功能的风险。应注意避免在电刺激定位功能区期间诱发癫痫发作。如果术中出现癫痫发作，可以随时进行冰水灌洗。术者可以使用一个末端有软塑料导管的注射器轻轻将冰水滴在受刺激的区域，以中止癫痫发作。即使在最谨慎的术中语言监测下，患者也可能出现术后语言障碍。这一般是暂时性的，会在术后恢复过程中逐渐改善。

前额叶或额极切除术通常用于外伤后癫痫患者、继发于前额叶挫伤者或眶额回皮质发育不良者。额极可以安全地整体切除。

额叶内侧面的切除可以通过切除胼胝体上的扣带回来完成。术中需格外小心保护静脉引流，最理想的方法是使静脉引流汇入侧裂静脉，以代偿术中受损的额叶向中线的静脉引流。额叶切除术后暂时性语言障碍可归因于上矢状窦而非侧裂静脉的阻塞。

起源于中央区的癫痫手术治疗困难。由于术后往往并发严重的神经功能缺损，传统上认为中央区是手术禁区。这些患者可能有躯体运动性癫痫发作、躯体感觉性癫痫发作，或两者兼而有之。如果局灶性运动或感觉性发作是患者的主要症状，则可以切除中央前回和中央后回的下部区域。切除范围应在外侧裂上方 2.5 ～ 3cm。大量使用术前和术中唇、舌、手功能定位和监测是减少术后神经系统并发症的关键。如果患者在术前已经存在肢体的神经功能缺损，则可以进行更积极的切除手术，因为在这种情况下损伤正常功能皮质的风险较低，但不能忽略不计。研究表明，中央区和中央区周围癫痫手术导致神经功能缺损的风险有高有低，且这些功能缺失多在 3 ～ 6 个月得到改善，但术者在切除时应权衡永久性神经功能缺失的风险与术后癫痫控制效果。

中央区癫痫手术的理想患者是幼儿，因为幼儿有可能通过神经元可塑性恢复运动功能。神经可塑性和功能恢复的年龄界限尚未明确，但 7 岁以下儿童功能恢复效果一般较好。切除可采用低吸力、低振幅的超声吸引器进行，以使周围软膜尤其是岛叶的上岸保持完整。

顶叶区的切除必须建立在对中央后回进行精细功能定位的基础上。优势半球皮质切除术应尽可能在局部麻醉下进行，术中使用 ECoG 认真进行功能监测，以避免术后出现严重的感觉障碍。在中央后回完好保存的前提下，非优势侧的顶叶切除术无须过于担忧本

体感觉缺失或术后失用症。当任何一侧顶叶切除时，都有可能出现部分视野缺损。

切除枕叶时患者需要俯卧位（图 6-4，图 6-5）并保持清醒。应用 ECoG 术中监测确定癫痫样放电区域。切除后皮质脑电图放电的减少与较好的预后相关。术中视觉诱发电位也有助于识别视皮质的边界，并降低因切除而造成的视力损失的风险。

四、术后管理及可能的并发症

切除手术后，患者通常在重症监护室（ICU）观察一晚，应特别注意血压控制。术后可以选择是否行 CT 或 MRI 等影像学检查。但是，如果突然出现神经功能变化，则建议行影像学检查以确认是否存在缺血或出血。如果手术导致神经功能缺损，则应接受术后康复，并可咨询康复服务，以帮助患者完成术后恢复。术前抗癫痫药物通常在术后继续使用，至少术后早期需要继续服药。根据癫痫发作的结果，患者可以在接下来的几个月里慢慢停止服用抗癫痫药物。

五、结论

颞叶外切除术治疗难治性癫痫是一种安全有效的治疗方法。术后近 2/3 的患者可以获得无癫痫发作的结果，近期文献报道中死亡率很低。根据术前 MRI、SPECT、头皮脑电图和硬膜下电极（部分患者）确定致痫区的情况，并发症往往是可以预期。是否成功在某种程度上取决于致痫灶的位置和手术切除的范围。总体而言，颞叶外癫痫的手术治疗成功率低于颞叶癫痫，而额叶癫痫手术是颞叶外癫痫中效果最好的。

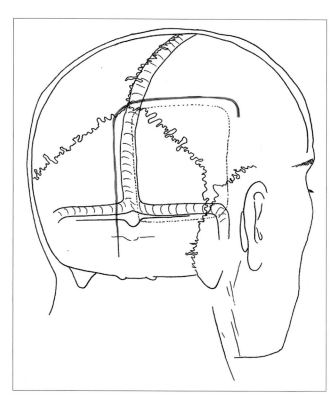

图 6-5　枕部开颅术治疗癫痫。皮肤切口采用曲棍球棒形，以利于充分显露和术中监测。注意切口与解剖标志物的关系，如外部的枕外隆凸以及矢状窦、横窦和乙状窦

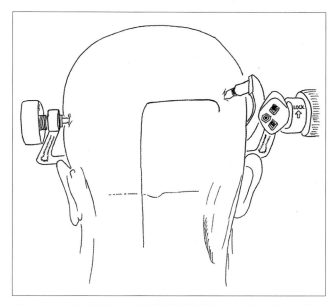

图 6-4　枕叶癫痫手术。患者俯卧在手术台上，头部采用 Mayfield 头架三点固定

（胡文瀚　译）

第 7 章　用于癫痫的磁共振成像引导立体定向激光消融术

7 Magnetic Resonance Imaging - Guided Stereotactic Laser Ablation for Epilepsy

Jon T. Willie and Robert E. Gross

摘要

　　磁共振成像（magnetic resonance imaging, MRI）引导的激光间质热疗（laser interstitial thermal therapy, LITT）是一种依靠热量来破坏良性或恶性组织的微侵入性治疗方法。LITT 需要：①使用间质激光探针（配有冷却套管的光纤），以被控方式加热组织；② MRI 热量图像（MRI 热成像）实时监测组织温度和加热体积。在神经外科中，可以依靠各种立体定向技术将激光探针准确置入颅内相关位置，因此也可以使用另一替代名称，即立体定向激光消融（stereotactic laser ablation, SLA）来描述整个操作过程。SLA 可以在颅内特定位置进行精确的高温消融，其对象包括：小体积肿瘤，癫痫相关局灶性病变及与功能性疾病相关的特殊关键节点。消融作为开颅切除的一种微侵入性替代方式，其患者耐受性高，开颅显露风险低，靶外损伤风险低。特别是对于颞叶内侧癫痫，立体定向激光杏仁核海马切除术，相较于开颅颞叶手术，是一项可以改善术后神经认知预后的有效替代疗法。

关键词：颞叶癫痫，新皮质癫痫，海马，激光间质热疗，激光消融，海绵状畸形，MRI 引导，胼胝体切开

一、硬件

　　目前在美国，有两套适合神经外科使用的商业 LITT 系统，分别是 Visualase 热疗系统（科罗拉多州，路易斯维尔市，美敦力公司）和 NeuroBlate 系统（明尼苏达州，普利茅斯市，Monteris 医疗公司）。Visualase 是当前更为广泛使用的系统（图 7-1），非常适合癫痫。Visualase 系统包含一台计算机工作站，一个 15W、980nm 波长的激光二极管，一部蠕动液体冷却泵，一次性使用的由钛或聚碳酸酯材料制成的颅骨锚栓和一次性使用的激光套件。激光套件内有核心直径 400μm 石英材料光纤，光纤头端配有一圆柱形扩散头，扩散头可选长度为 10mm 或 3mm，光纤和扩散头被容纳在直径为 1.65mm 的聚碳酸酯制套管内，套管和光纤中间充满冷却用盐水。工作站通过以太网与临床 MRI 扫描仪相连，可以获得用户所要求数据。工作站通过提取热度数据生成以颜色编码的实时"热量"图像和累积"损伤"图像。损伤图像可以解释每个体

素的时间 - 温度累积效应。在操作中可以设定自动停止的激光安全措施，例如，操作者可以定义或重新调整图像中特殊标记位置的温度上限。在 LITT 过程中的任意时刻均可暂停，并依据标准解剖图像结果来确认是否已经达到所需消融范围。

二、物理 - 解剖原理

　　组织损伤是一个与时间和温度有关的过程，可以利用阿伦乌尼斯方程进行经验性的估算。在低于 42℃ 时，脑组织不会受伤，而组织损伤在 43 ～ 59℃ 时会随时间变化。在高于 60℃ 时，组织会经历快速热凝（快速蛋白质变性）。在高于 100℃ 时，水分汽化导致组织扩张，烧焦，投射到组织内的光受到潜在影响，热量的传播因此变得无法预测。冷却套筒可以实现传输激光的同时使用盐水冷却光纤（图 7-1），以减轻上述不良影响。MRI 热解剖成像（基于质子共振频率，扩散系数以及 T1 或 T2 弛豫时间）可快速监控软组织内细微的温度变化（±0.2℃）。计算机工作站不断获取实

时的 MRI 热量 - 解剖数据，生成所需位置的时间 - 温度图和实际消融区域图（图 7-2A）。传统解剖成像（例如 T2/FLAIR，弥散张量和 T1 增强序列）用以证实并进一步详细描绘消融区域（图 7-2B，图 7-3）。沿单个通道的消融区呈椭圆体形状，而依据不同操作时间、能量和周围组织的特性，其直径可达 2.5cm。对于目标直径大于 2.5cm，几何形状复杂，解剖结构分离（例如相邻的脑回）的情况，可以使用多通道进行消融。

三、适应证和患者选择

激光间质热疗已经被 FDA 批准"在神经外科、普外科，泌尿科以及其他多个专科在 MRI 的指导下，通过热疗对软组织进行坏死和凝固处理"。尽管 FDA 未针对疾病指征做出规定，但是当代 LITT 已被有效地用于各类局灶性癫痫病例中，如合并或不合并颞叶内侧结构硬化（mesial temporal sclerosis，MTS）的颞叶癫痫（图 7-3），因下丘脑错构瘤导致的发笑性癫痫海绵状血管畸形（图 7-4）和新皮质病变，诸如皮质发育不良、结节性硬化和低级别肿瘤（图 7-5）。同时也有报道立体定向激光离断胼胝体治疗失张力癫痫（图 7-6），LITT 也被用来治疗功能性和疼痛疾病，如扣带回毁损治疗癌痛和强迫症。LITT 还可以用来治疗本章并未涉及的其他适应证，例如各种肿瘤性靶点：深部无法显露的胶质瘤、复发肿瘤结节、对辐射不敏感的转移灶、症状性肿瘤坏死灶和脊髓转移灶等。对于局灶性癫痫，患者应接受与其他癫痫手术相同的术前评估和检查。框 1 和图 7-7 中总结了决定 MTLE 患者是否接受立体定向激光杏仁核海马切除术（stereotactic laser amygdalohippocampotomy, SLAH）的典型评估内容和手术决策。

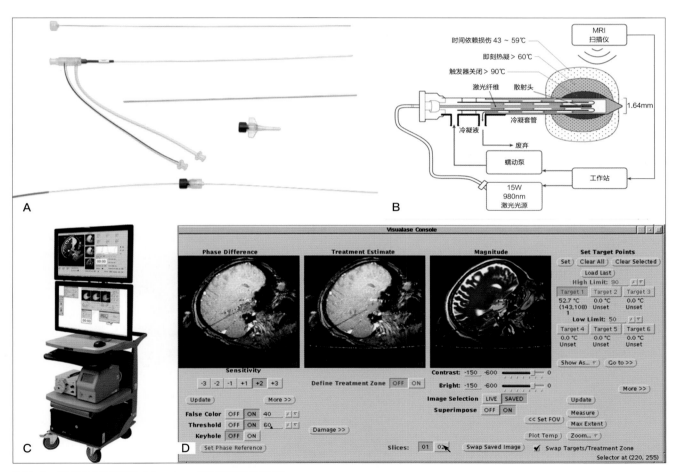

图 7-1　用于脑内的美敦力 Visualase 激光间质热疗系统

A. 一次性组件包括钛合金加固探针，柔性的透光聚碳酸酯冷却套管，立体定向对准杆，用于将装置固定在颅骨上的立体定向螺栓，可选扩散头长度 10mm 或 3mm 的光纤。B. 该图可见将光纤放置于冷却套管内，当其放置于所需颅内靶点周围时，激光产生的能量便可以通过光纤头端的扩散头传递到周围组织。与此同时，蠕动泵使用循环盐水冷却光纤头部，工作站则提供从诊断 MRI 扫描仪获得的实时图像反馈（解剖和热成像）。在尖端各个距离所测量的温度进一步为消融提供反馈控制。C.Visualase 的移动推车，包括控制工作站硬盘、多台监视器、连接诊断 MRI 所需以太网连接器、盐水蠕动泵和 980nm 波长 15W 激光二极管源。D. 工作站监视器的特写图片，左图显示实时低分辨率相差热图，中间图为实时低分辨率消融范围估计图（橙色代表体素已经达到消融的热阈值），右图为消融范围估计图与高分辨率参考图像的融合影像。面板右侧显示相应位点（红色十字）的实时温度信息。可以同时显示多角度影像（如轴位、矢状位、冠状位）

Visualase 系统已获得美国食品药品监督管理局（FDA）的批准，可以"在医疗和手术中通过 MRI 引导，在组织间使用照射或热能的方法对软组织进行坏死和凝固处理"，值得注意的是其不仅仅适用于特定的临床适应证。具体信息可在美国 FDA 相关网页中获得（http://www.accessdata.fda.gov/cdrh_docs/pdf7/k071328.pdf. Accessed December 13, 2016）

框1 进行立体定向激光杏仁核海马切除术的患者选择标准

- 药物难治性：当进行两种以上可耐受、适当并足量的抗癫痫药物治疗方式（单药或多药联合）后仍然难以实现持续的癫痫缓解。
- 症状：伴有认知障碍的复杂部分性癫痫，可有或无经典的先兆症状（异味、腹气上升感、恐惧、似曾相识感）。
- 长程视频EEG：定位于单侧前颞区。
- MRI：高场强影像定位发现结构性异常，诸如MTS，皮质发育不良和胶质增生。
- 氟脱氧葡萄糖 - 正电子发射断层显像（FDG-PET）：与EEG和（或）MRI相符的低代谢（例如颞内侧）。若未发现MTS，需要确认PET发现与症状、EEG和神经心理测试结果相符合。
- ± 发作期 / 发作间期单光子发射计算机断层成像（single positron emission computed tomography, SPECT）：可以通过一次发作对频繁发作的患者提供额外的定位信息。
- ± 脑磁图（MEG）：对发作间期频繁癫痫发电的患者可提供额外的定位信息。
- 神经心理测试：通常会在优势侧的患者中发现记忆下降。
- 功能MRI ± 颈内动脉异戊巴比妥试验（Wada）：当消融区域对优势侧语言和记忆功能具有风险时，可能需要这类检查。
- ± 颅内EEG：若头皮EEG难以定位或前述检查之间相互矛盾时需要进行颅内EEG。颅内EEG（如深部电极）提示单侧颞叶起始可考虑进行消融，若为双侧或多灶起源则需考虑进行非消融治疗策略（如反馈式神经调控）。

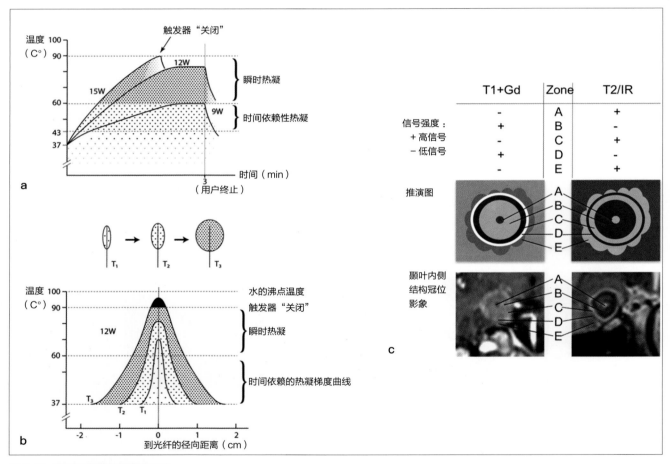

图7-2 消融动力学和消融后影像

a. 激光功率（瓦）对组织温度随时间的影响。通常，增加激光功率（此处例举为9W、12W和15W三条独立曲线），同时保持其他变量不变（例如，冷却冲洗流速），将在光纤附近产生更高的组织温度和更快的消融动力学。然而，在高功率下，当热成像监测到90℃时消融就停止了，而此刻并未达到所需的消融范围。在低功率下，低温所伴随的组织稳态也会限制所需的消融程度。因此，对于各种特殊靶点，为最大程度地实现消融所需范围应基于临床判断，并依照经验进行平衡。b. 激光功率（W）对消融直径的影响。通常，在恒定的激光、冷却液设置及冷却冲洗流速条件下，增加操作时间会在光纤周围产生更宽的消融直径。不同的组织特点（如灰质、白质、神经纤维或肿瘤）、周围散热结构（如脑室、脑池和血管）以及屏障（室管膜、软膜和硬膜）均会影响光穿透性、发热和热传播，最终影响精确的动力学和消融范围。热凝的不可逆程度是一个与时间-温度相关的过程（可以通过推导阿伦乌尼斯公式获知详情）。而在60℃以上时，凭借经验观察到的结果是细胞损伤基本是瞬时的。理想的消融温度在50～90℃，但取决于解剖目标和周围要保护的结构。当按照指示使用时，为了避免组织和装置过热，一旦温度监测装置在套管/光纤周围所接触的组织中检测到温度达到90℃时，会触发安全功能，并关闭激光。c. 消融后急性期影像学解释。在对癫痫灶进行激光引导消融后即刻进行钆对比T1像，T1翻转/T2像扫描，可见5层同心圆结构，该图自上而下分别是各层同心圆信号强度说明，同心圆示意图和示例。A，激光套管路径；B，中心区；C，外围区；D，毁损边缘薄层；E，周围水肿。区域A～D对应Visualase系统所估计的不可逆损伤区域

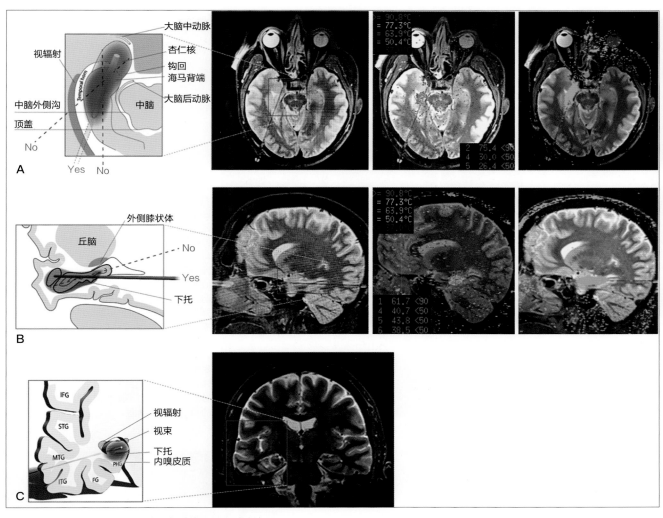

图 7-3 立体定向激光杏仁核海马切除术用于颞叶癫痫

A. 轴位示意图（左），MRI 显示了将激光装置置于颞叶内侧结构，其右侧分别是激光工作站的截图，显示实时热图和最终估算的橙色消融区域。左侧示意图显示了相对于周围解剖结构的最佳置入位置和内外侧欠佳置入范围（更多详细信息，请参见框 1 和框 2）。B. 矢状示意图（左），MRI 显示置入位置，热图和最终估算的橙色消融区域。示意图显示了相对于周围解剖结构的最佳和欠佳置入位置。C. 冠状示意图（左）和 MRI 反转序列（右）显示消融后对颞内侧结构的热损伤

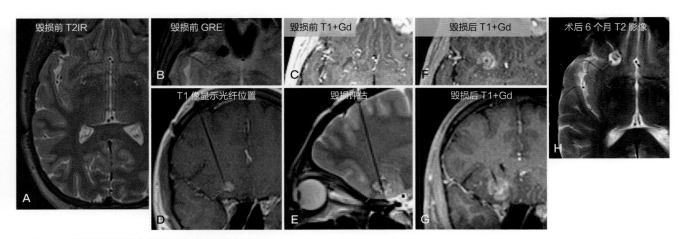

图 7-4 对拟诊的海绵状血管畸形合并癫痫进行消融

A ～ C. 术前 MRI 提示右侧额叶深部海绵状畸形合并癫痫；D. 术中影像提示光纤的具体放置位置同时未见急性期出血；E. 这是 Visualase 工作站上的消融估算图片，可见这类病变中热信号流失，不会产生汇聚在一起的消融估算图像；F、G. 该图片显示了消融后短期的治疗效果；H. 该图来自消融后 6 个月，可见消融后边缘锐利的脑软化灶边缘和向中心卷化的畸变组织。所有图中的红箭点都代表海绵状血管畸形

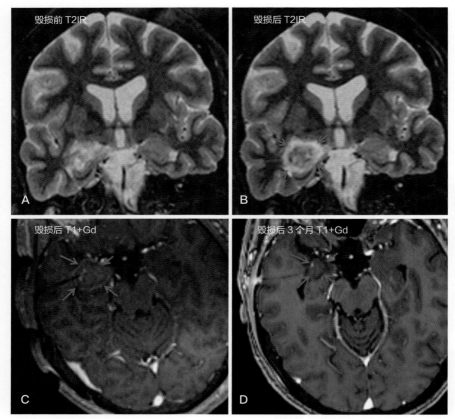

图 7-5 对拟诊的杏仁核低级别肿瘤进行消融。A. 术前 MRI T2 冠状位提示以右侧杏仁核为中心的非强化病灶。患者表现为右侧前颞叶起源的复杂部分性癫痫。根据影像位置和特点，尽管未进行活检，该病变最有可能为低级别胚胎发育不良性神经上皮肿瘤（dysembryoplastic neuroepithelial tumor, DNET）。B.T2 冠状位显示消融后短期状态，注意其中低信号中心区域和高信号外周区域。C. 消融后短期进行 T1 钆增强扫描，在消融区域周围呈现出均匀的增强薄层边缘（"蛋壳样"）。注意有意进行了海马保护。D. 消融后 3 个月进行 T1 钆增强扫描，显示消融外周区域的非强化边界，同时消融体积缩小，可见保留完好海马。红箭代表消融的边界。注意消融术后病灶外侧隐约可见的激光装置的通道

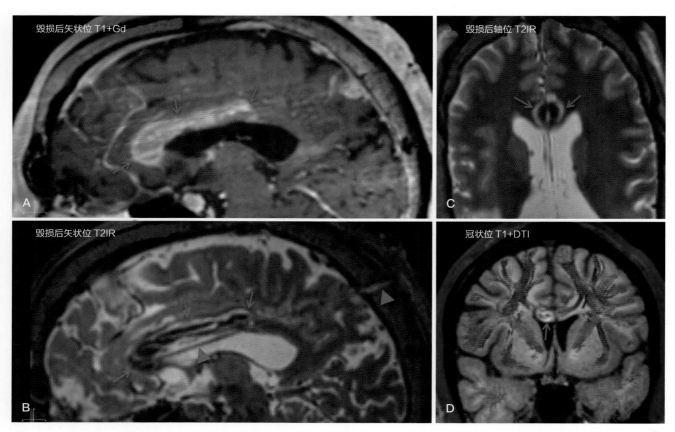

图 7-6 立体定向激光胼胝体切开治疗 LG 综合征导致失张力发作。A. 矢状位 MRI T1 钆增强影像显示前 2/3 胼胝体切开，在该病例中，使用了 3 个经顶叶的消融路径，所有操作在一次顶叶钻孔开颅手术中完成。红箭提示消融边界。B. 与图 A 类似的消融后矢状位 T2 翻转序列影像，红箭所指为消融边界，红色三角指向经顶叶、经脑室的装置路径，且最终指向胼胝体膝部。注意依据患者的解剖特点可选择个体化的立体定向路径（图 7-10）。C. 轴位 T2 翻转序列显示胼胝体膝部消融影像，红箭标出了消融边界。D. 冠状位消融后 T1 钆增强影像与消融后即刻的纤维束示踪影像（弥散张量成像）进行融合显示消融区域及离断情况。红箭指向消融区域

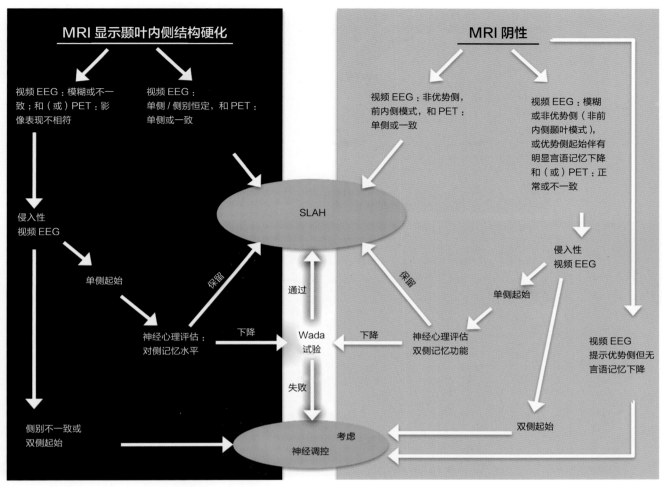

图 7-7　在埃默里大学，立体定向激光海马 – 杏仁核切除术（SLAH）在 MTLE 患者手术决策中所扮演的角色
MRI. 磁共振成像；EEG. 脑电图；PET.15- 脱氧葡萄糖正电子发射断层扫描。具体请见参照手术决策制订中相关内容

（一）MTLE 合并颞叶内侧硬化（MTS+）

MRI 提示 MTS 的患者经过开颅颞叶手术往往最终具有最高的癫痫完全缓解率，MTS 的患者行 SLAH 治疗后癫痫完全缓解率也非常高。因此，我们将 SLAH 作为一线治疗方式提供给患者，患者需要满足：单侧 MTS，视频 EEG 提示同侧前颞叶发作起始，FDG-PET 提示同侧相同部位低代谢（框 1，图 7-7）。相关的非适应证应包括双侧发作起始，对侧颞叶受损导致的记忆损害，以及对语言记忆功能具有特殊风险。而对于诊断明确的双侧颞叶癫痫，可以将反馈式神经调控（responsive neurostimulation, RNS）作为一线干预方式。

（二）MTLE 不伴有颞叶内侧硬化（MTS−）

当评估不伴有 MTS（MRI 阴性）的 MTLE 患者时，需考虑使用颅内电极（深部电极），以确认癫痫起始灶。这类患者如果直接接受开颅颞叶切除，将会面临较大的癫痫术后效果不佳的风险或出现新的神经认知功能障碍（语言和社会情感处理，情景记忆，面部、位置

和动物的识别功能），而这些与颞叶外侧结构的切除有关。为了尽量减少附加损伤，对于非优势侧，即使可考虑采用开颅手术，我们仍会更倾向于进行 SLAH。然而，对于优势侧 MRI 阴性的患者，我们通常提供 RNS 作为一线治疗，而非消融或手术。若另有禁忌证，则将 SLAH 作为第二治疗选择（图 7-7）。

（三）双重病理和治疗失败

确诊无误的双重病理（通常是经颅内脑电记录确诊）可以进行多次消融治疗（图 7-8A）。少部分 MTLE 患者进行 SLAH 后未达到无癫痫发作，对于这类患者可考虑扩大范围消融，增加颅内脑电评估，和（或）进行开颅切除性手术。特别是在术后 MRI 显示仍存在与治疗失败相关的残存颞叶内侧组织时，可考虑再次消融（图 7-8B）。

（四）立体脑电图结合消融的方法

立体脑电图 SEEG，详见第 1 ～ 2 章）是一种用以明确癫痫网络的微侵袭性评估方式。利用各种立体定

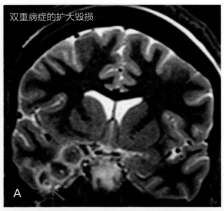

双重病症的扩大毁损

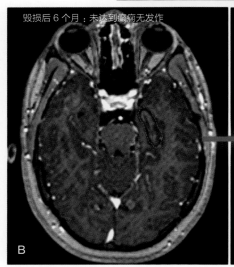

毁损后6个月：未达到癫痫无发作

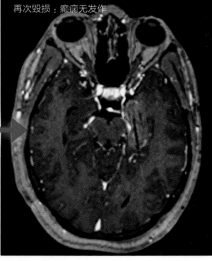

再次毁损：癫痫无发作

图7-8　双重病理行激光消融和再次消融举例。A. 该图可见多条用于消融的路径，此病例先前经颅内脑电记录提示颞底和颞叶内侧均为病性区域；B. 首次消融技术性失败后再次消融，最终癫痫无发作。在左侧，钆对比剂T1增强扫描显示一例先前接受SLAH患者术后6个月的影像结果（红点标记的轮廓）。该患者颞叶内侧结构的钩回，杏仁核和海马仍保留，同时未达到癫痫无发作。右图为患者再次消融后短期的钆对比剂T1增强扫描图像，可见杏仁核和海马的完全毁损，且最终实现长期癫痫无发作

向平台（例如立体定向机器臂）可放置多个立体定向螺栓和深部电极。一旦从电生理学角度确定了起始区，就可以根据情况将其作为消融（图7-9），切除或神经调控的靶点。SEEG消融的方法可有多种组合，首先，类似于其他射频探针，可用SEEG电极进行射频热凝；或沿SEEG路径进行激光消融；或利用可兼容的螺栓，将SEEG电极更换为带有激光设备的电极阵列；亦或使用任意立体定向设备/工作流程重新创建激光消融路径。SEEG消融的方法可用于颞叶内侧癫痫（图7-8）和新皮质癫痫（图7-9）。

四、术前准备

大多数工作流程中患者需要进行全身麻醉，保证头部位置固定，这是因为头部位置的稳定对于维持热图和解剖图像之间相互匹配至关重要。消融切口的大致位置应保持不被头架阻挡（对于SLAH，枕外隆凸上4～5cm，中线旁4～5cm，靠近人字缝）（图7-10A）。在术前准备和铺巾之前可以对认定的入点进行小剃头，或可在最终路径规划完毕后用剪刀剪掉入点周围一小片区域的头发。我们通常在切开操作前静脉注射地塞米松10mg，左乙拉西坦1000mg和广谱抗生素。

五、手术流程

（一）路径设计

路径设计需基于相关解剖和需要消融的范围。LITT/SLA治疗癫痫的典型适应证便是SLAH治疗MTLE。在不考虑立体定向平台的前提下，其理想的路径设计和不合适的路径设计所带来的问题请（详见图7-3，框2和表7-1）。其他靶点应以类似的方式进行设计。

（二）手术流程

标准工作流程包括在手术室（operation room, OR）中完成立体定向操作（螺栓的放置和激光套管的固定），然后将患者转移到MRI室。但是，若要在MRI室完成全部流程，则需要直接的MRI引导框架，这既不需要螺栓也不需要患者转运（图7-10，图7-11）。

传统立体定向框架是经过历史验证、兼具稳定性和准确性的金标准，适合于长路径、深部路径和敏感路径的设计。我们会对全身麻醉且完成气管插管的患者安装圆形底座的头架。对于SLAH，需注意避免经枕路径与颅骨固定装置之间相互碰撞（图

7-3，图 7-10）。

立体定向机器臂（robotic stereotactic assistant，Med Tech 公司；Neuromate，Renishaw 公司）是相对精准、稳定的平台，并且特别适合有多路径设计的需要［例如激光胼胝体切开，图 7-6，图 7-10E；双重病理，图 7-8A；和（或）SEEG 引导的消融，图 7-9］。术中 CT 有助于确认路径的准确性。

使用光学无框架神经导航系统与关节臂配准可能会导致配准错误，不稳定，且对较长的路径设计难以达到足够精准。理想情况下，应使用骨性基准点和术中 CT 进行路径验证以优化精准性。

定制的 3D 打印立体定向头架（带有 Waypoint 软件的 STarFix MicroTargeting 平台，FHC 公司）也可以为激光消融提供坚实而准确的立体定位平台，但预先计划的路径在手术时已经不可变动，当需要临时增加路径时可能会面临难题。

直接 MRI 引导路径框架（ClearPoint SmartFrame，MRI Interventions 公司）。相对于其他工作流程，直接 MRI 引导框架（图 7-10D，图 7-11）和相关的立体定位计划软件具有几个优点：①所有立体定向操作和消融完全在 MRI 环境中完成，从而避免了患者转移；②消除了对立体定向螺栓的依赖；③立即识别并可轻松校正所需路径的偏差；④极高的精度（通常在目标处 < 0.5mm 的 2D 径向误差）；⑤当需要实现消融目标时可以轻松创建额外的路径。

设备放置。置入激光设备，需要获取容积成像，并使用立体定向工作站设计路径，将图像坐标转换为头架坐标。患者仰卧半坐位颈部屈曲（当使用直接 MRI 引导框架时，使用俯卧位）。首先对入点进行局部浸润麻醉，尖刀刺开一小切口。使用适合设备的钻头引导器，用电钻和深度限位器进行 3.2mm 直径的颅骨钻开术（图 7-10E）。在影像学（荧光检查、术中 CT 或 MRI）指引下将直径 1.6mm 的校准杆沿管道置入到大脑所需深度，沿校准杆的方向将螺栓紧紧地拧在颅骨上，而后取出校准杆。在影像扫描的控制下，将内含有硬质探针和深度标志的冷却套管沿螺栓置入目标深度。取出硬质探针，更换为激光光纤，并通过 Touhy-Borst 适配器固定于螺栓帽中。如果使用框架，移除立体定向框架弧形弓，在麻醉状态下将患者转送至 MRI 单元。如果使用的是直接 MRI 引导技术，则不需要使用校准杆和螺栓，因为路径框架可引导插入套管并在整个剩余过程中保持其位置不变（图 7-10D）。

若需要将患者从手术室转送至 MRI 单元（图 7-11A），将患者以仰卧位推入 MRI 机器中，在线圈内转动头部和头架圆形底座并垫起肩膀，以便于对光纤进行操作。将冷却管连接到套管的端口，并将光纤连接到 Visualase 工作站上的激光电源。获取 T1 和（或）

框 2　SLAH 理想的路径设计（同时可见图 7-3，图 7-8，图 7-10）

- 头皮上大致的入点约在枕外隆凸（枕骨外隆起）上 4 ~ 5cm，中线外侧 4 ~ 5cm（通常靠近人字缝，图 7-10）。因此应避免在该区域使用头架固定颅骨。
- 应在立体定向工作站中使用增强容积式 T1/T2 MRI 扫描图像进行路径设计，初始的靶点应在冠状位选择海马头的几何中心或稍偏向内侧的结构（图 7-3），选择位置在轴位上可见大脑脚。
- 初始的入点应在冠状位中选择海马体后部的几何中心或稍靠下的部分（在轴位的前后方向上，海马的穿刺入点应该位于中脑外侧沟和顶盖之间的位置，图 7-3）。如此选择入点是在海马后部的下外侧进入，避免了探针进入脑室和脉络丛，从而减少了偏转和出血的可能性。
- 在设计中，使用立体定向路径视角，向前延长路径直达杏仁核下部，钩回的前内侧，并一直到达颞极的内侧（该部位可能合并隐源性的皮质发育不良），路径后端一直到枕部头皮。
- 根据需要调整路径，需要躲避血管、脑沟、脑室和脉络丛（请参阅表 7-1），在路径入点进行不得已的改动（例如在入点躲避表面的血管），可能需要在另一端（如靶点）进行偏移补偿。预期路径与血管之间的安全距离则更多地取决于个体所使用的立体定位方法。为避免钻头（3.2mm 直径）接触枕叶表层血管，需要提供大于 4 ~ 5mm 的安全距离。理想的路径在进入海马体之前需越过邻近的在侧副沟（侧副沟在海马旁回和梭状回之间）的大脑后动脉分支（图 7-3）。
- 颞叶内侧预期的最大消融直径 2 ~ 2.5cm，消融范围受反射 / 绝缘屏障（如软脑膜 / 室管膜）的限制。从前到后预期的消融结构包括：钩回、杏仁核内下部、海马反折（上内侧）、海马头由内到外的全部范围、下托（海马旁回的上部分，海马沟之下部分）和海马体（理想范围向后达到顶盖，图 7-3）。为避免损伤视放射不可在顶盖以上水平直接进入海马尾（请参见表 7-1 中的缺陷一栏）。除非具有颅内脑电的证据支持，一般不将内嗅区，旁内嗅区和梭状回作为消融靶点（尤其是优势半球）。
- 较高的消融剂量会向前扩大消融范围，降低消融剂量可以避免向后损伤外侧的颞叶白质和上部的丘脑（图 7-3），同样可以参见表 7-1 中的缺陷一栏。
- 当海马较大或双重病理时（例如颞极或颞底病变），或者首个路径不理想时，可能需要多路径消融以达到完全的消融（图 7-8）。此外，个体的解剖原因（例如非常弯曲的海马或因躲避血管需要从内侧进入）或套管变形可能导致再次设计消融路径，尤其是从外侧入点再次消融。

T2 容积解剖图像确认路径的正确位置，并将原始扫描层面沿光纤进行重建，以用于后续的消融监测。

（三）治疗

在工作站中，至少需要使用 2 个平行于光纤路径的平面，来对激光热凝进行监控（图 7-1，图 7-3）。工作站上可以显示热度数据，且热度数据与 T1 或 T2 解剖图像在位置上是已配准的。在各个监控平面，用户可以在各个位置手动设置"安全点"，当热凝过程中这个位置的温度过高，便可以停止激光。高温标志点（一般温度上限＜ 90℃）多设置在扩散头和最热区域，以免过热。低温标志点（一般温度上限＜ 50℃）多设置在外周区域，以免造成靶外副损伤。对于 SLAH，高温标志点位于杏仁核和海马内，低温标志点一般位于大脑脚、视束、视放射（如外矢状层）和丘脑外侧膝状体。

操作开始，首先给予低能量短时的激光，利用热度图像确认扩散头和标志点的位置。热度图像和累积消融预测图可以同时且实时的显示在工作站的监视器中（图 7-1，图 7-3）。在一次或多次治疗周期（一般＜ 3 分钟）中，可根据需要调高激光能量，通过监控达到所需的消融结果。对于 SLAH，一般来说，高能量（例如≤ 15W 的 80%）可用在杏仁核和海马前部，而低能量（≤ 60%）一般用于靠近下脉络点的海马体，≤ 55% 的能量用于中脑外侧沟以上水平海马的热凝，这是因为海马体后部直径窄，且邻近外侧视放射和上端丘脑这些重要结构（表 7-1）。当使用长度 10mm 的扩散头时，光纤的步进长度应小于 10mm，通过不断进行累积消融，建造一个连续的、管状的消融区域。对于 SLAH，消融区域包括钩回、杏仁核下部、海马和下托，海马和下托向后消融应超过中脑外侧沟，但是不能超过顶盖水平（图 7-3，图 7-8B）。

（四）消融后影像

术后即刻的影像学检查包括：容积扫描弥散张量、

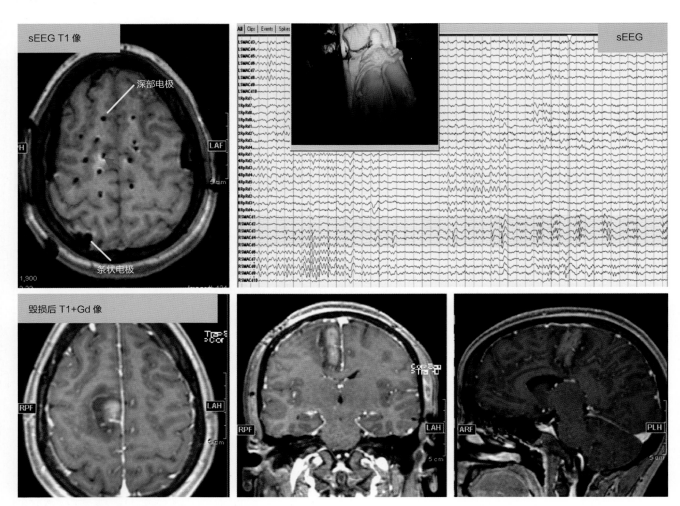

图 7-9　立体脑电图引导激光消融治疗额叶内侧癫痫。左上图为轴位 T1 影像，其显示 1 例夜间过度运动的患者深部电极阵列对前额叶，辅助运动区（supplementary motor area，SMA），额眼区和初级运动区进行采样。右侧 SMA（小红箭所指）和其下方扣带回电极记录到癫痫起始，早期发作快速向对侧传导。可以注意对应的 SEEG（右上）显示在 SMA 部位电极表现为持续的癫痫样放电（粉红色突出显示）。刺激定位确认初级运动区位于癫痫起始区而后一个脑回（右侧手部初级运动区为红色欧米伽形点状线）。轴位，冠状位和矢状位钆对比剂 T1 增强影像显示了在起始区相邻部位沿矢状位并行的 2 个消融路径。在消融后的短期内，患者出现了短暂的 SMA 症状，患者出院后并不需要康复治疗，此外保持了长期的癫痫无发作

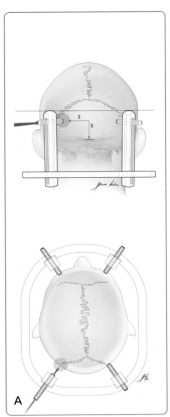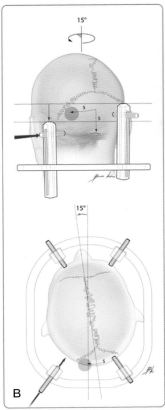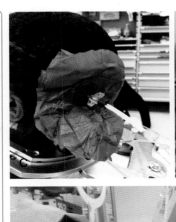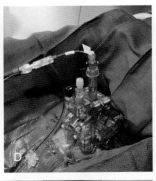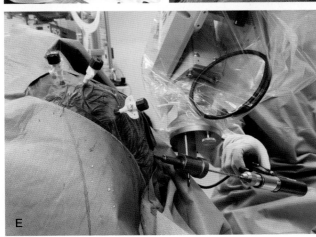

图 7-10　适合不同立体定向方法的定位

A、B. 当使用传统头架进行 SLAH 时，应避免头架阻挡大致的入点（枕外隆凸上约 5cm，中线旁约 5cm）。可将头架沿背腹轴旋转 15°～20°，并将同侧的枕部螺钉臂下调，将可能阻挡操作的颅骨钉放置于同侧的乳突上；C. 图片显示一名进行 SLAH 的患者，该患者使用传统头架，半坐位于手术台，局部可见 Visualase 螺栓和设备，同侧的头架臂和头钉被手术巾所阻挡；D. 另一名患者俯卧于 MRI 桌上，其使用了小型的 MRI 引导头架（ClearPoint，MRI interventions 公司），既可进行立体定向手术，也可固定激光装置；E. 一名患者仰卧位，正在通过立体定向机械臂（ROSA，Zimmer 公司）接受多部位立体定向螺栓放置，以进行多路径的激光胼胝体切开术（同时可见图 7-6）

FLAIR、T2 和钆对比剂增强的 T1 序列，通过多层面扫描上述序列并进行重建，以高度一致性确认工作站中的累积消融范围。LITT 术后短期 T1 和 T2 序列扫描可见多层同心圆损伤，其分别代表（图 7-2）：光纤套管的通道（A 区），中央消融区（B 区），外周消融区（C 区），外周消融区边界有一薄层结构，其标志着消融全部范围的边界（D 区），以及局部周围形状不一的水肿区（E 区）。以上不同区域在 T1 和 T2 像中的信号强度是相反的。D 区可以进一步描述为蛋壳样薄层边界，其在增强和 FLAIR 序列均表现为高信号，A 到 D 的这些区域限制了全部消融区继续向周围扩散。A～D 区区极佳的对应了真实的组织破坏区域。消融后的急性期可能不会出现 E 区，当消融周围被软膜、脑室及脑池等结构阻碍时，亦不会出现 E 区。对于 SLAH，利用冠状位扫描颞叶可以全面评估消融是否达到满意的范围。若未达到消融的目标，则需要设计其他路径。

术后 2 周左右的 MRI 并非常规要求，但会发现消融的体积略有增大，或出现局部周围水肿（E 区）。数月之后的 MRI 会出现：①消融区域的体积呈指数级下降；②消融边界厚度降低，增强信号强度也会下降；

③水肿消失。残留组织的增强效应可能持续存在。

六、术后管理及可能的并发症

收入病房进行隔夜观察是一般常规。术前服用的抗癫痫药物应继续严格保持，可以合并静脉给药。围术期激素或许可以减轻术后轻度头痛和少见脑神经激惹的可能。术后 6～8 周偶然出现的癫痫发作并非预示远期失败。然而，术后超过 2 个月的癫痫复发和其持续存在（非抗癫痫药物因素引起）则需要针对消融不足进行检查（复查 MRI，图 7-8）和（或）复查视频脑电，以排除多癫痫灶和病灶对侧起始。

1. 肿瘤　相关临床研究正在着手研究 LITT 治疗恶性肿瘤的效果。因此本章并未涉及这部分内容。

2. 癫痫　自从第一篇关于激光消融治疗 5 例癫痫病灶（皮质发育不良、结节性硬化、HH 和 MTS）患儿的文章发表以来，越来越多来自北美癫痫中心的临床经验认为 SLA 是治疗局灶性和深部癫痫病灶安全且有效的方法。SLA 非常适合 SEEG，并且也可以用于离断性的胼胝体切开术治疗失张力癫痫（图 7-6）。然而，SLA 治疗癫痫需要在多方面与手术金标准进行对比，这包括：癫痫无发作率、神经和认知副反应、并发症发生率、患者满意程度和医疗费用。

3. SLAH 治疗颞叶内侧癫痫　MTLE 是成人最为常见的药物难治性癫痫。正如任何手术，癫痫的预后高度取决于患者的选择。根据报道的风险比和绝对危险度降低率，相关荟萃分析总结了颞叶癫痫患者进行开颅手术后 1 年的癫痫完全缓解率，前颞叶切除合并海马杏仁核切除为 75%，选择性海马杏仁核切除术为 67%。与其相比，第一组接受 SLAH 的 13 例成人患者中（包括存在或不存在海马硬化，以及部分合并对侧起始），全部患者的 54% 以及合并 MTS 患者的 67% 在术后超过 12 个月仍然保持癫痫完全无发作（表 7-2）。住院日的中位数仅为 1 天。尽管组间分析未发现毁损长度和体积与预后无明确关系，但经验提示某些病例中不充分的毁损会导致癫痫复发，这种情况可能需要再次毁损（图 7-8B）和开颅切除进行有效的控制。随后的其他病例研究表明，癫痫完全缓解率为 36%～80%，MTS 亚组的情况较好，但范围为 40%～73%（表 7-2）。因此，需要进行大型临床对照试验，但与开颅的大样本研究类似，选择性杏仁核海马切除术的疗效略低于前颞叶切除术，SLAH 效果也可能不如以切除更广泛结构为目的的开颅手术。然而，也应考虑神经认知（后述）和患者的倾向。

4. SLAH 的并发症　出现并发症的可能性取决于消融路径/策略、手术经验、立体定向平台的精准度和使用何种 LITT 系统。早期研究中的并发症包括可避免的视野缺损，其原因为非理想的路径或过于激进的消融，未对视束、外侧膝状体核和视辐射进行足够的保护（表 7-1，表 7-2）。偶尔也可观察到短暂的动眼神经和滑车神经功能障碍。消融通道出血也有报道，降低出血风险的方式包括仔细的立体定向路径设计和执行手术操作。以上各种并发症或许反映了非理想路径，立体定位欠精准，或过度消融等技术失败（图 7-3，表 7-1）。在从传统头架至直接 MRI 引导头架的工作流程转变中，我们实现了更加一致的立体定向精准度（clear point miniframe，图 7-10，图 7-11）。

5. SLAH 的神经认知预后　颞叶开颅手术（包括前颞叶切除术和选择性海马杏仁核切除）有合并神经认知功能下降的风险，其原因为切除颞叶内侧结构（如造成描述性记忆损伤），和（或）来自于离断、牵拉或切除其他颞叶结构所带来的副损伤。事实上，永久的命名和语言学习功能（优势半球），物体识别和图片学习（非优势半球）功能下降多由切除或损伤前颞叶或外侧颞叶造成。开颅颞叶手术经常合并对命名和面孔识别障碍，而 SLAH 却不会。在记忆方面，对比接受开颅颞叶手术的患者，接受 SLAH 的患者更多会

表 7-1　不合适的 SLAH 路径设计所带来的问题（与图 7-3 进行比较）	
偏转角度	问题/风险
过高	损伤视束（杏仁核上），丘脑/外侧膝状体（海马尾之上），下托的不完全消融（海马沟之下）
过低	海马主体的不完全消融（内侧海马趾和海马反折），当路径低于海马沟时更容易出现不完全消融（激光的反射会限制消融）
过外	颞干和位于外矢状层内的视放射损伤，海马内侧海马趾和沟回的不完全消融
过内	损伤大脑脚、动眼神经、滑车神经和视束，外侧海马（靠近颞角）的不完全消融

表 7-2　部分立体定向激光杏仁核海马消融治疗 MTLE 的病例研究结果							
研　究	患者总数	随访时间大于 12 个月患者数量	年龄范围（岁）	住院时间（中位时间，天）	并发症	随访时间（月）	Engel Ⅰ级预后情况
Curry 等（2012）	1	1	16	未报道	无	12	MTS：1/1（100%）
Willie 等（2014）	13	13	16～64	1	1 例视野缺损，1 例急性硬膜下血肿（无后遗症）	5～26（14 个月，中位时间）	全部 MTLE：7/13（54%）；MTS：6/9（67%）
Waseem 等（2015）	7	5	54～67	1	2 例部分视野缺损	平均 12 个月	全部 MTLE：4/5（80%）
Kang 等（2016）	20	11	11～66	1	1 例脑内血肿并视野缺损，1 例短暂滑车神经麻痹	1～39（13 个月，中位时间）	全部 MTLE：4/11（36%）；MTS：4/10（40%）
Jermakowicz 等（2017）	23	23	21～60	1	1 例视野缺损	平均 22 个月	全部 MTLE：15/23（65%）；MTS：11/15（73%）

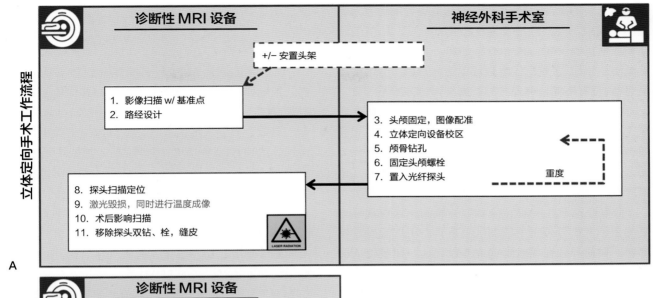

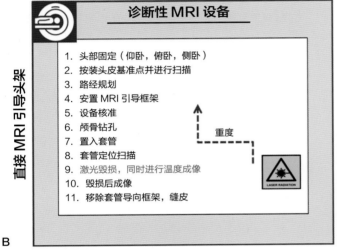

图 7-11 A，B. 通过流程图比较了不同立体定向方式所具备的工作流程和消融过程中患者所需的转运流程。直接 MRI 引导头架的一些优势包括在设备插入时可以确保立体定向的准确性及减少患者运输。具体细节请见图中文字。在不具备术中介入 MRI 室条件下，则需要在 MRI 和 OR 环境之间转运患者

出现记忆改善，较少出现记忆受损。具体来说，我们在大宗病例中观察到语言优势侧开颅颞叶切除（甚至包括选择性开颅）会导致语言记忆受损，而无论哪侧半球，SLAH 则经常可以改善语言和空间记忆（Drane DL, Gross RE, 和 Willie JT 未发表数据）。小样本量研究同时发现，SLAH 保留了外侧颞叶并避免了记忆过程的损伤，而这些在开颅颞叶手术中却是可能出现的。因此，相对于颞叶开颅手术，SLAH 保留了外侧颞叶，同时也更有利于记忆功能的恢复。

6. 下丘脑错构瘤　在一项 14 例消融治疗儿童 HH 合并发笑发作的研究中，86% 的患者达到无发作（随访时间 1～24 个月，平均 9 个月），消融安全性佳（一例患者经历无症状的蛛网膜下腔出血），住院周期短（中位时间：1 天）。鉴于开颅和内镜手术的并发症，立体定向放射手术的疗效延迟现象和副反应，SLA 是适合 HH 这种疾病的重要治疗方法（同时可见第 8 章）。

7. 海绵状血管畸形　在一项早期小样本研究中，5 例脑叶海绵状血管畸形患者接受 SLA 治疗，其中 4

例患者（80%）在术后平均 17.4 个月的随访时达到了 Engel Ⅰ 级癫痫完全缓解。对这一研究扩大样本量后继续研究，发现 14 例患者中 12 例（86%）在术后 1 年后仍保持癫痫无发作（Willie JT 和 Gross RE，未发表数据）。当视频脑电图和影像学检查之间相互吻合，一般不需要术前颅内监测。路径设计应躲避相关的发育性静脉畸形，而消融的范围应涵盖周围含铁血黄素沉着灰质（认定的致痫灶，图 7-4）。消融治疗脑叶海绵状血管畸形并不复杂，术后中位住院时间为 1 天。值得注意的是，由于内在血流产生了非典型的磁化效应，在热图中，海绵状血管畸形容易出现内部信号丢失，这会导致在周围脑组织温度升高之前，便出现了海绵状血管畸形内假阴性的消融图像（图 7-4E）。因此，对海绵状血管畸形消融需要临床经验，而周围脑组织的消融则需要医师对位置和指征慎重考虑。

8. 皮质发育不良和胶质神经肿瘤　局灶性皮质发育不良和相关的胶质神经肿瘤（图 7-5）是可以被立体定向激光消融控制的致痫性靶点，尤其是当有足够的电生理证据确认致痫灶位置时。相关的有效性结果

可见个别病例报告。在一宗 17 例儿童患者接受激光消融的研究中，大部分患者为皮质发育不良，结节性硬化和胶质神经肿瘤，其中 41% 的患者达到了长期的癫痫缓解。然而，多种原因导致解读这一预后十分困惑。这包括：位置不同、病理各异、癫痫定位方式不一致、无框架系统低精准度相关的并发症（如颅内出血）和非完全消融。为全面评估 SLA 治疗皮质发育不良和胶质神经肿瘤的安全性和有效性需要首先满足以下几方面因素：医师具有额外的临床经验，使用最佳的立体定向技术，描绘广泛的癫痫网络以及更加激进的消融。

脑室旁结节性灰质异位多合并癫痫，这通常标志着覆盖于灰质异位上的致痫性皮质具有更广泛发育性异常。灰质异位在手术上或许难以到达，在某些情况下单独使用激光消融是有效的，如灰质异位是癫痫起始区，而非其上覆盖的皮质。这时使用激光消融，可以保留其上覆盖的白质（如视辐射）。但是，一般来说，已发表的关于单独使用激光消融治疗灰质异位癫痫的研究还是少数。

七、结论

现代化的商用 LITT 设备将先前已建立的立体定向、消融和影像技术整合在了一起，并构成了一个相对简单并灵活的平台，利用这一平台，可以通过安全、有效、微侵入性的方式，在可控的条件下切除脑组织。LITT/SLA 的潜在优势包括：降低不适感、改善美观、较短的住院周期、并可通过实时影像监测安全性。早期证据表明其可有效控制癫痫发作，具有改善认知特征的能力，降低不情愿进行开颅手术患者的医疗利用率，并具有持久的满意度。未来将开展多中心前瞻性患者注册和临床试验研究，这应针对各种特殊指征和患者亚组（如 SLAH 治疗合并或不合并 MTS 的 MTLE），并涵盖不同技术和立体定向方式，从而提供客观的临床预后。依据这些预后指标，将 LITT 与成熟的切除性治疗方法进行最终的评判。

（张　劭　译）

第 8 章　下丘脑错构瘤

8 Hypothalamic Hamartomas

Anish N. Sen, Jared Fridley, Rachel Curry, and Daniel Curry

摘要

　　下丘脑错构瘤（hypothalamic hamartomas, HH）是一种罕见的发育性病变，由位于灰结节旁的异位非肿瘤性神经元和胶质细胞形成。HH 通常表现为性早熟、行为或智力发育迟缓和癫痫发作。HH 通常表现为婴儿期各种类型的发笑样发作。HH 可导致严重行为异常，如智力障碍。尽管现代医疗对于 HH 的治疗效果有限，早期手术干预仍然是 HH 患者的主要治疗手段。外科干预的目的是治愈或减少癫痫发作频率，并尝试逆转中枢性性早熟的症状。三种最常见的手术入路是经胼胝体前穹窿间入路、额下入路和翼点入路。然而，显露或切除下丘脑错构瘤的过程往往会导致严重的并发症，这就促使了治疗癫痫和性早熟方面非手术和微创技术的发展，这些方法主要包括立体定向放射治疗、射频热凝毁损和激光毁损。

关键词：下丘脑错构瘤，发笑样发作，性早熟，射频热凝毁损，激光间质热疗

一、简介

　　下丘脑错构瘤（HH）是一种罕见的神经发育性病变，由下丘脑内外的异位神经元和胶质细胞形成。这些先天性畸形是子宫内神经发育异常所致；它们不会进展或转移到其他解剖部位，但是会随着生长发育与大脑保持恒定比例。最近的临床研究提高了人们对 HH 的认识水平，并提出 HH 几乎都具有致痫性。发笑样发作，或发作性、机械性的笑，是这种疾病的主要临床表现，通常认为这种癫痫均表现为药物难治。长期以来，开颅切除一直是外科治疗的首选方法，但其控制癫痫发作的效果有限，并且具有较高的风险和并发症发生率。为了避免开颅手术所导致的并发症，最近的研究方向是开发具有疗效较好的微创技术。MRI 引导立体定向激光消融（SLA）最近在治疗 HH 方面显示出良好效果，手术并发症、神经功能受损以及内分泌紊乱较少发生。在本章中，我们回顾过去和现在关于 HH 文献，并讨论 HH 治疗的未来方向。

二、临床病理亚型

　　虽然在症状的表现和严重程度上存在较大差异，但大致上可以将 HH 分为两种临床表型：中枢性性早熟（central precocious puberty, CPP）和癫痫伴神经行为障碍。对于仅表现为 CPP 的患者，HH 症状可能早在 2 岁时就出现，并表现为青春期相关发育进程的异常早发。这些患者通常不伴有神经系统症状，如癫痫发作。表现为癫痫发作和神经行为异常的患者通常在婴儿期起病。通常将 HH 相关的癫痫发作归类为下丘脑发笑样癫痫综合征，在该综合征中，发笑样发作表现为短暂的、无法控制的大笑（发笑样发作）或哭闹（哭泣样发作）。癫痫发作通常伴有进行性脑病，随后出现行为和智力下降，以及继发性致痫灶产生。其他常见症状包括认知功能发育迟缓或下降以及精神异常（如暴怒行为）。MRI 显示这些患者的 HH 病变通常更大，病变可以位于下丘脑前部或后部。性早熟在近 50% 的发生癫痫的患者中出现，同时伴有发育和行为异常。

三、流行病学

　　据估计，HH 的发病率为 1/100 000，HH 继发癫痫的发病率为 1∶200 000。近 2/3 的 HH 患者始发症状表现为性早熟或癫痫发作，剩下的 1/3 患者伴随出现。HH 没有明显的遗传特征，但文献报道该病可伴发 Waardenburg 综合征、口 - 面 - 指综合征Ⅳ型、Bardet-Biedl 综合征、神经纤维瘤病Ⅰ型（较罕见）。HH 伴发的最常见综合征为 Pallister-Hall 综合征，发生在 5% 的 HH 患者中，同时可伴发畸形，如多指、肛门闭锁和会厌裂。有趣的是，出现在同一下丘脑区域的肿瘤，

如颅咽管瘤、星形细胞瘤和视神经胶质瘤，可导致内分泌功能失调进而导致性早熟，然而，它们却并不引起发笑样癫痫。地理、种族及民族特征均不是 HH 的危险因素，也没有证据显示孕妇或胎儿暴露于某种因素会增加 HH 的患病风险。

四、神经病理学和解剖学分类

HH 往往呈圆形，直径为 10 ～ 30mm。HH 的病理显示组织内存在神经内分泌颗粒、有孔型内皮细胞和双基底型膜。虽然单个胶质细胞和神经细胞表现正常，但细胞内部结构关系和细胞的空间组织方式较为紊乱。HH 显微镜下标志性的结构是神经元簇，这种形态特征使得研究人员怀疑这些异常神经元共同作用形成致痫灶的核心。人们根据从 HH 中观察到的神经元相对大小对其进行分类，可分为大 HH 神经元和小 HH 神经元两类。大 HH 神经元通常数量较少，并且缺乏固有的起搏器样放电特性。大 HH 神经元的定义为：直径小于 20μm，呈锥形、树突样外观，而小 HH 神经元的特征是：直径小于 16μm，形态与中间神经元相似。与大 HH 神经元相比，小 HH 神经元数量更多，并且

表达谷氨酸脱羧酶（GAD）。小 HH 神经元似乎具有固有的起搏器样的兴奋性，并且借助缝隙连接。这一发现为探索使用抗缝隙连接药物治疗 HH 开辟了一条令人兴奋的途径。

HH 最常见于三脑室下部，在解剖学上可分为两种不同的亚型：宽基底型（下丘脑内）和带蒂型（下丘脑旁，图 8-1）。宽基底型 HH 的特点是基底部广泛附着于下丘脑，而带蒂 HH 在形态上表现为延伸自下丘脑的柄状突起。与带蒂型相比，宽基底型 HH 更常伴发癫痫和行为功能障碍，尽管这种相关性并非总能观察到。

HH 具有起搏器样的电兴奋性，其放电从深部的下丘脑及皮质下结构传入大脑，因此是皮质下癫痫的典型代表。此外，随着疾病的发展，电活动在这些传播区域间反复传播形成了癫痫网络，是继发性致痫灶形成的典型例子。最后，致痫网络代替了正常生理性脑网络，这种情况成为癫痫性脑病的一个明显例子，也证明了癫痫是一种脑网络性疾病。尽管癫痫发生存在局灶性起始，但已有不少报道了对 HH 的网络的研究。Kahane 等率先通过 SEEG（立体脑电图）确定错构瘤是癫痫的起源。Usami 以及 Leal 等利用同步脑电图、

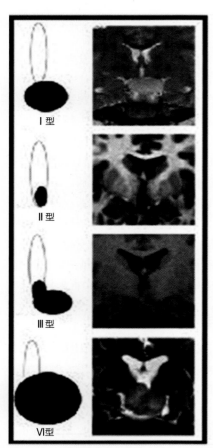

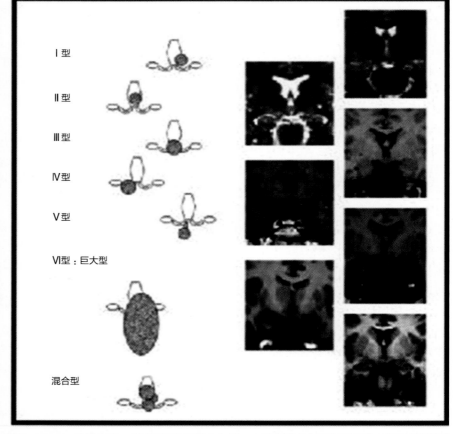

图 8-1　下丘脑错构瘤的分类。分类方案根据 Delalande 分类方案，Ⅱ型应采用脑室内入路、Ⅰ型应翼点入路进行离断，在Ⅲ型和Ⅳ型中，这两种入路中没有明显的偏好性。Régis 分类方案对邻近结构损伤风险进行分层，建议Ⅱ型行手术切除、Ⅰ型和Ⅲ型行放射治疗，Ⅳ型和Ⅴ型借助内镜进行离断、Ⅵ型和混合型采取组合治疗的策略。（左图经巴罗神经研究所许可使用。右图经 Régis J, Scavarda D 等许可使用）Régis J, Scavarda D, Tamura M, et al. Epilepsy related to hypothalamic hamartomas: surgical management with special reference to gamma knife surgery. Childs Nerv Syst, 2006, 22（8）：881-895

功能磁共振成像技术，将 HH 患者发作间期的棘波放电与 BOLD（血氧水平依赖性）信号进行相关，来阐释 HH 相关的脑网络。Boerwinkle 等利用 fMRI 明确界定了与各种错构瘤中密切相关的脑区。这些论文解释了过去对 HH 治疗中定位错误的原因，提醒医师 HH 本身而非症状表达区才是真正的致痫灶。

虽然研究者已经提出多套 HH 分类系统，但完全符合某种分类系统中的某一类定义的 HH 病变较罕见，HH 通常存在多种表现。尽管如此，大体分类对于外科手术是有帮助的。目前的神经外科采用 Delalande 分类和 Régis 分类（图 8-1）用于指导手术入路和切除。

五、病因学

虽然 HH 主要为特发性，但目前已经发现了一些相关的基因突变。有趣的是，从 HH 中观察到的体细胞突变与以下功能相关，如中枢神经系统的形成与发育以及细胞周期。据估计，15% ～ 25% 的散发性 HH 病例与 GLI3 突变相关，GLI3 是 sonic hedgehog（SHH）通路的一种拮抗转录因子。SHH 对于大脑和脊髓的边缘系统和中线结构的形成至关重要，有趣的是，GLI3 单倍剂量不足被认为是 HH 相关疾病 Pallister–Hall 综合征的原因之一。其他遗传异常还包括转录因子异常，如 SOX237、FOXC1。SOX2 是胚胎发育期间腹侧端脑形成的必要条件，也是维持神经干细胞（NSC）所必需。类似的，FOXC1 在神经发育期间调节体节的形成。总体而言，涉及这三种转录因子的体细胞突变事件提示发育相关通路的异常表达可能是 HH 发生的原因。

六、临床表现和评估

HH 通常表现为不同类型的婴儿期发笑性癫痫。根据这种罕见的发作症状学加上用于确诊的 fMRI 足以作出诊断。由于致痫灶位置较深，头皮脑电的定位价值有限。对于其他症状，如中枢性性早熟的评估，应首先从体格检查开始，随后是一系列激素水平的测定。与 HH 相关的认知和行为障碍常与 HH 伴发，此时应通过神经、精神和心理测试进行评估形成基线数据，从而确定患者对治疗的反应。

- 发笑样发作通常在婴儿期初发，但此时往往被患儿父母忽视，通常直到儿童后期父母才意识到这种异常现象。

- 发笑样癫痫发作最初通常不会引起意识水平的变化，但随着时间的推移，癫痫通常会演变为局部运动性发作或继发性全面性癫痫。

- 头皮脑电图虽然可以提供一些关于癫痫传播的侧向性信息，但由于病灶位置较深，通常难以定位。

- 脑电图可以作为疾病进展的间接测量手段，最

初检查结果通常是正常的，随着时间的推移，部分癫痫患者的脑电图结果可显示出脑叶受累，之后症状性、全面性癫痫患者头皮脑电图发作间期可见尖慢波。

- 发作期 SPECT 和发作期氟脱氧葡萄糖正电子发射断层扫描（FDG-PET）检查条件虽然苛刻，但其结果确实显示出 HH 高灌注和高代谢的特点。发作间期 PET 还可以确定巨大错构瘤瘤体中代谢最活跃的部分，从而用于指导选择性切除手术治疗。

- MRI 仍然是最有用的术前和术后影像学检查，在非增强的 T1 序列中呈等信号，增强扫描无强化，T2 序列中呈高信号，无钙化。

- 影像学上的鉴别诊断包括下丘脑视神经胶质瘤、颅咽管瘤、各种生殖细胞肿瘤和蛛网膜囊肿。

- CPP 的临床症状包括声音加粗、女性多毛、睾丸和阴茎增大、阴毛早期发育以及男性肌肉肥大。

- 在罕见情况下，HH 可伴发其他内分泌疾病，包括巨人症、甲状腺功能减退和肥胖。

七、非手术治疗和其他方法

众所周知，抗癫痫药物（AED）往往对 HH 引发的癫痫无效。药物往往仅能对继发的全面性发作起效。尽管如此，患者通常在手术前通过至少需要尝试两种药物才能诊断药物难治。术后应继续使用 AED 预防因撤药导致的癫痫发作，以及逐步控制继发性癫痫网络。

八、精神症状

尽管 HH 常伴严重癫痫以及由此产生的脑病，与 HH 相关的行为障碍是 HH 患者家属所最难以忍受的症状。这些精神心理障碍的神经生理学机制尚未确定。除发育迟缓、焦虑、抑郁、对立违抗性障碍、品行障碍，以及最常见的智力障碍以外，不同亚型的攻击性和暴怒人格在神经外科和精神病学文献中都有报道。与 HH 患儿健康的亲生兄弟姐妹相比，HH 患儿患精神疾病的风险增加。

考虑到用传统的神经心理学诊断评估来测试 HH 患者存在困难，因此想要证明这些精神症状是由 HH 直接导致的可能很困难。有趣的是，HH 继发癫痫的患者在手术切除 HH 病变后表现出学习成绩的提高和攻击性行为的降低。智力障碍在 HH 患儿中容易评估，最常见于伴有中枢性性早熟和较大下丘脑内错构瘤的 HH 患者中。下丘脑功能障碍导致其他疾病（如 Prader–Willi 综合征）伴发行为问题已有报道，这表明 HH 患者伴发的精神异常可能不仅仅是相关关系，而是因果关系。未来的研究应该着眼于更好地理解 HH 具体是如何引起这些患者的认知和行为异常的。既往大量报道显示 HH 患者促黄体激素释放因子过量分泌

以及生长激素水平异常，因此应特别关注可能改变神经递质水平的神经内分泌反馈回路。多巴胺和 5- 羟色胺水平在攻击性行为和抑郁当中发挥重要作用，因此建议在术前和术后评估过程中进行测定。

九、手术操作

（一）手术适应证和入路

随着有效的微创技术的出现，为 HH 患者选择个体化最佳手术方式的原则正在不断演变。由于存在多种选择，治疗团队最好能够综合考虑患者的解剖结构、癫痫负担和智力潜能，预估所选手术技术的收益 / 风险比。例如，开放性手术切除应考虑到相对较高的记忆功能障碍风险，而在严重智力障碍人群中这一问题则显得并不那么重要。另一方面，进行性癫痫性脑病的儿童可能无法等待立体定向放射外科手术（SRS）长达 36 个月的显效期，尽管这种方法的安全性非常高。立体定向消融术可能对于 Régis Ⅰ～Ⅳ 型较为理想，但体积较大的病变可能需要多次手术。

（二）开颅手术技术

早期手术治疗仍然是 HH 患者的主要治疗手段。手术干预的目的是治愈或减少癫痫发作的频率，且避免手术并发症。三种最常见的开颅手术入路是：①经胼胝体前穹窿间入路；②额下入路；③翼点入路（图 8-2）。

1. 经胼胝体前穹窿间入路

（1）此入路的关键步骤：中线前部开颅，局部胼胝体切开，分离透明隔小叶（leaflets of the septum），分离穹窿柱，从上方观察第三脑室。

（2）通过颜色和质地差异判断病变范围，在最低参数设置下，利用超声吸引器切除肿物。

（3）切除的下界通过软脑膜 / 蛛网膜确定，外侧界的确定较为困难，这是由于病变外侧的裂隙并不连

续，同时仅通过外观和质地难以确定病变。

（4）避免并发症的要点包括：保持中线入路，保护大脑前动脉和大脑内静脉，避免基底动脉上方和错构瘤外侧的穿支动脉损伤。

（5）在一个接受手术的 29 例患者队列中，52% 的患者术后无癫痫发作，另外 24% 的患者癫痫发作减少率超过 90%。

（6）主要潜在并发症包括穹窿和乳头体损伤引起的记忆障碍、穿通动脉损伤引起的丘脑梗死、下丘脑核损伤引起的体重增加以及垂体柄损伤导致的尿崩症。

（7）该入路易导致术后暂时性记忆障碍（约 50% 的患者），其中近 14% 的患者长期记忆障碍显著受损。

2. 翼点入路　包括分离外侧裂以进入下丘脑：

（1）经该入路抵达 Delalande Ⅰ 型或 Régis Ⅳ 型或 Ⅴ 型错构瘤的路径短而直接。

（2）无法通过该入路抵达脑室内的 HH。

（3）具有损伤颈内动脉（ICA）、视神经、动眼神经和下丘脑核的风险。

3. 额下经终板入路 / 眶颧入路

（1）关键步骤包括眼眶颧骨开颅术、向上牵拉额叶、切开终板、通过灰结节进入第三脑室。

（2）此入路和翼点入路针对带蒂型病变，同时也针对位于第三脑室底以下的巨大 HH 部分。

（3）此入路具有损伤前交通动脉和大脑前动脉的风险。

4. 内镜下经脑室入路　可借助组织乳化剂切除Ⅱ型错构瘤。一些研究者倡导的单纯断离术，该术式通常在内镜下进行：

（1）Barrow 课题组对 44 例接受内镜下手术治疗的患者进行了研究，发现 14 例患者完全切除（31.8%），其中 13 例术后癫痫无发作。

（2）Barrow 课题组对通过经内镜行单纯离断的患

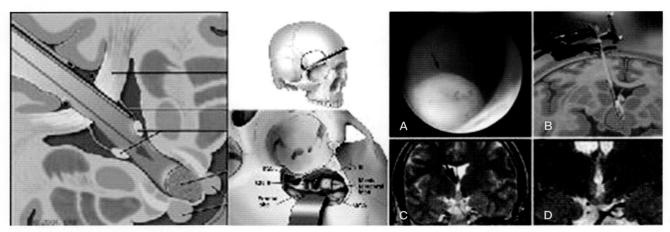

图 8-2　下丘脑错构瘤的手术入路和内镜视野。上述提到的手术入路包括经胼胝体穹窿间入路，该入路可用于切除脑室内病变（左），以及眶颧入路（中），该入路用于离断或切除第三脑室以下的病变。右图为：A. 内镜下错构瘤的影像；B、C. 拟离断路径；D. 内镜下切除术后图像（图像经巴罗神经研究所许可复制）

者进行的研究发现，37 例患者中有 12 例实现完全离断。18 例患者术后无癫痫发作，6 例患者癫痫发作减少 90% 以上。

（3）早期病例中有 30% 出现由穿支损伤引起的丘脑梗死。

（4）开颅或内镜下 HH 手术可以导致短暂的严重钠离子紊乱，该症状将延长患者术后的重症监护期。在一个包括开颅和内镜下手术治疗 HH 的病例队列中，2% 的患者出现了并发症，其中 2/3 的患者需要DDAVP（去氨加压素）长期治疗。

（三）微创技术

虽然 HH 的大多数治疗都着眼于手术干预，但与下丘脑病变手术入路和切除相关的高并发症发病率促使了用于 HH 患者的各种无创和微创技术的开发和应用，包括 SRS、立体定向射频热凝和立体定向激光消融。

1. SRS

（1）治疗 HH 的 SRS 通过基于伽玛刀或基于直线加速器的高适形放射来实现癫痫控制。

（2）Régis 等发表了迄今为止最大的伽玛刀治疗HH 病例系列，其中 60 例患者接受放射外科治疗。对27 例患者进行了随访，27 例中只有 10 例术后癫痫完全缓解。无 1 例患者因下丘脑照射而出现任何明显的长期并发症。作者建议将 SRS 作为 HH 的一线治疗。此外，来自日本的 Arita 等也主张将 SRS 作为一线治疗。由于术后无发作率仅为 37%，SRS 也可作为姑息性治疗手段。SRS 术后可能需要 36 个月才能达到最大疗效。因此，它在癫痫性脑病患者中的应用较少，因为癫痫脑病患者在如此漫长的等待疗效过程中病情会影响其认知发育等。值得注意的是，在伽玛刀治疗后，HH 几乎不发生明显的影像学变化。

HH 的放射治疗与其他伽玛刀放射外科手术类似。头部刚性固定后，用 201 源钴 60 Leksell 系统以多等中心方式术前计划辐射。辐射剂量 13 ～ 26Gy，平均 17Gy，在 50% 等剂量范围内，辐射 5 ～ 26mm，平均 9.5mm。控制辐射剂量从而避免病灶周围的敏感结构如视路和下丘脑。也可以使用直线加速器系统，有报道使用 15 ～ 18Gy，95% 等剂量线。

2. 立体定向射频热凝　也是治疗 HH 的一种更新的治疗方法，首次报道于 20 世纪 90 年代。

Kameyama 等报道了用射频热凝治疗的最大宗病例，100 例患者接受了治疗，其中 70 例是儿童。在治疗后 86% 的患者发笑样发作消失，儿童患者中该比例为 82%，成人患者中该比例为 93%。35% 的患者需要多次损毁治疗。值得注意的是，文献中术语"MRI 引导"指的是手术前的 MRI 规划阶段，因为射频设备不兼容

MRI，因此无法同时使用 MRI 热成像。

该技术首先使用立体定向软件规划立体空间中的多个针道。热凝毁损计划沿着多个路径进行，估计损毁路径周围 5mm 范围以覆盖靶病灶。这个直径是从热凝蛋清数据推断出来的。作者在每位患者使用 1 ～ 10个路径，共计 1 ～ 36 次毁损。每个病灶在 60℃ 下毁损 30 秒，然后在 74℃ 下毁损 60 秒。作者使用 CT 上显示的低密度验证病变损毁情况以及是否出现并发症。

3. 立体定向激光消融　又称 MRI 引导激光间质热疗（MRIgLITT），或称 SLA，该技术是一种较新的治疗 HH 的方法，它将激光热源的立体定向放置与近实时 MRI 热成像相结合，以精确控制毁损过程。在一个纳入 59 例患者的研究中，93% 的患者在 1 年内没有出现发笑样癫痫发作，86% 的患者术后长期未出现发笑样癫痫发作，22% 的患者需要多次激光毁损(图 8-3)。

除 MRI 术前计划外，与术中光学显微镜下切除相比，影像引导有助于外科医师更好地观察错构瘤和周围下丘脑结构之间的边界。激光与 MRI 兼容并且产生较少伪影，因此可通过 MRI 热成像实时地显示损毁过程。外科医师现在可以看到激光的热量传递方向，从而可以调整立体定向路径中的损毁强度和位置。闭环控制的方式允许规划需要保护的脑结构，当该结构加热到预定的非毁损温度时，激光将会关闭。在靶区，当加热到毁损温度时会改变颜色，从而帮助外科医师估计损毁范围是否完全覆盖错构瘤。当错构瘤完全毁损或达到边界结构时，激光器停止工作。

该技术需采用刚性固定头部。值得注意的是，儿童或头盖骨较薄的患者可能需要其他选择，如六针力分布框架、微型框架系统或无框架系统。使用立体定向软件，在立体空间设计路径，需要融合多种神经影像序列，如 MRI T1、T2、FLAIR（液体衰减反转恢复序列）、FIESTA（稳态采集快速成像）和 STIR（短时反转恢复序列，主要用于年轻、脱髓鞘患者中的应用），以明确病变与下丘脑、视神经和边缘系统结构之间的明显边界。有时 PET 扫描和 DTI（弥散张量成像）可能会有帮助。路径的设计原则是为了使损毁体积最大化；如果预计需要大于 18mm 的损毁直径，则应采用多个针道设计。对于某些可能散热的组织，可以通过将激光套管靠近来确定，靠近的距离大约是路径中心至源距离的 1/3。通过 T1 增强序列，通过切面视角来保证路径中无血管。

手术计划制订后，通过立体定向框架或手术机器人（最适合多个轨迹）将 MRI 兼容锚定螺栓（塑料或钛合金）放置到路径中。匹配锚定螺栓钻孔。外科医师需要注意的是，如果使用钛锚栓，会造成 MRI 热成像伪影区域，使得浅表部损毁无法接受 MRI 热成像的引导。

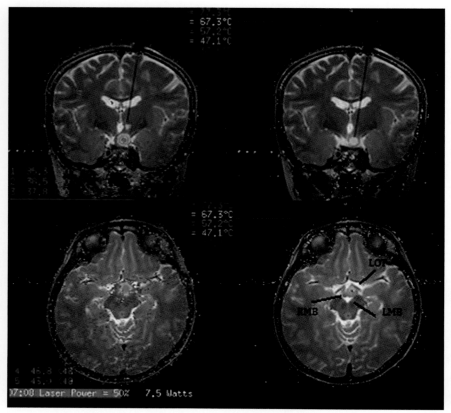

图 8-3 激光消融术中的 MRI 热成像图和不可逆损伤图。下丘脑错构瘤 MRIgLITT（MRI 引导激光间质热疗）术中冠状位（上）和轴位（下）图像。左侧的近实时 MRI 热成像图显示下丘脑错构瘤被加热，低温上限标记 4 和 5 位于乳头体上，以确保在加热到 48℃ 以上之前关闭激光。在需要保护的乳突体和视神经之间，橙色显示轴位上的不可逆损伤范围在靶点错构瘤上集聚

如果使用塑料锚定螺栓，则在灼穿硬脑膜后，需用手将其拧入骨孔，然后将导向针刺向靶点。如果使用钛制锚定螺栓，则需用扳手将其固定在骨孔中，并在灼破硬脑膜后将导向针下刺到目标位置。通过导向针形成通道后将其取出，取下立体定向系统，并将损毁导管通过硬质针套放置到靶点，然后用尖端扩散的激光光纤替换导管。3mm 尖端扩散头对于 HH 来说是最理想的，因为它提高了精确度，而且不会扩展到病变之外。在治疗巨大 HH 时，可以使用 10mm 扩散头激光光纤。

一旦套管进入靶点，患者将接受三维 MRI 显示套管、预设背景图像，并扫描轴位和相对于导管呈斜位的影像，并进行近实时连续 MRI 热成像。然后使用神经影像在热源附近标记消融高温上限温度，并在要保留的结构上标记低温上限温度从而不至于损伤这些结构，这包括穹窿、乳头丘脑束、乳头体和下丘脑。温度限制的设置允许激光在达到设定温度后关闭。损毁高温温度上限为 90℃，安全低温温度上限标准是 50℃，但可设置为 48℃ 以增加安全性。连续灌注生理盐水，并进行试验量激光加热，激光强度设置为 10W 功率的 8%～15%。这使外科医师能够确定最佳的热毁损位置，并相应地调整套管内的激光纤维。一旦调整到最佳位置，通过调整激光功率达到 80～90℃ 的温度（作为目标温度），持续 3 分钟，或直到不可逆损伤范围覆盖病变。向外拔出光纤，进行多次消融，其他路径行同样操作，直到 HH 被最大限度地包含在损毁范围之内。术后的弥散和增强的 T1 MRI 图像被用来确定损毁的范围。

十、术后管理

虽然目前还没有针对 HH 患者进行手术或毁损的最佳术后护理的临床试验，但我们发现以下措施是有用的：

（1）术后低钠血症在开颅手术中常见，在消融手术中则很少发生，应尽量少用 DDAVP，以避免医源性低钠血症。通过容量置换 2/3 的尿量暂时维持血钠在 145～155ng/dl，可以避免严重的血钠波动。

（2）术前和术中使用地塞米松，然后缓慢减量，以尽量减少术后水肿，尤其是在进行激光毁损时。

（3）消融术中行增强 MRI 以及弥散或 DTI 序列，以确认整个病变在激光消融过程中已被消融。

（4）接受开颅手术的患者需要入重症监护室，而消融术患者术后则仅需住在普通观察病房即可。

（5）术后 3 个月和 9 个月随访时进行认知、精神和内分泌检查。

（6）术后密切随访，以监测癫痫复发情况，并调整 AED 以控制继发性癫痫，这些对于癫痫发作频繁的儿童术后癫痫逐渐控制至关重要。

（张 召 译）

第 9 章　解剖性大脑半球切除术

9 Anatomic Hemispherectomy

Atthaporn Boongird and William E. Bingaman

摘要

解剖性大脑半球切除术仍然是治疗半球性癫痫的有效方法。外科手术技术以逐步的方式去除大脑半球，从而不会遗留癫痫组织。对于部分经过严格筛选的患者，可将解剖性大脑半球切除作为首选治疗方法，其同样可以用于治疗大脑半球离断性手术术后失败的病例。其主要并发症为脑积水风险较高，因此应告知患者及其父母。

关键词：大脑半球切除术，解剖，癫痫手术，半侧巨脑畸形，脑积水

一、简介

解剖性大脑半球切除术对于顽固性半球性癫痫是一种有效的手术治疗方法。Dandy 于 1923 年首次对恶性神经胶质瘤患者进行了解剖性大脑半球切除术，而后该术式历经多位术者对其进行了修改，以减少伴随的并发症。尽管解剖性大脑半球术式历经多次修改且常有并发症的报道。但是其对于某些病例仍是行之有效的治疗方式，如半侧巨脑畸形、弥漫的皮质发育不良和各类大脑半球离断性手术失败后的再次开颅。

二、患者选择和术前准备

半球的切除性手术应选择癫痫起源于一侧半球的药物难治性癫痫患者。这种术式相对于大脑半球离断性手术更适合半侧巨脑畸形和弥漫半球的皮质发育不良，因为这类病因所伴随的解剖畸变会为大脑半球离断性手术术中操作带来困难。在我们的中心，为实现最大程度的切除异常形成的组织并实现完全控制癫痫活动，相对于离断手术，我们更倾向于切除所有受影响的组织。解剖性大脑半球切除术的另一个常见指征是复发的大脑半球离断性手术患者。对于这类患者，通过切除剩余半球可以使约 50% 的患者停止癫痫发作。

术前，应由包括成人 / 儿童癫痫学专家、神经外科医师、神经放射学专家和神经心理学专家组成的专业团队对患者进行评估。确定手术候选资格的常规术前评估如下：

1. 既往史和体格检查　记录详细的既往史，包括产前事件、出生史和癫痫危险因素。发育史也同样重要。神经系统检查侧重于感觉运动、语言和视觉功能。认知功能应总体评估。理想的大脑半球切除术候选者应有对侧偏瘫和偏盲，且手指精细运动不佳。医师需要向患者父母交代患者的术后预期，这需要准确记录运动障碍的程度。同理，需要对是否合并半侧视野偏盲进行评估，患者父母应被告知术后会出现对侧视野偏盲。这种特定的视野缺损可能会妨碍患者日后的汽车驾驶。

2. 临床症状学和视频脑电图（video electro-encephalography, VEEG）　所有患者均接受术前 VEEG 监测，以记录癫痫发作症状学，发作间期和发作期脑电图（electroencephalography, EEG）数据。癫痫的发作类型和癫痫事件的位置需要进行记录并给予特征化。对于独立出现的双侧半球发作期脑电证据，尽管其并非绝对的禁忌证，但其可能会影响术后癫痫疗效，因此需要以适当的方式告知患者父母。

3. MRI　所有患者均应进行常规 MRI，包括容积 T1、T2 和 FLAIR（fluid-attenuated inversion recovery）序列。这可能是神经外科医师需要的最重要的术前信息，因为个体解剖信息有助于确定手术技术方式并记录未受影响半球的完整性。影像学提示双侧病理的患者并非一定要排除解剖性大脑半球切除的可能，但在这种情况下应格外小心。具体的解剖细节如脑室大小，是否存在皮质发育异常，额叶底面后部、胼胝体和中线位置的解剖结构关系，均有助于确定手术计划。

4. 其他术前辅助检查 可以通过单光子发射计算机断层扫描（single photon emission computed tomography, SPECT）和 18- 氟脱氧葡萄糖正电子发射断层扫描（positron emission tomography, PET）收集更多的代谢信息，尤其是当 MRI 上出现双侧病变时。此外，考虑小儿的年龄因素和某些患者的基线语言功能较差，不常规进行颈动脉异戊巴比妥钠试验。对于一些年龄较大，且病变位于优势半球，未曾体验语言功能迁移至对侧的患者，可以进行颈动脉异戊巴比妥钠试验。这些患者在进行优势半球切除术后可能不会有语言功能的迁移。最后，应尝试进行神经心理学评估，以帮助评估发育迟缓的程度并建立术前基线。任何相关的行为问题也应记录在案。

（一）手术时机

手术干预的适当时机存在争议。许多经验丰富的癫痫学家建议应尽早干预以停止癫痫发作并最大程度地增加神经发育的机会。然而，文献显示很少有证据支持早期手术，且需要考虑年轻患者的外科手术风险（如失血、体温过低）。通常，对于不严重的癫痫，我们可以接受对体重不低于 10kg 的患者进行手术。对于患有灾难性半球性癫痫的患者，应尽早进行手术，向家属告知失血过多甚至死亡的风险，并取得知情同意。

（二）术前准备

手术当天清晨，应口服抗癫痫药物（anti-epileptic drugs, AEDs），必要时可在手术过程中静脉注射 AEDs。术前实验室检查包括全血细胞计数、血小板计数、血生化、凝血和当前 AEDs 水平。术前 1 小时内静脉注射激素和抗生素。在手术即将开始时，应由手术、护理和麻醉团队对患者进行核对，并检查和记录手术的类型和位置。气管内麻醉诱导后，放置动脉导管、膀胱导管并通过外周或中央静脉进行静脉内置管。通过给房间加温和使用保暖毯将人体温度保持在 36℃ 或以上。由于术中不常规进行电生理记录和皮质电刺激，因此，在全身麻醉中可以使用神经肌肉阻滞剂、麻醉剂和吸入剂。笔者通常不使用立体定向导航，但其可能有助于寻找关键的解剖标志。

三、手术流程

（一）体位和开颅

患者的体位应最大化地有利于显露受损半球的外侧面，同时尽量减少对颈部的扭转。头部可以用头架固定或置于头托之上。水平位摆放头部，并可在病变同侧垫起肩膀。头部应抬高于心脏上方，以帮助静脉回流并减少出血的风险。头的顶点稍微向下，这可以有利于显露颞叶结构和纵裂（图 9-1）。应用垫子保护身体承受压力的部位，避免压疮，并用温暖的毯子覆盖患者。剃头，使用 T 形切口，借此可实现从颅中窝底一直显露到中线。可用于切口设计的表面解剖标志包括：自鼻根至枕外隆凸的中线、前囟的外侧缘、横窦的位置、蝶骨大翼和颧弓（图 9-2）。

T 形切口中的一条线距离中线至少 0.5cm，而另一条垂直线经过耳屏前方的颧弓根部。中线侧的切口自发迹开始，直至枕外隆凸上 4 ~ 5cm。术前利用无菌制剂进行消毒，一方面避免溶液进入患者眼睛，另外一方面应使消毒范围较大，以备术后皮下引流。根据个体体重计算局部麻醉药用量，皮下注射，外科手术刀切开，低龄患者注意开放的前囟，避免损伤矢状窦。头皮所有出血点都应用双极电凝进行控制，之后在头皮边缘放置小头皮夹。翻开皮瓣，显露骨膜和颞肌筋

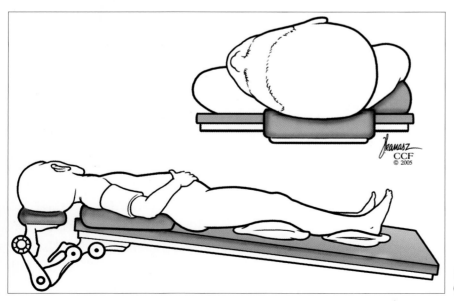

图 9-1 解剖性大脑半球切除的患者体位（Cleveland Clinic 提供）

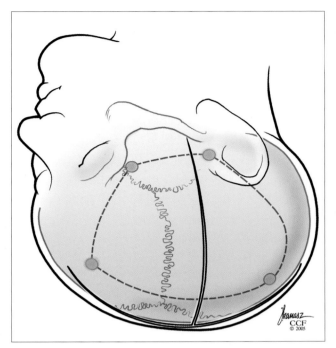

图 9-2　T 形切口重要的浅表标志和计划的开颅骨瓣（Cleveland Clinic 提供）

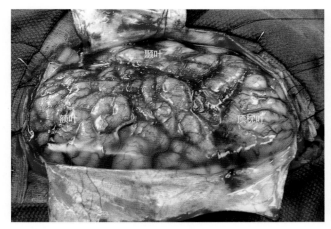

图 9-3　H 形剪开硬膜后可见半侧巨脑畸形

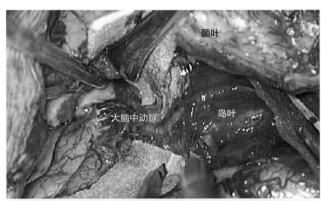

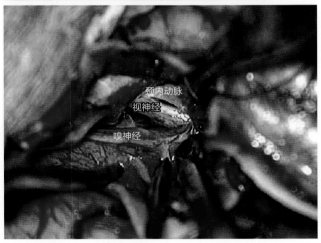

图 9-4　沿大脑中动脉彻底打开外侧裂，直至近端的鞍上池

膜。T 字形切开肌肉，并自骨瓣上游离，将肌肉瓣分别向下翻转。辨认颞弓根和解剖关键孔。如有可能，应将冠状缝部位骨质与下方硬膜自前囟外侧轻柔分离。在关键孔和颞弓上方的颅中窝底位置钻孔，最后（若前囟关闭）旁矢状窦位置钻孔，避开中线，以免损伤矢状窦。理想的骨瓣可以显露到中线、眶额基底、颅中窝底和外侧裂全长。高速气钻铣开骨瓣后，小心游离骨瓣。中线侧骨瓣边缘至少距离矢状窦 1cm，以减少失血和窦损伤。使用小的直钻头钻孔以备悬吊用，使用 4-0 的细线将硬膜悬吊至周围的骨窗边缘。去除部分蝶骨嵴，骨蜡封闭骨缘。仔细检查全部颞部下方骨质边缘是否有显露的乳突气房，骨蜡封闭。

（二）打开硬膜和初步显露

以 H 形打开硬膜后（图 9-3），首先辨认外侧裂，确认静脉引流模式。然后确认骨瓣上缘与纵裂间的距离。注意重要的矢状窦引流静脉位置，应一直保护至手术后期，避免早期就出现严重的失血。仔细检查眶额回并确认嗅束的位置，将其作为直回和中线结构的解剖标志。

（三）外侧裂的分离

完成显露后便开始分离外侧裂，分离过程中注意从豆纹动脉外侧开始保护大脑中动脉（middlecerebralartery，MCA）。使用双极、吸引器和锐利的手术剪刀分离外侧裂全长（在此过程中推荐使用较大的放大

倍数，图 9-4）。分离外侧裂应谨慎进行，最大程度地减少出血，但也可根据需要吸除皮质以帮助显露。一旦打开外侧裂后，沿外侧裂全长应能看到岛叶，包括下环岛沟和上环岛沟（图 9-5）。之后使用双极电灼或止血夹结扎大脑中动脉。

（四）外侧裂下部的分离和进入脑室

辨认下环岛沟和其下方深部颞干的白质。使用吸引器沿颞干吸除白质，显露颞角进入侧脑室。在这个

位置需要放置一个棉条保护脉络丛，并避免血液流入脑室系统。在侧裂主要的引流静脉下方对颞叶前部进行分离软膜，处理直至中颅窝底前部。之后，吸引器吸除颞极前部，显露小脑幕游离缘，期间注意保护内侧软膜。继续沿颞干向后离断颞干，相应的侧脑室颞角显露直至三角部（图9-6）。在侧脑室三角部向上延伸的部位放置一个薄棉条。之后，三角区后部再以一个大的棉球堵住，防止血液流入侧脑室或流入对侧半球。术者下一步在颞角下方沿脑室外侧沟进行分离，并进入海马旁回。从颞极位置开始吸除海马旁回，向后直达颞枕交界区域（扣带回峡部）。小脑幕游离缘在这一操作过程中是绝佳的解剖标志，在脑干后方小脑幕游离缘向中线侧弯曲。以上操作可以通过双极、吸引器或超吸完成。在各种情况下，均应使用棉片首先保护杏仁核，海马和脉络丛免受损伤。手术进行至此，可以对大脑后动脉的分支进行结扎，其在小脑幕游离缘之上沿环池走行，并进入颞叶和枕叶。在手术的这一阶段，应该实现海马旁回外侧颞叶已切除，与此同时，大脑后动脉分支已经分离。杏仁核、海马、一部分海马旁回剩余组织（钩回）还未切除，其会在切除半球以后再进行处理，因为当颞叶新皮质移除后再处理这些结构更为容易。

（五）外侧裂上部离断并进入侧脑室

外侧裂上部沿岛叶上环岛沟进行操作，离断放射冠，并沿环岛沟显露侧脑室。这可以通过在岛叶上部仔细分离完成，或者从岛叶后部侧脑室三角部开始分离，而后再分离侧脑室（图9-7）。分离外侧裂后部的MCA会使分离操作更加便捷。放射冠处理完毕后，便显露了侧脑室全长。此时，用一个棉球堵住室间孔，避免血液流入对侧脑室。操作过程中，注意保护脉络丛，避免造成不必要的出血。类似的是，由于基底节组织在手术中易于出血，因此最有效的控制方式是在基底节表面覆盖止血材料。

（六）胼胝体和内侧的离断

在侧脑室内，通过透明隔和侧脑室顶部的结合部确定胼胝体的位置。一旦该区域完成显露，即可辨认胼周动脉和胼胝体的主体。沿侧脑室的顶部向上吸除胼胝体，便可抵达同侧扣带回和大脑镰。认真细致的吸除扣带回，避免损伤对侧扣带回。同侧的胼胝体和扣带回的吸除应包含自膝部至压部全程。

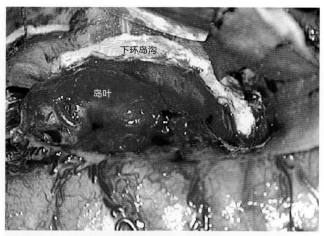

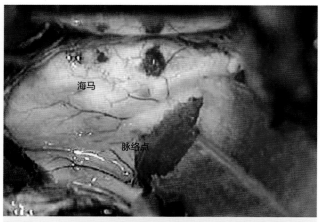

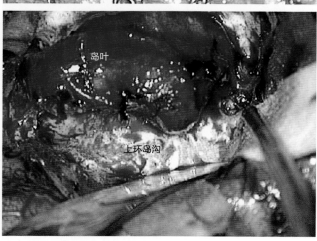

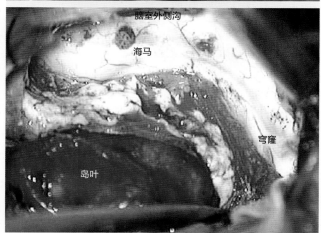

图9-5　沿岛叶皮质显露上、下环岛沟

图9-6　沿下环岛沟进入颞角，在进行颞叶内侧结构分离时辨认重要解剖标志

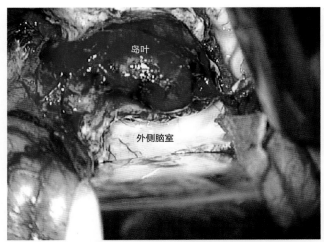

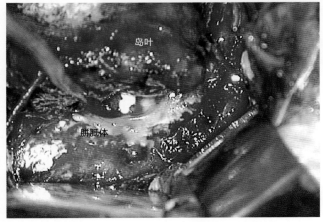

图 9-7　打开侧脑室系统和胼胝体（在此图中可以看到对侧脑室的分离管头端）

完整的切除至关重要，而胼周动脉紧邻胼胝体，因此且可以沿胼周动脉操作完成完整切除。为实现完整离断水平方向的纤维，在处理胼胝体膝部和压部的时候应特别注意。另外，切除扣带回和辨认大脑镰的下缘也可以为实现完整切除提供额外的帮助。最后，同侧穹窿应在胼胝体压部前方进行离断。由于无法准确判断胼周动脉供血侧别，因此在术中应尽力保护胼周动脉。术中大脑镰是重要的解剖标志，但是要注意其具有变异性，可以利用大脑镰吸除同侧扣带回，直至扣带回后部在小脑幕游离缘附近的渐变区。在这一部位，术者应该与侧裂下部的操作出现"交汇"。随着手术的进行，可以在大脑镰附近处理额叶和顶叶内侧的软膜以及前循环的血管。处理完额叶 - 顶叶内侧的结构后，向前进行操作，直达嗅束上方的额极。此时，胼胝体已经离断完毕，而半球内侧的全部软膜已经电凝和分离完毕。至此，残留的组织只剩半球胼胝体膝下的额叶，颞叶内侧结构和引流至中线静脉窦的引流静脉。

（七）额底离断和半球切除

最后一部分需要离断的软膜起自外侧裂前部，沿

额叶底面的后缘走行。沿 MCA 的分支向额叶进行软膜电凝和分离。在前岛叶上部建立一个假想平面，在此平面前方吸除额叶底面的后部（图 9-8）。电凝并分离眶额回的软膜，向下分离至嗅神经表面的软膜，进一步辨认直回表面的软膜并予以分离。吸除同侧直回脑组织，显露对侧直回，在其上覆盖棉条，提示中线位置。沿嗅神经表面向前分离软脑膜并保护嗅神经。吸除残留的直回，额叶内侧软膜的后方为颈内动脉，以此作为切除的后界。脑深部白质和额叶内侧脑回采用软膜下切除的方式，起自胼胝体膝部的下方，沿大脑前动脉走行至其与颈内动脉连接处，离断的平面经过尾状核。在此标记后方应该避免进一步操作，以免损伤下丘脑和脑干。半球切除后仔细处理额底，确认其后部完全切除。一旦所有的软脑膜和白质传导束都已切开，便可以开始对所有引流静脉进行电凝和分离，并将所有出血点使用止血材料进行覆盖。至此，全部半球作为一个整体已经切除完毕，最后组织送病理检查（图 9-9）。

（八）杏仁核海马切除

首先辨认脉络膜前动脉进入颞角的下脉络点，沿 MCA 的 M1 段与下脉络点的平面切除杏仁核（图 9-6）。切除过程从颞干表面残余的白质开始，抵达杏仁核，直到内侧的钩回。残留的海马旁回和钩回通过软膜下的方法进行吸除。手术过程中注意保护内侧软膜和中脑周围脑池内的重要结构（动眼神经、脑干、大脑后动脉和基底静脉等）。将海马向下翻开，吸除伞部或穹窿，从而开放脉络裂。此时需要辨认海马沟，进一步吸除齿状回。一旦确认海马沟，便可离断海马动脉和静脉。整段切除海马，送病理。

（九）岛叶切除

可以使用超吸或双极 - 吸引器以软膜下切除的方

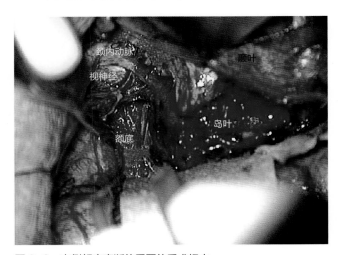

图 9-8　右侧额底离断的重要的手术标志

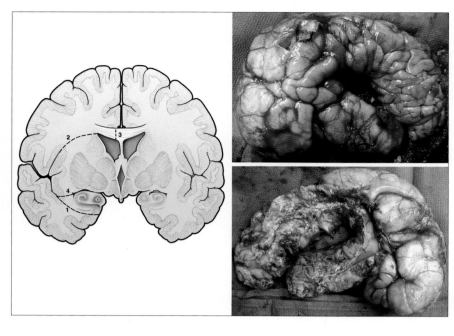

图 9-9　手术切除的范围和解剖性大脑半球
手术取出的整块样本

式切除岛叶皮质。此刻，由于中动脉已经结扎，因此
不必像离断手术那样，过于在意动脉出血的问题。需
要注意的是岛叶的切除深度，以免损伤下方的丘脑和
脑干结构。在这个阶段，可以利用立体定向导航，当
遇到白质的时候，切除便应停止。

（十）关颅

在术野放置一根硬膜下引流管，并另做一个小切
口放引流管。使用 4-0 的线缝合硬膜，并系线悬吊于
骨瓣。放回骨瓣后，根据患者年龄，使用钛片、钛钉
或丝线固定。用不可吸收线修补颞肌肉，硬膜下再放
置一枚引流，头皮尖刺切口引出。解剖分层缝合皮下
和头皮。切口再次消毒，纱布包扎。

四、术后管理及可能的并发症

术后早期并发症包括出血、凝血障碍、无菌性脑
膜炎、开颅术后感染和脑积水。术后 48 ～ 72 小时应
密切监视常规的血液检查，包括血细胞比容、血小板、
凝血指标等。术后常见凝血时间异常，可以通过输入
新鲜冰冻血浆进行纠正。术后硬膜下引流应维持 4 ～ 5
日，摆放高度与室间孔平齐，其促进排出血性脑脊液，
并降低无菌性脑膜炎的严重程度。在此期间持续使用
预防性抗生素和激素。每日监测抗癫痫药物血药浓度，
如有需要对剂量进行调整。所有患者经物理医学和康
复医学评估，并接受物理治疗、职业治疗和语言治疗。
术后 6 周复查头部影像，并确认是否合并脑积水。在
癫痫医学专家的指导下，所有患者出院后继续服用与
出院时相同的抗癫痫药物。

（张　沼　译）

第 10 章　环岛叶大脑半球离断术

10 Peri-insular Hemispherotomy

Brian J. Dlouhy and Matthew D. Smyth

摘要

半球离断手术一直应用于治疗因半球损伤继发的药物难治性癫痫，例如，弥漫性偏侧皮质发育不良、偏侧巨脑回、Sturge‐Weber 综合征、Rasmussen 脑炎、围生期半球梗死和其他弥漫累及单侧半球的难治性癫痫。1950 年 Krynauw 首次报道应用解剖性大脑半球切除术治疗难治性癫痫的一组病例。随着对术后并发症的认识，该术式也在不断改良。1974 年 Rasmussen 开创功能性半球切除术（functional hemispherectomy，FH），FH 仅要求切除较少的脑组织并引入半球离断手术的理念。随后半球术式的进一步改良均基于最大程度离断并最小范围切除脑组织的理念，因此后来的改良术式被认为是"半球离断术"的系列改良。在 1995 年，Villemure 开创环岛叶大脑半球离断术（peri-insular hemispherotomy，PIH）。在本章，我们将讨论 PIH 的手术适应证、术前计划、手术过程以及术后患者管理，本章介绍的是我们中心对 Villemure、Mascott、Shimizu 和 Maehara PIH 术式的改良。

关键词：癫痫，癫痫发作，大脑半球切除术，大脑半球离断术，药物难治性，偏侧巨脑回，Rasmussen 脑炎，环岛叶，经侧裂

一、简介

半球离断手术一直应用于偏侧脑损伤继发难治性癫痫的治疗，例如，弥漫性偏侧皮质发育不良、偏侧巨脑回、Sturge-Weber 综合征、Rasmussen 脑炎、围生期半球梗塞和其他弥漫累及单侧半球的难治性癫痫。既往多项报道证实半球离断术后癫痫无发作率为 43% ～ 90%。

1938 年，McKenzie 首次应用解剖性大脑半球切除术（anatomic hemispherectomy，AH）治疗癫痫，随后在 1950 年，Krynauw 首次报道了一组 12 例难治性癫痫患者接受解剖性大脑半球切除术，并获得较为理想的手术预后，AH 因此获得广泛认可。AH 的术后并发症，如脑表含铁血黄素沉积，推动该手术术式的改良。因此，基于通过离断手术并将大脑半球保留原位的认识，后续出现了多种类型的大脑半球切除改良术式。

联合应用大脑半球部分切除和离断技术，Rasmussen 在 1974 年提出了功能性大脑半球切除术（functional hemispherectomy，FH）。FH 手术由 5 步组成：①颞叶切除术；②额顶皮质切除术；③胼胝体切开术；④剩余额叶和顶枕叶皮质的离断；⑤岛叶皮质切除术。

FH 治疗的癫痫预后与 AH 相似，而且存在切除更少的脑组织且实现完全离断的优势。FH 的治疗有效性推动了该术式进一步的改良。所有的改良术式均是基于最小脑组织切除并彻底离断的理念。改良 FH 术式中，相对于切除部分的脑组织，更多脑实质是采用了离断技术，因此这些术式应该被认为"离断术"的改良。

各种大脑半球离断技术均是通过切除不同大小的脑组织联合离断技术组成。所有术式均包括了胼胝体切开术和额、颞、顶、枕叶离断术，这类手术技术可分为三类：①外侧入路，即经额盖或颞盖及侧裂入路，或称之为环岛叶大脑半球离断术，Villemure 和 Mascott 首次报道该技术；②垂直入路，即由大脑背侧顶端进入侧脑室和胼胝体，或称之为垂直旁中线大脑半球离断术，Delalande 等首次描述该技术；③经侧裂的外侧入路，或称之为经侧裂大脑半球离断术，Schramm 首次报道该技术。Morino 等在文献中特别描述到大脑半球需要离断以下投射和连合纤维：内囊和放射冠的内部离断，颞叶内侧结构切除，经脑室的胼胝体切开术和额叶水平纤维的离断（图 10-1）。

本文，我们将讨论 PIH 的手术步骤，本文 PIH 是

我们根据 Villemure、Mascott、Shimizu 和 Maehara 描述进行的改良术式（图 10-1）。

二、患者选择

通常来说，PIH 适合弥漫偏侧半球起源的药物难治性癫痫，不论是采用大脑半球切除术还是离断术，手术适应证是一样的。Villemure 和 Daniel 曾在文献中描述到：选择大脑半球离断术是基于对患者以下六项评估内容进行的综合评判，癫痫发作（译者注：症状学）、病因、神经系统查体、脑电图、影像学和神经心理学评估。

药物难治性癫痫是手术的必须要求，但是长期反复尝试抗癫痫药物对于半球性癫痫患者是没有必要的，因为多数癫痫发作频率均比较高。明确癫痫的病因也能辅助预测抗癫痫药物的治疗效果，如 Rusmussen 脑炎、Sturge-Weber 综合征和皮质发育不良引起的癫痫几乎均是药物难治性的。

在典型患者中，脑损伤应是单侧并弥漫累及一侧半球。目前已认识到能够从大脑半球离断术获益的病理类型，获得性病因包括创伤、感染、Rusmussen 脑炎，先天性病因包括颈动脉或大脑中动脉闭塞引起的围生期脑梗死、偏侧巨脑回、弥漫性偏侧皮质发育不良、半球弥漫非肥厚性神经元迁徙障碍相关病理、弥漫性 Stuge-Weber 综合征。

经典意义上，患者需要完全、稳定的偏侧半球症状，包括偏瘫、偏盲。但是，这些症状需要根据疾病

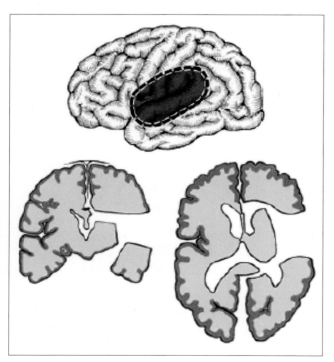

图 10-1　PIH 离断技术涉及的解剖性"切除"范围
图中显示 PIH 术中需要进行解剖性切除的岛周额盖和颞盖（标注区）。冠状位和轴位图像示意手术离断区域（改编自 Limbrick 等报道）

病因进行判断。在某些特定的病例，如围生期梗塞，神经系统的可塑性可引起双侧肢体运动功能均有不同程度的保留，早发病理，如 Rusmussen 脑炎、弥漫性 Sturge-Weber 综合征，临床表现为严重癫痫发作但是神经功能缺陷程度较轻。尽管如此，在所有的病例中，不论是疾病本身（如 Rusmussen 脑炎）还是长期癫痫发作均会加重神经功能缺陷。

受累半球的脑电图异常通常是多灶性、弥漫性和独立性，其反映的是半球受累范围和致痫性的严重程度。在健侧半球也经常看到痫性放电，从预后角度讲，判断健侧半球放电是继发性还是独立放电是非常重要的。健侧半球放电不是 PIH 的禁忌证，因为这种情况可能代表依赖性的或间接致痫性，这部分病例的癫痫预后同样理想，但是对侧半球的放电也可能提示预后不良。"健侧半球"的异常放电提醒临床需要关注癫痫病因，其有可能影响双侧半球且提示病理性质和继发致痫性的形成。对于半球离断术后仍有癫痫发作的病例思考将有助于对该问题的理解。

大脑半球离断术的理想患者即发作期和发作间期同侧痫性放电、单侧影像学异常、对侧偏瘫症状以及对侧半球正常。但是部分患者表现为不同程度的双侧脑电异常和严重的难治性癫痫发作，这也促使临床应用更为积极的治疗手段。Ciliberto 等在文献中描述了 7 例患者，术前常规或 V EEG 提示双侧半球起始，半球离断术后癫痫发作显著减少且生活质量获得改善，提示尽管部分患者未能满足常规手术患者标准，进行半球手术也可能是有意义的。

半球离断手术典型术前评估内容包括结构和功能脑影像、神经心理学评估以建立术前基线、评估病灶侧半球特征并排除"健侧"半球的致痫性可能。

三、手术前计划

所有患者均需要多学科癫痫团队评估，评估内容包括视频脑电图（video electroencephalography，VEEG）、癫痫发作视频、磁共振成像（magnetic resonance imaging，MRI）、正电子发射断层成像（positron emission tomography，PET）和神经心理学评估。其他有时需要用的诊断方法包括单光子发射计算机断层成像（single positron emission computed tomography，SPECT）和脑磁图（magnetoencephalography，MEG）。偏瘫对侧半球需进行放射学（MRI/CT）和功能（VEEG，PET）评估以检测其弥漫性异常，更重要的是另一侧半球状态正常以保证手术预后，尽管前文我们描述过部分姑息性病例进行半球手术后也取得理想预后。另外如前文所述，EEG 提示放电传导至健侧半球甚至健侧半球存在少量独立放电不一定提示手术预后不良，因为这些证

据并不能表明癫痫起始或癫痫网络累及健侧半球。若患者已确定进行大脑半球切除术/离断术，患者需要进一步 MRI 扫描用于无框架立体定向术中导航。

四、手术过程

（一）体位

患者在手术台采取仰卧位且头偏向一侧（图 10-2）。用胶垫或布巾置于肩膀下以便于头部完全偏向一侧，所有受压点均置棉垫保护并且用多条约束带围绕患者周围。患者头颅应用头架固定（如 Mayfield 头架）或者放置于适合患者年龄的塑形枕（图 10-2）。无框架立体定向导航系统对患者进行注册并设计、标记开颅方式和皮肤切口。

（二）切口、颅骨和硬膜切开

标准的 C 形切口用以额颞叶开颅并显露外侧裂（图 10-2）。无框架立体定向导航系统对设计手术切口和开颅范围会有所帮助。开颅钻孔并取下踏板形状的骨瓣，咬骨钳进一步将蝶骨嵴向前去除。取下骨瓣后，硬膜向蝶骨嵴方向以 C 形剪开并将硬膜边缘原位缝合固定以保持硬膜瓣和硬膜缘张力，并维持干净的术野（图 10-3A、B）。

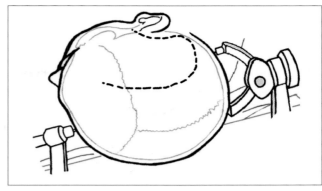

图 10-2　环岛叶大脑半球离断术头位及皮肤切口
通过塑形枕或 Mayfield 头架将患者头部固定并偏向一侧。皮肤切口设计成"C"形，以蝶骨脊为中心并延伸至外侧裂后部

（三）手术步骤：分为 7 步

硬膜剪开后可见外侧裂、颞叶、额下回（图 10-3B）。我们将本中心的环岛叶大脑半球离断术分成 7 步，所有的切除和离断步骤均是通过双极电凝、显微剪刀、吸引器和超声吸引器完成。

第 1 步：外侧裂由蝶骨嵴至侧裂后部全长切开，内侧显露岛叶全部（图 10-3C），随后识别环岛沟并分开显露。

第 2 步：切除额盖和颞盖，并进行病理评估（图 10-3D）。

第 3 步：在立体定向导航设计路径的引导下进入

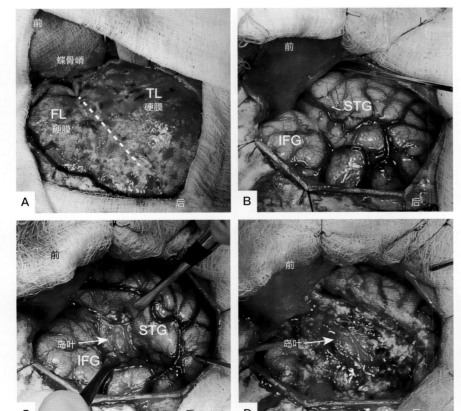

图 10-3　术中照片：开颅、切开硬膜和手术第 1 ~ 2 步：外侧裂切开和额盖、颞盖切除。
A. 在立体定向导航引导下，围绕外侧裂上下进行额颞开颅；B. "C"形剪开硬膜并向前翻至蝶骨嵴，并进行原位缝合固定；C. 分开外侧裂并向下显露岛叶皮质；D. 切除额盖和颞盖，显露岛叶及其表面的大脑中动脉分支
TL. 颞叶；FL. 额叶；STG. 颞上回；IFG. 额下回

侧脑室额角（图 10-4A、B）。向后连续打开侧脑室并达到侧脑室房部，随后向前至侧脑室额角（图 10-4C、D）。

第 4 步：颞角打开后进行选择性海马杏仁核切除并进行病理检测（图 10-4E）。海马尾向后向内侧切除，随即进行枕叶内侧离断。

第 5 步：由侧脑室额角开始（图 10-5A），影像导航或者多普勒超声引导下定位伴行胼胝体的胼周动脉（图 10-5B）。经脑室进行胼胝体切开术并由额角至枕叶内侧进行离断。

第 6 步：额底离断，以大脑前动脉作为标记确定胼胝体前部，由侧脑室额角通过额叶底面到达外侧裂蛛网膜、蝶骨嵴蛛网膜和通过直回到达颅前窝底（图 10-5E）。

第 7 步：最后切除岛叶皮质，保留皮质下白质和基底节结构的完整性。

术中止血可通过双极电凝、凝血酶或者过氧化氢浸湿的海绵球。术后额角应放置脑室外引流管以引出血性物质和降解产物。最后复位骨瓣并依据层次缝合颞肌、筋膜、帽状腱膜和皮肤。

五、经验和教训

在离断过程中，粗大的引流静脉应该保留以避免

脑水肿和增加术中出血的风险。在切除岛叶皮质时，谨慎切除且不能累及深部基底节。基底节组织脆弱，切及该部分组织易出血。基底节出血时双极电凝止血较为困难，通常需要止血剂进行止血。

容易离断不完全的区域包括枕叶内侧结构和额叶底部，分别容易残留枕叶和额叶下部皮质，因此这些位置需要额外注意以确保完全离断。紧密沿着大脑前动脉离断可以基本保证额叶的完整离断并防止进入对侧半球。在某些特定的病例，解剖结构的异常将使得大脑半球离断术部分步骤更具挑战性。偏侧巨脑回的离断手术更具挑战性，因其需要更大的离断体积、更长手术时间且术中出血可能更多。在这部分病例中，沿着大脑前动脉进行离断可能较为困难，若解剖上存在困难，中线大脑镰可以作为标志物。在多数情况下，大脑中动脉可能在切除颞盖和额盖以及切除岛叶皮质过程中被电凝切断。切除环岛叶周围组织和颞叶离断过程中切除大块组织，可以减少术后因梗塞或非梗塞原因引起的脑水肿或其占位效应对健侧半球、脑干的压迫。与之相一致的是，因为偏侧巨脑回患者颅内组织含量更多，在整个离断过程中扩大切除脑组织可以将术后水肿占位效应引起的影响降低至最小。

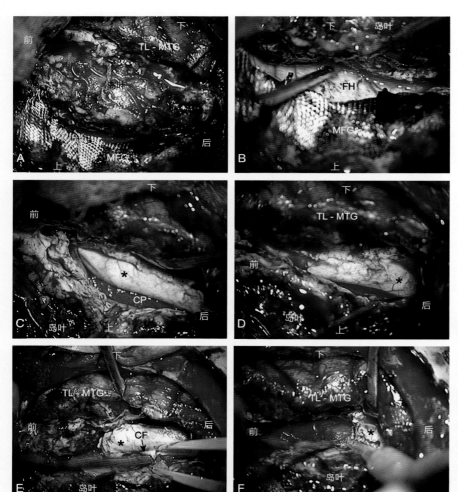

图 10-4　大脑半球离断术第 3～4 步术中照片：包括由侧脑室额角至颞角的脑室开放、海马杏仁核切除术和枕叶内侧离断。A. 立体定向导航引导下在岛叶和邻近白质处选择最佳进入点。然后沿着脑室"C"字形状由侧脑室额角至颞角前部开放脑室；B. 侧脑室额角开放显露；C. 侧脑室颞角前部可见海马头和海马体部；D. 暴露海马尾部；E. 切除杏仁核和海马头和体部；F. 后部切除海马尾，向内侧显露中线和胼胝体压部。该步骤可离断部分枕叶内侧结构

TL-MTG. 颞叶 - 颞中回；MFG. 额中回；FH. 额角；CF. 脉络裂

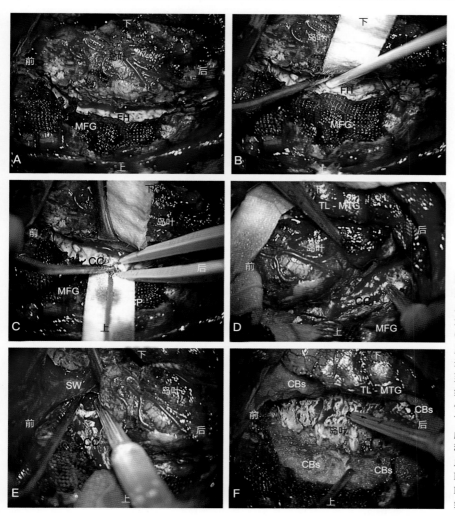

图 10-5　大脑半球离断术第 5 ～ 7 步术中照片：经脑室胼胝体切开、额底离断和岛叶皮质切除。A、B. 在胼胝体和透明隔交界处通过多普勒超声检查定位上方的胼周动脉；C. 明确动脉走行后，应用双极和吸引器进行胼胝体软膜下切开至血管水平；D. 沿着胼周动脉走行方向，向后经脑室内胼胝体切开，到达前文描述的海马尾区域并完成枕叶内侧结构的离断；E. 额底的离断以大脑前动脉作为标记，沿着胼胝体额部由侧脑室额角向下经额底结构离断至外侧裂软膜、蝶骨脊和颅前窝底的软膜或蛛网膜；F. 侧脑室填塞被稀释的过氧化氢溶液浸润的海绵球以辅助止血。随后切除岛叶皮质

FH. 额角；MFG. 额中回；CC. 胼胝体；TL-MTG. 颞叶 - 颞中回；SW. 蝶骨脊；CBs. 海绵球

六、术后管理及可能的并发症

术后第 1 天进行 MRI 扫描以明确离断范围并确保对侧半球的完整性。若术后数周再进行 MRI 检查，脑组织可能出现对侧偏移且影像难以分辨离断区域。DTI 或许能用来辅助确定离断效果，但是 T1 加权像和磁敏感加权成像通常是明确白质离断完整性的最清晰影像。脑室外引流水平实时调整以保证术后 5 天连续引流。通常情况在术后 5 天脑脊液变为黄色随后即可拔出脑室外引流。在需要离断更多脑组织的病例中，如偏侧巨脑回，脑室外引流可保留 5 天以上。半球离断术后发热是常见的情况，可能是由于脑室循环系统内的血性代谢产物刺激而不是感染。应用脑室外引流可以降低术后发热的发生率。

预后

长期随访，患者术后可存在偏瘫、偏盲、言语缺陷和认知障碍。术后并发症的严重程度取决于癫痫综合征类型、受累半球侧别、治疗年龄和其他与之相关的临床特征。偏瘫多数是痉挛性的，患者可以行走，多数患者上肢功能障碍较下肢程度严重。而且多数患者术后拇指和示指的精细对指运动不能完成，但是抓握功能仍可维持。患者术后需要进行身体和职业能力康复。离断术后 EEG 检查可见病灶侧半球孤立癫痫放电活动，但是通常对侧半球的脑电活动是有所好转的。少数患者术后仍可能出现癫痫发作，若出现则提示存在离断不完全或者对侧半球存在癫痫起始的可能性，提示术中应仔细彻底离断和术前应严格筛选患者减少降低手术失败的发生率。若术后确定离断不完全，可进行二次手术离断，这部分患者可以通过磁共振弥散张量成像来确定离断不完全的位置。

七、结论

临床上表现为完全或近全偏瘫的药物难治性癫痫患者，若术前结构和功能影像学检查提示单侧半球异常，可以考虑进行半球离断术。半球离断术后，包括各种类型的改良式式，总体癫痫无发作率为 43% ～ 90%。

（王　秀　译）

第 11 章　多处软膜下横切术和多处海马横切术治疗功能区癫痫

11 Multiple Subpial Transections and Multiple Hippocampal Transections for Epilepsy in Eloquent Brain Areas

Thomas A. Ostergard, Fady Girgis, and Jonathan Miller

摘要

　　切除性手术是治疗药物难治性部分性癫痫的有效手段，但是对于累及功能区的致痫灶，外科手术可能存在永久性神经功能缺失的风险。因为脑组织的功能构筑是垂直于皮质方向排列，有学者提出假设可通过皮质多处纵行显微切开来阻断癫痫放电的传播和同步化，并能减少与手术相关的功能缺失。在新皮质和海马应用这种手术策略分别称为多处软膜下横切术和多处海马横切术。在本章，我们将讨论该技术的原理、技术和预后。

关键词：癫痫，外科，颞叶癫痫，软膜下横切术，海马横切术

一、背景

　　多处软膜下横切术（multiple subpial transection，MST，图 11-1）在 1969 年由 Frank Morrell 首次提出，用于治疗功能区癫痫，但是直到他在 1989 年正式描述这项技术才得到广泛接受。该手术技术的原理是基于大脑皮质解剖和电生理特征及神经结构的垂直纵向分布特征：大脑皮质的输入、输出和血液供应均是垂直于皮质表面走行分布，但是皮质之间的连合纤维平行于皮质表面走行并对癫痫放电的传播起到媒介作用。丘脑皮质纤维放射状投射并终止于内颗粒细胞层（第Ⅳ层）的星形细胞和锥体细胞。相似的，皮质丘脑纤维起源于多形细胞层并放射状传出走行以完成皮质 -

丘脑 - 皮质环路。实验研究提示尽管皮质间纤维中断，大脑皮质也可以维持正常的功能，这些纤维在癫痫发生过程中代表的传导途径。因此，垂直于表面的皮质横切术理论上可以阻断皮质间的癫痫环路传导，而且可以保留局部皮质功能和血管结构（图 11-2）。

　　MST 的电生理基础从多项研究发现中逐渐形成，Morrell 最后总结为"脑组织临界体积"的概念，组织距离超过 5mm 时，2 个致痫灶之间的皮质连接即可能参与同步化活动，该数据表明按照这个距离对致痫灶进行分开即可抑制同步化，提示皮质间纤维的离断可以阻止癫痫放电的传导和潜在癫痫发作的发生。

　　多处海马横切术（multiple hippocampal transection，

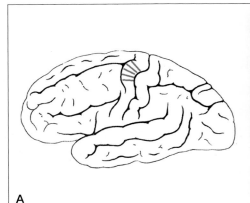
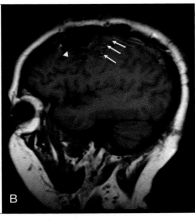

图 11-1　多处软膜下横切术（MST）。A. 初级运动皮质进行 MST 手术示意图（红色标记处）。每处切开 4mm 深、垂直向下的线性切开（改编自 Gray 等）；B. 运动前区（箭指处）MST 术后 MRI 影像（箭头指处）

MHT，图 11-3）应用于海马，与 MST 类似。颞叶癫痫是最常见的药物难治性局灶性癫痫，但是术前记忆力缺失不明显或者 MRI 未见明显病变或硬化提示术后存在认知缺陷的风险，对于优势半球的切除手术尤其谨慎：进行左侧颞叶切除患者术后言语记忆缺陷的发生率约是右侧颞叶手术的 2 倍（44% vs. 20%）。手术年龄大、术前言语记忆功能受损等因素会增加术后认知下降的风险。若患者因工作言语记忆缺陷将受到很大影响，这类特殊患者尤其需要谨慎考虑。

　　MHT 最开始由 Shimizu 首次描述并作为颞叶切除术的替代手术类型。应用该类手术技术的目的是保留海马内的直接传导通路以保留言语记忆功能。与新皮质柱状排列相似，海马的基本功能单元被认为是"三突触通路"，即海马旁回投射至齿状回、然后传导至 CA1、CA3 区，随后回传至下托，该通路纤维走行方向与海马断面相一致。除了上述传导通路外，同样存在纵行传导纤维连接，包括发自齿状回、CA3 区锥体细胞和内外分子层的纵行纤维，这些纤维在功能上相对较小，但却是颞叶癫痫放电同步化和传导的重要媒介。在横断面方向，海马内直接传导通路接受来自颞下联合皮质的纤维传入，通过嗅周皮质到达内嗅区皮质，随后纤维直接投射至 CA1 区的锥体细胞，这与穿通纤维或多突触通路的传导方向是相对的。随后纤维投射至下托并返回至内嗅区皮质。随后环路信息再由

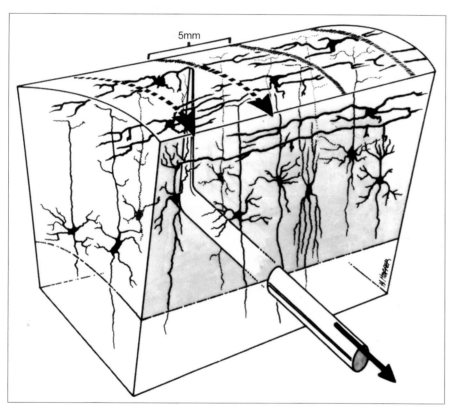

图 11-2　横切钩离断水平走行的连合纤维而没有破坏皮质的垂直排列

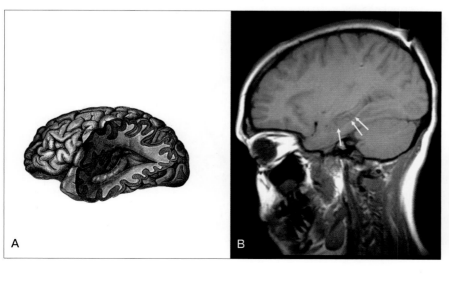

图 11-3　多处海马横切术（MHT）。A. 左侧海马 MHT 的示意图（红色标出），每一次切开由海马 CA1 压区至穹隆伞部的软膜（改编自 Gray 等）；B. 术后 MRI 显示共有 3 次术中电生理引导下的海马横切痕迹（箭指示）；这例患者接受 3 次横切后棘波消失，但是术后再次复发，随后又进行了第 2 次补充海马横切

内嗅区皮质传导返回至颞下联合皮质。在人类海马，多突触通路在维持空间记忆起重要作用，而直接通路对语义记忆功能至关重要。与 MST 相类似，MHT 通过将致痫组织分为数个独立致痫病灶以阻止癫痫发生和放电同步化，而且可以通过离断纤维以阻止癫痫在海马内传导。

Shimizu 等报道了 2 例失败病例，但却提示 MHT 理论是正确的。手术失败病例最终确定癫痫起源于颞后皮质，位于 MHT 手术区域的远隔皮质。他们尝试分期完成了 MHT 手术治疗 2 例双侧颞叶癫痫患者。在报道的 2 例患者，起源于颞叶的癫痫发作术后消失。尽管 2 例患者术后出现其他脑区的新致痫灶，但是均没有严重的顺行性记忆功能障碍。

二、患者选择

对位于致痫灶涉及优势侧半球且新皮质区或需保留特异的记忆功能的患者可以考虑应用 MST 治疗，对于颞叶内侧癫痫且患侧颞叶保留有正常记忆功能患者可选择 MHT 治疗。随着神经科学发现更多的高级认知功能，被认为是"功能区"的皮质也将逐渐增多。但是如果患者癫痫起源于非功能区，而且传统切除手术可以取得理想的手术预后，也可进行横切手术。这是一个较为现实的问题，因为部分致痫灶与功能区非常邻近但事实上并没有位于功能区，所以有时候需要应用刺激定位技术（术中清醒麻醉或侵入性电生理监测）或功能影像来定位致痫灶和功能区的边界。

MST 和 MHT 的优势在于没有破坏解剖关系，而且仍保留有切除性手术的机会。在计划进行邻近功能区的致痫病变切除术时，应该了解病变周围的胶质瘢痕也可能存在致痫性且需要切除以保证术后癫痫预后理想。手术方式的选择需要根据具体患者具体分析，也有可能需要 MST 联合其他术式，如切除性手术，最显著的例子就是进行脑叶切除的患者部分致痫灶已延伸至功能区。比如，前颞叶切除联合 Wernicke 区的 MST 或者前额叶切除联合 Broca 区或者初级运动区域的 MST。

三、手术过程

（一）多处软膜下横切术

MST 手术多数需要在全身麻醉情况下进行，手术医师需要与麻醉医师就药物应用限制进行讨论，以保证术中电生理监测的顺利进行。无框架导航系统可用以辅助切口设计和术中定位。在设计开颅范围时，充分显露皮质解剖非常重要，这样有助于术中充分识别皮质结构并给非功能区致痫灶切除留有空间。颅骨和

硬膜打开后，术中皮质脑电图监测确定致痫灶以及需要进行软膜下横切的区域。这些区域应用数字纸条由下往上进行标记，如此按计划先从伤口附着区域进行切开，这样后续的切开部分不会被出血所掩盖。

软膜下横切刀（图 11-4）可通过商业购买或用 2 号钢丝线的一短截进行塑形，根据皮质形状选择合适的角度。横切刀 90° 弯曲的远端部分应该是 4mm 长，因为设备末端需要在横切过程中通过软膜可以看到而且这个长度也是避免损伤深部白质的安全距离。应用胶带环或者其他方向标记用以提醒外科医师横切刀末段的方向，因为有时候其在皮质下时难以掌握方向。

每一次横切之前，应用腰麻针或 11 号刀片尖端在软膜刺破针眼大小（图 11-5）。软膜下横切刀通过软膜切口垂直进入皮质（图 11-6）。插入后，沿着横切刀肘部进行旋转以弧形进入脑组织。在进行这个动作时，时刻保持横切刀末端朝向皮质表面以保证其阻断皮质间连接纤维。若不能保持与皮质表面垂直，可能会损伤更多的垂直走行的皮质 - 丘脑 - 皮质纤维。当横切刀末端到达脑回对侧缘，横切刀已是软膜下可见。横切口沿着同一平面、保持末端软膜下可见逐渐退出，随后将沾有止血材料的明胶海绵填充软膜穿刺处（图 11-7）。该手术步骤需要保证彻底离断脑回（图 11-8）。

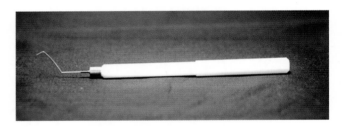

图 11-4　软膜下横切刀实物照片
横切刀末段（末端至邻近弯折点）长仅为 4mm，正好达到横切深度的阈值

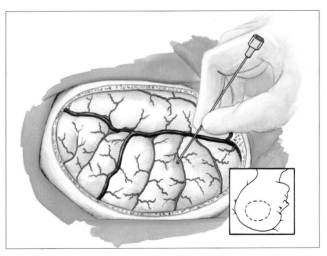

图 11-5　开颅后显露左侧额颞顶部皮质。应用 20 号腰麻针在软膜进行穿刺

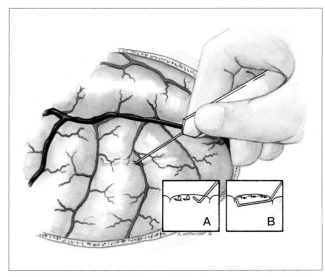

图 11-6　多处软膜下横切钩穿入脑回示意图。A. 钩的末端在一系列步骤中保持位于表面以维持正确的深度；B. 横切钩沿脑回垂直方向依次向后拉，保持钩末端始终在软膜下可见

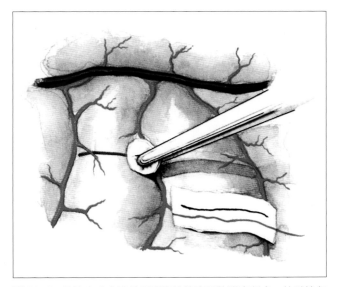

图 11-7　将沾有止血酶的明胶海绵填塞于软膜穿刺点。外科棉条在横切处上方稍微加压

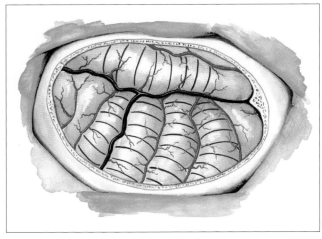

图 11-8　皮质表面完成多处软膜下横切术后表现。每隔 5mm 平行进行切开

Ntsambi-Eba 等描述了 MST 的改良技术，即应用一个进入点并以此为中心按照需要放射状向外进行软膜下横切。此改良术式的理念即将进入点数量降低至最小，以减少皮质血管穿刺的风险。笔者报道的并发症发生数量较以往文献稍低。

（二）多处海马横切术

MHT 的手术入路与颞叶切除术的标准开颅方式类似。从外科角度讲，直接通路的功能解剖提示保留颞下结构的重要性。相反，颞干切开对患者影响相对较小。因此 MHT 手术可经颞上回或颞中回或分离外侧裂进行。颞干切开并确保经顶部进入侧脑室颞角。

与 MST 术中定位皮质位点类似，MHT 术中需应用电生理明确切开位点和范围。沿海马长轴每隔 5mm 间距进行电生理记录。在横断面进行切开时，时刻记住海马的形态是凸向脑室的。如果切开后仍可记录到放电，外科医师首先需要确认海马的各个部分均被完全切开。随后海马邻近皮质需要进一步监测是否参与癫痫放电的传导。若存在皮质致痫灶，可应用上文介绍技术进行皮质切开。

用于海马的横切刀为直柄、末端 2mm 的环形形状（图 11-9）。应用该工具在横断面方向进入海马结构，与海马功能纤维层面平行，离断海马的纵行纤维。与在皮质脑回进行直接操作的 MST 不同的是，MHT 必须要认清海马冠状位层面的解剖特征，其需要经过 CA1 区进一步切开连接齿状回、CA4 区的纵向纤维联系。部分中心仅选择应用环形横切刀切开表面 CA1 区纤维，但是其他中心（包括我们中心）采取的是更为彻底的切开方式，基于术前估测准备不同大小的横切刀，除穹窿伞部外，离断整个海马结构。必须要记住海马形态成锥形，由海马头向海马体横断面的形态逐渐发生改变。若术中发现杏仁核或邻近结构存在癫痫活动，这些结构可以进行手术切除。

四、术后管理及可能的并发症

多处软膜下横切是一种有效治疗手段并在功能区有较好的应用优势。单独采用 MST 术，尽管术后 Engel Ⅰ级的患者比例较低，但是 80% ～ 90% 患者发作频率均有明显下降，其中 40% 患者获得"理想预后"（发作频率减少 95% 以上）。15% 患者术后出现神经功能缺失，其中 50% 的患者是一过性的或者自限性的。总体癫痫预后明显低于脑叶切除术或病变切除术，但是其本身的优势在于可避免因为功能区组织的切除带来的不可接受的神经功能缺失。因为许多报道均是 MST 与切除性手术联合应用，如脑区切除或病变切除等，所以 MST 术后癫痫无发作率和神经功能缺失难以

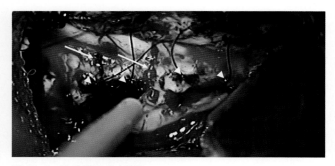

图 11-9   海马横切术中图像
图片下方为海马，左侧为海马前部。可以看到术中的记录电极（箭头指示）用以确定横切的位置（箭指示）

估计。MST 已被用于多种不同类型的局灶性癫痫的外科治疗，手术预后存在差异。

目前不少报道描述在重要功能区进行 MST 手术的安全性和有效性。Morrell 等报道了 16 例在中央前回进行 MST 手术患者，其中 9 例癫痫预后良好且无新的功能缺失症状。在其他的病例报道中，Wyler 等报道6 例患者在接受硬膜下电极埋藏并进行中央前回 MST治疗，术后 5 例患者癫痫无发作且无功能缺失。Smith报道 23 例 Broca 区 MST 术后均无新的神经功能缺陷，42 例接受 Wernicke 区 MST 治疗的患者术后仅有 1 例出现了感觉性言语障碍，原因是 MST 术后深部皮质下出血引起。一项 Meta 分析统计了 211 例接受单独MST 或联合切除性手术的治疗预后，超过 2/3 患者癫痫发作频率降低 95% 以上，新的神经功能缺失的发生率约 22%，但是这些病例报道多没有报道术后癫痫无发作患者的比例。

由于中央旁小叶功能的重要性，MST 尤其适合该部位起源的癫痫手术，此外，最早描述 MST 手术是应用于中央前回手术。Smith 报道 44 例患者接受中央前回背外侧（手 / 面部代表区）MST 手术后，均没有发生神经功能缺失，7 例患者接受中央前回内侧部（下肢代表区）MST 术后 2 例患者因为静脉梗塞出现了下肢力弱。但是也有研究证据表明初级运动皮质的局部切除手术远期癫痫预后不亚于 MST 手术，比如，一项病例研究对比了 28 例中央前回局部切除手术和 20 例同样区域 MST 手术后癫痫结局，显示 MST 组预后明显低于切除组（45% vs. 72%）。尽管中央后回 MST 术后部分患者出现轻度运动功能缺陷，但其发生率低于中央前回 MST 手术。比如，一项研究报道了 56 例接受中央后回 MST 手术患者预后，仅有 1 例出现术后感觉功能缺陷，但是 50% 以上患者出现了快速运动技能的轻度下降。

谨慎选择手术患者可以将术后并发症的风险降至最低。相对正常的皮质表面解剖有利于 MST 手术的安全进行，神经元移行障碍病理或因先前操作导致的瘢痕将增加手术难度，后者需要认真考虑，因为许多患者在确定手术方案之前已进行侵入性电极埋藏监测。若需要硬膜下电极埋藏，推荐在电极移除同时完成 MST 手术。部分局灶性皮质发育不良位于脑沟底，这个位置一般无法进行 MST 手术。尽管大多数Rusmussen 脑炎患者 MST 术后癫痫无明显改善，但是部分患者也可从中获益。

对于颞叶内侧癫痫，MHT 也可以获得良好的癫痫和神经心理预后。Shimizu 等报道 21 例接受 MHT 治疗的患者，术后 82% 患者获得 Engel I 级预后，其中8 例术前进行了综合神经心理评估，其中 7 例术后保留有正常言语记忆功能，另外 1 例术后出现下降但在6 个月内完全恢复。Umeoka 报道 3 例接受 MHT 治疗的患者，术后 2 年癫痫控制良好，2 例患者仍保留正常的言语记忆功能。Uda 等改良海马入路式式，由岛阈进入而不是颞上回或颞中回入路，37 例患者术后癫痫无发作率为 68%，其对 22 例患者进行了记忆功能评估，不同手术侧别预后存在差异：右侧颞叶术后患者言语记忆功能显著改善而对视觉记忆无明显影响，左侧颞叶术后患者言语和视觉以及功能均无明显改善。Patil 和 Andrews 联合 MHT 和 MST 对 15 例患者进行颞叶外侧和颞底区域结构切开，范围包括颞极后5 ～ 7cm，术后 95% 患者达到癫痫无发作，其中 9 例患者术后完成记忆功能测试复查：7 例患者言语记忆功能有所改善，2 例患者无明显变化；视觉记忆功能4 例患者获得改善，2 例轻度下降和 3 例无明显变化。需要认识的一点是术后记忆功能评估无明显变化并不能提示功能保留，因为未能改善也可能提示记忆相关脑区受到损伤。与之相反，术后功能未进一步下降提示术前海马残存功能相对较少；需要注意的是，在既往文献报道中伴有颞叶内侧硬化的患者比例多无清晰描述。在海马结构已相对明确无功能时（影像学表现为颞叶内侧硬化和神经性心理评估提示病灶侧海马功能缺失），切除性手术较 MHT 可能更为适合。

五、结论

对于致痫灶累及功能区皮质或海马的药物难治性部分性癫痫患者，MST 和 MHT 同样是一种可选择的治疗方式。尽管手术预后不及切除性手术，但是在功能保留方面更具有优势。对起源于功能区的部分性癫痫患者，若不适合切除性手术治疗，该手术可采用以减少患者的癫痫负担。

（王　秀　译）

第 12 章　胼胝体切开术

12 Technical Aspects of Callosotomy

Arthur Cukiert

摘要

胼胝体切开术是用于治疗药物难治性全面性癫痫的姑息治疗手段，尤其是对 Lennox‐Gastaut 或 Lennox 样综合征患者效果理想。胼胝体最大程度的切开（90%）是相对更好的选择。手术需要在全身麻醉下进行，但不需要术中皮质脑电监测。中线旁开颅、分离半球间纵裂后即能显露胼胝体。胼胝体前部可以在直视下切开，后部则需要吸引器辅助切开。应用适宜的显微外科技术，无过分牵拉并妥善保留静脉，胼胝体切开术后并发症发生率非常低。多数患者术后可能出现一过性急性失连合综合征。在严格筛选的患者中，全面性癫痫发作的频率可以改善 90%。

关键词：全面性癫痫，胼胝体切开，预后，患者选择

一、历史背景

早在 20 世纪 40 年代胼胝体切开术即被应用于药物难治性癫痫的治疗。基础和临床研究均证实胼胝体参与了全面性癫痫的放电传导。在早期，胼胝体切开被用于治疗各种局灶性和全面性癫痫综合征，并有时作为半球切除手术的替代治疗。在早期的病例中，尚未进入显微外科时代，并发症的发生率较高，尤其是与额叶脑水肿或损伤、脑室内出血等。当显微镜引入神经外科手术后这些并发症已经消失。

胼胝体是双侧半球间的主要连合纤维。胼胝体切开治疗原理即阻断癫痫放电由一侧半球传导至另一侧半球，以此来降低全面性癫痫的发作频率。胼胝体切开并没有切除产生棘波的癫痫源，故被认为是姑息性手术。和所有姑息性手术一样，胼胝体切开术癫痫预后则需不同的预后评价体系，而不能用 Engel 分级评价，因后者旨在评价切除性手术的预后。

二、患者选择

胼胝体切开术目前被用于治疗表现有继发性全身发作的癫痫患者，尤其是 Lennox–Gastaut 综合征或 Lennox 样综合征（与 Lennox–Gastaut 综合征类似，但是缺乏任何诊断特征）。胼胝体切开术对以失张力发作为主的患者预后比较好，药物难治性原发性全面性癫痫也有成功治疗的报道。患者的选择适应证包括：可有不同程度的认知障碍、脑电图（electro-encephalographic, EEG）放电广泛、磁共振成像（magnetic resonance imaging，MRI）无局灶性异常发现。患者诊断或存在局灶性癫痫时多数不适合胼胝体切开术。

胼胝体切开是一种离断手术，手术效果与离断纤维的数量相关。患者胼胝体萎缩变薄提示不是该类手术的良好适应证（图 12-1）。尽管明显的胼胝体萎缩可以在影像学辨识，但轻度的胼胝体改变有时难以评估。在正常胼胝体中存在顶部薄切迹的消失有可能是胼胝体萎缩的早期征象。

三、术前准备

胼胝体切开术需要在全身麻醉下进行，但不需要皮质脑电图记录。丙泊酚/阿片类是推荐麻醉药物种类。麻醉尽量保持一定深度且在硬膜剪开前 PCO_2 需要维持在 25mmHg 左右。不需要应用腰穿引流、激素和甘露醇。预防性应用抗生素（24 小时内）需要根据医院对清洁手术的规定。需要静脉或经口应用惯常抗癫痫药物。

四、手术过程

我们在大多数病例进行的是扩大胼胝体切开术，即在一次手术过程切开 90% 胼胝体，仅完整保留胼胝体压部。我们不进行前、后或者 2/3 的胼胝体切开术。

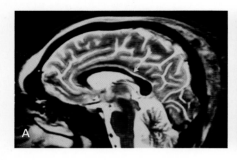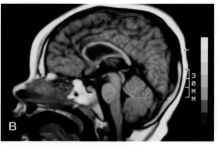

图 12-1　A. 胼胝体的正常影像特点 [请关注顶部切迹（箭指示）]；B. 胼胝体变薄，该类癫痫患者不是胼胝体切开术的理想适应证

对于认知严重受损的患者，我们则通过一次手术完成完全的胼胝体切开术。

患者被置于仰卧位，头位固定以保证胼胝体体部与地面垂直，体位摆放可以在导航辅助下或者应用临床经验完成。这样的头位将有助于胼胝体后部的切开并使得颈部放松以保证静脉回流通畅（图 12-2）。

手术采用 "L" 形切口设计，切口的一边沿中线并以冠状缝为中心，另一边即由中线切口后缘向颞弓方向延伸。随后进行中线旁开颅，重点保证前后方向的显露空间，内外方向的骨瓣没必要过大。良好的中线显露可以更好地保证半球间手术入路的质量。在上矢状窦上方、中线旁打孔。有的中心比较推荐在矢状窦两侧进行打孔以避免直接在窦上方钻孔。我们在窦上方直接打孔从未遇见问题，而且这么做上矢状窦的剥离实际很少。以近矢状窦处为基底进行硬膜切开并翻转向上以减少硬膜脱水（图 12-3）。切记一定不能灼烧任何静脉。在剪硬膜时发现回流至上矢状窦的静脉（多数会遇到），要围绕静脉切开且不要结扎静脉。术前常

规或者 MRI 血管像检查可以提前了解静脉位置，但是也需要结合术中直视下判断每一根静脉实际回流点。

确定最适合的半球间入路窗口，通常位于两引流静脉之间，随后即开始半球间纵裂的切开。这个过程不需要任何牵拉。在分开双侧前扣带回并显露双侧大脑前动脉后即看到胼胝体前半部分。胼胝体前半部分在两侧大脑前动脉之间直视下切开。双侧 A2 段要充分显露以使得胼胝体前部完全显露，前连合不需要切开。尽量避免在大脑前动脉外侧进行切开以防止扣带回梗塞。切开过程多数不需要开放脑室，这样可以保证出血不会破入脑室系统。尽管巨大脑室内血肿极为少见，但是脑室内少量出血也会引起患者术后不适或头痛。术中一旦脑室开放，室管膜应立即应用

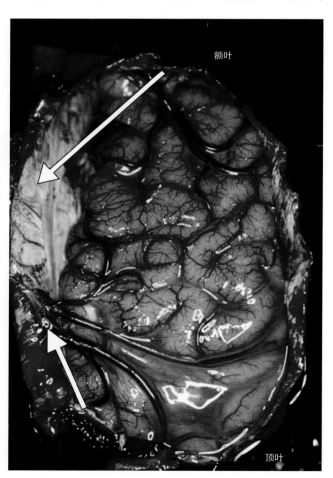

图 12-3　术中在分开纵裂前见到的中线及中线旁脑组织。图中可以看到上矢状窦（大箭）和主要引流静脉（Trolard 复合体；小箭）

图 12-2　术中患者头位和皮肤切口照片。患者取仰卧位并使得头位如图所示以保证胼胝体体部与地面垂直（神经导航可能有所帮助）。"L" 形切口一侧位于中线，以冠状缝为中心，另一侧向外侧延续至颞弓

Surgicel/Gelfoma（可吸收止血纱布或明胶海绵）覆盖。胼胝体后部切开（吸除）则不需要通过分开半球间裂进行，这可以将因近中央区的中线操作产生的影响降低至最小，因为中线旁中央区多存在 Trolard（静脉）复合体。胼胝体后部可在其内部吸除，直至胼胝体向下变为胼胝体压部的拐点处。在达到压前区域前，可以看到胼胝体顶区变薄并随后变厚，且可看到扣带回

的后界（图 12-4）。在切开胼胝体压部时，通常需要在一侧将后部脑室打开。这步通过打开后部脑室顶部的室管膜（在其他情况下这部分结构则要保持完整），建立脑室内入路后可以直视胼胝体压部。这一步可以在神经导航下完成（图 12-5）。应用 Surgicel/Gelfoam（可吸收止血纱布 / 明胶海绵）进行止血、复位骨瓣然后帽状腱膜下置管引流 24 小时。

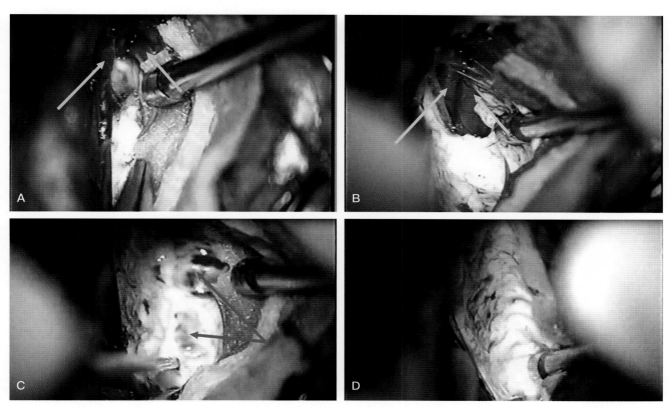

图 12-4　胼胝体切开术术中照片。A. 分开纵裂并显露胼胝体（白色）和双侧大脑前动脉（箭），术中未用牵开器；B. 胼胝体前部完全离断后可以见到双侧大脑前动脉 A2 段（箭）；C. 胼胝体切开至室管膜水平（箭），且无论在何时都需保证其完整性；D. 胼胝体后部的离断多需要内部吸除切开，直至达到压前区域

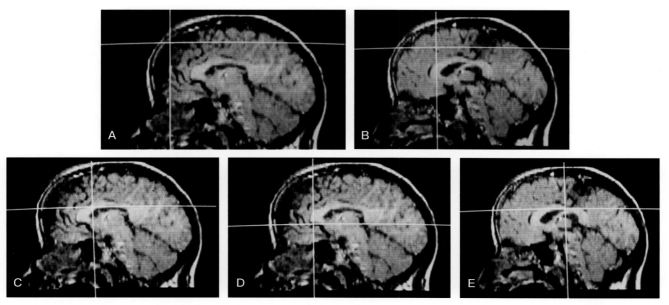

图 12-5　术中导航显示在手术不同阶段双极电凝的位置。A. 开始分开纵裂；B. 纵裂分开；C. 显露胼胝体；D. 胼胝体前部切开结束；E. 后部胼胝体切开到达至胼胝体的薄切迹

五、术后管理及可能的并发症

胼胝体切开术多适用于发作较多的癫痫患者，术后癫痫预后是讨论的主要话题。在另一方面，临床经验提示胼胝体切开可使癫痫发作阈值急性升高，所以术后短期内癫痫发作将明显减少。术后 2 ～ 3 周多出现急性失连合综合征，多表现为淡漠、小便失禁、非优势侧肢体忽视。这些急性症状将在 2 ～ 3 周完全消失。术后 MRI 检查以明确胼胝体切开范围（图12-6）。

术后出现并发症的概率比较小，可能存在的并发症包括术后头痛、脑梗塞或血肿。

六、结论

胼胝体切开术式是治疗全面性癫痫发作的非常有效的手段，尤其是伴有跌倒发作的患者。部分患者全面性癫痫发作频率可降低 90%。胼胝体切开术逐渐受到关注，但可能与其癫痫发作控制无关。

手术技巧
• 合适的手术体位
• 无静脉结扎
• 不要使用牵开器
• 轻柔的显微操作

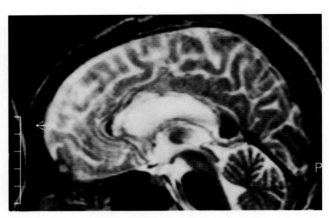

图 12-6　术后 MRI 显示胼胝体离断 90% 左右，仅剩余胼胝体的压部

（王　秀　译）

第 13 章　反馈性神经电刺激治疗癫痫

13 Responsive Neurostimulation for the Treatment of Epilepsy

Ryder P. Gwinn

摘要

2013 年，美国食品药品监督管理局（Food and Drug Administration, FDA）批准应用反馈性神经电刺激治疗癫痫。18 岁或 18 岁以上的难治性局灶性癫痫患者，如果他们有 1 个或 2 个已知病灶，并且经过 2 种或 2 种以上的药物治疗失败，可以尝试使用这种治疗方法。该装置被固定在颅骨上，利用最多 2 个电极持续监测大脑放电活动，并在适当的时候提供治疗性电刺激。每个电极包含 4 个触点，可以是条状或深部电极。这些电极基于框架或无框架立体定向导航系统被置入，代替了传统的开颅肉眼放置电极的方式。电极通过导线连接至刺激器上，刺激器通常固定在顶骨区域。设备的设置可以在手术后更改，以识别个体的癫痫发作模式，并自主地刺激大脑以中止或改变癫痫活动。皮质脑电和设备参数可以通过无线传输到服务器中并被保存。临床医师可通过服务器进行复查。在全国范围内，几乎所有脑叶都做过反馈性电刺激，约 50% 的深部电极被放置在海马体中。在反馈性神经电刺激治疗癫痫的关键性研究的开放标签期，术后 2 年时间，其发作减少比例的中位数为 53%，与术后 1 年的随访数据相比，在统计学上有所改善。不良事件与其他颅骨置入手术相似。循证医学 1 级证据证实了反馈性神经电刺激治疗难治性局灶性癫痫是有效的。

关键词：癫痫，反馈性神经电刺激，神经调控，癫痫发作，功能神经外科

一、简介

电在医学上的应用由来已久，最近的微处理器、生物相容性材料和储能大容量电池的出现，为中枢神经系统疾病的治疗开辟了新的领域。迄今为止，中枢神经电刺激已被用于治疗运动障碍、精神和认知障碍、疼痛和癫痫。置入慢性刺激设备治疗癫痫自 1972 年以来一直在尝试，但结果各不相同。迷走神经电刺激治疗癫痫于 1997 年获得美国食品药品监督管理局（Food and Drug Administration，FDA）的批准，并已被广泛接受。但经过治疗，仍有许多患者的癫痫为难治性，迫切需要新的有效癫痫控制策略。刺激人类大脑区域以终止实验诱发后放电的成功催生了一种新的治疗癫痫的方法。该疗法采用了置入式反馈性神经电刺激器（responsive neurostimulation, RNS）装置（NeuroPace，Mountain View，CA），并于 2013 年获得 FDA 批准用于治疗局灶性癫痫。这是第一次临床应用反馈性神经电刺激治疗神经系统疾病。该装置包括颅骨置入式神经刺激器和最多 2 个电极。电极可能是深部电极或条形电极（图 13-1）。在这一章中，我们将概述这种新的神经调控方法治疗局灶性癫痫所需的患者选择、手术过程和术后护理。

二、患者选择

2013 年 11 月 14 日，FDA 批准使用反馈性神经电刺激系统治疗 18 岁或 18 岁以上的局灶性癫痫患者。批准的指征遵循可行性试验和关键性试验中使用的指标。患者需要有较为频繁且可能致残的癫痫发作，如简单部分性运动发作、复杂部分性发作或继发全面性发作。患者应该接受一个有经验的多学科小组的全面外科检查。并且致痫灶数量不超过 2 个。这些病灶最好是离散的，可以用深部电极或条形电极进行覆盖。致痫灶的定位可通过多种方法实现，包括发作期症状学、磁共振成像（MRI）、正电子发射断层扫描／计算机断层扫描（PET/CT）成像、头皮视频脑电图（EEG）监测，以及侵入性监测，如硬膜下网格状和条带状电极，或深部电极，包括最近流行的立体脑电图技术（SEEG）。在获得批准的关键性试验中，59% 的入选患者接受了某种形式的侵入性监测。既往经历过癫痫外科手术

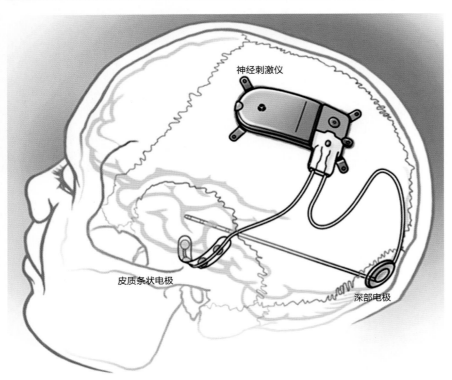

图中标注：神经刺激仪、皮质条状电极、深部电极

图 13-1 RNS 置入装置中的深部和条形电极（图片经 NeuroPace 允许后转载）

治疗者，无论是经历过迷走神经电刺激（vagus nerve stimulation，VNS）或消融/离断治疗，既不是 RNS 使用的适应证也不是禁忌证。参与关键性试验的近 1/3 的患者以前接受过 VNS 治疗，1/3 的患者接受过切除或离断手术（表 13-1）。这些先前的干预措施都不能预测 RNS 的成功或失败。

心理、社会因素、财力和地理因素对治疗成功至关重要，患者应接受术前评估和多学科团队成员的教育指导，以确保不会出现危险。居住在远离治疗中心的患者应仔细检查，所以频繁的程序性随访是必要的，特别是在置入后的 6 个月内。患者需要定期把数据从设备传输到笔记本电脑（远程监控器）中，然后从那里上传到在线患者数据管理系统（patient data management system，PDMS）。这就要求患者或护理人员在家中学习和使用远程监控器，因此，术后语言或认知存在问题的患者或其护理人员可能会对程控团队

特　征	所有置入 RNS 的患者（N=191）	治疗组（N=97）	假刺激组（N=94）
表 13-1　RNS 关键性试验的患者一般情况统计表			
平均数 ±（最小值 - 最大值）或者 %（n）			
年龄（岁）	34.9±11.6（18～66）	34.0±11.5（18～60）	35.9±11.6（18～66）
女性	48（91）	48（47）	47（44）
癫痫病史（年）	20.5±11.6（2～57）	20.0±11.2（2～57）	21.0±12.2（2～54）
入组时 AEDs 服用种类	34.3±61.9（3～338）	33.5±56.8（3～295）	34.9±67.1（3～338）
置入前平均发作频率（每月发作次数），中位数	9.7	8.7	11.6
致痫灶仅位于颞叶内侧（位于其他部位）[a]	50（95）	49（48）	50（47）
有 2 个致痫灶（只有 1 个致痫灶）[a]	55（106）	49（48）	62（58）
存在其他癫痫手术史[a]	32（62）	35（34）	30（28）
行 EEG 监测史	59（113）	65（63）	53（50）
VNS 手术史	34（64）	31（30）	36（34）

缩略词：AEDs. 抗癫痫药物；EEG. 脑电图；RNS. 反馈性神经电刺激；VNS. 迷走神经电刺激术
来源：Heck 等。
随机化算法中用作分层的特征：包括每 3 个月内有可用数据的所有受试者

带来重大挑战。癫痫患者中常见的严重抑郁、焦虑或人格障碍，可能会对治疗成功构成挑战，所以患者和治疗团队之间需要有密切的工作关系。虽然焦虑或抑郁的存在不是禁忌证，但在对这些患者进行手术前，应考虑进行精神评估和治疗。

三、术前准备

一旦团队选择了为一名患者进行手术，周密的手术计划将有助于确保安全有效地放置刺激器及电极。治疗失败的最大原因是电极的位置没有覆盖到真正的致痫灶。这可能是由于致痫灶定位错误，或者电极置入过程中出现了错误。为了将这些风险降到最低，在进入手术室时，不应对靶点位置含糊不清。RNS 可以覆盖 1 个或 2 个病灶，但这些病灶必须是分散的，并且深部电极或条形电极可以覆盖到。靶点通常是通过MRI 发现，如海马硬化，或是通过先前的颅内电极或头皮电极记录来定位。在这两种情况下，无论是基于有框架的导航还是无框架导航，都需要对目标进行高分辨率成像扫描，以确保将电极精确地放置到致痫区。当将 RNS 电极送至先前用颅内电极确定的病灶位置时，必须在手术时记录关键发作触点的解剖位置。这可以通过照片、物理标记物，如应用于覆盖在电极上的硬脑膜上的止血夹来记录位置。更理想的情况下，可以通过术后高分辨率的 CT 或 MRI 来定位。在 RNS放置期间，也可以使用通过有框架或者无框架的导航来确定目标。

手术前应确定需要置入的电极类型，因为这可能会影响手术室内所需的导航类型。仅需要使用深部电极的患者可能比较适合用 Leksell 或 CRW（Cosman-Roberts-Wells）有框架的导航系统，而使用条状电极的患者可能更适合无框架导航方法。需要同时使用条形电极和深部电极的患者可能需要分阶段进行手术或者采用无框架方法进行深部电极的放置。在做出这种选择时，必须做出判断以平衡手术室对精确性和灵活性的需求，但常规无框架导航可能不能胜任治疗颞叶内侧癫痫。术中不可避免地会留下一个狭窄的电极轨迹通道，它能成功地将 RNS 深部电极的四个触点定位在关键的颞叶内侧靶区，而颞叶内侧的放置错误会导致严重的神经后遗症。因此，我们推荐基于框架的颞叶内侧电极置入方法，或者采用误差小于 2mm 的无框架方法。术中用 CT 或 MRI 进行影像学检查对于任何一种定位技术都是非常有用的。

患者的宣教对于 RNS 治疗的成功也非常重要。许多患者理所当然地认为，在他们接受手术后，在康复期间或之后不久，治疗效果将完全体现出来。他们的注意力自然围绕着程序本身而不是接下来要做的事情。虽然由于置入后的效应，手术可能会暂时降低癫痫发作的频率，但是在电刺激被激活之前，有必要训练设备使其可以成功地检测到癫痫发作。这导致了 RNS 可能需要 2 年或更长时间才能达到最佳的治疗效果。多中心前瞻性随机关键试验验证了 RNS 治疗的安全性和有效性。结果显示，在治疗开始后的 3 个月内，患者的发作频率减少了 38%。在开放标签阶段，1 年和 2年的癫痫发作减少分别增加到 44% 和 53%。本研究的应答率和中位数百分比下降如图 13-2 所示。除了教育患者反应的时间范围外，设定适当的期望值也很重要。

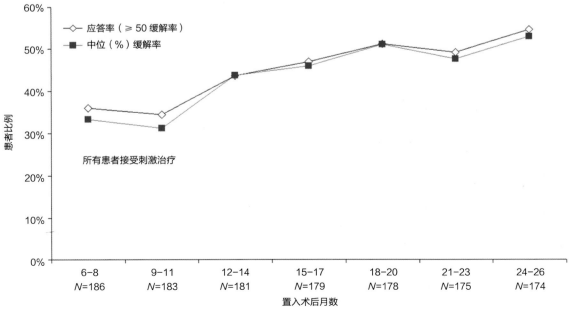

仅包含术后每 3 个月内所有数据均完整的患者

图 13-2　2 年内癫痫发作减少 ≥ 50% 的应答率和中位百分比下降

在为期 2 年的开放标签研究中，有 16/183（8.7%）的患者在观察的最后 3 个月内没有癫痫发作，但没有患者在整个 2 年内完全没有癫痫发作。虽然许多患者从治疗中获得了相当大的益处，但将目标定为完全的无癫痫发作是错误的。患者对随访、设备培训和结果有适当的期望和接受一定的教育是为手术成功做的最理想的准备。

四、手术步骤

RNS 的外科手术通常分为 2 个阶段：电极放置和刺激器放置。电极放置通常是首先进行的，以确保立体定向导航在这个阶段是准确的。在确认电极全部放置完成前，不会进行开颅手术。手术一般采用全身麻醉，因为一般不需要术中检查，除非在手术结束前进行短期头皮脑电图检查，以确保置入物的功能完整性。手术后 1 小时内给予抗生素预防感染。

患者的体位摆放应便于电极和神经刺激器进入颅骨。所有的新皮质区域都可以用 RNS 装置进行治疗（图 13-3）。靶点的位置选择应针对每位患者进行个体优化。最常见的电极置入方案是在双侧颞叶内侧放置深部电极。患者可以采用俯卧或平卧位。高顶部是神经刺激物放置的最常见位置，右侧更受青睐（图 13-4）。在定位过程中，始终牢记电极和刺激器的位置，将为外科医师创造一个更符合人体工程学的工作环境，并增加成功的可能性。

如前所述，致痫灶应通过影像学（如海马硬化）或侵入性检查来明确特征，电极类型和位置的选择应在术前计划过程中进行，而不是在手术室进行。通常，手术时可以放置 2 个以上的电极（最多四个），即使一次只能连接 2 个电极。当术后确定使用的电极可能覆盖不到致痫灶区域时，这使得神经外科医师可以利用备用电极进行刺激。

（一）条状电极的放置

所有 RNS 电极都包含四个触点，条状电极在两两触点之间的距离是固定的 10mm。有三种导线长度可供选择（有 15cm、25cm 和 35cm 的长度），所有电极都带有一个预先插入的套筒，它为电极尾部提供了一定的刚度（图 13-5）。这使得外科医师能够在无法直接显露目标区域的时候，将该条状电极沿着硬膜下间隙送到较远的目标位置，例如颞下或半球间区域。

条状电极可以通过开颅或通过钻孔放置，这取决于位置、外科医师偏好和以前的手术史。如果使用了一个盖孔板，那么可以使用盖孔板来固定导线并覆盖出口位置（图 13-6）。

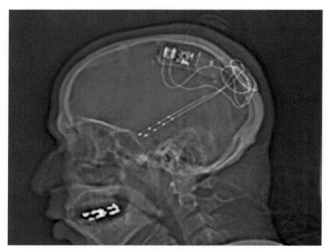

图 13-4　在双侧海马深部电极置入和右顶叶 RNS 刺激器放置完成后，采用俯卧位，使用 Leksell 框架和术中 CT（Airo，Brainlab）对患者进行定位扫描

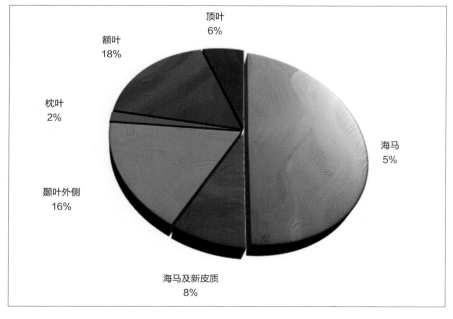

图 13-3　如上饼图显示了 RNS 关键试验中接受治疗的患者的电极位置

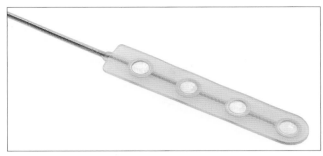

图 13-5　NeuroPace RNS 条形电极有四个接触点，触点间距为 10mm，长度分别为 15cm、25cm 和 35cm（图片经 NeuroSpace 允许后转载）

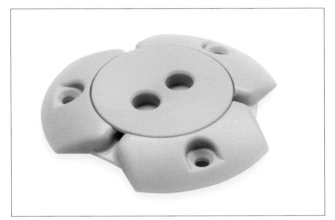

图 13-6　NeuroPace 的盖孔板（图片经 NeuroSpace 允许后转载）

（二）深部电极的放置

深部电极通常用于覆盖内侧颞叶结构和其他深部的癫痫病灶。框架和无框架技术都可用于深部电极的放置，每种方法的细节超出了本章的范围。但是使用基于框架的方法和术中成像将最大限度地提高在离开手术室之前准确放置电极的可能性。

RNS 深部电极的四个触点之间的间距为 3.5mm 或 10mm（图 13-7）。导线长度为 30cm 或 44cm，直径均为 1.27mm。这使得他们可以放置在标准的脑深部电刺激（deep brain stimulation，DBS）的电极套管中，尽管 30cm 的长度不允许使用标准长度的插入套管持续稳定电极。在拔出套管之前，可以使用开槽套管来稳定电极，但大多数外科医师在使用基于框架的方法时使用 44cm 导线，以便在拔出套管时可以使用普通 DBS 微型推进器（例如 STar Drive、FHC、Bowdoin、ME）来稳定导线。

（三）RNS 刺激器的放置

RNS 的刺激器装置通常通过全厚颅骨切除后放置，并通过钛托盘或金属箍固定在颅骨上，金属箍通过四个钛片固定在周围颅骨上（图 13-1）。金属箍和刺激器的弯曲度是为中高顶骨设计的，放置在这个位置较

为美观，也方便日后进行刺激器的置换。U 形切口可以很好地到达并进入顶骨，同时保持皮瓣的血液供应。这只需打开原切口的一半，即可轻松进行刺激器的更换。

皮瓣打开后，先用 RNS 的模板勾勒出颅骨要切除的轮廓，然后用电钻钻一个孔后，配合铣刀就足以完成颅骨切除术。取下骨瓣后可能需要对边缘进行一些额外的修整，使得置入物可以和骨缘齐平，并且在放置骨钉之前，所有四个凸耳都应与骨骼齐平。

在计划颅骨切除术时，要注意导线和刺激器连接的位置。理想情况下，导线不会从切口下方穿过，因为这会使其在 RNS 刺激器置换手术中面临风险。将导线插入连接器盖中，注意哪根导线插入了连接器盖的端口 1 和端口 2。完全插入时，每条导线上的琥珀色线与连接器盖平齐（图 13-8）。然后将盖子拧紧到神经刺激器上，然后将其固定在套圈中。

然后通过无菌套管中的编程棒进行体外测试，以检查阻抗，并采集一些皮质脑电图，以验证信号是否

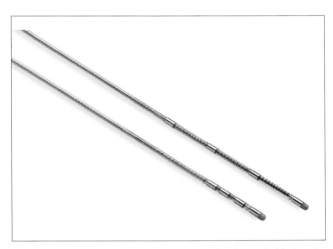

图 13-7　NeuroPace 公司的深部电极有四个触点，间距为 3.5mm 或 10mm，长度为 35cm 或 44cm（图片经 NeuroSpace 允许后转载）

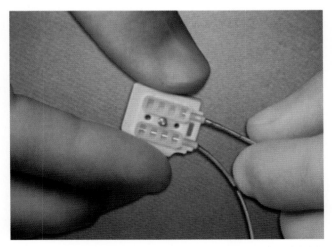

图 13-8　NeuroPace 公司 RNS 的转换头盖，导线上标有琥珀色的线，完全插入时与盖子齐平（图片经 NeuroSpace 允许后转载）

良好。该装置通常设置有一组初始的检测器来捕捉癫痫发作，在记录癫痫到发作后，这些检测器会被更全面的检测器取代。直到检测完成后，RNS 刺激才会被开启。

在用浸有抗生素的生理盐水大量冲洗后，开始行帽状腱膜和真皮的双层缝合。任何未使用的电极都用 RNS 提供的电极保护器保护。重要考虑到，在缝合切口时，切口将来可能需要被多次打开，以进行 RNS 刺激器的置换；严密缝合帽状腱膜层，并小心重建一个独特而丰富的深层组织层，保证切口下方有足够的组织覆盖，这将有助于伤口的良好愈合。

五、术后管理

术后患者应进行高分辨率 CT 检查（MRI 是禁忌），以记录电极的位置，并确保术后无出血。患者通常会被观察一夜，第 2 天患者和家属被安排让程控医师送回家，如果还没有进行教学，程控医师会指导患者及其家属如何使用它。患者被要求每天上传数据给程控医师，直到检测完成并启动刺激。

六、结论

在 RNS 被批准之前，中枢神经系统电刺激治疗癫痫已经历了几十年的临床尝试，但缺乏有效的证据证实其有效性。今天，这种治疗方法是替代切除性手术治疗顽固性局灶性癫痫的最佳选择。精确的定位到 1 个或 2 个致痫灶，以及准确的电极置入位置是治疗成功的关键。患者需要一个有 RNS 治疗经验的团队对其进行长期随访，以确保精确的程控和完成常规监测。一项 1 级证据的随机双盲对照试验数据显示，在这种情况下，癫痫患者可以通过一种非破坏性且耐受性很好的治疗来显著减轻癫痫发作带来的负担。

（王 秀 译）

第 14 章　丘脑前核脑深部电刺激治疗癫痫

14 Deep Brain Stimulation of Anterior Thalamic Nuclei for Epilepsy

Ravichandra A. Madineni, Jeffrey D. Oliver, Chengyuan Wu, and Ashwini D. Sharan

摘要

对于非局灶起源或不能手术切除治疗的癫痫发作，脑深部电刺激（deep brain stiulation，DBS）是治疗这类药物难治性癫痫患者的另一治疗选择。丘脑前核（anterior nucleus of thalamus，ANT）作为癫痫治疗靶点已在欧洲和加拿大获得批准。在欧洲，患有药物难治性部分性癫痫且明显影响患者生活质量至少 12 ~ 18 个月，这部分患者可以选择 ANT 核团 DBS 手术治疗。DBS 治疗癫痫目前仍处在初级阶段，仅有 1 项随机对照研究显示治疗效果理想，但是在美国尚未批准应用。对严格筛选的患者，ANTDBS 术后远期随访显示其耐受性良好而且对癫痫发作频率和严重程度有持续明显的改善作用。

关键词：癫痫，脑深部电刺激，丘脑前核，立体定向，脑电图，电极，癫痫发作

一、简介

对于无法定位或不能手术切除的药物难治性癫痫患者，脑深部电刺激是一种可选择的外科治疗手段。患者和动物实验研究提示多个靶点均可作为 DBS 治疗位点，如丘脑前核（anterior nucleus of thalamus，ANT）、小脑、海马、丘脑底核（subthalamic nucleus，STN）、尾状核、丘脑中央中核、白质纤维束以及癫痫灶本身。ANT 作为治疗靶点已在欧洲和加拿大批准用于治疗癫痫。在美国 DBS 治疗癫痫有望在近期被 FDA 批准。

DBS 降低癫痫发作的具体机制尚不完全明了，但是多数认为刺激可以干扰癫痫放电的传播或改变了大脑癫痫发生的阈值。这些机制可能是刺激对癫痫网络抑制和兴奋的综合效应结果。研究表明，尽管低频刺激在应用恰当的前提下可以恢复神经元的正常电活动，但是高频电刺激一般可以有效干预神经元的同步化电活动。除了 ANT，其他刺激靶点也多属于 Papez 环路的组成成分，因为该环路被认为在癫痫活动的发生和传导中发挥重要作用。除了 Papez 环路中的靶点外，小脑、STN 和尾状核等靶点在癫痫中的治疗应用也在探索中。

二、患者选择

在欧洲，ANT-DBS 被批准用于 18 ~ 65 岁的药物难治性部分性癫痫，且癫痫显著影响患者生活质量至少 12 ~ 18 个月。在术前评估中，进行头皮视频脑电图（electroencephalographic, EEG）是非常重要的，并需要明确既往存在传统切除手术史或不能进行切除性手术。在多中心研究中不少患者既往存在切除手术史，在设计电极置入切口时需要考虑前期手术对头皮血供的影响。尽管 DBS 尚未在儿童患者中进行验证，但是在将来对严重癫痫患儿，DBS 也可能是潜在有效的治疗手段。

所有进行 DBS 手术的患者应该满足 Fisher 等进行的丘脑前核电刺激治疗癫痫研究（stimulation of the anterior nucleus of the thalamus for epilepsy，SANTE）的入组标准，其内容在前面章节中已列出。在考虑进行 DBS 手术前，所有患者需要经过由癫痫病学家、神经外科和精神心理学医师组成的医师团队评估。同时患者也需要进行长时程视频脑电图评估，甚至部分患者需要进行颅内电极埋藏以定位癫痫起源和放电传导模式。

三、术前准备

除了常规影像扫描评估病灶相关癫痫外，还需要进行全脑高分辨率磁共振成像（magnetic resonance imaging，MRI）扫描以用于针道设计和靶点定位。另外还需要完成钆剂增强显示血管以辅助电极路径

设计。目前有不少关于间接靶点调整的文献发表，Lehtimaki 等发现将电极调整至 ANT 的前上区可以提高手术预后。最近 Wu 等发现癫痫患者的 ANT 形态较基于 Schaltenbrand 的正常模板存在一定的变异性。Mottonen 等研究发现应用 3T MRI STIR 序列（短时间反转恢复序列）通过显示周围白质纤维板以辅助确定 ANT。他们同时注意到在常用的 AC-PC 坐标系统中，ANT 的解剖位置存在较大的个体变异且空间位置重合度相对较小。

通过核团的直接可视化可以实现路径的精确调整。ANT 是位于丘脑顶部的小突起并多数情况下在 MRI 中可见（图 14-1）。很多情况下上下方向针道设计时多经过脑室。同时，部分神经外科医师探索了由外向内方向的针道设计以避免穿经脑室（经与欧洲美敦力资深作者交流获得）。

术前常规用药评估、血液学检查以排除凝血性疾病和评估长期设备置入相关的感染风险也非常重要。若确定选择 DBS 治疗，最好是与患者家属一起讨论 DBS 治疗选择及手术相关问题。

四、手术过程

手术分两部分进行，第一步需要安装立体定向头架或者采用头颅钢性固定的导航系统。立体定向头架可以使术前影像设计针道准确转换至实际坐标系统，后者包括内外、前后和垂直方向、弧形弓和固定环的空间坐标。

第二部分内容需要在手术室进行。术中需要静脉镇静及全身麻醉处理，这是资深医师较为推荐的麻醉方式。尽管手术可以在局部麻醉、清醒状态下完成，但是手术并不需要患者配合并且全身麻醉可以有效防止在固定头架状态下发生癫痫发作。部分外科医师术中应用微电极记录而在我们中心 ANT-DBS 没有应用。

患者头部按照标准流程备皮并贴膜覆盖。围术期预防性应用抗生素，在设置好坐标并确定入颅点后取头皮直切口，颅骨钻孔并按需切开硬膜，大脑皮质局部切开，套管末端置入脑内尽量使得末端靠近靶点以预防电极经过脑室时发生偏移。计算 DBS 电极长度并沿套管置入并对电极进行原位固定。随后在拟置入电池侧，将电极由顶结节下方经帽状腱膜下间隙隧道穿出。

胸部皮肤切开并在皮下建立囊袋，应用隧道通条，延长导线向下穿至胸部切口并与可置入式脉冲发生器连接。连接器被固定在乳突的嘴侧以防止电极断裂和颈部活动的影响。另外，需要注意的是将延长导线朝向颈前三角以减少肥厚性瘢痕和副神经的损伤。最好是在缝合切口前测量设备电阻数值以保证系统的连通完整。当系统连接妥当，刺激器置入皮下并逐层缝合切口，最后伤口外贴辅料固定。

五、术后管理

在我们医院患者术后当晚需要在重症监护室进行监护治疗。术后常规进行 MRI 扫描，参数按照生产厂家 MRI 安全指南设置（美敦力，明尼阿波利斯，明尼苏达州）。术后 MRI 扫描的目的是确定在 ANT 内的最佳触点位置以辅助选择刺激位点，术后进行 CT 扫描并与术前计划 MRI 序列融合也可以明确电极位点。我们同时也会进行头部、颈部和胸部 X 线扫描以观察所有线路和电池系统。患者第 2 天开始服用其术前抗癫痫药物并出院回家。患者随后需要进行程控调试，文献中多数患者的起始参数设定为频率是 60 ～ 185Hz，

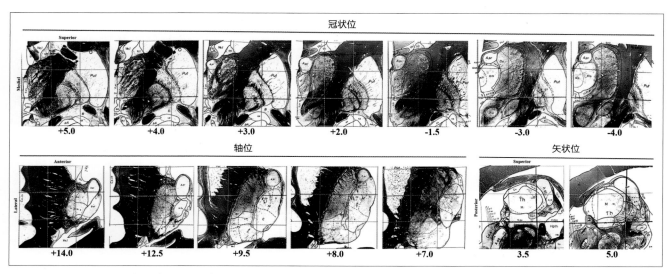

图 14-1　ANT 的前腹侧（Apr）、前内侧（Am）和前背侧（Ad）亚核团的位置关系。前背侧亚核是 3 个部分中最大的并且占据了 ANT 的前侧和背侧部分。前内侧亚核位于前背侧亚核的前部下方，是 ANT 三部分中最小的，位于 ANT 的后内侧部分。图中每一切面的数字代表距离前后联合中点的距离（mm）（Schaltenbrand 和 Wahren 授权再出版）

脉宽是 9 ～ 150μs，电压是 3.5 ～ 10V。ANT DBS 术后癫痫发作频率的中位缓解率为 60%，而且多数采用的是双侧刺激频率＞ 100Hz 以获得最大治疗效果。Krishna 等的研究中，68% 的患者术后癫痫发作频率降低 50% 以上，最有效的刺激位点位于 ANT 的前腹侧（图 14-2）。

六、结论

DBS 治疗癫痫仍在发展初期，仅有 1 项随机对照研究证实效果满意，但是仅在欧洲和加拿大批准应用，尚未在美国批准（在本章节撰写时）。目前尚没有 DBS 治疗癫痫的结论。尽管这样，对于药物难治性癫痫且无法进行切除或毁损手术治疗的患者，在严格筛选的前提下 ANT DBS 对患者耐受良好且可显著降低癫痫发作频率及严重程度。

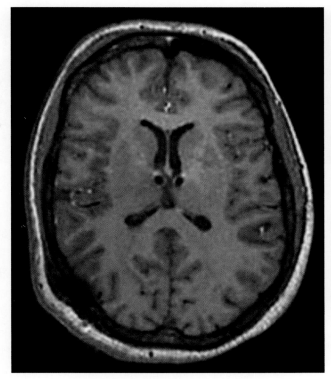

图 14-2　术后 MRI 轴位显示双侧 ANT 电极置入术后

（王　秀　译）

第 15 章 迷走神经电刺激治疗难治性癫痫

15 Vagus Nerve Stimulation for Intractable Epilepsy

Muaz Qayyum, Chengyuan Wu, and Ashwini D. Sharan

摘要

迷走神经电刺激（vagus nerves timulation，VNS）在 21 世纪前已开始应用，起初进行了不同的实验研究以证实 VNS 疗法对药物难治性癫痫患者的治疗效果和意义。几十年前美国食品药品监督管理局（Food and Drug Administration，FDA）批准该疗法用于临床治疗。VNS 是由 Cybernetic 公司（休斯顿，德克萨斯州）完成，由其称之为可置入式神经控制假体（neuro cybernetic prosthesis，NCP）来执行。VNS 置入后，脑干去甲肾上腺素水平提高并随之提高 GABA 能递质传递，最后导致癫痫发作阈值的升高。VNS 尤其适合无法进行或者拒绝进行切除性手术的癫痫患者。NCP 包括电极和发生器装置。Aspire 106 是目前最新型设备，设置程序可通过监测心率提高来触发电刺激，因为多数患者在发生癫痫时均有心率增快。设备的非体内置入部分是一手持磁铁，当越过胸部刺激器表面皮肤时就能触发或者关闭刺激，这样自动刺激设备也能通过手动按需控制。VNS 电极被置于左侧迷走神经颈部中段部分，以避免刺激诱导心动过缓甚至心搏停止。VNS 治疗的安全性和有效性包括癫痫中止、降低癫痫频率、强度和持续时间，有助于生理、认知和情绪的改善，提高患者的生活质量，比如改善精力并通过降低发作严重程度来改善患者的疲乏状态。术后并发症包括脉冲发生器或电极置入处的感染、声带运动异常、心动过缓或心搏停止以及睡眠呼吸功能紊乱如阻塞性睡眠呼吸障碍。若患者术后需要进行 MRI 扫描，VNS 设备需要关闭。VNS 治疗的禁忌证包括心律失常、妊娠、慢性阻塞性肺疾病、哮喘、活动性胃溃疡和进行性的神经系统和系统性疾病。VNS 更换最常见的原因是脉冲发生器电量耗竭，电池更换可在门诊手术室局部麻醉下进行。VNS 是治疗难治性癫痫的有效疗法并且有可能在将来进一步扩大治疗适应证。

关键词：迷走神经电刺激，神经控制假体，难治性癫痫，抗惊厥作用，食品药品监督管理局，心律失常，声带异常，磁共振

一、简介

迷走神经电刺激（vagus nerve stimulation，VNS）治疗癫痫的实验研究可以追溯至 20 世纪 80 年代。在 1938 年进行的猫的实验研究中，Bailey 和 Bremer 发现 VNS 可以使得眶额皮质电活动的去同步化。后来 Radna 和 Maclean 在松鼠猴 VNS 时也发现基底边缘结构的单细胞活动发生了改变。另外，在部分病例中发现，通过颈动脉窦按摩可逆行刺激迷走神经进而中止癫痫活动，提示 VNS 治疗癫痫假设的可行性。

1988 年第一例接受 VNS 手术的癫痫患者取得成功。为了证实 VNS 治疗癫痫的安全性和有效性，进行了 5 个急性期临床研究。这些临床研究结论和既往

实验研究结果促使美国食品药品监督管理局（Food and Drug Administration，FDA）在 1997 年批准了 VNS 用于治疗 12 岁以上儿童及成人药物难治性癫痫。此后 VNS 成为治疗难治性癫痫发作的可行治疗手段。VNS 即通过置入 Cyberonics 公司（休斯顿，德克萨斯州）研发的神经控制假体（NeuroCybernetic Prothesis，NCP）并成为难治性癫痫的重要辅助治疗手段。VNS 置入设备通过左侧迷走神经主干传入纤维进行刺激并经二级神经元传递对中枢神经系统广泛发挥效应。VNS 的抗惊厥效应被认为是通过逆行性激活脑干蓝斑核发挥作用，导致脑皮质内去甲肾上腺素水平升高，后者兴奋 GABA 能纤维传递并提高癫痫发作阈值。

二、患者选择

药物难治性癫痫患者是可以考虑进行 VNS 疗法的适应群体，VNS 不仅可以降低癫痫发作时长，而且可以减少发作频率和强度。患者术前评估检查包括完善的癫痫病史、体格检查、视频脑电图监测以排除假性癫痫发作、精神心理评估、解剖和功能影像学检查。通常来说，VNS 被认为是一种姑息性治疗手段并与药物共同参与癫痫管理。因此，VNS 疗法通常用于无法或拒绝接受切除性手术治疗的患者。拟行 VNS 患者应该被告知 VNS 治疗的利弊以及其他治疗手段。其他 VNS 治疗禁忌证包括进展性神经性和系统性疾病、妊娠、心律失常、哮喘、慢性阻塞性肺疾病、活动性胃溃疡、胰岛素依赖的糖尿病等。

三、术前准备

迷走神经纤维包括了躯体和特殊内脏传入纤维并存在传出纤维支配喉部，副交感纤维投射至肺部、心脏和胃肠道。VNS 电极在左侧迷走神经颈部中段部分进行缠绕，这部分神经相对分支少。选择左侧迷走神经的原因是在实验犬研究中发现右侧迷走神经支配心脏窦房结，而左侧在支配房室结占优势。因此，左迷走神经电刺激可以避免刺激诱发心脏停搏或心动过缓。但是需要注意的是左侧喉返神经在主动脉弓水平分支前与迷走神经主干伴行，随后在气管食管间沟内上行。所以术后患者可能会出现声音的变化。尽管这种情况部分是永久性的，但多数是自限性的。若损伤走行于颈动脉鞘后外侧的膈神经，有报道患者出现的左侧半膈肌的瘫痪。尽管面神经纤维处在颈中段水平以上，但是也有面神经损伤的报道。交感干位于颈总动脉深部，其纤维伴随颈内动脉上行，VNS 术后发生 Horner 综合征也有报道。

四、神经控制假体

神经控制假体（neuro cybernetic prosthesis，NCP）置入设备分为两部分：发生器和刺激电极（图 15-1，图 15-2）。NCP 电极由硅胶绝缘，对乳胶过敏的患者也可以安全置入。电极存在 3 个线圈：远端、中间和近端线圈分别是负极、正极和锚定线圈。螺旋形电极的两端均有缝合线尾端用以辅助术中线圈操作。

脉冲发生器在过去的 20 年在特征、尺寸和外形上有了很大的进步（图 15-2）。目前最新的 VNS 设备存在自动刺激功能，后者基于心率监测而出现刺激，因为研究发现 82% 患者在癫痫发作时存在心率的提高。这款 VNS 设备是 Aspire 106（图 15-3），是目前第一代既能执行标准 VNS 疗法也能实现当心率高于基线 20% 时自动进行电刺激的设备。自动电刺激阈值是根据每例患者发作时心率增快（发作期心动过速）的特点来编程设定的，范围包括基于基线升高 20% ~ 70%。

设备的非置入成分是手持磁铁设备，即通过接触胸部脉冲发生器表面皮肤，在现有常规刺激基础上给予一次触发刺激。这种按需刺激可以降低或中止癫痫发作。同时磁铁设备可以关闭脉冲发生器并允许患者参与 VNS 开启时无法进行的社会活动，如唱歌（表 15-1，图 15-4 ~ 图 15-6）。

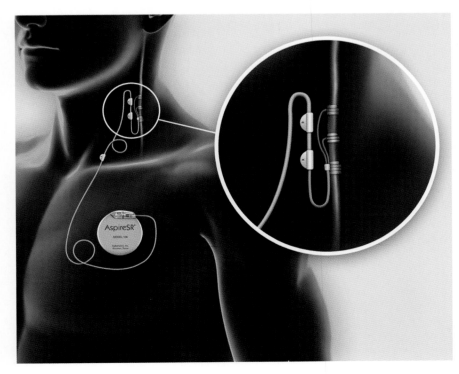

图 15-1　自动刺激设备的脉冲发生器和附着于迷走神经的电极线位置（经 Cyberonics 允许转载）

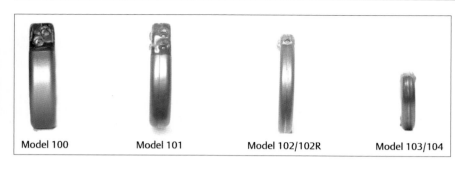

Model 100　　　　Model 101　　　　　Model 102/102R　　　　　Model 103/104

图 15-2　迷走神经电刺激发生器的侧面观显示体积逐渐减小，由最初的 Model 100 发生器（1994）到目前的型号 Model 103/104 发生器（2007）（经 Cyberonics 允许转载）

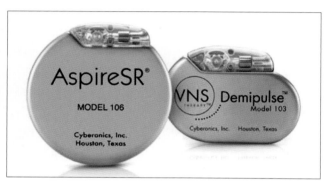

图 15-3　AspireSR Model 106 和 Deimpulse 103（经 Cyberonics 允许转载）

五、手术过程

手术过程需要在全身麻醉下进行，手术持续时间一般，不足 2 小时。患者术前和术后 24 小时预防性静脉应用抗生素。头部保持自然姿势，在胸锁乳突肌（sternocleidomastoid，SCM）中部水平取 2 ～ 3cm 水平切口并朝向中线。颈阔肌垂直切开，探查颈深筋膜并沿 SCM 前缘切开以利于肌肉的活动。随着向深部切开，可见颈动脉及神经血管鞘，锐性切开并显露内部成分。应用静脉牵开器牵开软组织并通常在甲状软骨水平、颈内静脉深部和颈总动脉的外侧位置看到迷走神经。确定迷走神经后，尽可能减少对迷走神经的直接操作。将迷走神经游离 3 ～ 4cm 并轻轻牵开。

在锁骨下区域近胸骨柄处或沿腋前线并与胸大肌平行取 5cm 长切口，切开皮下脂肪并显露胸大肌筋膜。尾端通过皮下隧道到达胸部切口，该步骤多在电极在固定于神经之前进行，以防止电极异位脱离神经。

在导线远端到达脉冲发生器埋藏位置后，3 个电极螺旋环需要固定于神经上。通过抓住缝线的 2 个尾端拉伸线圈直至弯曲消失。然后将中央弯曲处倾斜或者垂直穿过迷走神经，随后立即将电极缠绕至神经表面。制作张力消除环并应用自带的锚将电极固定在邻近的

表 15-1　VNS 脉冲发生器对比						
脉冲发生器型号						
	102 Pulse	102R Pulse Duo	103 Demipulse	104 Demipulse Duo	105 Aspire HC	106 AspireSR
电极相容性	Single Pin	Dualpin	Single Pin	Dualpin	Single Pin	Single Pin
应用时间	2002	2003	2007	2007	2011	2015
厚度 [a]	7mm	7mm	7mm	7mm	7mm	7mm
体积 [a]	14ml	16 ml	8 ml	10 ml	14 ml	14ml
重量 [a]	25g	27g	16g	18g	25g	25g

来源：经 Cyberonics 同意后转载
注释：Model 100 和 Model 101 从未发布
a 大体估算数据

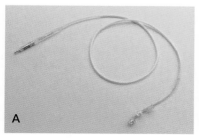

A

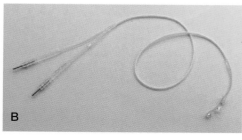

B

图 15-4　A. 单级迷走神经刺激电极；B. 双极迷走神经刺激电极（经 Cyberonics 同意后转载）

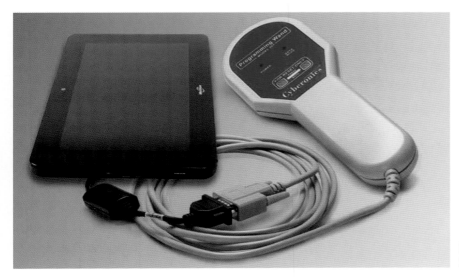

图 15-5　迷走神经刺激程控仪和个人用辅助程控平板（经 Cyberonics 同意后转载）

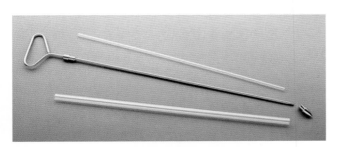

图 15-6　拆分后的迷走神经刺激隧道制备装置，包括子弹头形状的螺丝帽和透明电极鞘（经 Cyberonics 同意后转载）

组织 / 肌肉上。

应用扳手和螺丝钉将电极固定在脉冲发生器，随后将后者固定在胸肌筋膜或者在特殊情况下固定于胸肌内，既往也有埋藏于胸肌下的报道。在切口关闭前需要进行电极测试以保证系统连接妥善。在带有心率监测的新设备中，术中测试需要确定可记录心搏特征及其敏感性。在测试中可能会发现明显的心动过缓或心脏停搏，但是这种情况较为罕见。若出现这种情况，电极位点需要向尾端调整以减少心脏分支的刺激。颈阔肌、颈部皮下组织、胸肌筋膜以及胸壁软组织逐层缝合关闭，尽量使得切口愈合美观。

六、VNS 疗法的有效性和安全性

E-37 研究证实各项临床预后均有明显改善。VNS 设备的有效性和安全性将在下文介绍。

（一）癫痫发作中止

在 Fisher 和 Afra 等研究中，应用自动刺激 VNS 设备（图 15-7），通过监测心率增加预测癫痫从而进行相应的治疗，显示癫痫发作中止率为 61.3%，包括复杂部分性发作 5/12（41.7%）、继发性全身性发作 0/1（0.0%）、简单部分性发作 10/12（83.3%）、亚临床发作 3/4（75%）和未知发作类型 1/2（50%）。

（二）降低发作持续时间

Fisher 和 Afra 等研究发现 VNS 可以降低简单部分性发作的整体持续时间。当电刺激邻近癫痫发作起始时，持续时间将缩短，甚至被 AutoStim 系统最终中止发作，由刺激开始至发作停止间的中位持续时间为 36 秒（针对 AutoStim 系统终止的癫痫发作）。

（三）发作后恢复

发作严重程度的降低和发作后恢复各项指标的改善（基于发作严重程度量表），如情绪、身体生理功能和认知恢复的改善、发作过程中受伤因素的减低等方面，E-37 研究均有数据结论支持。这是因为设备的主要特点是监测心率增加并以此实现自动刺激。

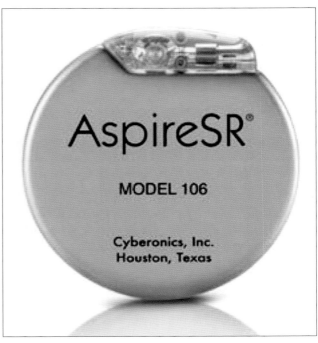

图 15-7　AspireSR 106 Auto Stimulation（也被称之为 AutoStim）设备（经 Cyberonics 同意后转载）

（四）生活质量的改善

关于 AutoStim 的研究显示患者术后生活质量获得提高，包括疲劳缓解、身体能量提升、癫痫忧虑缓解、更好的社会、认知、精神和情绪功能（基于术后 3 个月和 6 个月的 QOLIE 的随访），对癫痫死亡的心理情绪也明显改善。

Fisher 和 Afra 等对 20 例患者的研究也证实了如下优势（表 15-2）。

七、术后管理及可能的并发症

（一）感染

一项包含 454 例患者的 Meta 分析显示脉冲发生器和电极置入处感染是最常见的并发症，这些部位的感染多数通过抗感染治疗后均能成功治疗，仅有 1.1% 的患者因设备感染而被迫取出。Smyth 报道在儿童患者中因感染被迫取出设备的比例更高。

（二）声带的异常

0.7% 患者术后出现声带的异常甚至瘫痪，这部分患者多数为自限性的。Smyth 等报道在 74 例患者中出现 1 例声带麻醉和 1 例重症吸入性肺炎。既往研究数据表明术前存在声带异常的患者较正常患者术后出现长期声带轻瘫痪或完全瘫痪的风险显著升高。因此，若术前存在声带的异常，不应该推荐患者进行 VNS 治疗。

（三）心动过缓/心脏停搏

在术中进行电极测试时出现这种症状的情况较为罕见（发生率约为 1/800），这部分患者可能需要应用阿托品。一些患者仅能耐受低水平参数刺激的 VNS，这部分患者需要将刺激参数缓慢提高至治疗水平。

（四）睡眠相关的呼吸障碍

部分儿童患者 VNS 术后出现睡眠中呼吸潮气量下降。1 例患者术后多导睡眠监测提示阻塞性睡眠呼吸暂停但是停止 VNS 刺激后缓解。对呼吸暂停的患者治疗包括正压通气治疗和 VNS 参数的调整。

（五）VNS 术后接受 MRI 检查

FDA 对 VNS 术后患者进行 MRI 检查的规定最近有所扩展，但是仍比较关注电极置入处对周围组织的热损伤。通常来说，在进行影像扫描时需要关闭设备并密切关注比吸收率值和线圈参数。最近，FDA 认为如果电极紧贴神经放置，VNS 术后患者进行 MRI 检查是安全的。我们推荐在对 VNS 术后患者进行 MRI 扫描时严格按照生产厂家的推荐参数。生产厂家在其官网上为临床医师提供了相关的细节手册（http://us.livanova.cyberonics.com/en/vns-therapy-for-epilepsy/healthcare-professionals/vns-therapy/manuals-page/）。

（六）与 AutoStim（AspireSR 106）设备相关的严重不良反应

在 2 例患者中发生了 2 例严重不良反应（serious adverse effects，SAEs）：切口蜂窝织炎和术后血肿。根据研究者描述，这 2 例 SAEs 是与置入手术相关的并发症。尽管如此，该设备的安全性记录仍显著低于其他医疗设备。

（七）脉冲发生器更换

VNS 设备更换最常见的原因即脉冲发生器电量耗竭，这可以在门诊手术室局部麻醉状态下完成。

八、结论

VNS 是治疗药物难治性癫痫的安全、有效的治疗手段。若 VNS 在疾病早期阶段置入，手术预后将更为理想。VNS 治疗适应证也将逐渐拓展。

表 15-2 临床预后数据总结

1. 癫痫发作中止	AutoStim 终止了 19/31（61.3%）的发作，包括 10/12（83.3%）SPS，5/12（41.7%）CPS，和 5/13（38.5%）令人疲惫的癫痫发作
2. 降低癫痫发作持续时间	相对于既往 EMU 数据，EMU 监测显示 SPS 发作时长降低 62%
3. 降低发作严重程度	术后 3 个月和 6 个月发作期活动减少（SSQ） 术后 3 个月和 6 个月整体严重程度降低（SSQ）
4. 发作后恢复改善	术后 3 个月和 6 个月情绪、生理和认知恢复改善（SSQ）
5. 生活质量改善	术后 3 个月和 6 个月得到改善（QOLIE-31-P）

缩写：CPS. 复杂部分性发作；EMU. 癫痫监测单元；QOLIE-31-P. 生活质量；SPS. 简单部分性发作；SSQ. 癫痫严重程度问卷
来源：Fisher 和 Afra 等，经 Cyberonics 同意后转载

（王　秀　译）

第二篇 运动障碍性疾病、精神疾病和小儿功能神经外科

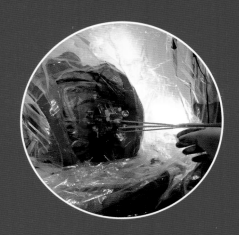

第 16 章 丘脑腹中间核电刺激治疗特发性震颤及其他小脑性震颤

16 Frame-Based Stereotactic DBS Implantation of Vim for Essential Tremor and Other Cerebellar Outflow Tremors

Matthew K. Mian, Athar N. Malik, and Emad N. Eskandar

摘要

震颤是常见的运动障碍性疾病，严重者可出现功能障碍。对于药物治疗无效的患者，近些年出现的脑深部电刺激（DBS）疗法是首选的神经外科治疗手段。丘脑腹中间核（Vim）已被证实是一个抑制震颤性相关疾病的有效靶点，最常见的是特发性震颤。上肢远端震颤的患者最有可能从手术中获益。我们应用立体定向框架对患者行局部麻醉下丘脑脑深部电刺激术。术前通过微电极记录定位 Vim，微电极记录可识别 Vim 内与患者震颤同步爆发的特征性震颤细胞。以宏刺激确认震颤中止并筛选出有害的副作用（尤其是感觉异常和构音障碍）。许多患者可在脑深部电极置入的第 2 天出院，然后返回再置入脉冲发生器（这可在门诊进行）。刺激相关的不良反应较常见，但往往较为短暂并且对程控很敏感。手术可能的并发症包括感染、脑内出血以及设备故障或功能失常，但是这些情况都很少见。有超过 80% 的患者震颤得到长期抑制。不像丘脑切开术，DBS 可双侧进行并且与功能状态的改善相关。

关键词：脑深部电刺激，震颤，丘脑腹中间核，丘脑，立体定向

一、简介

震颤是一种常见的运动障碍性疾病，以一个或多个关节的无意识、有节奏的运动为特征。其可在静止状态下出现（静止性震颤）也可在肌肉的自主收缩时出现（动作性震颤）。动作性震颤可进一步分为姿势性（在保持一种对抗重力姿势时出现）和运动性（在运动期间出现）。虽然震颤的病因和症状在患者之间差异很大，但其最严重的形式可能导致功能障碍。

在 20 世纪中叶，有研究显示腹外侧运动丘脑与震颤相关，这使得丘脑切开术发展成一种治疗严重性、难治性震颤症状的神经外科治疗手段。最终，丘脑腹中间核（Vim）成为最有效的手术靶点。

Vim 是丘脑中继核，通过小脑上脚接受来自对侧小脑的传入纤维；转而投射到运动及运动前区（图 16-1）。电生理研究证明了 Vim 内与病理性震颤同步放电的神经元，这支持了 Vim 在震颤环路假设中的作用。

在丘脑切开术的定位中，高频刺激引起了震颤中止，这后来促进了慢性丘脑刺激的治疗。在过去的

20 年，脑深部电刺激（DBS）已经取代了丘脑切开术成为治疗非帕金森病震颤的首选神经外科治疗手段。DBS 已经被证明在抑制震颤中与丘脑切开术同样有效；它的不良反应较少，具有可逆性和可调节性，而且可以双侧进行。

尽管 DBS 早已用于多种小脑性震颤，但特发性震颤（ET）是丘脑 DBS 疗法最常见的指征。1997 年，美国食品药品监督管理局批准丘脑 DBS 用于治疗 ET。

二、患者选择

入选的患者由一名运动障碍专业的神经内科医师来评估。对于接受了充分的药物治疗，但还有致残症状的患者可考虑转诊到神经外科接受治疗。虽然震颤症状是根据某一临床量表（例如，Fahn-Tolosa-Marin 震颤量表）进行量化，但我们在术前评估中未使用"临界值"评分。ET 患者的药物治疗至少应包含适当剂量的普萘洛尔和扑米酮。

有许多中心对以震颤为主的帕金森病患者进行丘脑刺激术。而我们的做法是：即便是以震颤为主

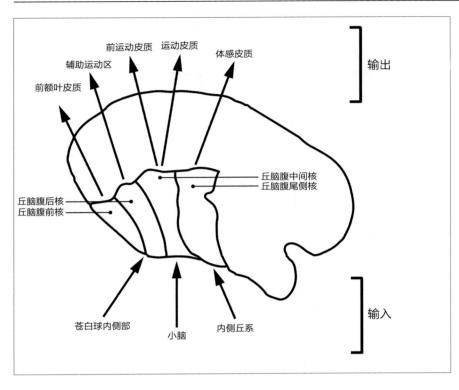

图 16-1　丘脑腹外侧的功能连接。丘脑核团是根据 Hassler 命名法确定的，箭头表示主要的传入和传出纤维通路

的帕金森病患者，电极置入也选择其他靶点（GPi 或 STN）。因为考虑到：①丘脑刺激对其他帕金森病症状的影响是不可预测的；②帕金森病是一种进行性、退行性疾病，非震颤性症状（如僵硬、运动迟缓）可发展成主要的致残性症状。在我们的中心，Vim-DBS 几乎只做 ET。

我们将高龄与合并其他疾患作为手术的排除标准，但纳入的患者应该能耐受几个小时的局部麻醉手术和后续脉冲发生器置入的全身麻醉手术。先前存在的构音障碍或步态共济失调是丘脑 DBS 的相对禁忌证，因为这些是丘脑刺激的常见副作用，可能会加重。

关于手术目标和期望，术前必须要与入选患者进行清晰、透彻的讨论。讨论应集中于患者自认为最具致残性震颤症状的背景或层面，以及手术是否能适当产生有效获益的坦率评价。对于伴有上肢远端震颤且影响书写或其他精细活动的患者，手术很有可能会改善功能，但近端肢体、头部或声音震颤较多的患者，或与震颤相关社交焦虑症的患者则不太可能得到满足。

三、术前准备

我们先进行一个含和不含钆对比剂的高分辨率容积 MRI 扫描。如果患者不能接受 MRI，我们使用术前薄层 CT，因为术中 CT 的解剖细节常被立体定向框架所遮蔽。不像帕金森病患者，我们不会在手术前一晚停药，因为即使在服药后患者的症状也往往很严重（因此是手术的指征）。

四、手术经过

在头钉部位注射 1% 的利多卡因和 1/200 000 的肾上腺素，将立体定向框架（CRW System, Integra LifeSciences, Plainsboro, NJ）固定在颅骨上。然后让患者戴着头架进行薄层 CT 扫描，之后使患者仰卧位躺在手术台上，并使用 Mayfield 转接器将框架的底部连接到手术台上。询问患者并确定患者的颈部处在自然位置，以便能耐受数小时手术。

将术前 MRI 与术中 CT 融合（iStereotaxy, BrainLab, Munich, Germany），确定前联合 - 后联合线（AC-PC 线）。对于手术靶点，我们选择的点是 AC-PC 线中点后 5mm，侧方 15mm，AC-PC 线上方 0 ～ 1mm，根据患者解剖特点或震颤部位（即上肢、头部或下肢）可做轻微调整。对于电极轨道，我们选择一条穿过脑回顶部的路径，在冠状缝水平距离中线约 3cm。

通常用万古霉素和头孢曲松钠给患者进行预防性抗生素治疗。我们要求麻醉团队不要使用苯二氮草类药物和其他可能掩盖震颤症状，干扰患者提供反馈或接受运动检查能力的镇静药。

剃掉头发，触摸冠状缝并做标记。用氯己定清洗此区域并用铺巾遮盖，头皮内注入大量的利多卡因和肾上腺素。对于双侧手术，在冠状缝的水平处做一个横向切口，切口距离足以容纳选定的皮质进入部位。对于单侧手术，我们可以使用约 3cm 的矢状切口。

对于双侧手术，我们从患者症状最重的对侧半球开始（通常对应于优势手）。用颅骨钻钻一个骨孔，

图中标注文字：
前运动皮质　运动皮质　体感皮质　辅助运动区　前额叶皮质　输出　丘脑腹中间核　丘脑腹尾侧核　丘脑腹后核　丘脑腹前核　苍白球内侧部　小脑　内侧丘系　输入

烧灼并切开硬脑膜和软脑膜。立体定向框架的弧形弓旋转到位，微电极导管下放到皮质。我们使用 3 个沿矢状位排列的微电极（Neuroprobe, AlphaOmega, Nazareth, Israel）。然后用纤维蛋白黏合剂填充骨孔，以限制皮质搏动和脑下垂。

（一）微电极记录

术中定位丘脑靶点是不可或缺的。我们的方法是首先使用微电极记录（MERs）然后再进行宏刺激。这些方法是互补的：微电极记录是为了识别包括震颤特征在内的丘脑生理特征，而宏刺激是为了确认在没有出现有害副作用的情况下震颤中止。我们的目标是将永久性刺激电极放置在 Vim 的下边界附近，丘脑躯体感觉区前方约 3mm 处，内囊后肢内侧（图 16-2）。

使用微驱动器将微电极推向靶点，并通过一个商用记录系统放大和过滤测量的电信号（Neuroprobe, AlphaOmega, Nazareth, Israel）。在记录过程中，我们将房间灯光调暗，并断开输液泵与墙壁插座的连接以尽量减少电器干扰。

典型的微电极轨迹是从后部和腹侧穿过白质、尾状核、非运动性丘脑，最后到达腹外侧运动性丘脑（图 16-2）。该区域的丘脑核团有可供术中鉴别的电生理特征。然而，这些特征和细胞类型并不是单个核团所独

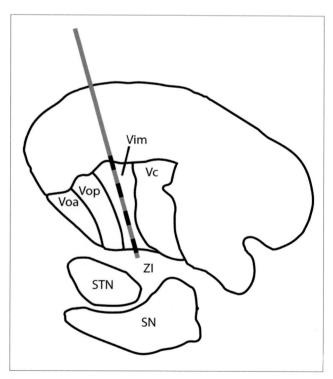

图 16-2　腹外侧丘脑矢状面，显示刺激电极的最终位置。尖端位于 Vim 下缘附近，距 Vc 边缘前约 3mm。此切面距离中线14.5mm
SN. 黑质；STN. 丘脑底核；Vc. 丘脑腹尾侧核；Vim. 丘脑腹中间核；Voa. 丘脑腹前核；Vop. 丘脑腹后核；ZI. 未定带（修改自 Schaltenbrand 图谱）

有的。通过多个 MER 通道收集的数据特征和优势，结合对宏刺激的反应，指导永久性电极的置入。

在丘脑腹外侧核内，MER 的轨道通常穿过丘脑腹后核（Vop）的一个角。虽然 Vop 和 Vim 中的神经元具有相似的基线活动频率（10 ～ 20 Hz），但 Vop 中神经元密度更高，可在对侧自主运动之前或开始时做出反应，即所谓的自主细胞（Vop 中占 70%，Vim 中占 49%）。

在 Vim 内的后部，记录到的电信号往往是嘈杂的。一些神经元的反应可能会受对侧本体感觉刺激（如被动的肢体运动和肌腹或肌腱的挤压）的影响。这些细胞被称为动觉细胞，它们可以通过自主运动来调节自身放电。在 Vim 中也会遇到一些特征性的震颤细胞，它们的放电时间与患者的震颤时间相似，在 Vop 中也可能发现这些细胞。

Vim 的后方是感觉性丘脑（丘脑腹尾侧核，Vc），由触觉细胞构成，通过轻触即可激活。丘脑下方是未定带，缺乏自主活动。

（二）宏刺激

在微电极记录之后，我们取出微电极并沿着与微电极路径相同的预定轨道插入永久性电极。我们所使用的永久性电极有四个铂铱触点，每个触点 1.5mm 宽，间距为 1.5mm（Model #3387, Medtronic, Inc., Minneapolis, MN）。

术中刺激是从电极尖端开始通过相邻的触点逐渐向上移动来进行的。刺激器选用一个商用外部神经刺激器（N' Vision Programmer, Medtronic, Inc., Minneapolis, MN）。刺激参数选为可长期抑制震颤的参数：脉冲宽度 60 ～ 90μs，频率 130 ～ 180Hz。如果电极放置良好，则可以在 0.5 ～ 2.0V 电压下实现震颤抑制。如果抑制阈值达到 4V 或更高则表明可能需要调整电极位置。

在宏观刺激试验中，我们让患者执行一项显示震颤特征的任务。任务选择取决于患者的具体症状；上肢远端震颤的常见任务包括书写、螺旋画或伸直手臂。在此过程中，我们会仔细观察患者的构音障碍、感觉异常和其他副作用。

Vim 由邻近的丘脑核（Vop 和 Vc 等）、白质束（如内囊后肢、小脑上脚）和未定带包围。因此，电极的错位会引起相应的副作用。这些副作用的表现有助于确定并修改错位的方向（图 16-3，图 16-4，表 16-1）。然而，我们应该注意到，即使电极精准地放置到 Vim 内也会出现短暂性感觉异常，这时不应调整电极位置。

（三）脉冲发生器的放置

在放置永久性电极后，我们在帽状腱膜下从切口

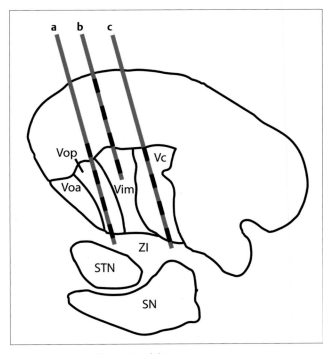

图 16-3 丘脑矢状面，显示电极

a. 向前；b. 向上；c. 向后错位。当电极在 Vim 外的结构中时，刺激可能会导致副作用（表 16-1）。SN. 黑质；STN. 丘脑底核；Vc. 丘脑腹尾侧核；Vim. 丘脑腹中间核；Voa. 丘脑腹前核；Vop. 丘脑腹后核；ZI. 未定带

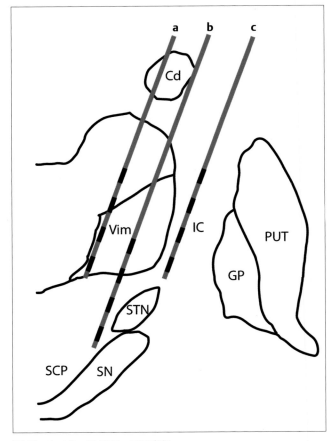

图 16-4 Vim 冠状面，显示电极

a. 向内侧；b. 向下方；c. 向外侧错位。刺激的副作用可能代表电极错位的方向（表 16-1）。Cd. 尾状核；GP. 苍白球；IC. 内囊；PUT. 壳核；SCP. 小脑上脚；SN. 黑质；STN. 丘脑底核；Vim. 丘脑腹中间核

表 16-1 刺激诱发的不良反应		
方向（相对于 Vim）	结构	可能的副作用
前方	丘脑腹后核	高震颤抑制电压
后方	丘脑腹尾侧核	感觉异常
	内侧丘系（下方）	感觉异常
上方（背侧）	丘脑背外侧核	高震颤抑制电压
下方（腹侧）	未定带	（可能没有）
	小脑上脚	共济失调
内侧	Vim 内侧区	构音障碍，吞咽困难
外侧	内囊后肢	面部扭动，肌张力障碍，构音障碍
缩写：Vim. 丘脑腹中间核		

后方几厘米处向右侧头皮耳后上方打通一个皮下隧道，将电极远端埋藏在隧道里。在近端，导线用两孔钛板牢固地固定在颅骨上，骨孔用骨水泥填充。手术切口用抗生素冲洗，并先用肌肉线缝合，再用可吸收线缝合。

我们将脉冲发生器的置入作为后续的门诊手术来进行。给患者采取全身麻醉，仰卧位，头部远离置入物的一侧（通常是右侧），类似于脑室-腹腔分流术。将一个叠好的铺巾塞到后背。剃光头发，对头皮、颈部和胸部消毒铺巾。使用单一剂量的抗生素预防（通常使用万古霉素和头孢曲松）。术后，将患者送回家中，并口服几天抗生素以预防切口感染（通常是双氯唑西林）。

在锁骨下方靠近胸大肌外侧 1/3 的两指腹处切开一个 6～8cm 的垂直切口。在胸肌筋膜上方建立一个皮下囊袋。

触摸刺激电极的尖端，在头皮上做 2～3cm 的切口。然后显露电极尖端，并使用隧道器将连接导线经皮下通到锁骨下。连接导线一端连接到刺激电极的末端，另一端连接到脉冲发生器。脉冲发生器靠胸肌筋膜与缝线固定在锁骨下。伤口用抗生素溶液冲洗，然后分层缝合。

五、术后管理及可能的并发症

电极置入后，患者会被送往恢复室并监测数小时。所有患者接受术后 CT 扫描（图 16-5）。一般，术后住院一晚并给予 24 小时抗生素预防性治疗。让患者继续维持先前的抑制震颤的服药方案，有时候在门诊治疗后逐渐减少。

与运动障碍专业神经内科医师合作调控设备。在最初的几周内患者可能会频繁调试刺激器直到他们适应这种设备。导联和刺激参数的选择取决于每位患者的电极位置、症状和副作用状况。标准的刺激参数是：

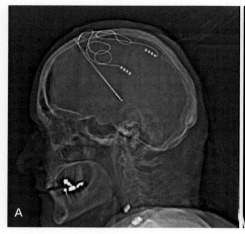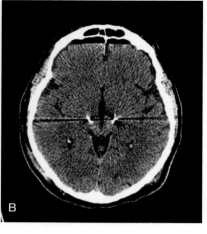

图16-5 颅骨 X 线检查（A）和轴位 CT 切面（B）显示 Vim 刺激电极的最终位置

脉宽 60 ～ 90μs，频率为 130 ～ 180Hz，电压为 1 ～ 2V。建议患者每天晚上睡觉前使用遥控器关掉刺激器以减少电池损耗。

与丘脑切开术（尤其是双侧丘脑切开术）相比，丘脑 DBS 的严重并发症发生率低得多。刺激相关的副作用（包括感觉异常、共济失调、构音障碍、平衡失调以及肌张力障碍等）比较常见，但一般情况下这些副作用都是短暂的和（或）对设备程控比较敏感。手术相关的并发症是所有 DBS 靶点常见的并发症，包括脑内血肿（有症状者＜ 2%）、感染（2% ～ 5%）、电极故障、移位或刺激器故障（＜ 2%）。

如果颅内或脉冲发生器部位出现感染，则需要冲洗感染部位并取出设备。既往研究表明，感染部位远端的系统部件有时可以被挽救，然而，一项研究显示14 例患者中仅有 9 例成功地清除了感染。

丘脑刺激可产生极好和持久的震颤抑制。大多数研究表明，70% ～ 90% 的患者有明显的震颤缓解，以及持续多年的低震颤评分。与丘脑切开术不同，据报道 DBS 患者也有功能状态改善。

六、结论

Vim-DBS 对严重性、药物难治性震颤是一种有效的治疗方法。由于其有效性、适应性和良好的安全性，现已取代丘脑切开术成为治疗震颤的首选神经外科方法。尽管手术治疗可抑制多种类型的震颤，包括 PD 震颤，但我们几乎仅对 ET 做丘脑 DBS。术中定位丘脑是至关重要的，我们用 MERs 识别震颤生理特点结合宏观刺激确认震颤停止并筛选副作用。大多数大型研究表明，约 80％ 的患者可维持长期的震颤缓解。

（孟凡刚　译）

第 17 章　丘脑底核电刺激治疗帕金森病

17 Chronic Subthalamic Nucleus Stimulation for Parkinson's Disease

Jonathan J. Rasouli and Brian Harris Kopell

摘要

原发性帕金森病以黑质多巴胺能神经元进行性丢失为特征。尽管在疾病早期多巴胺能和抗胆碱能药物能够很好地控制帕金森病症状，但对于患有难治性震颤、药物开 - 关现象或左旋多巴诱导异动症的患者，需要进行脑深部电刺激治疗。丘脑底核的慢性脑深部电刺激（STN-DBS）已证明在缓解帕金森病运动症状和减少药量方面是有效的。在本章中，我们将陈述资深作者（B.H.K.）对丘脑底核深部脑刺激手术的术中技术、术前检查和术后护理，并讨论最近基于证据的手术管理指南。详细地陈述了基底节网络的解剖与功能环路。考察了关于正确放置立体定向头架的关键技术点。回顾了利用术中 CT 评估电极放置准确性的技术。描述了使用定量磁化率成像MRI 序列的解剖靶点定位。还讨论了关于术中微电极记录和深部脑刺激调控的基本信息。详细回顾和讨论了术中和术后并发症的规避和管理。

关键词：帕金森病，脑深部电刺激，丘脑底核，立体定向手术

第二篇　运动障碍性疾病、精神疾病和小儿功能神经外科

一、简介

帕金森病（PD）是一种与黑质致密部（SNc）多巴胺能神经元凋亡相关的进行性神经系统疾病。尽管对 PD 的生理学认识和药物治疗取得了进展，但这些患者中仍有相当一部分属于难治性的。目前，对于这些难治性患者 DBS 成为治疗的金标准，全球有超过 100 000 例患者接受了 DBS 治疗。

丘脑底核（STN）是 DBS 置入的最常见靶点，因为它可有效地治疗所有的晚期 PD 运动症状，即震颤、僵硬、运动迟缓、运动波动和药物诱导异动症。此外，与其他 PD 靶点（如苍白球内侧部，GPi）相比，STN-DBS 可大幅减少患者服用多巴胺能药物的量。

STN-DBS 的作用机制可能是干扰基底节过度的和异常模式化的神经元活动的输出。STN 与皮质 - 基底节 - 丘脑皮质运动环路的连接如图 17-1 所示。经过基底节的神经信号通过直接和间接途径调节。关于运动信息，壳核作为主要输入结构，接收来自大脑皮质的信息。直接途径的信息通过单突触传递至基底节的主要输出结构：GPi 和黑质网状部（SNr）。间接途径的信息通过多突触传递至苍白球外侧部（GPe）和 STN 最后到达 GPi/SNr。在这 2 个途径中，只有 STN 具有兴奋性和谷氨酸能受体；所有其他结构均具有抑制性和 GABA 能受体。

STN 相关的其他解剖关系已经被阐述，并证明 STN 在调节运动行为中的核心作用。STN 与 SNc 直接相联，并与丘脑的 GPe 和中央中核一束旁核复合体（CM/Pf）互有投射。此外，还有从初级运动皮质、辅助运动区和运动前区到 STN 的直接皮质投射（"超直接通路"），可能在将感觉输入传递到基底节和同步化皮质、STN 和苍白球的振荡活动中起重要作用。

STN 是一个双凸面透镜状核团，体积为 240mm，其中包含 560 000 个密集排列的神经元。在该区域置入 DBS 电极时，STN 周围的几个结构关系比较紧密。内囊位于 STN 的前外侧，有皮质脊髓束和皮质脊髓束纤维通过。动眼神经纤维和部分 Forel H 区（红核前区）分别位于 STN 后内侧和前内侧。红核（RN），小脑丘脑投射的白质纤维和中脑网状激活系统纤维的丘系前辐射位于 STN 的后内侧。STN 的背侧是未定带（ZI）和 Forel H2 区（豆核束的延续），它们将 STN 与运动丘脑的腹侧边界分开。STN 的腹侧是大脑脚和黑质。未将 DBS 电极放置到最优位置可能会无意中刺激上述区域并导致副作用（本章后面将更详细地描述）。

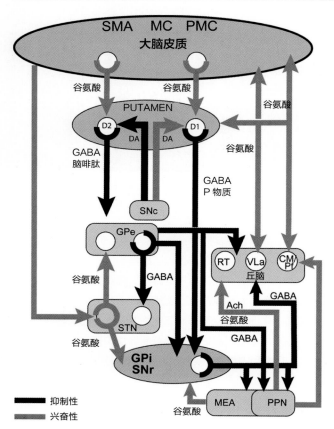

图 17-1　基底节 – 丘脑皮质运动环路

SMA. 辅助运动区；MC. 运动区；PMC. 运动前区；DA. 多巴胺；SNc. 黑质致密部；GPe. 苍白球外侧部；RT. 丘脑网状核；VLa. 腹前外侧核；CM/Pf. 中央中核 - 束旁复合体；Ach. 乙酰胆碱；SNr. 黑质网状部；MEA. 中脑锥体束外区域；PPN. 脚桥核

二、患者的选择

（一）神经评估

手术患者在接受手术前必须由运动障碍科医师进行彻底评估。重要的是要排除"帕金森综合征"患者，如多系统萎缩、进行性核上麻痹和纹状体退化，因为这些患者无法从 DBS 手术中获益。脑 MRI 有助于排除那些明显的大脑萎缩、严重的慢性缺血性改变和脑结构异常的非典型帕金森病患者。

STN-DBS 的患者应接受左旋多巴激发试验的筛选。至少，应得到停药和服药状态下帕金森病统一评定量表（UPDRS）第三部分（运动）的评分。对左旋多巴有效并且服药后 UPDRS Ⅲ 评分至少改善 30% 的患者才适合手术治疗。这种标准化的术前评估是"PD 外科治疗核心评估方案（CAPIT-PD）"的一部分。在 STN-DBS 中缓解最多的症状是四肢运动迟缓、僵硬和震颤。值得注意的是，震颤是唯一对 STN-DBS 有反应但与左旋多巴反应程度无关的症状。然而，人们普遍认为 STN-DBS 可改善患者的步态障碍，但只能达到与左旋多巴治疗相同的程度。DBS 还可改善多巴胺类药物替代治疗的并发症，如异动症、开关效应和周

期性肌张力障碍。在这些症状中，开关现象的改善往往对患者的生活质量产生最大的积极影响。

有不对称症状的或伴有严重并发症的患者，如果同时进行双侧 DBS 置入手术风险会比较高，因此可以先进行单侧治疗（见"医学评估"）。诸如体位不稳、冻结和发音过弱等中轴症状对 STN-DBS 没有反应。

（二）医学评估

冠心病、糖尿病和高血压等并发症可能会增加手术风险，但如果这些疾病稳定且得到最佳治疗，则不排除手术。年轻的患者往往更适于手术治疗；然而，70 多岁的患者在风险可接受的情况下也可从手术中获益。服用抗血小板药物或其他抗凝药物的患者必须在电极置入前完全停止使用这些药物。

（三）神经心理评估

在神经心理评估中有严重认知功能障碍或痴呆的患者不适于手术治疗。对伴有轻度认知障碍或额叶执行障碍综合征的患者可接受手术治疗，但患者及其家属需明白术后可能会增加认知障碍和昏迷的风险。对于中度认知障碍的患者，在进行手术前必须充分考虑手术的风险与益处。对诸如焦虑、抑郁和躁狂症等精神疾病必须在术前进行诊断和治疗。术前要告知患者和家属手术的预期效果，要强调 STN-DBS 不是一种治疗方法，而是一种控制症状的方法。并强调有些症状不太可能对 DBS 有反应，如非运动症状和周期性运动症状。

三、术前准备

（一）DBS 电极置入

我们在药物关期采用微电极记录（MER）技术，对清醒并镇静状态下的患者进行 STN-DBS 置入术。这种状态会增强 MER 识别电生理特征，以便在术中使用大电极检测疗效和不良反应。

（二）安装头架

手术当天早晨安装 DBS 头架（我们使用 Leksell G，Elekta，Inc.，Norcross，GA；其他也有可用的并且本质上相同，如 Integra CRW 系统，Plainsboro，NJ），要求患者坐在轮椅上并保持清醒（图 17-2）。在头皮每个针孔处用局部麻醉药（0.25% 布比卡因和 2% 利多卡因的 1∶1 混合物）进行局部浸润麻醉。双侧眶上、滑车上和枕骨神经阻滞也可用来增强针孔部位的局部麻醉效果。头架的基环应尽可能接近平行于前连合 -后连合（AC-PC）平面。AC-PC 平面大致近似于外耳

道到眼外眦的假想线（法兰克福平面）。此外，应注意避免任何倾斜、俯仰或摇动，因为在手术期间进行坐标变化时，这将最大程度减少两个平面的调整。可使用耳杆或辅助装置固定头架的基环，以确保准确对齐。图 17-3 展示了 DBS 电极置入的无框架系统。

在安装 Leksell G 和其他头架的过程中有几个陷阱，但可以通过适当的技术和注意细节避免。一般来说，头架放置的并发症可能来自头钉或基环。头钉的尺寸各不相同，但必须选择合适的，以便为患者提供牢固且舒适的头架。在我们的实践中，我们经常选择37.5 ～ 55mm 大小的头钉。为避免头钉引起感染，我们在放置头钉前使用手术理发刀剃光头发，并用聚维酮碘溶液预处理头皮。额骨的头钉应垂直于且靠近额骨颧突上方。如果头钉放得太高，在手术过程中可能会从额骨上脱落，因此会导致手术中止。

头钉需要用扳手拧紧，直到完全进入颅骨外骨板。对于额窦较大或颅骨较薄的患者，应多加小心以防意外破裂。一旦头钉被拧紧后，我们就可以在患者行 CT 扫描前轻轻地上下晃动头架来测试头架的稳固性。因此，如果头钉放置有任何问题，可以在患者被送走前立即解决。一旦患者躺在 CT 扫描仪中，还可利用 CT 扫描床固定装置上的"倾斜"（屈曲 / 伸展）和"扭转"（左 - 右旋转）选项进行进一步调整（A0401–19, Elekta）。

在 CT 扫描前，我们通过前后（AP）和侧颅骨 X

线片在 CT 床固定装置中校准头部位置。以确保 CT、MRI 融合的最佳头部校准。在极少的情况下，当患者在头架中有癫痫发作时，可以使用扳手快速拆卸头架，取下鼻片。取下鼻片后，抓住底环的侧边向外拉伸头架的长度，将头架和头钉作为一个整体取下。头架能适应常规拉力，以便能快速安全地将其移除。

（三）影像

MRI 是立体定向定位和计划的首选成像方式。在手术前一天，采集 3 个影像序列：全脑钆增强容积采集 T1 加权成像（3D-T1）、T2 加权轴位成像和两个定量磁化率成像（QSM）（一个是与 AC-PC 平面平行的丘脑区轴位成像，另一个是与 AC-PC 平面垂直的丘脑底区域冠位成像）。MRI 加权图像的采集厚度为2mm，无间隔，各向同性体素。QSM 可在 3T MRI 上能准确地显示 STN 和 GPi。根据本中心使用 QSM 进行靶向定位的经验，我们发现它是一个简单、直接和准确的 MRI 序列。此外，QSM 还能描绘和表示其他潜在的皮质下 DBS 靶点，如尾部的未定带纤维束。值得注意的是，有研究者报道成功使用 T2、SPGR（损坏性梯度回波序列）序列和 HR 3-D SWAN（高分辨率三维 T2* 加权血管造影）序列进行 STN 靶向定位。只要情况允许，我们一般使用 3.0T 成像而不是 1.5T 成像。

手术当天早晨，进行高分辨率容积 CT（层厚

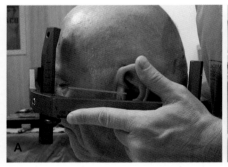
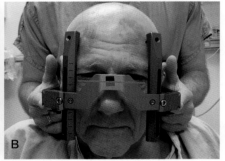

图 17-2　安装头架。A. 侧面观，红线表示外眦 - 外耳道连线；B. 正面观，红线表示水平面

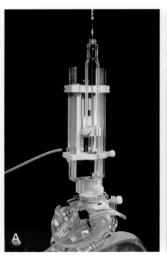
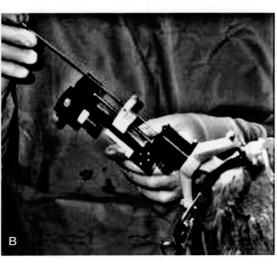

图 17-3　颅骨固定的 DBS 电极置入平台。A. Medtronic Nexframe 瞄准装置；B.Frederick Haer Starfix 系统

1mm，无间隙，无 CT 机架倾斜）扫描，并在立体定向计划工作站上将高分辨率 CT 与 MRI 进行计算融合。CT 的一个优点是它不受 MRI 固有的图像失真的影响，从而使立体定向空间界定具有很高的精度。对于以震颤为主且无运动障碍的 PD 患者可在用药阶段进行扫描，而左旋多巴相关运动障碍的患者应在非用药阶段进行扫描，以将运动伪影降到最小。我们选择在全身麻醉插管、使用异丙酚镇静和神经肌肉阻滞的情况下进行术前 MRI 扫描。这可避免因震颤或异动症导致的伪影，从而获得最高质量影像。

解剖靶点定位　STN 可以通过两种方式定位：间接定位和直接定位。间接定位是指根据脑室周围标志物 AC 和 PC 的位置定位皮质下结构的方法。标准的大脑图谱以 AC-PC 线中点（联合线中点，MCP）作为原点确定的 STN 的 x，y 和 z 坐标（图 17-4）。

随着 MRI 影像质量的不断提高，通过 MRI 可视化 STN 边界进行直接定位已成为标准方法。在 QSM 加权像上，STN 和其他局部解剖结构（RN 和 SN）显示相当清楚（图 17-5）。在实践中，我们使用了一种组合技术。首先，我们根据 Schaltenbrand–Wahren 立体定向图谱确定 STN 运动区的腹侧边界。一般来说，这相当于中线两侧 11～12mm，MCP 后 3～4mm，MCP 腹侧 4～5mm。然后利用 QSM 加权成像对间接法得到的 STN 靶点进行微调。我们依靠轴位 QSM 成像调整 x 和 y 坐标，利用冠位成像调整 x 和 z 坐标，并将采集平面与选择坐标的内在误差降到最低。

一旦 STN 定位确定后，则使用体积对比增强的 T1 像选择路径的角度。一般来说，我们选择以一个前后（AP）角开始，该角相对于 AC-PC 平面成 50°～70° 和与旁矢状面成 10°～20°。在考虑电极本身体积的同时，改变电极路径可以避免经室管膜或经脑室途径。这是为了避免损伤室管膜血管引起的出血。同样地，调整路径还可以避免穿过脑沟、硬脑膜静脉窦或由钆造影剂突出显示的脑沟内血管（图 17-6）。有时，可能需要选择稍微靠近内侧或外侧的靶点，以确保整个电极在 STN 内正确就位。

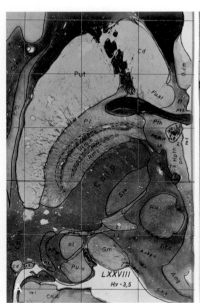
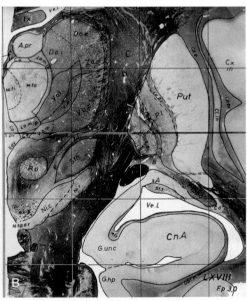

图 17-4　根据 Schaltenbrand‑Wahren 人脑图谱确定的 STN 解剖结构。A. 轴向视图；B. 冠状视图

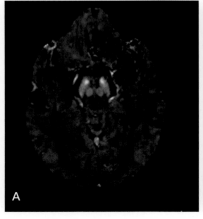
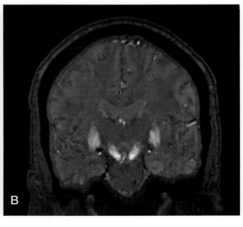

图 17-5　MRI 显示的 STN 和周围结构。A. 轴向视图；B. 冠状视图。红点表示靶点

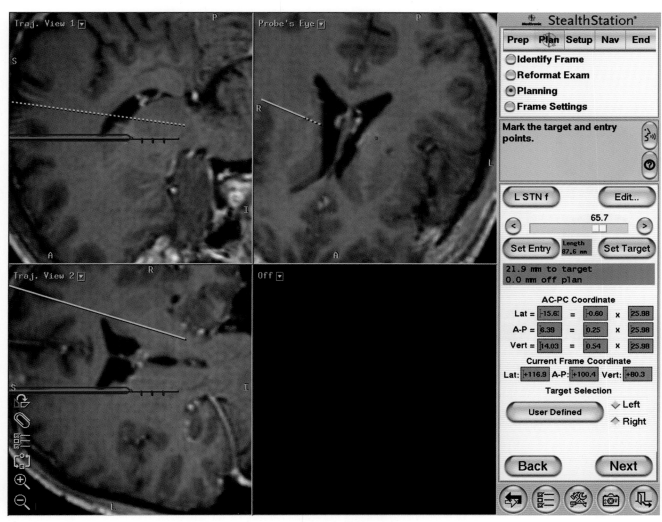

图 17-6　手术计划软件（Framelink，Medtronic SNT）中使用导航视图确定的 STN 轨迹

四、手术经过

患者仰卧在手术台上，双膝屈曲，床头略微抬高（沙滩椅位）。头架固定于手术床。固定头架时与患者沟通，以便找到一个可以使患者接受的颈部位置。然后使用 α_2 受体激动剂右美托咪定开始短期镇静。这是为了最大限度地提高患者在插导尿管、切皮和钻孔时的舒适性。一般来说，我们更喜欢在不使用镇静剂的情况下进行皮质下 STN 的电生理定位，以防止 MER 信号受到任何干扰，因为在清醒状态下患者才能对宏刺激给出最佳反馈。然而，根据我们的经验，当必须使用镇静剂的时候，我们也能成功地在右美托咪定镇静下完成 STN-DBS 置入术。

静脉预防性使用抗生素。在我们单位，我们使用头孢呋辛和万古霉素组合对革兰阳性菌和革兰阴性菌进行双重预防。严格控制血压（收缩压低于 130mmHg）有助于预防颅内出血。血压不稳定的患者可使用直接动脉导管血压监测，以增强抗高血压药物的滴定。行双侧眶上和枕上神经阻滞，以增强切口的

局部麻醉效果。在专业技术人员监督下，将患者的头部和手术台放置于 O 形臂手术影像系统（Medtronic）的框架内。在保持手术部位不被污染的同时进行铺巾，但不能遮盖患者的面部、手臂和腿部。

设定 x，y，z 坐标，并在头皮上标注入点和中线。使用软件规划路径，利用立体定向弧对切口和钻孔位置进行精确标记。我们经常使用直的 AP 切口，但是可以考虑使用一个小的弓状小皮瓣来减少切口处的设备腐蚀风险，特别是对于头皮非常薄的患者。钻孔前，逐渐减少镇静剂以便使患者在完全清醒的状态下进行 MER。然后用直径为 14mm 的钻头在颅骨钻孔。如果患者不能耐受双侧手术，则选择症状较重的一侧进行手术。用 3 mm 的 Kerrison 钻头进一步扩宽骨孔，使用双极电凝镊和骨蜡对松质骨出血进行止血。止血后，将 StimLoc（美敦力）锚定装置固定在骨孔上。StimLoc 装置包括一个带有 2 个颅骨固定螺钉的骨孔环、一个安装在 DBS 导线周围的内铰链式锁和一个盖子（图 17-7）。其他的研究者证明了在 StimLoc 上钻孔

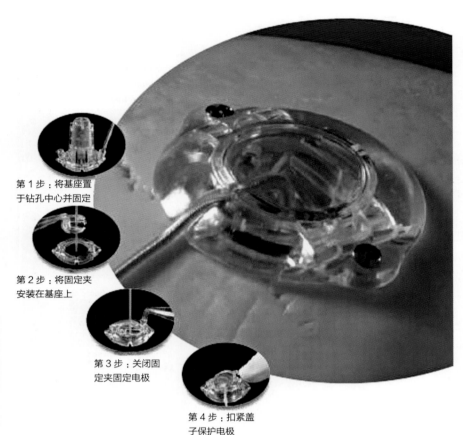

第1步：将基座置于钻孔中心并固定

第2步：将固定夹安装在基座上

第3步：关闭固定夹固定电极

第4步：扣紧盖子保护电极

图17-7 StimLoc 直接脑刺激电极固定系统（美敦力）

可避免延迟性头皮感染。

硬脑膜以十字交叉的方式打开并电凝，以便能显示任何潜在的皮质表面血管。将套管插到所选解剖靶点的背侧以便进行 MER。用明胶海绵填充骨孔并滴注纤维蛋白胶以密封骨孔，尽量减少脑脊液流失、颅内积气和可能影响解剖靶点定位准确性的脑漂移。我们偶尔会在 MER 之前进行术中 CT 扫描（利用 O 形臂），以粗略估计电极放置前的轨迹和最终位置。

（一）生理靶点定位

使用液压或电动微驱动器以亚毫米级推进微电极。美国食品药品监督管理局（FDA）批准在市场上出售的微电极由钨或铂 / 铱制成。微电极的阻抗通常在 0.3 ～ 1.0 MΩ 范围内，以便能够分辨单个神经元活动和维持检测背景神经元活动（如多单位活动和局部场电位）的能力。在解剖靶点上方 15mm 处开始 MER。在 STN 的 MER 路径中遇到的典型结构包括丘脑、Forel 区 / 未定带、STN 和 SNr（图 17-8）。

图 17-9 显示了典型的神经元信号。通常丘脑是首先遇到的结构。所记录的丘脑特定核团取决于入路的 AP 角度，但通常包括网状核、丘脑前腹侧和丘脑后腹侧。有两种典型的细胞活动：爆发式放电（频率 15Hz±19Hz）和不规则的紧张性放电（约 28Hz）细胞。

背景活动比 STN 的密集度小得多。在离开丘脑后，背景活动和放电单位广泛减少，这表明已进入 Forel 区 / 未定带。此部位的电活动频率通常较低，是一个类似于双模式分布的爆发性和紧张性放电。背景神经元活动的显著增加表明进入 STN。这种背景活动的增强（也

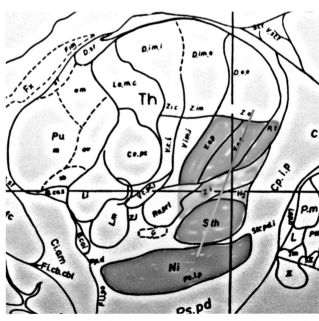

图17-8 典型 STN 生理定位轨迹上遇到的结构。红色，丘脑；橙色，未定带；绿色，STN；蓝色，黑质

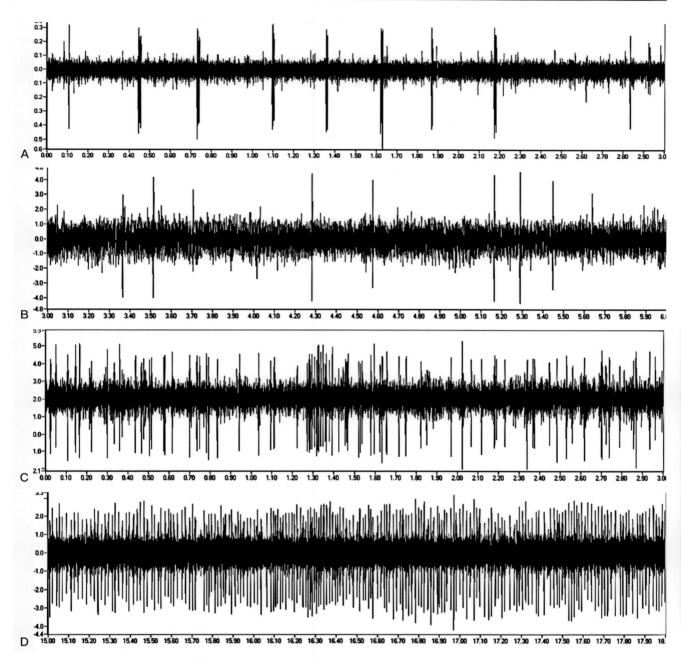

图 17-9　典型的微电极记录轨迹中遇到的结构的生理特征。A. 丘脑；B. 未定带；C.STN；D. 黑质网状部

许是 STN 相对于此过程中其他结构最显著的特征）可使 STN 的单个神经元活动分辨率提高 1 ~ 2mm。据报道，平均放电频率在 34 ~ 47Hz，标准差为 25Hz。爆发性放电比较常见。在 STN 的背外侧可发现对肢体被动活动有反应的细胞。在这个运动区内，下肢相关放电往往比上肢相关放电更靠内侧。背景噪声的突然降低表示离开 STN 并进入 SNr。STN 和 SNr 之间的间距可以从几百微米到 3mm 不等。一般来说，区分 SNr和 STN 的特征包括较高的放电频率（50 ~ 70Hz）、动觉反应放电的减少以及更紧张 / 不规则（更少的爆发单元）的放电模式。

虽然 MER 可以用多个并列电极完成，但我们选择

使用单个电极来记录，这样可在给定的时间内只需要分析一个信号。此外，使用单电极传输的电信号比多电极的更少。第一次 MER 通道使用的是由图谱和患者特定的影像数据确定的解剖靶点。在我们的实践中，如果获得的 STN 节段约为 5mm，并且有动觉反应单元放电，则认为次靶点 / 路径完全可以满足最终的电极置入。如果 MER 记录的 STN 厚度小于 5mm，或者没有遇到动觉反应单位放电，我们将把微电极尖端置于靶点并进行术中 CT 扫描。然后，将扫描所得的 CT与术前的 QSM-MRI 融合，以显示 STN 中的微电极尖端及其与 RN、内囊等的关系。如果该成像显示 STN背外侧的微电极位置可接受，那么我们倾向于将 DBS

电极置入到此位置，而不管 MER 的结果是否良好（例如，跨度小于 5mm 或没有动觉反应电位）。随着 MRI 成像技术的不断进步，影像引导下 DBS 电极置入变得更加容易和顺利，尤其是在 MER 结果不太好的情况下。

在基于 MER 的靶点定位中，微电极电刺激（微刺激）可作为有用定位辅助手段。标准的参数为 0 ～ 100μA，脉冲串为 0.2 ～ 0.7ms，频率为 330Hz。这种刺激水平远低于治疗性 DBS 电极（mA 级）释放的电流。如果内侧丘系、皮质丘脑／皮质脊髓束和第三神经束受到刺激而诱发感觉异常、局灶性运动或同侧眼部症状，则可能提示电极在相应的神经核内。我们从腹侧到背侧以 2mm 增量在每个 MER 路径的末端进行微刺激。由于使用的电流很小，微刺激不能保证 DBS 电极的安全位置，因此不能代替 DBS 电极进行术中试验性刺激。虽然在我们的研究中心并不常规进行宏刺激，但是在置入大电极的过程中通过导管进行的宏观刺激也可能提供额外的靶向定位信息。

（二）电极置入和固定

市面售卖的电极有两种，这两种电极都有四个高度为 1.5mm、直径为 1.27mm 的触点，它们的区别仅在触点间距上：3387 型电极为 1.5mm，3389 型电极为 0.5mm（Medtronic, Minneapolis, MN）。触点 0（电极尖端的触点）可以定位在 STN 生理上确定的腹侧缘，其余触点在电极路径上的跨度为 10.5mm（3387）或 7.5mm（3389）（图 17-10）。

选用临床治疗性刺激参数，通过置入的 DBS 电极进行试验性电刺激（宏刺激），这对确定置入位点能否产生良好临床效果具有重要意义。刺激可以用美敦力刺激盒，以双极或单极方式进行。慢性刺激的标准参数设置：电压 1 ～ 5V，脉宽（PW）90μs，频率 130Hz。刺激效应与治疗效果和副作用有关。治疗与副作用之间的阈值差异要大，这样才能在后续的程控

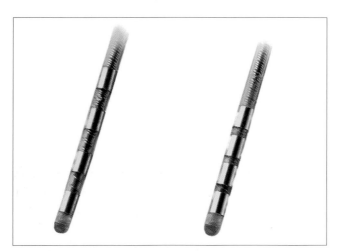

图 17-10　两种商用直接脑刺激电极：3387 和 3389

中确保一个可接受的治疗性刺激范围。观察电刺激对震颤、僵直和运动迟缓的影响。低阈值（通常低于 5V 的单极）的不良事件，如运动症状（如舌／面／手挛缩、眼球共轭偏斜或构音障碍）、同侧眼球转向／散瞳或持续性和不舒适的感觉异常，表明电极位置过于偏外侧、内侧，或者后方。在这些情况下，可能需要旁开初始置入位置至少 2mm，重新将电极置入到适当的位置。在半径为 2mm 以内重新置入 DBS 电极可能导致电极被插入先前的路径。

此时，拆卸导线周围的机械立体定向仪，使用荧光透视确保电极位置没有改变（图 17-11）。最后，从 DBS 导线上取下管芯丝，并用内铰链锁和盖子将电极固定在 StimLoc 内。导线的远端由一个连接装置保护，并向远端穿入耳后区。有研究者表示根据 StimLoc 是否好用或外科医师的偏好使用微型钛板或丙烯酸水泥固定 DBS 电极。

术后影像学检查有助于发现出血或气颅，并评估电极放置的准确性（图 17-12）。如果使用 CT，应选用层厚为 1mm 或更薄的扫描，并且不带机架倾斜度以最大化获得空间信息。如果使用 MRI 成像，必须严格遵守制造商的指导，以避免造成永久性的脑热损伤。现在，美敦力 DBS 电极经 FDA 批准在规定条件下可进行 MRI 扫描。

（三）神经刺激器置入

DBS 手术的第二步是置入神经刺激器（也称为置入式脉冲发生器，IPG）与连接 DBS 导线和神经刺激器的延长线。现在，美国 FDA 批准的刺激器有三种：单通道（美敦力 Activa SC）、双通道（美敦力 Activa

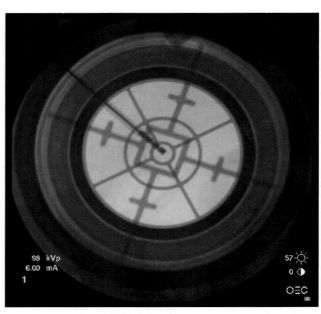

图 17-11　侧位 X 线图像显示美敦力 3389 DBS 电极。该图像与 Leksell 框架的环对齐

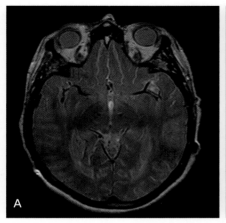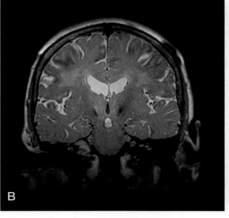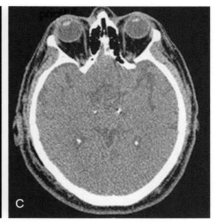

图 17-12　置入电极术后轴位图像。A. 轴位质子密度 MRI；B. 冠位质子密度 MRI；C.CT

PC）和双通道可充电（美敦力 Activa RC）（图 17-13）。这步通常在全身麻醉下进行，因为延长导线必须穿过较多的软组织。我们在 1 周后进行这一步，让患者在接受全身麻醉手术前从电极置入术中恢复过来。

患者仰卧位，头部转向神经刺激器置入部位的对侧。术前 30 分钟给予抗生素。然后建立神经刺激器皮下囊袋，并与之前通向耳后区域的 DBS 电极皮下隧道相连。最常见的神经刺激器放置部位是锁骨下，通常标记在锁骨下 2cm，距中线 4cm，或胸骨柄外侧缘 2cm 处。但是，由于身体状态（非常瘦的患者）、年龄（儿科患者）、置入部位是否做过手术、美容或生活方式方面因素的影响，某些患者的神经刺激器可能需要置入到其他部位。在这种情况下，腹部可置入。在大多数患者中，可在锁骨下建立足够深的皮下囊袋置入神经刺激器。在胸肌筋膜下置入刺激器可防止后期的重力性移位。对于体型偏瘦患者，尽管特别小心地避免在这个血管密集的区域发生术后血肿，但如果有必要可在胸肌下形成一个肌下囊袋。此外，将神经刺激器置入到锁骨下以外的区域时，应注意确保该设备不侵犯肋骨或髂骨嵴等任何骨突起。

做一个小的顶骨切口，显露已置入 DBS 电极的远端。在操作 DBS 电极时，应始终避免使用锋利的或带有"齿"的器械。应注意防止意外压坏导线。可以使用带有橡胶套的器械，但外科医师的手指可能是处理电极的最佳"器械"。

从顶骨到神经刺激器皮下囊袋打通一个隧道，将 51cm 长的可置入延长线穿过皮下隧道并连接到 DBS 电极远端和神经刺激器。像腹部一样的其他置入部位，需要使用较长的延长导线。耳后区是放置导线连接器的良好位置。如果位置太靠后，仰卧时会引起疼痛，也可能会碰到枕小神经或枕大神经。如果离耳朵太近，戴眼镜时可能会引起不适。低（颈）位易导致电极受损。神经刺激器用不可吸收的缝合线固定在筋膜上，多余的延长线可盘绕在刺激器后面。大量注射杆菌肽后，用 2-0 维克林缝线逐层缝合。我们常规在缝合皮肤切口前使用一小瓶（1g），伤口内用万古霉素粉末。我们发现这种方法简单易行，并且患者容易耐受。用 3-0 皮下线缝合神经刺激器切口的浅层，最后在切口上覆盖一层皮肤胶。头皮切口用 3-0 维克林缝线逐层缝合，然后用 3-0 尼龙缝线缝合皮肤。

当使用双通道（美敦力 Activa PC）神经刺激器时，两条延长线在同侧皮下通过。该系统的缺点是体积过大，可能会对比较瘦的患者增加侵蚀的风险，形成痛性瘢痕的风险更大，以及延长线上颈部挛缩（"弓弦状"），刺激器囊袋感染会增加 DBS 电极损坏的风险。

第二篇　运动障碍性疾病、精神疾病和小儿功能神经外科

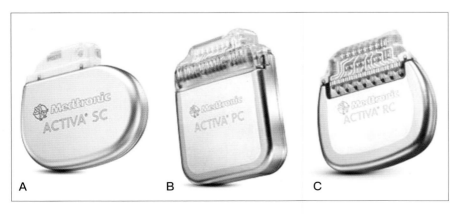

图 17-13　A. 单通道（Activa SC）；B. 双通道（Activa PC）；C. 可充电（Activa RC）置入式脉冲发生器

五、术后管理及可能的并发症

（一）脑深部电刺激程控

四个触点（从远端到近端编号为 0 ～ 3）中的每一个都可以定为阳极或阴极。刺激可以采用单极模式（其中一个或多个接触点是阴极，神经刺激器外壳是阳极）或双极模式（其中一个或多个接触点是阳极和阴极）。作用触点是阴极。

临床医师可以操作几个参数：电压（V）、电流（A）、脉宽（PW）和频率（R）。尽管局部阻抗不稳定，但对于产生恒定电压的设备而言，其产生电流的幅度由电压设置（电压控制系统）决定。另一方面，电流控制系统通过调节电流的频率来控制刺激。有证据表明，电流控制的刺激可以将与脑组织阻抗相关的电压波动降到最低，从而减少 DBS 相关副作用。一般来说，治疗性 STN-DBS 参数为 1.5 ～ 4V，PW 为 60μs 或 120μs，频率可高达 185Hz。置入后 4 周左右开始第一次程控，以便使 DBS 周围水肿消退。PD 患者初次程控应在停药状态下进行，以便于观察刺激效果。我们以单极刺激从 STN 背侧区的触点开始。在第一次程控中，刺激电压设为 1.0V。然后稍微减少抗帕金森药物剂量并重新开始服用。此后，逐渐减少药量，同时逐渐增加刺激量。帕金森病患者的 DBS 程控可能有许多超出本章范围的细节。

（二）临床效果与并发症

自 2014 年以来，世界上超过 10 000 位 PD 患者接受了 DBS 手术。2006 年，一项研究 STN-DBS 治疗 PD 的结果的 Meta 分析发表在 *Movement Disorders* 杂志。术后电刺激状态下（停用药物）UPDRS-II（日常生活活动）和 III（运动）评分与术前停药状态相比分别下降 50% 和 52%。术后左旋多巴剂量平均减少 5.9%。术后运动障碍平均减少 69.1%。每日关期时间平均减少 68.2%。PDQ-39 生活质量的平均改善率为 34.5%±15.3%。2008 年，运动障碍协会（MDS-UPDRS）发布了 UPDRS 的修订版，其中包括了更多的非运动项目。2013 年，周和他的同事评估了接受双侧 STN-DBS 手术的帕金森病患者的术前和术后 MDS-UPDRS 评分。6 个月时，STN-DBS 改善了包括便秘、头昏眼花和疲劳等非运动项目在内的所有类别的评分。

2009 年，一项多中心、随机对照的临床试验发表在《美国医学会杂志》上，比较了晚期帕金森病患者 DBS 治疗与最佳药物治疗 6 个月后的效果。本研究结果显示 DBS 手术在改善运动功能（71% vs 32%）、药物性运动障碍和生活质量方面具有优势。此外，23 例接受 DBS 手术的患者平均每天无运动障碍的时间为 4 ～ 5 小时，而药物治疗组中每天为 0 小时。

STN-DBS 的潜在并发症可分为刺激无关和刺激相关两类。与刺激无关的不良事件包括脑出血、脑卒中、感染、术后意识障碍和硬件相关并发症。刺激相关不良事件比较常见，包括感觉异常、运动性挛缩收缩、眼球偏转、认知和行为改变。副作用出现在高振幅刺激中。如果电极位置较好，低幅值刺激即可产生好的临床改善，并且副作用的阈值也较高。

自 2003 年以来，资深学者（B.H.K.）已经置入了将近 1000 个 DBS 电极，脑出血的总发生率为每个电极 < 1%。这一比率与 Rush/Emory 医院的研究结果相似，他们置入了 432 个 DBS 电极，脑出血的发生率为 2.5%。临床显著出血并发症的发生率约为每个电极 0.75%。当发现术后出血时，我们会将患者送入重症监护室，严格控制血压（收缩压 < 130mmHg），并进行后续影像检查和一系列神经系统检查。大多数术后出血可以通过药物治疗；需要在手术室进行清除的大量出血很少见（< 1%）。

术后手术部位感染（SSIs）也是 DBS 术后常见的并发症。文献中引用的 DBS-SSI 发生率各不相同，但一般在 1% ～ 9%。DBS 相关 SSI 通常出现在手术后 1 年内，最常见于手术后 3 个月内（50% ～ 80%）。最常见的细菌是凝固酶阴性的金黄色葡萄球菌（40% ～ 60%），其次是革兰阴性杆菌（10% ～ 20%）。术后 DBS-SSI 的患者特异性危险因素尚不明确；然而，Bjerknes 等认为帕金森病患者感染率较高。我们的数据显示每个独立的单边系统感染发生率为 2.7%（DBS 导联 + 延长线 + 单通道神经刺激）。我们发现在皮肤切口缝合前使用万古霉素粉末涂抹切口，不仅能获得患者的耐受，还会预防硬件相关 SSI。这些结果与其他作者在脊柱手术中看到的结果相似。

Piacentino 和他的同事指出，大多数感染通常涉及脉冲发生器和延长线。轻度的浅层感染，神经刺激器周围没有明显的皮下积液，可以先用抗生素治疗。然而，密切的随访是必要的，以防止感染和污染沿着导线系统延伸，最终可能导致脑膜炎或脑炎。幸运的是，脑部受累很少（< 1%）。如果 DBS 电极被感染（近端或 DBS 电极/延长线），应取出刺激系统，以便进行充分的抗菌治疗。

硬件故障通常会导致运动获益丧失。系统的电子分析可能提示高阻抗，说明导线或延长线断路。有些患者可能会在导线绝缘层消失点附近出现类似电击的感觉。导线和延长线（AP/ 侧颅骨，AP 胸部）的 X 线片可能显示电极受损的部位。然而，影像证据的缺乏并不能排除硬件故障。任何侵蚀皮肤并暴露在空气中的硬件都必须被认为受到了污染，很可能要取出。

（孟凡刚　译）

第18章　苍白球电刺激治疗帕金森病及肌张力障碍

18 Frame–Based Globus Pallidus Deep Brain Stimulation for Parkinson's Disease or Dystonia

Ron L. Alterman and Jay L. Shils

摘要

在这一章中，作者详细介绍了基于框架的苍白球内侧部（GPi）脑深部电刺激（DBS）手术治疗帕金森病或原发性扭转性肌张力障碍。作者首先采用快速自旋回波反转恢复（FSEIR）序列和 T1 加权三维磁化强度预备梯度回波序列（T1WI-MPRAGE）结合的方法定位 GPi，并在术中用单细胞 MER 完善靶点定位。进行试验性刺激以确保治疗性刺激可在无不良副作用的情况下进行。最后在 C 形臂 X 线透视或术中 CT 的监测下置入电极。

关键词：立体定向外科，脑深部电刺激，肌张力障碍，帕金森病，微电极记录，神经调控

第二篇　运动障碍性疾病、精神疾病和小儿功能神经外科

一、简介

苍白球内侧部（GPi）的慢性电刺激（即脑深部电刺激，DBS）可用于治疗严重的和药物难治的原发性扭转性肌张力障碍或原发性帕金森病（PD）的患者。

二、患者选择

选择适于 DBS 手术的患者是一个复杂的过程，最好是在多学科合作的运动障碍中心完成。本章不包括关于患者选择和 GPi 对比 STN 刺激效益的详细讨论，但可参阅其他章节。简而言之，苍白球 DBS 适用于：

1. 严重的、药物难治的、原发全身型或节段型扭转肌张力障碍的患者，包括成年起病的对药物和肉毒杆菌毒素靶向注射均难治的颈部肌张力障碍患者。

2. 对左旋多巴治疗有反应原发性帕金森病患者，产生严重的运动症状波动或药物诱发的肌张力障碍。常规的神经精神评估证明无明显认知功能障碍。DBS 不太可能改善冻结步态和步态不稳。

三、术前准备

术前应进行常规的实验室检查。可通过指示进行其他试验。阿司匹林和其他抗凝剂应在手术前至少停用 7 天，以减少颅内出血的风险。

帕金森病患者手术当天早晨停止服用左旋多巴或多巴胺激动剂。肌张力障碍患者可以服用药物，特别是巴氯芬和三甲苯海定不能停用，因为这些药物的停用可能会导致肌张力障碍危象。

四、手术技巧

（一）头架使用

正确使用头架是电极准确入必不可少的第一步。高年资术者更喜欢 Leksell G 型头架（Elekta Instruments，Atlanta，GA），该头架在使用过程中配备耳杆，可最大程度减小头架的冠位（滚动）和轴向（偏移）的旋转程度（图 18-1）。头架保持倾斜使基环大致平行于颧骨。在拧紧头钉时需注意，同时拧对角线上的头钉以最大程度减小头架的旋转。

（二）解剖定位

采用 FSE/IR 序列和 T1WI-MPRAGE 序列相结合的方法进行解剖定位。前者可提供深部灰质更高的分辨率（图 18-2）；而后者是一个抵抗磁化率伪影的三维扫描，可很好地进行基准注册和垂直于联合间线（IC）的影像重组。FSE/IR MRI 的扫描参数见表 18-1。

将影像数据传输到一个安装有立体定向定位软件的独立工作站。在图像融合和基准点注册之后，外科医师确定前、后连合间线和解剖中线，使用软件重新格式化与 IC 平面垂直的图像。然后，根据 IC 确定目标靶点，或者在有或没有功能图谱的辅助下进行视

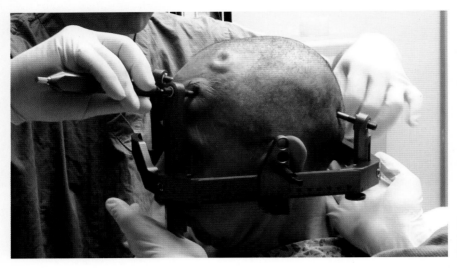

图18-1 头架使用。框架的底部是倾斜的，大致平行于颧骨。耳杆有助于使框架居中，防止冠状和轴向旋转

表18-1 快速自旋回波（FSE）/反转恢复成像的扫描参数	
激励时间（T_e）	120ms
弛豫时间（T_r）	10 000ms
反转时间（T_i）	2200ms
带宽	20.83
视场角（FOV）	24
层面厚度	3mm
层面间距	0mm
频率	192 Hz
相位	160
激励次数	1
频带方向	前后（AP）
自动控制频率	水
流动补偿方向	切片方向

觉选择。手术靶点位于后外侧GPi的下缘，IC中点侧方19～21mm，前方2～3mm，下方4～5mm。以此结果做起点，根据患者的解剖情况调整靶点。首选靶点位于视束（OT）上方2～3mm，中线侧方19～21mm处（图18-2）。

因为治疗靶点是一块组织，所以选择一个合适的靶点轨迹和选择靶点本身一样重要。图18-3用说明了首选轨迹。进入的角度是IC平面上方60°～65°，垂直轴侧方0°～10°。最好通过脑回进入大脑（从而避开沟静脉），避免横穿侧脑室。外科导航软件提供了一个"针道视角"的轨迹，可以大大协助加快这一进程。

（三）患者体位与开颅

患者仰卧位，头部抬高30°（图18-4）。使用头皮完全阻滞，以提高患者舒适度。收缩压维持在100～140mmHg以最大程度降低脑内出血的风险。监

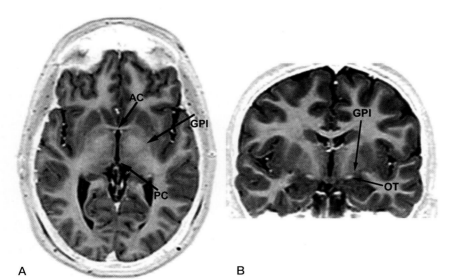

图18-2 使用FSE/IR MRI定位苍白球。用轴位和冠位FSE/IR图像定位GPi。A. 在轴位图像上可以清晰地看到前联合和后联合，正如后腹侧的GPi；B. 冠状图像显示靶点位于视束上外侧2～3mm处

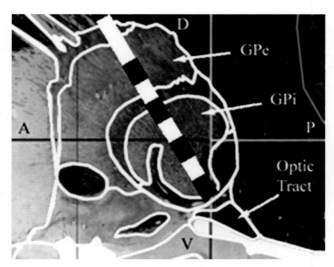

图 18-3　首选轨迹 / 电极位置。此示意图展示了首选的电极位置。我们的目的是将 DBS 电极定位在 GPi 的感觉运动分区内，中线外侧 20mm。最深触点（接触点 0）位于 GPi 的下缘，这是由微电极记录所划定的

测血氧合和潮气末 CO_2，以防止出现静脉空气栓子。静脉注射预防性抗生素。

在标准的消毒铺巾之后，根据 MRI 上定位的靶点坐标值，设定框架上相应数值，连接导向弧并设置计划好的进入角度。在冠状缝前做一个切口并钻孔，钻孔中心位于路径上。十字交叉切开硬脑膜。使用尖刀在皮质表面切一小口，可使电极套管进入大脑而不会导致大脑向下移位。在置入永久性电极之前，我们使用单细胞微电极记录（MER）确认 / 调整靶点位置。

（四）电生理定位：微电极记录

MER 技术的更多细节我们已在其他地方报道过

了。记录电极由一个电动微驱动器推进，并仔细记录电极的深度和放电特性（图 18-5）。使用"最佳拟合"技术将每条路径的数据映射到 Schaltenbrand–Wahren 图谱的矢状面上（图 18-6）。可进行电极置入的路径通常需要在苍白球外侧部的跨度为（GPe）3～4mm，在 GPi 的跨度至少为 6mm。离开 GPi 的标志是背景活动出现急剧下降。GPi 下缘以下 2～3mm 深处就是 OT。在漆黑的环境下，患者眼前会闪过一道光。如果电极尖端靠近 OT，随着光线的摆动，监测仪会记录到明显的电活动。OT 的识别证实了电极已经从下面穿出了 GPi。虽然以此来确认靶点定位的准确性是可接受的，但通常情况下并不需要识别 OT，因为识别 OT 不是最终置入永久性电极的必然要求。

理想状态下，DBS 电极置入物应在患者清醒时进行；但是，对于某些患者或许是不可能的，尤其是患有严重的全身性肌张力障碍的儿童。在这种情况下可以通过使用低剂量的异丙酚或右美托咪定，甚至是全身麻醉下完成手术。这些药物可能会降低 MER 信号的质量，使其识别起来更加困难。

（五）电极置入、试验性刺激和固定

DBS 电极沿预定路径插入，使最深的接触（触点 0）位于 GPi 生理定义的下界（图 18-3）。试验性刺激采用双极配置，采用以下参数：脉宽为 60μs；频率为 130Hz；波幅为 0～6V。第一次测试使用最深的一对触点（即 0 −，1+），因为这些触点最有可能产生不良反应（AEs）。如果没有观察到 AEs，则通过将触点 3 设置为阳极（即 0 −，3+）来扩大刺激范围。在清醒的 PD 患者中，刺激期间可观察到对侧肢体僵直和运

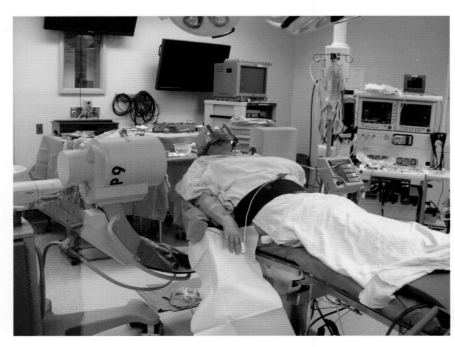

图 18-4　患者体位和手术室布置。患者仰卧位，头部抬高 30°。手术开始前使用铺巾覆盖 C 形臂或术中 CT

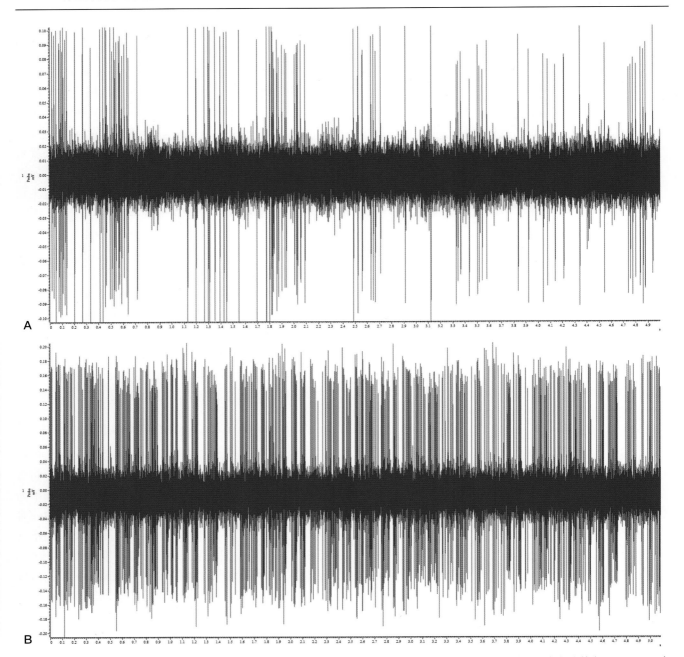

图 18-5   GPe 和 GPi 的代表性单细胞放电记录。A. 一位帕金森病患者 GPe 的单细胞放电记录；B.GPi 典型的单细胞放电记录。GPe 中的细胞比 GPi 细胞的放电速度慢。GPe 细胞也会表现出短暂的活动爆发，相比之下，GPi 放电更稳定，但不规则

动迟缓的改善。震颤也可以减轻。由于患者早晨不服用左旋多巴，因此无法在术中评估电刺激对异动症的影响。

与 PD 相反，肌张力障碍对刺激的反应具有延迟效应（从几天到几周），因此不期望对术中试验性刺激有阳性反应。在这里，试验性刺激的主要功能是筛查 AEs，特别是可能限制刺激幅度的夹馈效应，这种副作用会影响治疗效果。双极电刺激 < 4V 时，如果对侧脸或半体出现持续性收缩，则说明电极位置太靠中间，应相应地重新定位。如果 0 触点刺激会诱发光幻视，则说明电极位置太深，应向外拔出 1 ～ 2mm。

资深研究者使用 Stimloc 设备来固定导线（图 18-

7）。虽然它的轮廓略高，但它易于使用并且有效。连续 X 线透视或术中 CT 扫描有助于确保固定过程中导线不会移位（图 18-8）。以标准方式缝合切口。

五、术后管理及可能的并发症

患者在术后即刻进入麻醉恢复室，直到他们恢复使用标准药物并且确定神经功能稳定为止。血压保持在 100 ～ 140mmHg，以防止出血。根据需要服用轻度麻醉剂镇痛。严重全身型肌张力障碍的儿童在手术后头 24 小时内应在儿科重症监护室接受监测，因为手术的压力可能导致肌张力障碍危象。所有患者术后均行 MRI 检查，以确定电极位置是否准确，并排除脑内出

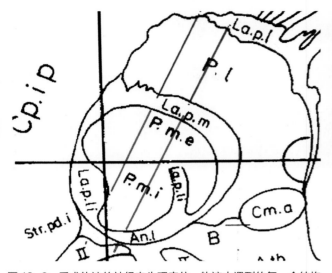

图 18-6　手术轨迹的神经电生理定位。轨迹中遇到的每一个结构的记录范围都用独特的颜色标记在塑料透明胶片上，然后用"最佳拟合"技术将其映射到 Schaltenbrand and Wahren 图谱的各矢状截面上

P.l. "苍白球外侧"或"苍白球外侧部（GPe）"；P.m.e 和 P.m.i. "苍白球内侧部外侧"和"苍白球内侧部内侧"，它们组合在一起形成苍白球（GPi）；II，视束；Cp.ip. 内囊

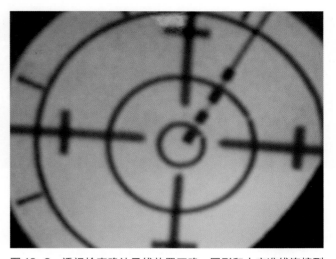

图 18-8　透视检查确认导线放置正确。圆形和十字准线连接到 Leksell 框架。操纵 C 形臂和手术床，以生成以靶点为中心的纯侧位 X 线片。最初的 X 线照片可以确认电极已直接到达了目标靶点。然后在固定过程中进行多次透视成像以检查电极的前进或后退

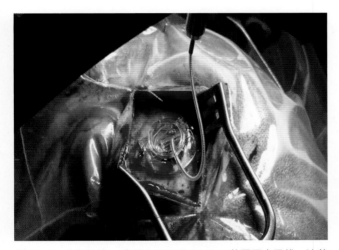

图 18-7　电极固定。此图展示了用 Stimloc 装置固定导线。该装置的外环没有缺口，因此必须在电极导管插入大脑之前将其固定在颅骨上

血（图 18-9）。我们制定了一个低能量的 FSE/IR 协议，该协议符合 FDA 的安全要求。

六、脉冲发生器置入

　　DBS 系统的其他部分可以与导线在同一天或之后的任何时候置入。这是一个简单手术，在全身麻醉下进行，包括建立锁骨下皮下囊袋以容纳脉冲发生器，在胸部切口和颅骨切口之间打通皮下隧道并穿过延长线，以及建立清洁和安全的连接。

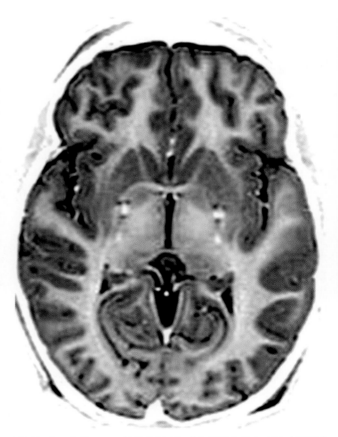

图 18-9　术后 MRI。轴位 FSE/IR 成像显示电极在 GPi 内适当定位并确定无出血

（孟凡刚　译）

第 19 章　磁共振引导下的脑深部电刺激器置入术

19 Interventional MRI‐Guided Deep Brain Stimulator Implantation

Paul S. Larson, Philip A. Starr, and Alastair J. Martin

摘要　介入磁共振引导的脑深部电刺激器置入术通过在 1.5T 或 3.0T MRI 上可视化靶点来完成，是清醒状态电生理引导下的脑深部电刺激器置入术的一种替代方案。该手术只需一次消毒铺巾，整个过程在放射科或者高场强术中 MRI 扫描孔中完成。可以同时进行双侧手术，如果使用 1.5T MRI 和低比吸收率成像序列，可对先前置入过 DBS 系统的患者进行手术。本章内容将描述手术步骤的细节，包括丘脑底核（STN）及苍白球内侧部（GPi）的靶点定位方法等。

关键词：介入磁共振，脑深部电刺激术，帕金森病，肌张力障碍，丘脑底核，苍白球内侧部，ClearPoint，颅骨瞄准装置

一、简介

本中心可以开展针对帕金森病和肌张力障碍的介入 MRI 引导下的 DBS 置入术，以作为清醒状态下微电极记录和宏刺激定位的替代手术方案。最常用的靶点有 STN 和 GPi。手术利用实时 MRI 以可视化方式选择和确定靶点，置入电极。整套流程在消毒铺巾后于一台 1.5T 或 3.0T MRI 扫描仪中进行，无须术前计划，无须与术前影像融合，也无须将患者在 MRI 扫描间和手术操作间之间转移。MRI 不需要是专门的手术室 MRI，当然有专门的手术室 MRI 也可以。在本中心，全部手术流程都在影像科的诊断性 MRI 上完成。

事实上，这种手术是在全身麻醉下完成的，这会让部分医师认为此技术是"睡眠"DBS，但是睡眠DBS 也指的是 CT 引导的全身麻醉下脑深部电极置入术，这两种技术的工作流程有显著区别。因此，我们把这项技术称为介入 MRI 引导下的脑深部电刺激器置入术（iMRIDBS）。尽管不同的扫描平台和个别医学中心的偏好存在差异，但本章介绍的是迄今为止应用最广的 iMRIDBS 方法。我们使用的是商用 ClearPoint 平台，它由一个颅骨瞄准装置（SmartFrame）和一个可在笔记本电脑上运行的软件系统（ClearPoint Software）组成。可以单侧置入也可以双侧同时置入，如果使用 1.5TMRI 和低比吸收率成像序列，还可对先前置入过 DBS 系统的患者进行手术。为了简化，下面只介绍单侧置入术。

二、手术流程

在 MRI 扫描间隔壁房间进行麻醉诱导。如果 MRI 扫描仪有带滚轮的机架或床板，在将患者送入 MRI 扫描仪之前就可将患者放置在上面；如果没有，可将患者放置在 MRI 兼容的轮床上送入 MRI 扫描仪。在任何一种情况下，都必须充分地垫好患者身体的压力着力点，因为 MRI 机架不像传统的手术室手术台那样有衬垫。将患者的头部固定在碳纤维头架中，手臂衬垫好之后收拢到中立位。将患者额部头发剃掉并对切口部位进行局部浸润麻醉。由于在 MRI 环境下只能使用双极电灼器，所以应该尽早应用局部麻醉以帮助止血。同样重要的是任何一根电线都不能绕圈或接触皮肤以免在扫描时烧伤患者皮肤（图 19-1）。

确认去除患者和手术人员身上所有非磁安全物品后，将患者置于 1.5T 或 3.0T MRI 扫描孔中。麻醉采用 MRI 兼容的麻醉机和监视器。在扫描仪中移动患者，直到头部从孔的远端伸出来。使用定制的无菌洞巾以建立无菌区，无菌区包括扫描孔远端的一半和整个扫描仪的背面（图 19-2）。预防性静脉应用抗生素。

在患者额部预期入颅点放置 MRI 显影的标记网格，通常在冠状缝或冠状缝之前的位置。移动机架使患者头部定位在等中心点，然后用钆对比剂采集容积

T1 加权像，以选择入颅点和到靶点的轨迹。将图像传送到可运行 ClearPoint 软件的笔记本电脑中，初步根据前后连合线（AC-PC）坐标定位靶点。在 T1 加权像上看不到常规靶点（STN 和 GPi），因为接下来需要把患者移到扫描孔边缘以便开颅，此时定位的靶点之后都要重新定位。因此，在确定入点时，我们不用花时间获得高分辨率序列实现靶点的可视化。根据我们的经验，在随后的扫描中，实际选择的目标位置即使发生 5mm 的变化，也不会明显地改变到靶点的轨迹或结构。

ClearPoint 软件会检测标记网格的中心点，并给医师显示一条以该中心点作为入颅点的推荐轨迹（图 19-3B），调整轨迹和入颅点以避开脑沟、脑室和任何可见的血管（图 19-3C），一旦选定了轨迹，ClearPoint 软件会向医师在标记网格上显示钻孔的中心位置（图 19-3D）。标记网格的外层可以去除，留下印在头皮上

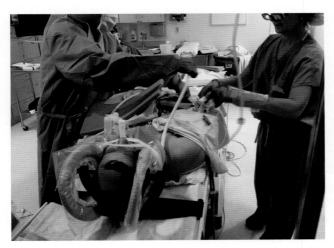

图 19-1　患者平躺在 MRI 外控制室一个可滑动的 MRI 机架床上。头部用碳纤维头架固定，头部两侧放置 2 个可拆卸的 MRI 线圈。双臂收拢，经过患者身上的所有电线都要以直线排列，并尽量不接触皮肤

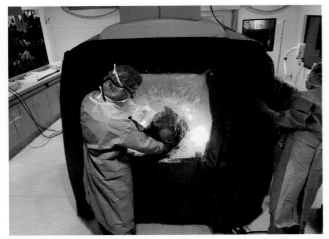

图 19-2　患者头部消毒并用定制的无菌巾覆盖。在保持无菌范围的同时，无菌巾中央（透明的）部分可以使患者从扫描仪边缘移动到孔的中心进行成像

的网格线；接下来使用一种尖端有螺纹的锋利工具刺穿头皮，拧进颅骨外板留下一个可见的凹痕。

经入颅点，平行于冠状缝做直切口。如果是双侧置入，可做一个长切口，也可做 2 个小切口。颅骨瞄准装置有两种固定底座，一种通过长切口直接固定于颅骨（颅骨固定座）上，另一种穿过皮肤固定于头皮（头皮固定座）上（只需一个小切口）。在标记工具标记的颅骨凹痕中心钻一个 14 ～ 15mm 的孔，必须将骨孔置于标记的中心以确保皮质入点在合适的位置上。重要的是要磨平骨孔的侧壁，特别是孔口的边缘，以避免插入探针时碰到颅骨。

电凝硬脑膜，然后以十字形切口切开或者完整保留（这就是所谓的闭合硬脑膜技术，见后述）。电极锁（Medtronic, Minneapolis,MN）DBS 的锚定装置拧在骨孔上，而颅骨瞄准装置既可以使用颅骨固定座也可以使用头皮固定座。同样，这一点上主要关注的是避免在插入探针时碰到骨孔边缘。由于最常见的是碰到骨孔外侧缘（尤其是 GPi），因此将底座安装在骨孔中心稍微偏内侧的位置上是有帮助的。在将患者移到等中心点进行靶点定位和电极置入之前，将手动控制器连接到颅骨瞄准装置上的 pitch-roll（围绕轴心点俯仰和左右倾斜移动）和 x-y（左右和前后平行移动）调整旋钮（图 19-4）。一旦患者被移到等中心点进行靶点定位和电极置入时，在电极置入完成之前，患者不会移回扫描仪的边缘。

获取整个头部（包括颅骨瞄准装置底座）的容积 T1 序列。扫描体积必须包括颅骨瞄准装置底座，这样软件才能识别 3 个基准点和"球标"的位置（图 19-5）。球标，又被称为轴心点，在定位套管的最下面，是颅骨瞄准装置调节俯仰和左右倾斜的旋转中心。这两种维度的自由调节使轨迹围绕球标产生角度的变化。定位套管（和球标）在 MRI 下显影，它有一个中空管供陶瓷探针和 DBS 电极通过并最终放置到位，因此定位套管必须尽最大可能对准靶点。软件在 MRI 扫描中要能检测到 3 个定位点和球标，这样才能确定颅骨瞄准装置在颅骨上的位置以及空间中相对于靶点的方位。

获取靶点部位的高分辨率图像来定位靶点。我们通常使用交替 T2 序列定位 STN，使用交替 IR（反转恢复序列）或者容积"FGATIR"（灰质快速获取反转恢复序列）序列位 GPi。这些序列会被传送到 ClearPoint 工作站，然后外科医师将 T1 像和定位扫描图像进行混合。因为患者头部相对扫描仪的位置没有变化，并不需要融合图像，实时序列也可以即时查看。获得定靶点的扫描图像时与 AC-PC 平面保持平行，这方便外科医师读片。

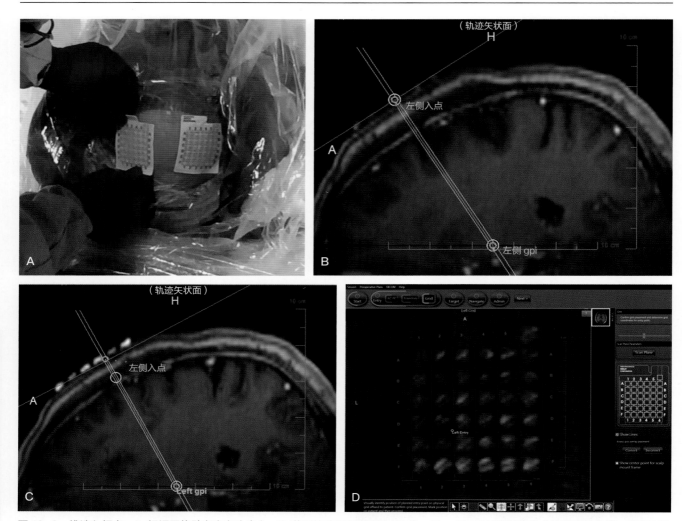

图 19-3　挑选入颅点。A. 标记网格贴在患者头皮上；B. 获取钆造影剂增强的 T1 像，ClearPoint 根据网格中心画出起始轨道；本例中轨道通过了脑沟，所以需要调整。软件沿着轨道可显示斜冠状位，斜矢状位，轴位和牛眼观（图中仅示斜矢状位）；C. 斜矢状位上显示的最终轨道；D.ClearPoint 软件显示根据计划轨道确定的骨孔的中心点

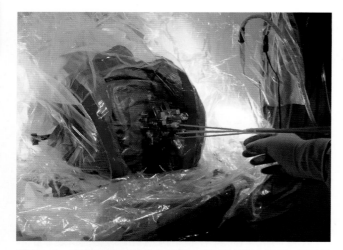

图 19-4　使用头皮固定座的颅骨瞄准装置单侧置入示例。手动控制器的线连接到颅骨瞄准装置的 pitch-roll 和 x-y 调节旋钮上；将患者移到扫描孔的等中心点定位和置入

STN 靶点定位通常在 AC-PC 平面下 4mm 的轴位平面上。在红核前缘画一条垂直于中心线的直线，一直延伸到 STN。STN 的内侧界一般都能清晰显示，但外侧界常无法分辨。如果 STN 外侧界可清晰显示，靶点就定在 STN 内的中外侧方向。在这种情况下要确保靶点距离 STN 外侧界至少 2mm。如果 STN 外侧界不能清晰显示，则靶点定在红核前缘水平，并与 STN 内侧界相距 2mm（图 19-6A）。置入电极时，电极尖端应稍稍超过靶点，将预期电极触点放置在核团内更合适的部位。通常在置入美敦力 3389 电极时，超过靶点位置 2mm。这会将 1 号触点置于 STN 背侧区（图 19-6B）。

定位 GPi 靶点通常在 AC-PC 平面，沿着 GPi 内侧界画一条长 18～21mm 直线（苍白球 - 内囊界）。GPe（苍白球外侧部）和 GPi 的边界有时"钩"向内囊前端。将这条线三等分，在苍白球 - 内囊边界前 2/3 与后 1/3 的交界处垂直画一条向苍白球内侧部延伸的垂线，长 3～4mm。这将使靶点非常接近 GPe/GPi 的边界。我们不会把靶点放在离内囊 3mm 以内的地方（图 19-7）。同样，置入电极时电极要超出靶点，这次是把尖端放在苍白球的底部。可在 ClearPoint 屏幕上测量超出

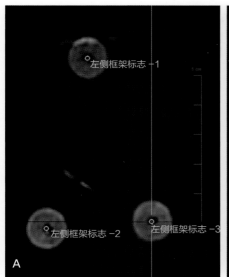
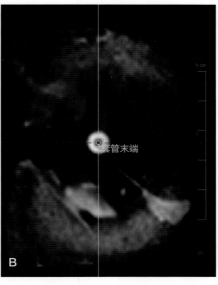

图 19-5　可视化颅骨瞄准装置底座上的基准标记（A）和为靶向定位和置入将患者移回等中心点后容积 T1 上的球标（B）

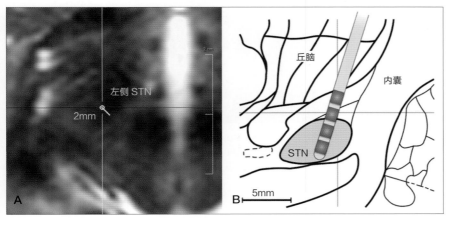

图 19-6　定位 STN。A. 定位在 T2 轴位上 AC-PC 平面以下 4mm 的平面(ClearPoint 软件上显示的)进行。靶点定在 STN 内外方向上的中心点，平红核前缘（蓝线）。如果 STN 外侧界显示不清，则靶点定在红核前缘线 STN 内侧界向外 2mm 处。B.STN 核团及其周围结构的矢状图，显示典型的电极尖端超过靶点位置，将电极触点 1 置于 STN 内部；图示的电极型号是美敦力 3389

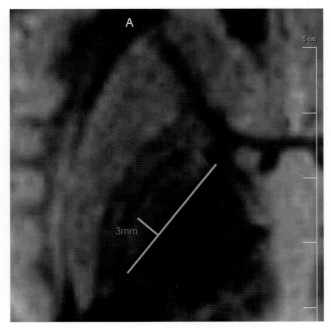

图 19-7　图示在 FGATIR 序列轴位 AC-PC 平面水平上定位 GPi 靶点。沿着苍白球内囊边界做一条直线（蓝线）。将这条线三等分。在这条线的前 2/3 与后 1/3 的交界处做一条向苍白球内侧部延伸的垂线，长 3 ～ 4mm（绿色）。注意靶点位置接近 GPe 和 GPi 的边界

的距离，一般为 4 ～ 5mm。

一旦确定好了靶点，就将定位套管对准靶点。ClearPoint 软件会提示 MRI 技师需要扫描的平面以确定当前定位套管的朝向，并指导医师调节颅骨瞄准装置上的 pitch-roll 以及 x-y 旋钮，并提供当前的定位套管朝向的预期误差（图 19-8）。在医师做出调整后，重新扫描，软件会根据新的扫描结果更新预期误差，并给出新的指示让医师继续调整。这个过程会一直重复直到预期放置误差小于等于 0.4mm。这一步每次扫描需要 6 ～ 60 秒，整个过程需要 10 ～ 15 分钟。

调节 pitch-roll 可以调整定位套管的角度并逐渐接近靶点，角度调节的好处是不会使轴心点靠近颅骨钻孔的边缘。相比之下，x-y 是线性平移运动（平行于当前轨迹），这更有助于微调，以实现最终的校准。但是它的调节范围有限（每个方向上约 2.5mm），而且有可能让定位套管靠近骨孔的边缘，这会增加置入时电极碰到颅骨的概率。

完成校准后便开始置入电极，软件会提供从颅骨瞄准装置顶端到靶点的深度。然后在塑料涂层陶瓷探

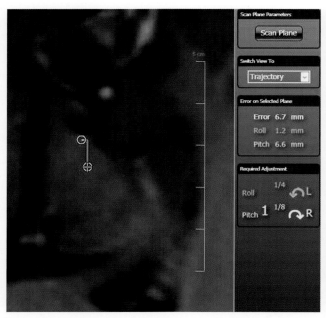

图19-8　ClearPoint 软件上的校准过程。十字圆圈代表目标靶点，空心圆圈代表目前定位套管对准的位置。右侧的面板显示了俯仰（紫色）和倾斜（红色）方向上的预期误差，以及在颅骨瞄准装置上调整定位套管和靶点对准的俯仰和倾斜的方向；做出调整后，会重新扫描，软件根据新的扫描结果更新预期误差并给出新的指示

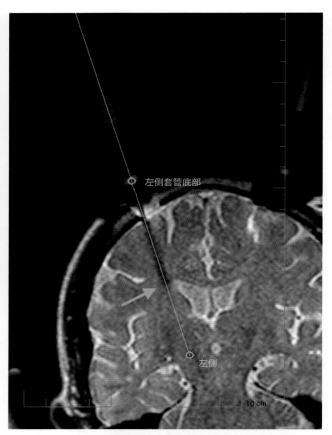

图19-9　ClearPoint 软件上显示的陶瓷探针穿刺到一半时的图像，本例以 STN 为靶点。黄线是从球标（左侧套管底部）到 STN 的理想轨道，黄线后可见陶瓷探针的伪影；绿色箭头指示为陶瓷探针的前端

针（其外径与 DBS 导线大致相同）上与尖端相应距离处（长度同颅骨瞄准装置顶端到靶点的深度）放置一个深度限制器。将一个陶瓷探针的可剥离护套（这个护套明显长于陶瓷探针）放置在被称为 Dock-Device 锁的简单塑料装置中。Dock-Device 锁允许探针穿过可剥离护套，这样可以将可剥离护套缩短到所需的长度，并最终移除，而不会干扰任何通过它放置的设备。在 ClearPoint 技术中，可剥离护套代替了僵硬的、长度固定的导管。将带有深度限制器的探针通过 Dock-Device 锁和可剥离护套完全放到底；用一个能锁定的螺钉将其固定到位，缩短可剥离护套，直到针尖刚好伸出为止。然后，这个组件通过定位套管放置到靶点。此过程可连续扫描以监测电极置入（图 19-9）。最后通过高分辨率成像技术评估探针的位置（图 19-10）。

如果穿探针的位置可以接受，就抽出陶瓷探针，将护套留在靶点。在 DBS 电极上安装深度限制器（深度限制器到电极尖端的距离与探针上的相同），电极进入 Dock-Device 锁，并沿着可剥离护套向下到达靶点。如果手术在 1.5T MRI 扫描仪下完成，最后还可以再扫描一次以确认电极的位置。值得注意的是 DBS 电极在 MRI 成像上产生相当大的伪影，这就是为什么电极放置的准确性是由陶瓷探针成像决定的，因为陶瓷探针产生的伪影更小。如果手术是在 3T MRI 扫描仪中进

行的，根据产品标示，目前不建议对已置入的 DBS 电极进行成像。

为了确保置入的电极和关颅顺利，将患者移回扫描孔的后缘。剥离护套，只留 DBS 电极在颅内。之后用电极锁夹固定电极，移除电极管心针。将电极和 Dock-Device 锁分离，使用无齿镊从定位套管下端向下拉出电极，使其与 Smart-Frame 分离。然后拆下 Smart-Frame，并安装电极锁盖以最终固定导线。伤口用抗生素溶液冲洗。用弯剪在帽状腱膜下向电极延伸方向上建立一个帽状腱膜下囊袋，用电极帽包裹电极后端，并将电极包裹在头皮下的帽状腱膜囊袋中。刺激器将通过单独的门诊手术操作置入（通常在 iMRI 电极置入后 1 ～ 3 周）。用可吸收 3-0 缝合线缝合帽状腱膜，皮钉缝合头皮。通常标准的皮钉可以兼容 MRI，但这应该在手术前就确定好。一般的缝合针不是 MRI 兼容的，在外科医师与刷手护士之间来回传递缝合针时一定要小心，始终将缝合针固定在持针器上。缝合伤口并且包扎后，将患者送出 MRI 扫描室拔管。

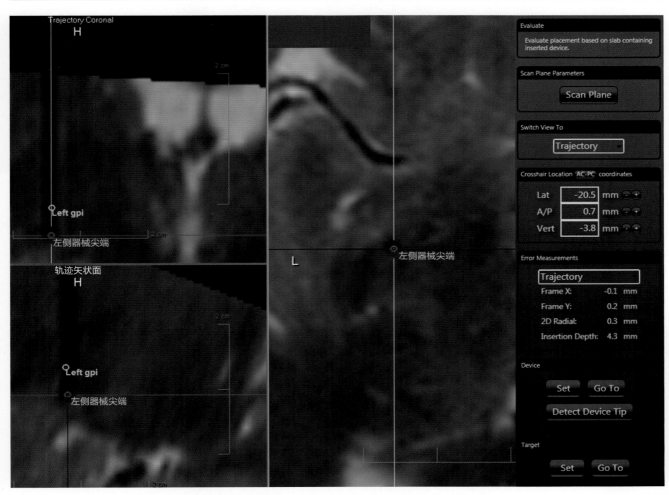

图 19-10　截图显示一例 GPi 患者探针放置的最终位置。在定位的轴位平面上，右侧面板显示 X 轴 0.1mm 和 Y 轴 0.2mm 的偏移，空间上的偏移距离（从预计位置到实际放置位置）为 0.3mm；注意探针尖端故意超过靶点位置（本例中为 4.3mm），以便将 DBS 电极尖端放置在苍白球底部

（孟凡刚　译）

第二篇　运动障碍性疾病、精神疾病和小儿功能神经外科

第 20 章　O 形臂辅助的无框架 DBS 置入手术

20 Frameless DBS Implantation with the O-Arm

Rafael A. Vega and Kathryn L. Holloway

摘要

脑深部电刺激（DBS）手术在运动障碍性疾病治疗中占有重要地位。通过立体定向技术在清醒状态手术中定位关键路径的方法促进了该领域的发展。DBS 手术的平均精度为 2 ~ 3mm（范围 0 ~ 6mm）。术中确定穿刺路径可以帮助解释相应的生理反应，并且可以减少大脑的穿刺次数，降低再次手术的风险。将 O 形臂应用于无框架 DBS 手术，可以将基准点固定与注册合并为一个过程，并且可以在术中验证微电极和 DBS 电极的位置。

关键词：脑深部电刺激，无框架立体定向，功能神经外科，术中成像，运动障碍性疾病，神经导航，立体定向手术，靶点定位

一、简介

将治疗性的干预手段引入大脑深部结构需要借助高精度的定位和导航工具。多年以来，层出不穷的各种立体定向设备不断满足这一需求。所有这些立体定向方法的重要目标之一是将脑深部电刺激（DBS）电极精准地放置在需要的解剖靶点，同时避免低阈值的副作用。50 年前，立体定向框架首次应用于临床，时至今日，不同更新和改良的框架系统依旧被广泛使用。但是，立体定向框架也非十全十美，它的局限性包括：延长了手术时间，阻碍了术中对患者反应的观察，并在整个手术中给予了患者重量和限制性的压迫。特别是当人们面对框架系统令人幽闭恐怖的、中世纪般的外观，更加让人不寒而栗。考虑到以上局限性，替代框架系统的策略应运而生。近 10 年来，作为替代方案的无框架影像导航系统的运用已经十分普遍。最初，人们普遍认为无框架系统达不到立体定向手术所需要的精度要求。但是，对于专门为 DBS 手术设计开发的无框架立体定向装置却并非如此。文献中的各项研究已经反复论证了无框架系统和框架系统两者精度相当。作为框架系统的替代方式，无框架系统增加了舒适度并且减少了恐惧感，终会更广泛地运用于功能神经外科。

（一）无框架基座系统

目前，用于清醒状态下 DBS 置入手术的无框架系统有 Nexframe（Medtronic，Minneapolis, MN）和 Starfix（FHC，Bowdoinham，ME）两种。这两种系统均依赖固定于颅骨的基准点来获得尽可能高的精度。这些装置小巧轻便，牢牢固定在颅骨表面，因此术中也不必固定头部。

Starfix 平台是基于快速成型技术的定制装置。在基准点固定和影像学检查（MRI 和 CT）之后，首先，使用软件设计靶点穿刺路径。然后，将手术计划提交给 FHC 公司。由公司制造出个体化的高质量塑料制的手术平台，最后，Starfix 平台在 24 ~ 72 小时快递回医院。在手术当天，经过消毒的平台与基准点连接固定，用作穿刺路径的导引。当存在偏移时，可以使用不同型号的适配器进行 5mm 以内的路径调整，但是该平台系统为了获得简易性和稳定性，牺牲了实时路径调整的灵活性。

Nexframe 是一种可调节手术平台，具有术中实时注册和共线任一靶点的性能。该平台已经在实验室和临床等环境下进行了广泛的验证，精度与立体定向框架相当。本章将重点介绍使用 Nexframe 将干预手段引入大脑深部结构的方法。

（二）图像引导方法

了解 DBS 电极的解剖位置，对于质量控制、刺激参数的选择以及最终治疗成效至关重要。多年以来，

人们已经采用和改进了不同的术中影像学定位方法。许多临床中心已经将 CT 和 MRI 成功整合在 DBS 电极置入的手术流程中。本章将重点介绍的是 CT 引导方法。

可用于手术室的 CT 机越来越多。本章将重点介绍常见的多用途 CT 的使用。O 形臂（O-arm Medtronic Inc, Minneapolis, MN）是一种平板面板 - 锥形束 CT（conebeam CT CBCT），最初设计用于脊柱手术，在许多手术室中配备。尽管软组织分辨率不及扇形束 CT，但是 O 形臂足以定位颅骨基准点、微电极和 DBS 电极。因为视场角（field of view FOV）涵盖整个头部，O-arm 图像可以轻松地与术前 MRI 图像自动融合。与 MRI 相关联，便可以显示手术路径以及前 - 后联合（anterior commissure–posterior commissure AC-PC）和置入的坐标。该设备具有较大的孔径，从而允许以"驻停"位置先放置于手术区域，并不影响术者对患者头部术区的操作，并且可以平稳地转换到预先存储的"扫描"位置，即术中扫描的最佳位置。在这些位置之间的轻松转换，使得该设备可以在整个手术过程中高效且反复地使用，以便在电生理记录过程中检查微电极的路径。已有多项研究表明 O 形臂能够检测到术中路径的歪斜，并且显示 O 形臂与常规 CT 扫描的注册精度相当。因此，作为有益的补充形式，O 形臂已被多个中心纳入到 DBS 手术流程中。

二、患者选择

无框架系统适用于任何立体定向手术，尤其对部分特定患者，比如因为头围过大或过小而不能合适地安装框架的患者，以及因为严重的脊柱后凸畸形而限制安装框架后进行 MRI 或 CT 扫描的患者。与固定基准点相比，大多数患者更害怕安装框架。无框架系统允许合并背部疼痛和幽闭恐惧症的患者在术中调整体位。无框架系统可随患者活动，对于伴有头部运动的患者尤为适用，因为术中头部运动会对框架产生扭力进而影响固定在颅骨上框架的抓握。

三、术前准备

手术前几天或几周内在门诊进行影像学检查，包括涵盖整个头部的 1mm 层厚的 CT 扫描，以及 MRI 检查。偶尔会有 MRI 与 O 形臂图像融合困难的情况，因此术前影像学检查必须包括 CT。这确保了数据集的充分融合，同时可以将预计划所做的手术路径与术中参考扫描图像合并显示。尽管安放基准点可以作为单独的门诊手术进行，但我们下文中仅描述术中基准点放置。

手术计划是在图像引导工作站（即 FrameLink）上

完成的，与基于框架的立体定向手术所使用的方法相同。选择钻孔部位既要使得位于靶点区域内的触点数最多，又要避免太多触点过于接近内囊。手术路径应该在 T1WI（T1-weight images）上进行回顾，检查是否途径皮质静脉、脑沟或脑室，并进行相应调整。钻孔部位与冠状缝和矢状缝的相对距离应该予以记录，以备参考。

手术前一晚停止使用抗震颤或 PD 药物。头皮切开 30 分钟前，常规使用抗生素预防感染。

四、手术流程

（一）概述

使用 O 形臂进行图像引导的无框架立体定向手术，其背后的基本原则是最大限度地采集信息以提高定位的准确性，同时在整个手术过程中，改善患者舒适度。因此，无框架手术结合了解剖学影像和生理测试。在框架或是无框架立体定向手术中，增加 O 形臂成像可以校正平均 2mm 的定位误差。生理测试可以调校患者之间存在的生理学和症状学上的差异，比如术中微电极记录（microelectrode recording MER），又如术中能对僵直、震颤进行的运动测试。因此，在手术的清醒阶段，让患者尽可能的舒适显得至关重要，使用无框架系统，可以提供舒适的头部和颈部支撑，并允许患者在手术过程中调节头部和身体的姿势。可以在钻孔时给予镇静，但在 MER 和宏刺激评估疗效时暂停镇静。当然，镇静状态下进行 MER 和术中测试副反应，可以作为选择方案。

（二）包含生理测试的 O 形臂引导的无框架 DBS

半卧位是最为舒适的体位，头部置于可透射线的头托上。这款无创头托具有颈圈，颈圈的前半部分在患者从镇静中唤醒时起到保护性约束作用，可在患者完全清醒后予以移除。头托可以在手术过程中调整，以便患者处于舒适的体位（图 20-1A）。这减少了幽闭恐惧症的发生，也便于颈部肌张力障碍患者术中减少颈部肌肉运动。

将 O 形臂纳入手术流程进一步提高了患者的舒适度，因为这使得镇静状态下固定基准点和扫描注册在手术室一并完成成为可能。将头托和颈圈与手术床连接并固定，使得垂直面轮廓最小，这样就可以在 O 形臂扫描中伪影最小化。然后，以患者肩膀和颈部为底面放置 O 形臂，并创建和储存 3 个 O 形臂位置（驻停、中间和扫描）。进行成像（扫描位置）时，头部应该位于扫描环的中心。设置驻停位置时，应该以手术操作为先。中间位置是由驻停位置到扫描位置的转换过程，应该确保在这一转换过程中，不会发生 O 形臂与床或颅骨装置碰撞。O 形臂扫描分为两种模式，标准模式辐射剂量（0.6 mSV）较小，增强模式辐射剂量（2.2 mSV）与常规 CT 相似（2～4 mSV），可以增强软组织对比度。与非增强模式相比，增强模式显示基准点的精度更高（0.61 vs.0.70；$P=0.04$），因此，增强模式用于注册扫描，而标准或高分辨模式则用于微电极路径扫描。

消毒准备好头部的顶面和背面，将中心带有黏合剂的透明手术单横向覆盖术区，中心贴附在患者的头部，边缘固定在 O 形臂上（图 20-1B、C）。这种透明手术单分隔开无菌手术区域和进行 MER、临床检查的神经科团队。铺巾后，予以局部麻醉注射，使用工具（Colorado Bovie）尖端形成 3mm 切口并放置六个基准点（图 20-2A、B）。使用电动螺丝刀即可确保基准点固定牢靠，并提高注册的精度。正确地放置基准点可以提供很高的精度，同时也不会产生困扰立体定向框架系统的机械变形。

在术前影像上测量预计钻孔的大致部位与冠状缝和矢状缝的距离。作为标记，把基准点用胶布固定在该部位的头皮上（图 20-2C）。进行增强模式的 O 形臂成像，将图像作为参考扫描传输到工作站（StealthStation）（图 20-3）。然后将术前影像与参考扫描进行融合。根据预计钻孔部位与手术路径匹配结果，在手术计划中修正手术切口及颅骨钻孔的位置。使用电钻钻孔，骨孔直径 14mm，骨孔中心需精确位于之前标记的钻孔位置。使用微钻磨除骨孔侧棱，沿周边及侧方扩大骨孔，避免电极锁（StimLoc）无法正常使用，特别当电极路径偏外时更易出现（图 20-4A）。骨缘以骨蜡封闭，去除骨孔内残留骨片。

止血后，骨孔处放置 StimLoc（Medtronic, Minneapolis, MN），以 2 枚自攻螺钉将其固定在颅骨上。然后将路径导引平台（Nexframe）基座放置在 StimLoc 基座上，为确保确实稳定地固定，使用电动螺丝刀以 3 枚螺钉固定于颅骨（图 20-4B）。平台和颅骨必须严密贴合，头骨之间的连接必须完全牢固；否则，平台可能会在手术过程中移动，从而导致套管针或电极移位。

当 Nexframe 与颅骨牢固固定后，便可以与参考弧相连接。此时，通过用注册探针依次接触基准点完成患者注册（图 20-5A）。在此步骤中，一些细节要点可以提高注册准确性。定位探针应与基准点的长轴平行对齐，最好是可以让注册探针的尖端接触基准点底部。

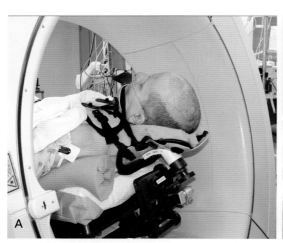
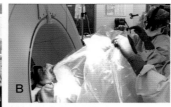
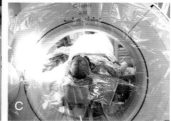

图 20-1　DBS 电极置入手术的患者体位和铺巾。A. 头托通过可透过射线的 Mayfield 头架连接固定于手术床，尽量减小垂直面轮廓以便于术中扫描。改良后的颈圈提供头部和颈部支撑，颈圈的前半部分，在患者镇静时起到保护性约束作用，可在患者完全清醒及术中测试时予以移除。B. 以无菌操作方式下将中心带有黏合剂的透明手术单覆盖术区，中心固定在患者的头部。C. 注意铺巾时的松弛度，要为术中 O 形臂移动留出余量

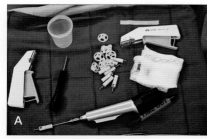
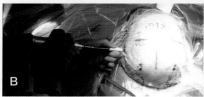
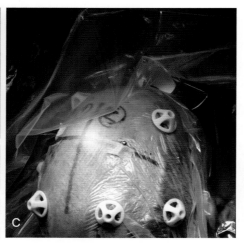

图 20-2　A. 用于放置基准点的器械托盘，其中包括螺丝刀、皮肤缝合器以及 6～7 个骨性基准点和盖子；B. 在 O 形臂处于"驻停"位置的情况下，在镇静下放置骨性基准点；C. 作为标记，把基准点用胶布固定在该计划钻孔部位的头皮上

导航系统的摄像机应适当调整，以使注册探针和参考弧的几何误差最小。术中血液或液体飞溅容易污染注册探针和参考弧的反射球，应该保持清洁以减少误差。用干净的海绵旋转擦拭球体通常可以改善几何误差。通过使用注册探针接触双侧钻孔位置的基准点进行注册验证。配准误差应小于 0.6mm，精度范围应涵盖全头部（图 20-5B）。必须在手术每个阶段验证系统准确性，以最大程度地减少误差并提高精度。

切开硬脑膜，使用双极电凝形成皮层切口。然

后用明胶海绵（Gelfoam）和纤维蛋白胶封闭骨孔。在手术过程中，每次通过骨孔操作时，都应该及时更换骨孔密封物，因为脑脊液流失的越多，脑组织移位的可能就越大。组装好塔架（对准固定器），借助 Nexprobe 的旋转和平移使得塔架对准靶点（图 20-6A）。初始时，路径导引平台目标点（aiming point）与靶点常并不在一条直线上，需要一边前后移动系统，同时一边看着计算机屏幕上显示的目标点和靶点相重合才能完成。旋转导引系统的底座，重复平移运动，

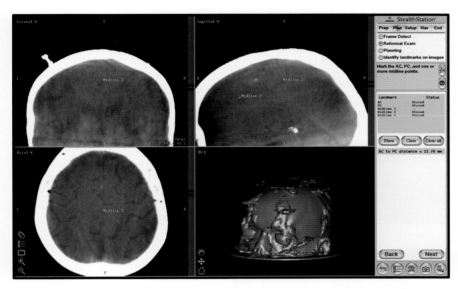

图 20-3　显示 O 形臂在增强扫描所获得的图像，该扫描方式增加了软组织对比度，从而提供了脑沟的解剖定位，并提高了术中标记基准点的准确性

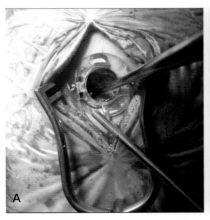
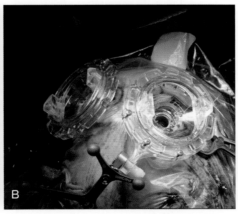

图 20-4　将 A.StimLoc 和 B.Nexframe 底座用螺钉固定在骨孔上，并且将 Stealth 参考弧与 Nexframe 底座牢固连接。如果骨孔相距足够远，则可以同时放置双侧 Nexframe 底座

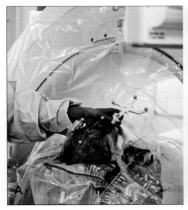
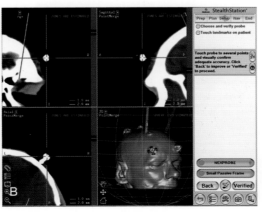

图 20-5　A. 使用 Nexprobe 定位基准点；B. 在 O 形臂的增强扫描图像上进行注册，首先将每一个基准点可以看作为一个假想的圆盘，然后在冠矢轴 3 个切线位图像上寻找圆盘的中心，最后将光标放置于圆盘的中心以完成注册

并观察屏幕上目标点相对于靶点的变化。最终，使得目标点与靶点相交，便可以拧紧底座上的锁定螺丝（图 20-6B）。考虑到路径上颅骨表面小的测量误差会导致靶点大的偏移，因此必须特别注意，反复验证以确保各个装置几何形状的准确性，最好使用最大可能的放大倍率提高对准的精确性。

一旦将路径导引平台锁定到位，导航系统就会显示距离靶点的深度。这与立体定向框架系统不同，靶点的深度因人而异，由各自颅脑解剖所决定。然后根据靶点深度设置微推进器。

此时，旋转顶部调节环使其与 AC-PC 平面对齐便可以插入多针道适配器，其通道与四个基本方向对齐（图 20-7）。微电极推进器安装在适配器上（图 20-8）。根据靶点距离刻度尺标识，可以对每位患者进行标准长度的微电极记录。将充填骨孔的纤维蛋白胶去除，一个或多个套管针可以通过推进器插入，尖端通常位于靶点上方 10mm 位置，以便后续进行生理测试（图 20-9A）。必须注意：骨缘或硬脑膜缘不要与套管针接触，以免弯曲套管针；缓慢插入套管针，注意穿刺过程中所遇到的任何阻力。骨孔内再次填塞明胶海绵和

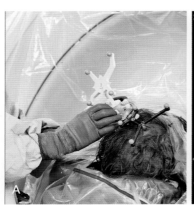

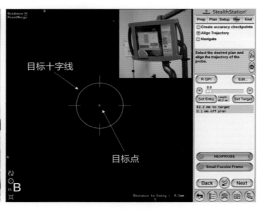

目标十字线

目标点

图 20-6　A.Nexprobe 与 StealthStation 导航系统结合使用，用于完成 Nexframe 塔架对准靶点；B. 旋转和平移 Nexprobe，当路径导引平台目标点（aiming point）和目标十字线（aiming reticle）与靶点相重合，便可以拧紧底座上的螺丝

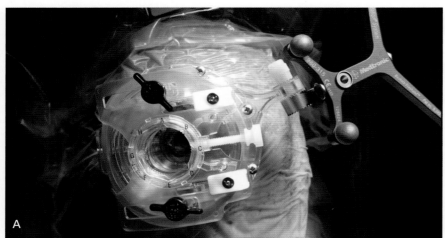

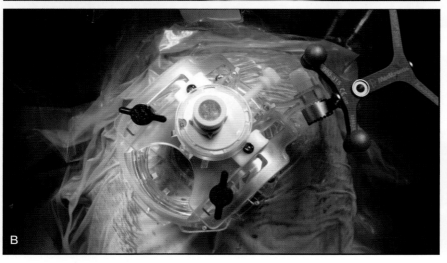

图 20-7　Nexframe 路径导引平台示意图。A. 路径导引平台包含套环和插件两部分，套环上的 A 在前、E 在后表示平台已与 AC-PC 平面对齐；B. 随后放置多针道适配器（BenGun）。四个平行的针道与中心针道均间距 2mm 并对齐 4 个基本方向。在该图中，调节器指向外侧方向，可以允许距离中心针道外侧 3～5mm 的调整

纤维蛋白胶。然后将套管针的管芯去除，替换为微内套管，再通过内套管放置微电极。

当微电极到达靶点深度，便可以进行标准或增强模式的 O 形臂扫描，并传输至计划系统与先前的影像进行融合。将其转移并与现有扫描合并。将 O 形臂扫描成像的微电极位置与计划的手术路径进行比较（图 20-9B），然后根据微电极位置来解释生理测试所获得的数据。如果结果不理想，则可以通过更换穿刺道寻找更理想的靶点。多针道适配器在单一方向上提供 5

个相互平行的穿刺道，在通过骨孔中心的任意方向上，多针道适配器均可以提供间距最小 1mm 或最大 5mm 的平行轨迹。

当靶点最终由生理测试确定后（图 20-9C），便取出微电极和内套管。使用圆柱形深度计测量 DBS 电极的长度（图 20-9D）。然后通过外套管置入 DBS 电极。拔出外套管，使用 StimLoc 固定夹系统固定电极。标记笔标记电极与固定夹的位置，以便观察在后续操作中可能出现的电极移位。依次撤除电极内芯、外套管

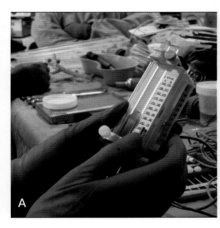
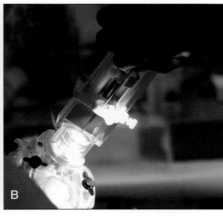

图 20-8　A. 根据靶点位置，将 Nexdrive 微推进器设置为适当深度；B.Nexdrive 微推进器连接在多针道适配器（BenGun）上，用于推进微电极或电极

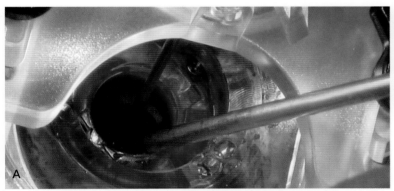
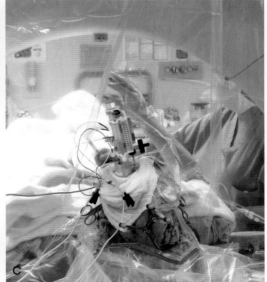
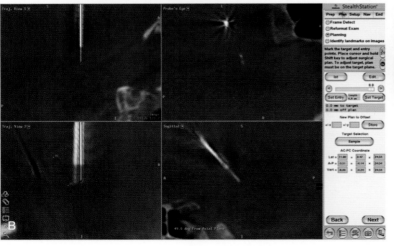
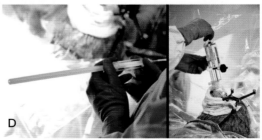

图 20-9　驱动器安装在骨孔上方。A. 套管针穿刺进入大脑。B. 术中 O 形臂扫描显示脑内双侧微电极位于靶点位置。C. 透明的手术单提供无菌屏障，并且可以使外科医师在测试过程中观察患者。这些通常是在 O 形臂处于扫描位置的情况下进行的。这使得患者和检查者互动更方便，也留给检查者足够的检查空间。在此过程中的任何时间都可以进行扫描，而无须拆卸驱动器。D. 使用圆柱形深度计（左）测量 DBS 电极长度，然后经外套管将电极放置于靶点（右）

及 Nexframe 塔架，过程中注意观察电极位置。最后，使用 StimLoc 盖进一步固定电极。

再次进行 O 形臂扫描确定电极位置（图 20-10）。因为在扫描时不需拆卸任何装置，所以如果需要调整电极位置便可以随时进行。由于在之前的扫描中已经确认了微电极的轨迹，所以调整电极的操作并不常见。这些扫描因为软组织分辨率较低而不能用于排除小出血。

五、术后管理及可能的并发症

如果病情平稳，患者通常在普通病房观察一晚。但是，如果在恢复室服用抗帕金森药物后血压控制不佳（收缩压＞ 155mmHg），则应转入重症监护病房进行血压控制，以便尽可能地减少并发症（如脑内出血）。行术后 CT 扫描既可以验证电极位置，又可以排除颅内出血可能。对于帕金森症患者，可在恢复室就给予术前用药以控制症状。

手术并发症与任何立体定向手术的并发症相同，最常见的是感染（5%～ 8%）和出血（1%～ 2%）。

可以通过术前使用抗生素、注意无菌操作以及保持体温正常来最大程度地减少感染。脑出血在少数情况下是不可避免的，但通过路径设计避开脑表面血管、脑沟和脑室周围区域，可以预防大多数浅表出血。增强扫描可以帮助识别和避开血管。

六、结论

无框架 DBS 手术具有独特优势，是立体定向框架手术的可行替代方案。其中最重要的是患者的舒适性和配合度。这种方法允许患者头部自由活动、允许术中体位调整以及缓解幽闭恐惧的发生。术中使用 O 形臂成像能够实时准确地显示电极位置，并可以与术前影像及手术计划相互比较验证。此外，本文作者使用 O 形臂进行高精度的注册扫描，允许患者在镇静状态下放置基准点后，不用再离开手术室行 CT 检查。术中 O 形臂扫描还提供了有关微电极轨道的解剖位置的信息，这非常有助于生理检查数据的解读。这种技术组合为靶点的生理和解剖定位提供了一种高效便利的方法。

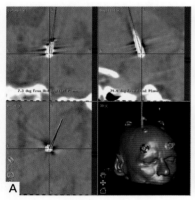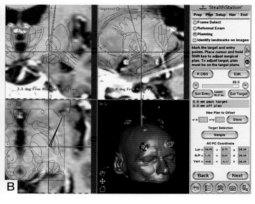

图 20-10　A. 使用 O 形臂扫描确认识别 DBS 电极（品红色线）相对于 GPi 的位置，可以与之前的扫描融合，用于与手术计划的路径（黄线）进行比较；B. 将 Schaltenbrand‑Wahren 图谱、MRI 图像、术中 O 形臂扫描图像以及手术计划路径进行相互融合，可以进一步验证靶点位置

（张　华　译）

第 21 章　3D 打印的立体定向手术平台和 CranialVault 概率图谱进行 DBS 电极置入

21 DBS Implantation with 3D-Printed Stereotactic Platforms and the CranialVault Probabilistic Atlas

Vishad V. Sukul, Wendell Lake, and Joseph S. Neimat

摘要

多年以来，基于框架的立体定向手术需要刚性固定患者头部，以便外科医师将各类手术器械精准地置入患者颅内靶点。近期，随着快速成型技术（特别是 3D 打印）的不断进展，立体定向手术有了另一种可供选择的方案。外科医师可以通过商业化定制 3D 打印的立体定向手术平台，并将这种手术平台安装固定于颅骨底，从而高精度地置入诸如 DBS 电极之类的器械。由于立体定向手术平台直接安装在颅骨上，因此无须刚性固定患者头部。因此得名"无框架立体定向系统"。使用设计软件制作定制化 3D 打印的立体定向手术平台时，允许医师使用概率图谱进行靶点定位。概率图谱可以辅助定位治疗震颤、帕金森病及肌张力障碍的常用靶点，是使用"大数据"方式汇编了多中心的患者数据库，使用非线性图像转换方法将实时连接的患者数据叠加在立体定向空间上，以此生成的数据云可以预测 DBS 电极置入的位置所产生的效果，从而指引脑深部电刺激电极放置在产生良好反应的位置。尽管使用定制的立体定向手术平台存在着一些逻辑性弊端，但在许多中心的临床实践中，使用这种结合概率图谱的"无框架"立体定位系统取得了令人满意的效果，在减少手术时间的同时，还提高了患者的舒适度。

关键词： microTargeting 平台，无框架，概率图谱，脑深部电刺激，立体定向，3D 打印

一、简介

在过去的 60 年中，脑深部电刺激（deep brain stimulation，DBS）的靶点定位方法已经取得了长足的进步。自从 Lars Leksell 等先驱者对于立体定向手术提出最初的设计和方法以来，现代功能性神经外科医师已经有更多的方式可供选择。

立体定向手术可以分为两部分，一部分是靶点选择，另一部分是达到靶点的方式。DBS 手术定位经历了基于各种图谱的定位方法，但随着影像技术的发展，直接基于影像定位的方式逐渐取代了前者。笔者团队创新性运用"大数据"辅助定位靶点，结合了非线性图像转换技术，对电极置入位置、术中电生理监测以及刺激效果和副作用进行统计学汇编，最终确定个体化靶点并可预判刺激效果。准确性与传统的目标选择方法相似,在某些情况下还优于传统的靶点选择方法。此外，这一过程可以实现自动化，因此，即使是没有经验的术者也可以毫不费力地选择最佳靶点。

传统的手术方式通常需要使用刚性固定的立体定向框架，例如，Leksell 框架或 CRW（Cosman-Roberts-Wells）框架。基于框架的手术方式依然在功能神经外科领域广泛使用，因为其具有高精度、可靠性和多用途等特性。许多人仍然认为要保持立体定向的精度需要一定程度的固定。但是，目前新颖的手术方式在提高自由度的同时并不会降低精度。例如，立体定向机器人技术虽然依旧需要固定患者的头部，但是在靶点和入颅点的选择范围方面却极为灵活。

随着现代材料科学以及快速成型技术（例如 3D 打印）的发展,现在可以快速生产制造出手术导引系统。这些设备是一次性的,可以直接固定在患者的颅骨上，并不需要将患者头部固定在手术床上。它可以提高患者的舒适度和手术计划的灵活性，但是需要更多前期设计和时间来制造这些设备。鉴于 DBS 手术多数流程都是在患者清醒的情况下执行的，因此，我们一直是通过提高患者活动度和手术效率来确保舒适度的改

善。预制的 3D 打印的个体化的微型手术平台，例如 microTargeting 系统（FHC，Inc.），提高了上述的灵活性，牺牲了一定程度的术中可操作性，限制了入颅点和穿刺路径的调整。但是，根据笔者的经验，对患者和医师的良性回报大大超过了其固有缺陷。

我们将在本章中描述将概率定位方法与定制手术平台相结合的 DBS 手术流程。此外，定制手术平台、靶点导引系统和绑定软件共同构成了一个完整的立体定向系统。因此，该系统具有良好的准确性和精度，可以用于许多功能神经外科手术，包括 DBS 电极的放置。

二、患者选择

患者选择是 DBS 手术的关键，后文还有更为详细的讨论。回顾文献，DBS 治疗运动障碍疾病最为常用的靶点有 3 个：丘脑底核（subthalamic nucleus, STN）和苍白球内侧核（globus pallidus internus, GPi）用于治疗帕金森病，而丘脑腹内侧核（ventral intermedius, VIM）用于治疗特发性震颤。目前对于结合上述靶点概率图谱的手术定位系统（Waypoint Navigator）已经获得美国食品药品监督管理局（FDA）批准。未来版本可能会支持更多靶点，使其可以用于治疗强迫症、癫痫和抑郁症等。然而，3D 打印的 microTargeting 平台适用于颅内任一靶点，并且笔者团队已经扩展了它的应用范围，包括 SEEG、MRI 引导下激光消融以及非常用靶点的 DBS。此外，无论医师选择分期的或是一次性的置入双侧靶点，只需对 3D 打印的 MicroTargeting 平台进行较小的改动就可以实现。MicroTargeting 平台的灵活性是其显著特点之一，它可以进行低穿刺数和多靶点作业，而传统框架方式对此却难以实现。

三、术前准备

（一）术前工作流程

在置入电极 1 周前进行颅骨基准点放置。在基准点安置后 1 ～ 2 天，完成手术平台设计并电子邮件方式发送给 FHC。3D 打印的 microTargeting 平台将由 FHC 公司制造，并进行准确性测试，最后在手术前 2 ～ 3 天被邮寄至手术室。我们认为目前的工作流程可以从容地进行电极路径设计，既消除了时间压力也去除了在手术间繁忙环境的干扰。将手术计划设计与置入手术分开进行，一方面有助于对住院医师及学生的培训，甚至可以在休息时间进行，另一方面也便于医师在提交手术计划前再次审验和讨论。

（二）颅骨基准点放置

使用 3D 打印的 microTargeting 平台进行 DBS 电极置入，第一步是放置颅骨基准点后行影像学检查。该系统使用 4 ～ 5mm 的钛钉作为基准点，钛钉头部中预留有螺纹区域，可以在手术室连接固定手术平台。基准点应该稍突出于颅骨表面，并完全位于头皮以下，头皮创口使用缝线或缝合钉闭合。操作过程通常仅使患者稍感不适。但是必须重视该过程，因为基准点是 microTargeting 平台的基础和锚定点。因此，笔者建议将它们隔开一定的距离，以最大程度地提高稳定性。运用软件可以获得基准点位置是否合适的反馈（图 21-1）。

放置基准点可以采用局部麻醉或全身麻醉。术前备皮，常规消毒铺巾，切口局部浸润麻醉。手术刀尖形成 4 个小切口，使用 Osteomed 电动起子（Addison，TX）在每个切口下放置一个颅骨螺钉作为基准点。图 21-2 显示颅骨螺钉在 CT 骨窗上的外观。手术切口使用缝合钉或可吸收缝合线闭合。随后进行头部 CT 薄层平扫，以及高分辨 MRI 薄层扫描（T1、T1 增强及 T2）。笔者团队是在全身麻醉状态下进行上述影像学检查的，有利于消除震颤所引起的伪影，但这并不是必需的。CT 扫描参数：512×512 像素、层厚 0.5 ～ 1.0mm。MRI 扫描参数：1.5T 或 3.0T 场强，3D SPGR，TR：12.2；TE：2.4；256×256×170 体素；1mm/ 体素 3。患者当日出院，如需要可口服镇痛药。

（三）概率定位和路径设计

一旦获得必要的影像资料，便可将其加载到计划系统，开始着手设计手术平台。尽管 microTargeting 手术平台与多种计划系统相互兼容，我们还是使用 FHC（Bowdoin，ME）提供的 Waypoint 手术计划系统。此外，Waypoint 系统集成了概率定位技术，该技术是

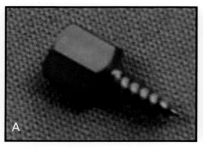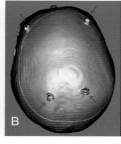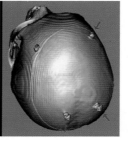

图 21-1　A. 骨性基准点；B. 典型的 DBS 基准点放置模式

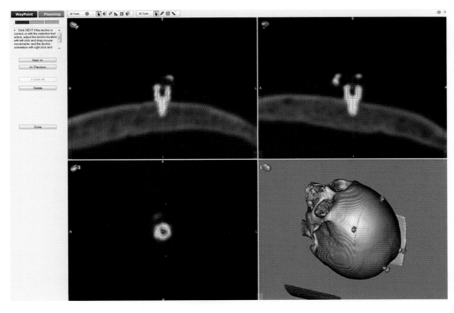

图 21-2　利用手术计划软件查看 CT（骨窗），显示颅骨螺钉的可视化

NeuroTargeting 公司通过以标准化患者图谱为基础发展而来。

首先需要验证影像资料和扫描日期。然后将增强 T1、平扫 T1 和 T2 等序列与薄层 CT 进行融合。使用该软件进行骨性基准点的识别和分割。最后，验证骨性基准点的位置，并标记前连合（anterior commissure AC）、后连合（posterior commissure PC）和中线（通常是大脑镰）的位置。

靶点定位有许多方法，本书其他部分已有介绍。笔者团队使用概率定位方法，是基于继往数百例患者的 DBS 电极位置和标准化 MRI 图谱，从而选择疗效最佳的置入位置作为靶点。上述工作流程可以通过 Waypoint 手术计划软件的 CranialVault 系统完成（图 21-3）。患者 MRI 的 DICOM 数据经过处理生成非线性转化序列，并通过非线性转化序列与标准化 MRI 图谱匹配。该算法的双向性有利于最终注册准确性的验证。与既往患者靶点相关的统计数据包括疗效数据、副作用数据和最终电极位置数据。将上述统计数据映射到当前患者的影像中，综合二者信息以选定理想靶点。将选定的靶点位置在手术计划系统中注册，并将疗效和副作用的映射一并导入。该系统能够自动选定一个临时性靶点及路径，医师可以通过调整它来完成手术计划设计。该系统还可以查看指定区域疗效数据的映射（当前支持 VIM、STN 和 GPi），这些映射是基于既往术中刺激的数据并以热图视效呈现。可以用同样的方法加载副作用数据。最终医师结合上述信息来调整靶点位置。还要进行解剖学和 AC-PC 坐标系的关联。对于 STN 定位，上述自动定位方法与直接、AC-PC 和红核手动定位方法进行了比较测试，自动定位与红核手动定位法一样准确，并且与其他方法相比，准确性

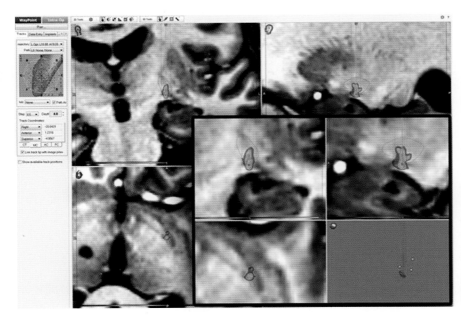

图 21-3　叠加在患者 MRI 上的概率功效映射（带有电极路径的术中视窗）

第二篇　运动障碍性疾病、精神疾病和小儿功能神经外科

和精度性更高。

靶点选定后，便可以在冠状缝区域选择入颅点。选择路径是为了避免损伤任何血管（T1增强显示），以及避免进入脑室。完成路径设计后，Waypoint软件将生成手术平台的3D模型，需要对其进行检查以确保外形结构合适。图21-4显示Waypoint软件上的路径截屏以及手术平台的模型。在手术计划软件中创建手术平台后，将数据传输到FHC，3D打印的microTargeting平台在72小时内被制造成型。在邮寄装运前，再次检查以确保准确性。在电极置入术前48小时被送至手术室以备消毒。

四、手术流程

使用microTargeting平台进行的电极置入与基于标准框架系统的立体定向手术操作非常相似。对于大多数运动障碍性疾病患者，笔者团队的电极置入标准化手术流程均是在患者清醒状态下完成的，并且要求不使用任何抗帕金森病药物和苯二氮䓬类药物。

手术时，患者取半卧位躺在手术床上。笔者使用了可以与Mayfield基座相固定的定制头托，任何足以容纳患者头部且使患者舒适的头托（如马蹄形）均可使用。手术区域进行常规备皮及消毒。

将透明塑料手术单悬挂于患者头部上方，手术单上具有黏合性抑菌的部分与术区头皮粘贴，避免阻挡患者的视线。在手术开始时，静脉使用短效阿片类药物（如芬太尼）以减少局部麻醉时产生的不适感。

在每个骨性螺钉位置注射利多卡因和布比卡因进行局部麻醉。如果患者的血压控制良好（收缩压＜140mmHg），则可以在局部麻醉药中混合肾上腺素局部注射。打开骨性螺钉上方切口，将手术平台支架托与骨性螺钉上面的螺纹区域连接固定。

在确认患者信息和靶点信息之后，便可以安装microTargeting平台。每一个手术平台均为个体化定制产品，所以只能正确安装在特定的患者头部。将microTargeting导向设备基座插入手术平台，使用套管针穿过基座并接触到头皮来指示入颅点。

记号笔标记入颅点位置。然后，类似传统方式一样，将microTargeting平台移除，进行头皮切口。进行钻孔前，需要再次安装microTargeting平台，使用套管针在颅骨上标记入颅点。钻孔器需要穿过手术平台的导引通道构建，以确保在手术平台路径上形成一个标准骨孔。电凝硬脑膜使用11号手术刀十字切开。检查脑表面，电凝软脑膜血管及软脑膜，切开软脑膜。

将微型推进器设置在靶点上方10mm处，并将其固定于手术平台中心部分（图21-5）。在和麻醉团队确认患者血压稳定（收缩压＜140mmHg）后，完成套管针穿刺。图21-5中显示已组装成进行微电极记录（microelectrode recording，MER）状态的microTargeting平台。图示为了方便展示仅使用了一个推进器，在双侧手术时，通常安装2个推进器以便同时进行MER。当然，完全可以以标准方式进行MER。笔者团队通常进行多针道记录，每一侧3～4个针道，针道间距2mm。

MER之后，撤回微电极尖端，使用微电极套管尖端进行宏刺激。宏刺激可以评估副作用，例如眼球偏转、肌肉收缩和感觉异常。此外，宏刺激还可以进行一些初步的有效性测试。进行宏刺激测试时需要神经内科医师在手术室协同参与。通过Waypoint软件的术中模块，可以对每一个病例的每一个针道实现可视化，并且可以结合该针道相关的MER数据和刺激结果，综合做出判断。

根据研判MER数据和分析测试刺激结果最终确

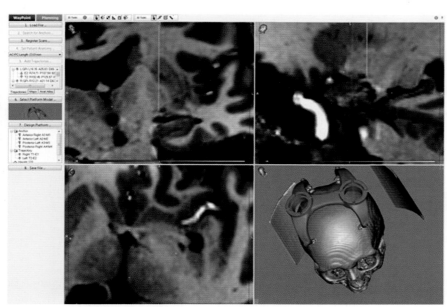

图21-4 路径范例和根据其生成的定制3D平台模型

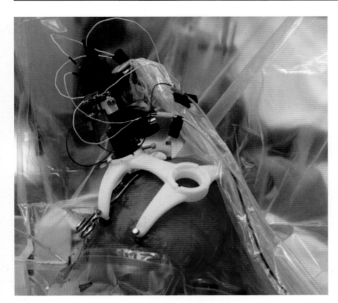

图 21-5　DBS 手术装备。此图显示 MicroTargeting 平台已安装，单个微推进器安装在平台上，正在进行单侧多针道 MER。请注意，2 个微推进器可以同时安装在平台上，用于同时进行双侧 MER

定置入电极位置。一旦确定最终靶点，就可以使用 1.6mm 套管置入 DBS 电极。对电极 4 个触点进行测试刺激，外壳为正极，触点为负极，缓慢增加测试电压。以上测试目的主要是为了发现副作用。随后，电极被妥善固定，可以使用附带的电极锁，笔者团队常使用骨水泥和钛片。小心地将电极从微推器上松开。移除 microTargeting 平台，将电极妥善留置于皮下，缝合切口。如果已经全部完成单侧或双侧置入，便可移除骨性螺钉。如果是分期进行双侧置入的病例，需要将骨性螺钉原位保留，已备后期手术使用。在电极置入术后通常恢复数日，再择期进行刺激器置入手术。

尽管与基于框架的立体定向仪相比，microTargeting 平台无法提供无限的路径调整，但笔者团队从未遇到过无法到达预定靶点的情况。使用推进器、轮毂及入颅点的调节，可以实现距离最初靶点最大 11mm 范围内的调整。

五、术后管理及可能的并发症

通常所有电极置入的患者住院观察一晚。在离开恢复室之前进行术后 CT 检查以明确是否存在颅内出血。在出院后 1 ～ 2 周再入院，全身麻醉下行刺激器置入术。Waypoint 软件将生成一个术后文件，该文件以图形形式显示术中疗效测试数据、副作用测试数据以及最终电极置入位置。该文件会发送给患者的神经内科医师，以便于日后进行调控。

六、结论

如同许多大体量中心一样，笔者团队已经广泛使用 microTargeting 平台。由于其简便易用、多用途以及患者舒适度高，这种立体定向系统越来越受欢迎。此外，将概率定位技术运用到临床实践中，该技术具有自我验证的特性，进一步证明了该技术在各种临床情况下均高效而可靠。

（一）microTargeting 立体定向系统的优缺点

该系统的精度水平已被证明与传统刚性框架系统相当。然而，有学者认为，microTargeting 系统具有更高的精度水平，因为每个手术平台都是个体化定制的产品，并且不会随着时间推移而发生偏移或弯曲。另外，不需要像传统框架系统那样进行调整，从而消除了人为错误的可能性。进一步的优势包括离靶点的距离更短（120 ～ 130mm，而基于框架系统则为 160 ～ 190mm），因此不规则所致的偏移将会进一步降低。

患者舒适度增高、手术时间和资源减少也是该系统的优点。在手术当天无须进行定位扫描，因此患者携带框架及停药的总时间减少了 60 ～ 90 分钟。头部不再刚性固定在手术床上，明显改善了患者的舒适度，并且使维持气道开放更为方便，从而提高了手术的安全性。最后，对于手术例数较小的临床中心，使用 microTargeting 系统所需的资金成本比购买基于框架的立体定向系统要少，特别是考虑到运动障碍性疾病病例数相对较少的情况，这一点显得尤为重要。

MicroTargeting 平台的最大缺点主要是流程上的，但可以通过一些预先措施轻松克服。患者必须多跑一趟医院，预先完成骨性基准点的放置及影像学检查，还要在置入手术之前等待 1 周时间。但是，由此换来了缩短清醒状态下的手术时间，许多患者是可以接受的。此外，手术室必须制订一套有效的流程，以用来确定手术前手术平台已经完成消毒。

从手术的角度来说，一定要向患者说明放置每一个骨性基准点只需要一个尖刺切口，与传统的框架系统的固定大致相同。并且这些尖刺切口常位于发际线内，并不影响美观。一些患者在放置基准点后等待置入手术期间，感到基准点部位的轻度不适。去除骨性螺钉后便可解决。此外，如前所述，尽管 microTargeting 立体定向系统在术中可以进行一定程度的路径调整，但是这种调整并不是无限度的。这一局限性可以通过细化术前手术计划、仔细选择入颅点及靶点等方法来加以克服。而且在必要时，可以通过靶点、入颅点以及轮毂的改变进行术中调整。

（二）概率定位方法的优缺点

CranialVault 标准化方法有效地利用了既往临床资料库，对于拟接受特定靶点治疗的患者，可以做出概

第二篇　运动障碍性疾病、精神疾病和小儿功能神经外科

率性预测。就方法学而言，不仅可以预测电极的置入位置，而且还可以通过概率热图的映射来预测刺激效果最佳的可能区域。而且，概率热图的映射还为理解和避免潜在的副作用提供了参考。

从靶点定位的角度来看，概率定位方法应用于存在多种不同定位方法的区域（例如 VIM）更有价值。而且，我们已经在 STN 和 GPi 的概率定位中看到，预测靶点、推荐疗效最佳区域和解剖定位的靶点具有非常好的相关性。概率定位方法不但在手术计划阶段非常有用，而且在术中也非常有帮助，可以利用术中 MER 和宏刺激数据绘图，并将它附加在预测的功效数据上。

这一方法存在一些缺点。除了相对新颖之外，概率定位方法的效用与其所收集的数据密切相关。Waypoint 提供既往定位图集的访问，也正是由这些图集生成了功效热图，但是上述数据集并不能自动更新。笔者团队可以将新增病例添加到生成靶点的数据库中，但是该操作并没有被推广。颅顶网络（cranial vault network）的分布和实施可以使医师访问更多的靶点位置和功效的数据库。

（张　华　译）

第22章 无框架系统和框架系统的电极置入术中CT检查

22 Frameless and Frame-Based Lead Implantation in Computed Tomography Scanner

David S. Xu and Francisco A. Ponce

摘要

使用无框架系统和框架系统进行脑深部电刺激（deep brain stimulation, DBS）的电极置入手术时，使用术中计算机断层成像（intraoperative computed tomography, iCT）能够多方面改善工作流程，并且能够提高立体定向的准确性。通过快速获取高分辨率的影像，CT可用于手术计划中术前MRI序列注册，也可以用于验证术中电极位置的准确性。尽管存在多种不同形式的成像设备和立体定向手术平台，已经有一些相互兼容的组合方式在临床中被高效使用着。随着术中影像运用的不断推广，CT验证的立体定向误差已经作为术中采集的数据之一，连同微电极记录（microelectrode recording, MER）和术中测试的数据一起，可以帮助确定最终电极放置的位置。

关键词：脑深部电刺激，术中计算机断层成像，运动障碍性疾病，神经外科手术，立体定位技术

一、简介

脑深部电刺激（deep brain stimulation, DBS）手术需要将刺激电极准确地放置于靶点。电生理学和解剖学上如何确定靶点的问题已经引起了人们越来越多的关注，是因为DBS付诸临床实践以来，影像技术也取得了迅猛的发展。通过MRI定位靶点（"直接瞄准"）的可行性有待进一步评估。

传统的DBS手术通常在患者清醒状态下进行，包含微电极记录及术中测试，但是并不包括术中成像以验证置入后电极立体定向坐标。经过分析表明，DBS术后效果不佳大多是由于电极"位置不好"。对于DBS术后效果不佳的患者，仅仅依据影像学检查所获得的立体定向数据分析发现，电极实际放置的位置往往与传统立体定向靶点相差大于2mm，所以不必再去回顾研究术中数据（例如，手术计划靶点、MER、术中测试的疗效和副作用）。因此，人们越来越多地认识到，术中成像验证DBS电极位置是非常重要的术中数据，而且是MER和术中测试所不能取代的。

术中成像技术可以记录到电极位置的坐标，并将其与目标靶点进行比较，从而在患者手术过程中验证

DBS电极最终放置的位置。这一过程可以通过MRI系统完成，也可以使用CT系统。

基于CT的成像系统目前被广泛运用于手术室，原因之一是脊柱外科术中导航的使用更加广泛，以及医院对便携式CT需求增加。对于后者，主要目的和意图是将便携式CT用于术中扫描。锥形束CT和扇形束CT都已经在神经外科使用。术中CT可以使DBS电极置入手术流程更为顺畅。在手术室内利用CT扫描快速获得颅脑影像，不仅可以验证电极位置，还可以完成立体定向注册和术前MRI的融合等过程。有效地使用CT依赖于各中心现有的成像设备和立体定位系统的合理安排流程和规范使用技术。成像设备大致分为小口径和大口径，立体定向系统则分为无框架系统和框架系统，因此可以构成四种排列组合。本章重点介绍不同类型CT结合无框架系统或框架系统的技术要点和细微差别。需要强调的是，以下讨论仅限于常规（即扇形束）CT。

二、患者选择

大多数机构并不拥有多种类型的iCT或立体定向

系统。因此，需要依据可用设备来选择患者，需要考虑患者的多方面解剖和临床因素。表22-1总结了每种设备的优缺点，在选择患者时可供参考。对于患有幽闭恐惧症的患者或是头颅过大而不能使用框架的患者，可以考虑使用无框架立体定系统。就笔者的经验，确有遇到头部不适合安装CRW框架系统（Integra LifeSciences Corp.）的患者。

（一）注意事项：CT孔径大小

小孔径CT，比如CereTom（Samsung NeuroLogica Corp.），适用于大多数患者。但是笔者的经验，大部分框架系统并不能被小孔径iCT容纳，除了Leksell框架系统（Leksell Stereotactic System; Elekta, Stockholm, Sweden）（图22-1A）。

尽管小孔径CT在初期应用广泛，但是大孔径CT的使用已经越来越多。例如BodyTom（Samsung NeuroLogica Corp.）和Airo（Mobius Imaging, LLC）这样的大孔径CT，一般不会受到患者体型体态的限制，并且可以容纳各种类型的无框架系统和框架系统（图22-1B）。大孔径CT不需要事先改变框架的安装位置，而且具有更多的通用性。除了用于立体定向手术外，它还可用于脊柱外科手术和动脉瘤手术（例如CT血管造影）。

（二）无框架定位与框架定位的比较

基于框架的CT系统具有出色的立体定位精度，但是牺牲了患者的舒适度和体位的自由度。一些临床研究以及笔者团队的经验表明，无框架定位系统比框架系统靶点的矢量误差多出1mm。然而，在清醒状态下进行DBS手术的患者，上述两组患者的临床疗效相近，并且无框架定位系统结合术中MRI的最新临床数据显示出非常好的结果，电极调整比率很低。

与框架系统相比，诸如Nexframe（Medtronic, plc）之类的无框架系统是通过放置颅骨基准点进行立体定向的。因为不需要刚性固定，所以增加了患者的活动度，同时也减少了适配小孔径CT所需的那些设备（图22-1C）。对于临床上具有明显颈部或气道问题的患者，传统的框架系统显然并不适合，而无框架系统可以提供更高的安全性，并且外科医师和麻醉医师操作更加方便。

在无框架系统和框架系统的选择上，医师的偏好和成本核算是决定性的因素。无框架系统是一次性的设备，

表22-1　术中CT相关设备的注意事项		
	优点	缺点
扫描设备		
小孔径CT	运用较广泛、易于获得	需要调整框架安装位置；很难用于清醒和铺单的患者；不适用于CRW框架
大孔径CT	对于患者体位要求不高，操作灵活；可以与脊柱外科共同使用；适用于大多数立体定向系统	价格昂贵；运用不广泛
立体定向设备		
框架系统	预支成本可在后续使用中摊平；较少的注册步骤；通过2mm offsets较容易校正系统误差	部分患者受限于解剖特点无法使用；部分遮盖面部，影像测试和麻醉；只有Leksell框架适用于小孔径CT
无框架系统	较好的手术自由度；不遮挡面部；启动成本低	放置骨性基准点需要额外的时间和切口；一次性设备增加了每例患者的费用

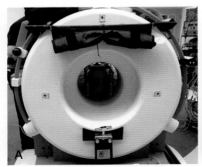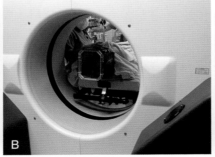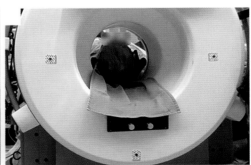

图22-1　术中CT孔径与患者容纳。A. 诸如CereTom（NeuroLogica Corp.）等小孔径CT机对立体定向框架的容纳较为有限；B. 大孔径的扫描仪，例如BodyTom（NeuroLogica Corp.），可以适用于更为广泛的患者，以及更为广泛的立体定向设备；C. 诸如Nexframe（Medtronic, plc）之类的无框架系统更易于被小孔径CT机容纳（经Barrow Neurological Institute, Phoenix, AZ, United States 许可转载）

增加了每例患者的费用，而框架系统总体费用比较高，并且需要预先支付。因此对于病例数相对较少的临床中心，选择无框架系统更为经济合理。而对于大体量的临床中心而言，购买框架系统在经济上更有利。

三、立体定向注册

在笔者的临床中心，立体定向注册是通过将 CT 序列直接传输到 StealthStation S7（Medtronic，plc）工作站来进行的，任何 CT 窗位都可以自动注册并将其与术前 MRI 融合。验证融合质量可以通过可视化的查看融合后影像和解剖标志来完成（图 22-2）。CT 的优点包括：①在术中即可进行注册扫描；②医师可以在手术结束前验证立体定向的准确性；③ CT 扫描快速；④不需要在注册后移动患者，避免了转运患者带来的立体定向框架的移动。

笔者团队使用 CT 进行现场扫描、注册、与术前 MRI 融合，工作效率显著提高。通过对 96 个 DBS 电极位置的连续队列研究，CT-MRI 融合结果与术后 MRI 比较显示，立体定向准确性和靶点符合度均没有降低。

CT 扫描要求床头位置水平，可以在智能手机上安装水平仪软件来确认框架与地板平行。如果进行 MRI 或 CT 扫描时床头是水平位，在手术期间也必须保持床头水平，只能通过手术床的整体垂直方向的移动调节手术区域的高度，从而避免头部角度变化造成的脑组织移位。虽然已有研究表明，在使用刚性固定的立体定向头架手术中，是否保持床头水平位与靶点的准确性存在统计学相关。但是，如果在清醒状态下手术的患者感到不适，必要时可以抬高背部予以缓解（图 22-3A）。

以下是需要注意的另一点。使用 Leksell 框架进行术中小孔径 CT 扫描时，因为 CT 孔径无法容纳患者的肩膀以及与框架基座相连的固定卡扣。所以，在患者头部安装框架基座时尽可能靠近肩膀，以便最大范围地进行颅脑扫描，同时使卡口的阻挡减少到最小（图 22-3B、C）。使用小孔径 CT 时，头部应该置于水平位或是轻度头低足高位（Trendelenburg position），这样有利于获得最大程度的颅脑扫描范围，也便于患者头部进入 CT 孔，至少要保证眶底位于扫描区域内。

四、手术流程

进行 DBS 电极置入手术过程中，要始终保持床

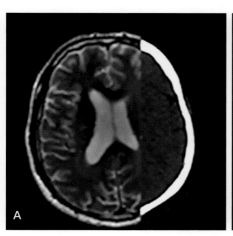
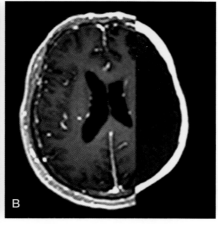

图 22-2　术中 CT 的注册扫描与融合。A.T2 加权像；B.T1 加权像增强序列与术中 CT 注册扫描影像通过 StealthStation S7（Medtronic，plc）移动工作站进行融合和联合注册（经 Barrow Neurological Institute, Phoenix, AZ, United States 许可转载）

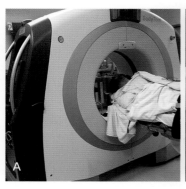
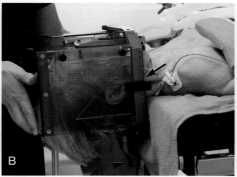
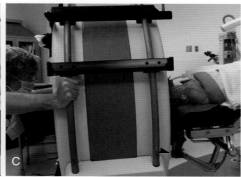

图 22-3　术中 CT 的患者体位和框架安装。A. 大孔径 CT 机可以容纳轻微头部抬高的患者，而小孔径 CT 机需要患者完全平躺；B、C.CereTom（NeuroLogica Corp.）较小的成像孔径要求尽可能低地在患者头部安装 Leksell（Elekta）框架（箭头），以便于患者头部进入 CT 机，保证头部扫描区域最大化（C）；Leksell 框架可插入扫描孔径程度首先于固定卡扣（经 Barrow Neurological Institute, Phoenix, AZ, United States 许可转载）

头位置抬高，这样可以尽量减少脑脊液流失及其引起的气颅。有效减少脑脊液流失的方法是使用电凝设备打开硬脑膜，开口宽度不宜超过套管针的直径，并在插入套管后用纤维蛋白胶堵塞骨孔。对使用上述两种方法的 37 例患者进行观察，术后 CT 检查均未发现气颅。需要特别注意，先打开软脑膜，再进行套管针穿刺。为此，我们最近通过微推进器来导引一个尖头探针，用单极电凝作用于探针打开硬脑膜。然后，我们手动推进探针约 1cm 以确保打开软膜，在此之后，进行套管针穿刺。我们将上述方法与手术计划系统的路径设计相结合，严格按照选定的入颅点进行操作，从而避开脑沟和皮层血管。该方法最大程度地减少了 DBS 电极置入术中硬脑膜切开范围，从而减少脑脊液流失。

验证电极位置

CT 最大的作用是帮助医师在术中即刻进行电极位置的验证。所有 4 个设备排列（即无框架系统与框架系统，小孔径与大孔径）都可以完成术中靶点确认，其之间的区别在于扫描时间不同，以及配套设备不同。

对于大孔径 CT，成像孔足够容纳无框架系统和框架系统的整套电极导引装置。因此，无论在电极置入后，还是移除电极内芯之前，抑或是拆卸立体定位设备之前，都可以立即进行验证扫描。尤其在术中需要调整电极位置的时候，直接在 Leksell 框架上连接 2mm 置入调整组件就可以完成，非常方便（图 22-4A）。然而，对于小孔径 CT，首先需要患者头部与扫描成像孔相互适合，其次，必须拆卸所有电极引导装置（图 22-4B、C）。对于双侧电极置入手术，建议在完成双侧电极置入后进行验证扫描，以避免中断手术进程和装卸立体定向设备。如果质疑电极位置，需要依据术中微电极记录和术中测试的疗效及副作用的相关数据，以及术中影像提供的数据，综合决策最终电极置入位置。

验证扫描完成后，可以将其与手术计划的 MRI 序列进行融合，以便观察计划的手术路径与实际的电极是否相互重合（图 22-5A、B）。随后，医师可以得到定量的误差测量值，以确定是否需要调整电极，如果需要调整，医师还可以确定具体调整向量。上述这些数据包含在操作文档中。

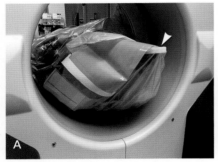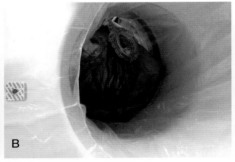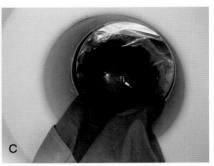

图 22-4　术中 CT 验证电极位置。大孔径 CT 平台可以容纳整套组装完毕的立体定向系统，例如 A .Leksell（Elekta）框架，包括已连接安装了位推进器和电极置入组件的完整弧弓，此处被无菌白色塑料单遮盖（箭头）。保持整套系统处于组装后的工作状态，便于连接 offset 置入组件与电极置入组件就可以完成电极位置的调整。小孔径 CT 仅能容纳患者的头部而无法附加其余的立体定向装置。B . 示例演示了 Nexframe（Medtronic，plc）仅容许连接微推进器。C. 示例演示了 Leksell（Elekta）框架的弧弓必须予以卸除。在所有示例中，在进入 CT 扫描孔之前，需要使用无菌透明的手术单将患者覆盖（经 Barrow Neurological Institute, Phoenix, AZ, United States 许可转载）

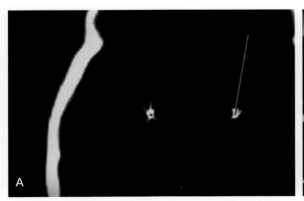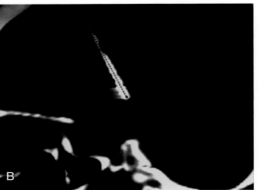

图 22-5　验证扫描，可以将验证扫描的 CT 影像与手术计划的 MRI 序列联合注册并融合，使得实际电极位置和手术计划的路径相互重叠，从而进行电极位置的评价。A. 来自 FrameLink 手术计划工作站（STEALTH, Medtronic, plc）的截图显示右侧电极触点 1（R1）位置（11.94，－2.72，－3.66）和手术计划靶点位置（12，－3，－4），该软件显示径向误差为 0.2mm，矢量误差为 0.4mm；B. 融合后图像显示的电极触点位置，可以通过 MRI T2 加权像看到触点位于 STN 上（经 Barrow Neurological Institute, Phoenix, AZ, United States 许可转载）

五、术后管理及可能的并发症

在电极置入后行 CT 成像还可以同时进行医源性损伤的确认，比如穿刺道出血或明显的硬件错位。在笔者的临床中心，术中影像学检查未见异常并且无严重并发症的患者，一般予以常规监护，而不用进入 ICU 行术后恢复。

六、结论

运用 CT 行 DBS 电极置入术显著改善手术流程，更重要的是可以降低电极调整的发生率。主要优点包括：①患者不必离开手术室；②一旦完成注册扫描之后，不必再改变患者的体位，这样就可以进一步提高立体定向的准确性；③术中对立体定向准确性的验证，可以作为手术本身的结束终点，也可以与 MER、术中测试一起作为评价数据用于决定最终电极置入位置。虽然 CT 的临床运用形式多样，但是已有很多固定模式可以有效地与无框架系统和框架系统相结合并适用于广泛的患者。

（张　华　译）

第 23 章　运动障碍性疾病的消融手术：苍白球毁损术

23 Ablative Procedures for Movement Disorders: Pallidotomy

Robert E. Wharen Jr., Sanjeet S. Grewal, Bruce A. Kall, Ryan J. Uitti, and Paul S. Larson

摘要

自 20 世纪 90 年代末应用于临床，脑深部电刺激（deep brain stimulation, DBS）已经在功能神经外科立体定向手术中居于主导地位，然而，在部分帕金森病（Parkinson's disease, PD）、肌张力障碍、震颤及偏身投掷症的患者手术治疗中，消融技术仍然发挥着一定作用。关于毁损手术与 DBS 手术相比较的相关循证医学证据和潜在优势的综述已有报道，需要强调的是，功能神经外科医师有必要在 DBS 手术以外掌握毁损手术的相关技术，以便为适合的运动障碍性疾病患者提供最佳的治疗方案。运动障碍疾病学会（Movement Disorder Society）最近回顾总结的循证医学证据表明，单侧苍白球毁损术可以有效控制左旋多巴（L-Dopa）相关的运动症状波动和异动等症状，并且，单侧丘脑毁损术对于 PD 患者有效。对于晚期 PD 患者，单侧苍白球毁损术好于单独药物治疗，而且，在异动方面，比苍白球 DBS 更好。与苍白球毁损术或丘脑毁损术相比，DBS 的主要优势在于可以进行双侧手术，并且更具安全性。但是，在 DBS 效果不佳的情况下，选择苍白球毁损术依然有效。尽管目前 MRI 引导的聚焦超声毁损和 MRI 引导的激光毁损等新技术正在开发，但是，射频毁损依然是常规的标准的方法。

关键词：苍白球毁损术，帕金森病，肌张力障碍，激光消融，射频消融

一、患者选择

手术治疗帕金森病（PD）患者的选择应该由多学科团队（运动障碍性疾病专业的神经内科医师、神经心理科医师、精神科医师和神经外科医师）完成。苍白球毁损术的适应证包括：原发性帕金森病，症状双侧不对称，多巴胺能药物治疗有效，最佳药物治疗方案后仍然存在中重度运动症状波动、异动及震颤。对多巴胺能药物治疗无反应的语言、平衡和步态等障碍并不是手术治疗的适应证。手术相对禁忌证包括：痴呆［简易认知状态量表（mini-mental status examination, MMSE）≤ 24/ 30，或马蒂斯痴呆评分量表（Mattis dementia rating scale, MDRS）≤ 130/ 144］，抑郁症［蒙哥马利和奥斯伯格抑郁评分量表（Montgomery and Åsberg depression rating scale, MADRS）≥ 19 分］，未经控制的精神疾病，严重的姿势不稳及继发性帕金森病和帕金森综合征患者。单侧苍白球毁损术是一种安全有效的方法，可使"关"期运动评分降低20%～ 30%，作用于手术对侧肢体，对异动和肌张力障碍症状缓解明显，对震颤、运动迟缓和肌强直有效，但对中线症状作用有限。

更倾向于选择苍白球毁损术而不是脑深部刺激（DBS）的患者包括：①不便于 DBS 术后程控；②不接受体内置入物或出现体内置入物相关并发症；③并发症禁忌使用全身麻醉（苍白球毁损术可完全在局部麻醉下进行）；④免疫抑制治疗增加置入物感染风险；⑤曾接受过 DBS 手术的患者，因为术后感染并发症持续存在，需要移除 DBS 系统；⑥由于地域或经济原因造成使用 DBS 受限制。

由运动障碍专业神经内科团队进行"关"期状态（8 小时内未服用药物）和"开"期状态（服药后 1 小时）的评估。使用标准量表［H-Y 分级（the Hoehn and Yahr stages）、Schwab 和 England 日常生活得分、帕金森病统一评分量表（the unified Parkinson's disease rating scale, UPDRS）］客观地评估 PD 患者的功能障碍。

对所有患者进行神经心理评估和精神疾病筛查。肌张力障碍患者的手术选择同样需要多学科团队协作（运

动障碍疾病专业的神经内科医师、神经心理科医师、精神科医师、神经放射科医师和神经外科医师）。手术的最佳适应证：年轻的原发性肌张力障碍患者（特别是具有 DYPT-1 基因突变的肌张力障碍患者）、药物难治性和致残性的迟发性肌张力障碍患者。肌张力障碍的严重程度和致残性需要选择合适的量表［包括 Burke-Fahn-Marsden 肌张力障碍量表、西多伦多痉挛性斜颈量表（the Toronto Western spasmodic torticollis rating scale）］进行评估。还需要进行认知功能和精神心理状态的基线记录。苍白球毁损术可以作为 DBS 手术的备选方案。

二、术前准备

尽量做到术前一晚停药，术中不使用镇静药物，以便评估术中毁损作用。术前 MRI 包括 1mm 层厚的三维扰相梯度回波序列（three-dimensional spoiled gradient recalled volumetric sequence），以便进行矢、冠、轴各层面的重建，以及磁敏感（susceptibility weighted imaging, SWI）序列（重复时间：49ms；回波时间：40ms；层厚：3.0mm；分辨率：256×192），可以清晰地区分内囊和苍白球（图 23-1）。

三、手术技术

（一）麻醉准备

在手术同侧肢体建立静脉通路，以使手术对侧肢体活动自如。予以鼻导管吸氧，进行心电图、血氧饱和度、血压的监测。动脉通路和导尿管不必常规留置。在局部麻醉状态下，患者可以充分配合，这有助于苍白球毁损术的实施。术中及术后维持血压稳定可以减少出血的风险。

（二）头架放置

使用短效麻醉药（如丙泊酚）镇静，头钉固定处

局部浸润麻醉，将 COMPASS 立体定向头架（Rochester, MN, United States）固定于颅骨表面。放置头架完成后行 CT 扫描（1mm 层厚，512×512 矩阵，无机架倾斜）。

（三）靶点和路径的设置

使用 COMPASS 软件分析 CT 和 MRI 影像，该软件兼容 COMPASS 和 Leksell 立体定位系统。在 CT 影像中标记基准点，并将 CT 与术前 MRI 进行融合。苍白球内侧核（globus pallidus internus, GPi）的定位方法分为间接定位法和直接定位法，间接定位法是通过 GPi 与连合中点的相互关系完成（前方 2～3mm、下方 3～5mm，侧方 19～22mm），直接定位法是通过 GPi 可视化技术在轴位和冠状位 MRI 影像上完成的。在前 - 后连合（anterior commissure–posterior commissure AC-PC）层面沿纹状体 - 内囊边界画一条线，长度通常为 18～20mm。如果将该线三等分，靶标位于后 1/3 交点，纹状体 - 内囊边界外侧 3mm。在选定靶点后，可以使用沿路径的探针视图，最终确定 GPi 的底部位于视束上方 2mm 偏外处。还可以使用个体校正的立体定向图谱来定位 GPi 靶点。在确定靶点之后，便可以选择一条尽量平行于矢状面的路径，注意需要避开侧脑室和脑沟（图 23-2）。最后将 GPi 靶点的坐标设置为 COMPASS 立体定向框架的中心点。

（四）外科手术技术：苍白球毁损术的立体定向技术

患者取半坐位，立体定向头架固定于患者头部。尽量使患者感到舒适，颈下垫泡沫枕可能有用。静脉给予预防性抗生素及 8mg 地塞米松，连接地线以备术中刺激或毁损时使用。标记入颅点（通过手术计划路径设计得到）和沿冠状方向的线性切口，沿切口将头发分开，消毒切口，使用 Ioban（3M, St Paul, MN,

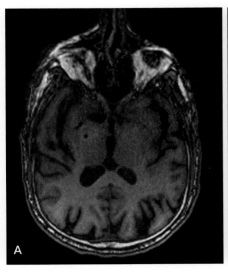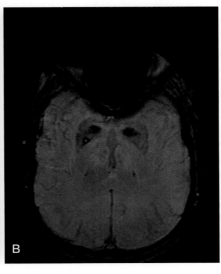

图 23-1　MRI 序列：A.T1 和 B.SWI 显示右侧苍白球毁损病灶处于最佳位置

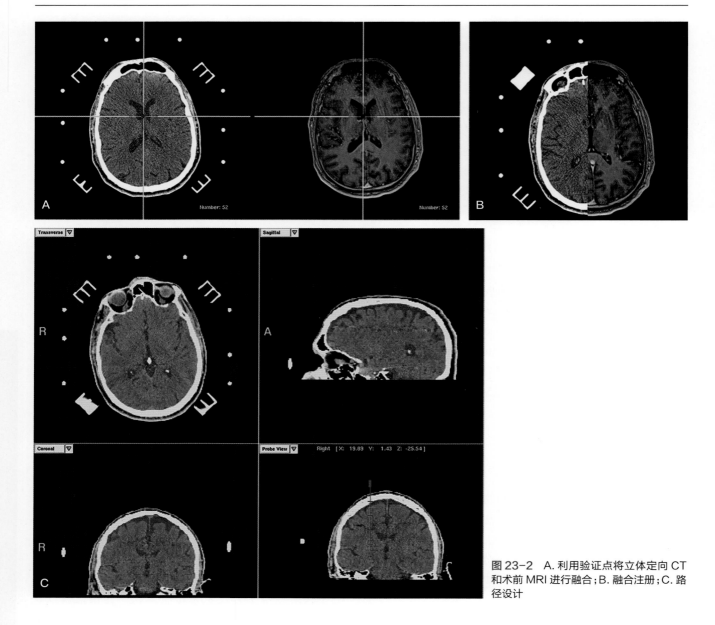

图 23-2　A. 利用验证点将立体定向 CT 和术前 MRI 进行融合；B. 融合注册；C. 路径设计

United States）覆盖，铺单时将手术单与输液杆相连，使其呈帐篷状，以便患者面部及躯体充分显露以便神经内科团队更加自由的进行评估（运动障碍疾病专业医师评估患者功能状态，护士予以记录）。使用 1% 罗哌卡因浸润麻醉，切开头皮，高速开颅钻形成骨孔。双极电凝硬脑膜并切开，以便电极插入。定位立体框架，并将导引套管插入。用明胶海绵及骨蜡充填骨孔，以最大程度地减少脑脊液流失。

（五）靶点的生理确认

下一步是靶点的生理学确认，主要有两种方法：一种是微电极记录（microelectrode recording, MER）和微电极刺激，另一种是微电极宏刺激。MER 在苍白球毁损术的作用仍然存在着争论。许多临床中心已经在研究论文中指出，使用 MER 有助于确认最佳靶点，以及对内囊和视束等重要结构的损伤降到最低。

但是，在没有使用 MER 的苍白球毁损术的研究文章中也得到了类似的结果。与使用 MER 增加出血和延长手术时间相比，MER 的潜在问题仍然没有得到解决，而且很可能一直如此，因为完成一项确切回答这一问题的大规模随机对照研究是不太可能的。更确切地说，运动障碍方面的外科治疗专家需要熟悉和掌握这两种技术。Lozano 和 Starr 各自团队都已经详尽地描述了 MER 技术。MER 技术的理论基础是灰白质交界的电活动变化，以及基底节神经元自发性放电的特征性模式。此外，通过识别其放电频率受运动影响的神经元，可以将一个区域的运动区与非运动区区分开来，并可确定定位投射。苍白球外侧核（globus pallidus externus, GPe）神经元具有两种不同的电活动模式，一种是在 10 ～ 20Hz 电活动下间断插入爆发式高频放电，而另一种是在低频放电背景下不规则出现 36 ～ 60Hz 电活动。PD 患者的 GPi 神经元的基线放电频率（80Hz）要比 GPe 的频率更高，也更连续，并且对侧肢体运动可随着放电频率增加而增加。随着微电极超出 GPi 下界，进入豆状核袢白质时，神经元放电会随之减少。

GPi 的下界距离视束仅有几毫米，通过微电极刺激（时长 1 ～ 2s，脉宽 1 ～ 2ms，频率 100 ～ 300Hz）诱导患者出现闪光的视觉现象可以确定视束位置，有时也通过光线刺激诱发神经元自发性放电来进行判断。侧位 X 线或 C 形臂扫描可以用于确认靶点位置。笔者团队目前的苍白球毁损手术流程中，已经不再使用 MER，而是通过射频（radio frequency, RF）发生器（Cosman G4）进行宏刺激来完成靶点的生理确认。

通过导引套管插入电极，电极是带有 3mm 触点、直径 1.1mm 的大电极（Radionics, Burlington, MA, United States），电极插入过程进行阻抗监测，当进入基底节灰质时阻抗降低，最终将电极推进至靶点上方 4mm 处。然后进行高频（100Hz）宏刺激，用于判断是否接近视束，以及是否出现语音功能障碍和症状缓解，低频（5Hz）宏刺激通过确定运动阈值来判断是否接近内囊。视觉阈值通常是指对侧半视野出现闪光或视幻觉等任何视觉现象的阈值，至少大于 2V，最好为 3 ～ 4V。阈值小于 2V 表示电极距离视束太近，应将其回撤直至视觉阈值符合条件。运动阈值是通过缓慢增加低频宏刺激直到对侧的手、面部或舌头出现肌肉收缩的阈值。至少大于 2V，最好为 3 ～ 4V。运动阈值小于 2V 表示电极距离内囊太近，应向外侧或前方调整电极。分别在靶点上方 4mm、靶点上方 2mm、靶点进行低频和高频宏刺激。术中高频宏刺激可以缓解对侧肢体的肌强直和运动迟缓症状，可以通过手指和足趾的敲击动作，以及前臂的旋前 / 旋后动作来进行判断。高频刺激可能会引起异动，这通常预示着手术效果良好。应当注意在高频刺激过程中持续关注语言功能的评价。当电极最终推进至靶点位置时，需要进行侧位 X 线或 C 形臂扫描（在笔者手术室使用侧位 X 线，图 23-3），用于验证电极是否位于立体定向系统的中心点，该中心点既是选定靶点的位置。根据宏刺激和侧位 X 线的结果，在必要时，可以进行与初始路径相互平行的间距 2mm 的适当方向的电极调整。

（六）毁损

确认靶点位置后，首先给予一次测试性毁损，46 度持续 60 秒，并进行运动、语言和视力测评。如果测试性毁损可以耐受并且没有副作用，予以治疗性毁损，80 度持续 60 秒。然后将电极依次回撤至靶点上方 2mm 和靶点上方 4mm，分别予以相同参数（80 度持续 60 秒）的治疗性毁损。在每次毁损过程中都需要

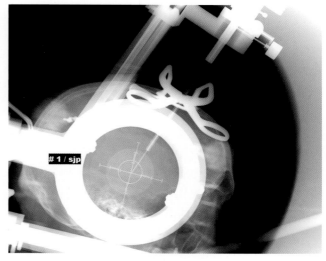

图 23-3　使用固定侧位 X 线进行靶点影像确认

对患者肌僵直、运动迟缓和震颤，以及任何运动和视觉方面的影响。完成上述毁损后，如果想要进一步提高疗效，可以考虑在平行路径上扩大毁损范围。如果苍白球毁损术效果满意，即可拔出电极。冲洗创面，明胶海绵封闭骨孔，分层缝合切口，拆除立体定向头架。

（七）手术技术：术中 MRI 引导下激光苍白球毁损术

成功进行苍白球毁损术或丘脑毁损术的关键是精确置入毁损探针和术中可靠的神经系统检查。在极少数情况下，当术中神经系统功能评估遇到困难时，可能会影响术者对毁损范围的精确判断。比如，患者在术中表现明显的焦虑、注意力不集中或是声音过小、慌张语言等言语障碍时，快速而可靠的神经系统评估很难完成。近年来，出现了在全身麻醉状态下运用术中 MRI 验证脑深部刺激电极置入位置的方法。这项技术实现了在术中 MRI 实时引导下将手术器械置入基底节内，将其与清醒状态下依靠生理检查引导的手术结果相比，置入准确性和临床结果无明显差异。最近，将 MRI 温度敏感序列和光纤激光系统相结合，使得在术中 MRI 实时监测下进行中枢神经系统的热毁损成为可能。目前，在全身麻醉下进行 MRI 引导的毁损手术主要运用于运动功能良好的患者，但这些患者不能耐受局部麻醉手术过程。术中毁损范围并不是通过体格检查决定的，而是通过直接显示与邻近结构（如内囊）相关的热敏性序列上的组织来决定毁损体积。

可以在 MRI 反转恢复（inversion recovery, IR）序列上实现 GPi 和内囊的可视化并以此进行手术计划。激光系统专用软件允许手术团队对特定结构（例如内囊）设置温度安全阈值，手术中激光产生的毁损效应不断扩大而导致特定区域温度超过预设阈值，激光将

自动关闭。因为术中通常每6秒进行一次温度敏感序列扫描以监测毁损范围，快速扫描意味着分辨率相对较低，能够提供良好组织分辨率的扫描通常8～10分钟后才能获得，所以预设温度阈值就显得尤为重要。因此，医师应该在高分辨率的MRI影像上进行手术计划来定位毁损部位及其范围，并且为意欲保护的相关解剖结构设置亚毁损温度阈值。

在苍白球毁损术中需要特别注意保护的结构是内囊和视束，二者在恰当的MRI序列中均能清晰显影。GPi和周围结构的可视化使得靶点定位更为确实，与之前清醒状态下所描述的方法相同。

当激光光纤置入靶点并得到验证，便可以进行靶点毁损。激光系统专用软件会显示一个所谓的毁损图，是基于温度敏感MRI序列（图23-4）预测所得的毁损范围。但是，一定要注意，在实际毁损范围之外存在一个亚毁损温度的半影带或"光晕环"。而且毁损过程本身进行得非常快速，因此，一方面要关注毁损图，一方面设置温度阈值监测毁损过程。一旦出现激光系统被医师关闭或达到温度阈值自动关闭时，需要进行DWI（diffusion-weighted image）序列扫描用于评价实际毁损范围。由于T2序列显示的高信号范围往往比实际毁损范围大得多，所以需要谨慎选用。

该手术方式与清醒手术的优势还包括：是基于具体问题具体分析的个体化方案，是基于临床因素综合考量的决策，而不仅仅是为了方便。

四、术后管理及可能的并发症

术后所有患者住院观察一晚，注意监测血压并予以对症处理。约87%患者术后第2天可出院回家。术后予以口服与术前相同的抗帕金森病药物，在苍白球毁损术后，通常依旧对左旋多巴疗法反应良好，无论是动作的速度、幅度和持续时间。在笔者医疗中心进行的360名毁损手术的患者中，均没有出现视野缺损，没有发生过需要开颅手术清除的急性颅内血肿，也没有术后感染。最常见的并发症是一过性神志朦胧和轻度的一过性无力，大多是面部无力，一般在术后7～10天消失。正如许多先前的功能神经外科医师所观察到的一样，一过性无力大多预示毁损手术疗效良好。一名患者在左侧苍白球毁损术后出现完全性失语达2周，但在6周后恢复了正常言语。一般而言，苍白球毁损术后并发症的概率为2%～5%。苍白球毁损术的主要获益是减少了对侧肢体"开"期状态下的运动障碍，90%～100%的毁损位置良好的患者对侧肢体运动障碍可以明显减轻或消失。苍白球毁损术对肌强直和震颤也明显有效，可以使得"关"期状态下的UPDRS评分提高25%～30%（图23-5）。步态障碍、平衡障

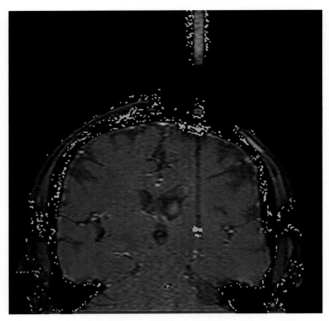

图23-4　在全身麻醉状态下进行苍白球毁损术中，激光系统专用软件显示一个所谓的毁损图，既是温度敏感MRI序列上激光热消融形成的毁损范围

碍和冻结的疗效较难预测。苍白球毁损术对于诸如自主神经功能障碍、失禁、流涎、吞咽困难以及认知障碍效果不佳。手术的获益是持续性的，其中有研究显示症状改善持续至手术后4年。对苍白球毁损手术后神经心理测评的研究结果显示，认知功能总体保持稳定；但是，左侧苍白球毁损手术后出现了文字流利度和语言流利度的下降。如果有语言功能的降低，大多也是轻中度的。对于已经采用了最佳药物治疗但依然存在明显的运动障碍而致残的PD患者，无论是年老还是年轻，单侧苍白球毁损术都是安全有效的，都能够明显提高患者运动功能。但是，老年人更容易出现术后语言流利度性的降低。

术后MRI可以显示急性期毁损范围，为75～200mm，将会随着时间推移而逐渐缩小（图23-6）。总体而言，毁损体积与运动功能或神经心理状态无直接相关性。通过分析研究，毁损部位的空间位置与术后疗效存在一定的相关性，无论左侧或右侧的苍白球毁损术均观察到这种相关性（图23-7）。毁损病灶偏前内侧时，对侧肌强直和药物"开"期UPDRS运动评分改善更为显著（图23-8）。毁损病灶偏后外侧时，对侧运动不能和药物"关"期UPDRS运动评分改善更为显著，并且开期时间延长和日常生活评分也有改善（图23-9）。震颤的改善与毁损的位置相关性较弱，偏后外侧可能效果好些（图23-10A），然而位置位于中心时，步态障碍和姿势异常改善最大（图23-10B）。上述发现可能与基底节特定运动环路的分区和排列有关系，也可以解释苍白球毁损术后疗效的差异。

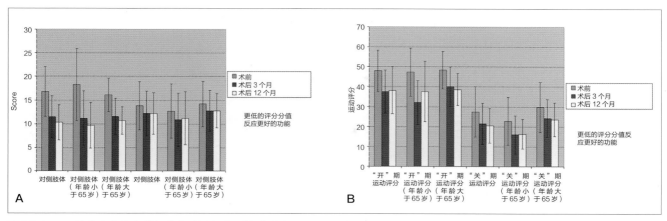

图 23-5　A. 帕金森病患者进行苍白球毁损术，"关"期的 UPDRS 总分；B. 帕金森病患者进行苍白球毁损术，"开"期和"关"期的 UPDRS 运动评分

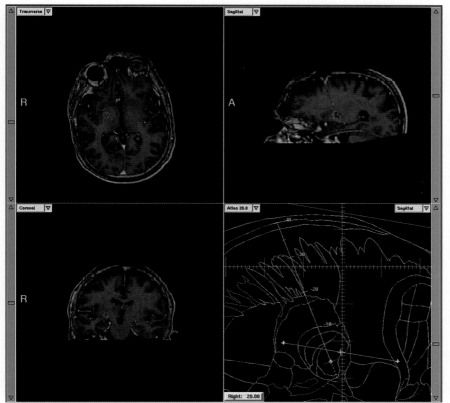

图 23-6　右侧苍白球毁损术后即刻 MRI

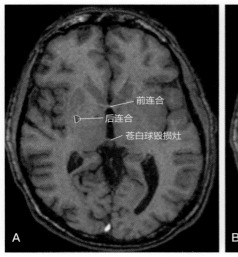

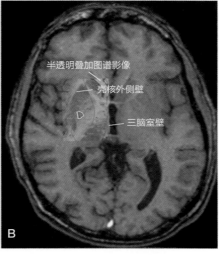

图 23-7　A、B. 术后 MRI 的 AC-PC 层面上分割显示苍白球毁损病灶

第二篇　运动障碍性疾病、精神疾病和小儿功能神经外科

五、结论

运用于通过仔细选择的 PD 和肌张力障碍的患者，单侧苍白球毁损术是一种安全有效的治疗方式。虽然有小样本临床研究指出 GPi 刺激与毁损没有差异，但是孰优孰劣，尚缺乏大型随机对照研究予以证实。双侧 DBS 手术的安全性毋庸置疑，但是价格昂贵，就算在经验丰富的医疗中心，诸如导线断裂、更换电池、皮肤溃烂和感染等相关并发症达到 25%～55% 不等。因为毁损手术所报道的相关并发症明显更少，而且手术费用低廉，所以，应该重新审视选择刺激手术亦或是选择毁损手术这一问题。在掌握 DBS 手术技术之外熟练掌握立体定向毁损手术技术，这一点对于功能神经外科医师而言非常重要，这样有利于在治疗运动障碍疾病患者时，针对特定的患者不同的症状提供最佳的治疗方案。

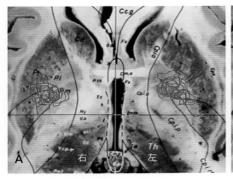
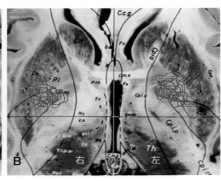

图 23-8　使用四分位数阈值（0%～25%＝红色；25%～50%＝黄色；50%～75%＝黄色－绿色；75%～100%＝绿色）比较疗效与苍白球毁损病灶位置的相关性。毁损病灶偏前内时，A. 对侧肌僵直；B. 药物"开"期 UPDRS 评分改善更为显著

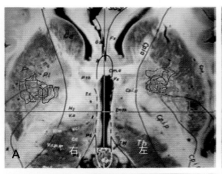
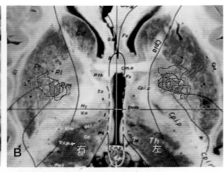
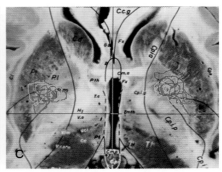

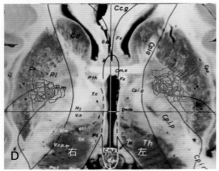
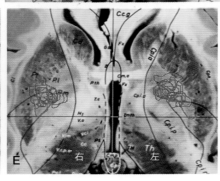

图 23-9　使用四分位数阈值（0%～25%＝红色；25%～50%＝黄色；50%～75%＝黄色－绿色；75%～100%＝绿色）比较疗效与苍白球毁损病灶位置的相关性。毁损病灶偏后外时，A. 对侧运动障碍；B. 同侧运动障碍；C. 药物"关"期 UPDRS 评分；D. 开期时间和 E. 日常生活评分改善更为显著

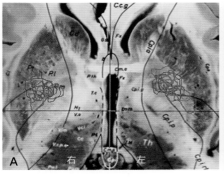
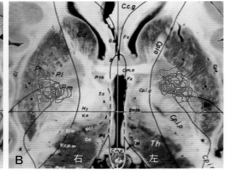

图 23-10　使用四分位数阈值（0%～25%＝红色；25%～50%＝黄色；50%～75%＝黄色－绿色；75%～100%＝绿色）比较疗效与苍白球毁损病灶位置的相关性。A. 震颤的改善与毁损的位置相关性较弱，偏后外侧可能效果好些；B. 然而位置偏内侧时，步态障碍和姿势异常改善最大

（张　华　译）

第 24 章　强迫症和抽动秽语综合征的立体定向手术治疗

24 Stereotactic Surgery for Obsessive-Compulsive Disorders and Tourette Syndrome

Pablo Andrade, Daniel Huys, Jens Kuhn, and Veerle Visser-Vandewalle

摘要

精神疾病是导致所有年龄段的个体慢性和严重残疾的常见原因，对现代社会构成了巨大的社会经济负担。这些患者的一线治疗包括心理治疗和药物治疗。然而，40% ~ 50% 的患者对这些治疗无法产生足够的反应，或者遭受长期用药的副作用，继而被诊断为难治性。对于这类患者来说，神经外科手术是最后的治疗选择。在过去，研究人员针对精神疾病在不同的大脑区域进行了许多损毁手术，但结果各不相同。但是自 1990 年以来，脑深部电刺激（deep brain stimulation, DBS）已经被认为是治疗难治性患者的一种更安全的选择。DBS 治疗抽动秽语综合征（Tourette's syndrome, TS）和强迫症（obsessive-compulsive disorder, OCD）已超过 15 年，目前正在研究其对抑郁症、成瘾和痴呆症的有效性。DBS 治疗 OCD 已获得美国食品药品监督管理局（U.S. Food and Drug Administration, FDA）的批准，并获得了欧洲合格认证（Conformité Européenne, CE）。在这一章中，我们会介绍目前 DBS 治疗 TS 和 OCD 患者的纳入标准指南，它的手术细节和不足，以及对术后随访的建议。

关键词：脑深部电刺激，抽动秽语综合征，强迫症，神经精神病学，立体定向手术

第二篇　运动障碍性疾病、精神疾病和小儿功能神经外科

一、患者筛选

仔细筛选患者是任何神经外科手术能否取得良好疗效的决定性因素。OCD 和 TS 的 DBS 治疗仅适用于所有其他疗法均无效的患者。DBS 潜在候选患者的选择和临床评估是该过程中最困难的方面之一。强烈建议由精神病学家、神经外科医师、神经病学家和心理学家组成的多学科委员会对每个病例进行审查，以确定患者是否适合接受 DBS。

纳入标准

决定 DBS 候选患者是否合适的具体遴选标准应根据国际公认的指南。OCD 和 TS 的诊断和分类应基于《精神疾病诊断和统计手册》第 5 版（DSM-5）。每种疾病都有其特定的指南，我们将在下一节中讨论。

1. 强迫症　在 OCD 研究中，疾病的严重程度通常用耶鲁 - 布朗强迫量表（the Yale-Brown Obsessive Compulsive Scale, YBOCS）来评估，

YBOCS 是一种由 40 个条目组成的量表，在这个量表中，患者回答 20 个与强迫观念有关的问题，另外 20 个问题与强迫行为有关。评分越高意味着更严重的强迫症症状。在最近的一项文献综述中，纳入了 130 例接受 DBS 治疗的 OCD 患者的 25 项研究，纳入标准基本上是一致的：尽管有微小的差异，DBS 应用于病程至少 5 年的严重 OCD 患者，其定义为 YBOCS 评分最低为 25 ~ 28 分。这些症状是难治性的，其定义为在足够的时间内给予充分的治疗后没有改善或改善不足：①三次尝试使用选择性 5- 羟色胺再摄取抑制剂，其中一种必须是氯丙咪嗪；②使用抗精神病药或苯二氮䓬类药物强化治疗；③至少 16 ~ 20 次认知行为治疗。

2. 抽动秽语综合征　对于 DBS 治疗 TS，建议遵守抽动秽语综合征协会最近更新的指南。简而言之，18 岁前出现症状的患者应考虑纳入 DBS 治疗。DBS 没有绝对年龄标准，但是对于 18 岁以下的患者，建议在决策过程中包含伦理委员会的参与。疾病的

严重程度是通过耶鲁综合抽动严重程度量表（the Yale Global Tic Severity Scale, YGTSS）来衡量的，TS 患者该量表评分在至少 12 个月内应该达到 35 分。抽动是致残的主要原因，并且应该包括多个部位运动性抽动，加上一个或多个发声性抽动，理想情况下应将其录像以作为评估术后疗效的参考。如前所述，所有 TS 患者都应该对保守治疗无效。对于难治性 TS，其定义为足够剂量药物至少服用 3 个月后，对 α- 肾上腺素能激动剂，至少一种典型和一种非典型的多巴胺拮抗剂，至少一种不属于上述两类的其他药物的疗效无法令人满意。在上述针对难治性 TS 的 DBS 指南中，强调了充分的家庭或社会支持和稳定心理社会状况的重要性。在 DBS 候选患者出现神经和精神共病的情况下，则应治疗该疾病并稳定至少 6 个月。除手术的一般禁忌证外，排除标准包括在手术前 6 个月内有自杀或杀人念头。此外，持续性抑郁发作和药物滥用被认为是绝对禁忌证，除非将其治疗评估为复发风险低。此外，还应排除心理因素或人为情况。

二、术前准备

患者应该接受全面的医学评估，以排除可能威胁手术成功的心肺和血液系统疾病。OCD 和 TS 患者的术前评估应包括仔细评估药物、情绪、认知、生活质量、神经或精神并发症以及相应的标准精神病学量表，以评估疾病的严重性和复杂性。

（一）靶点

多项研究分析了大脑各个区域的 DBS 对 OCD 患者的影响。研究的靶点包括内囊前肢（the anterior limb of the internal capsule, ALIC） 伏隔核（nucleus accumbens, NAC）、腹侧内囊 / 腹侧纹状体（ventral capsule and ventral striatum, VC/VS）、丘脑底核（the subthalamic nucleus, STN）、和丘脑下脚（the inferior thalamic peduncle, ITP）。OCD 最常使用的靶点是 ALIC、NAC 和 VC/VS（图 24-1）。

DBS 治疗 TS 的研究的靶点包括丘脑，苍白球内侧部（globus pallidus internus, GPi），苍白球外侧部（the globus pallidus externus, GPe），内囊和伏隔核（the internal capsule and NAc, IC/NAc）和 STN。TS 最常使用的靶点是丘脑，GPi 和 IC/NAc（图 24-2）。

（二）影像

所有患者均接受术前 MRI 扫描，最好进行 3T 扫描，以排除严重的脑组织结构异常，并在之后将这些图像与术中 CT 扫描影像相融合。为了方便制订适当的立体定向术前规划，我们建议 MRI 的切片厚度为 1mm，CT 扫描的切片厚度为 0.625mm。与丘脑的不同核团相比，可以在标准 MRI 图像上轻易地识别 GPi，STN 和 NAc 等靶点。对于后者，最常用的是基于 AC-PC（anterior commissure-posterior commissure，前连合 - 后连合）坐标的间接定位。当靶点为 NAc 时，建议使用 STIR（short tau inversion recovery，短时间反

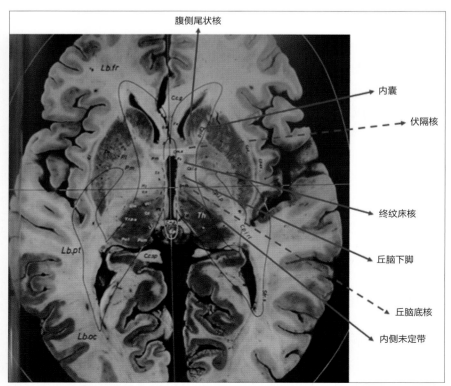

图 24-1　DBS 治疗 OCD 患者的常见靶点的典型位置。带虚线的箭头表示靶点位于比所示截面平面更腹侧的位置。（引用自 Krack P, Hariz MI, Baunez C, Guridi J, Obeso JA. Deep brain stimulation: from neurology to psychiatry? Trends Neurosci, 2010, 33:474‐484.）

腹侧尾状核

内囊

伏隔核

终纹床核

丘脑下脚

丘脑底核

内侧未定带

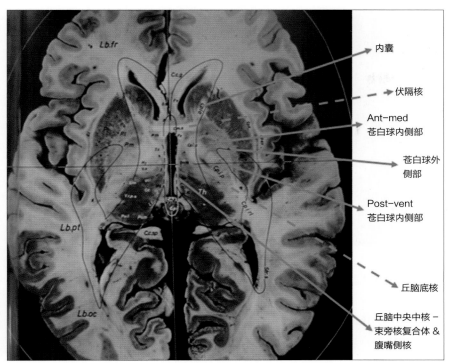

图 24-2　DBS 治疗 TS 患者的常见靶点的典型位置。带虚线的箭头表示靶点位于比所示截面平面更腹侧的位置。(引用自 Krack P, Hariz MI, Baunez C, Guridi J, Obeso JA. Deep brain stimulation: from neurology to psychiatry? Trends Neurosci, 2010, 33:474‐484.)

（图中标注）内囊；伏隔核；Ant-med 苍白球内侧部；苍白球外侧部；Post-vent 苍白球内侧部；丘脑底核；丘脑中央中核‐束旁核复合体 & 腹嘴侧核

转恢复序列）MRI 序列来实现核团的最佳可视化。

三、手术过程

（一）麻醉与术前影像

由于 TS 的过度运动的特性，DBS 治疗该疾病通常是在全身麻醉的情况下进行的。在 OCD 患者中，当患者过于焦虑而无法在手术过程中保持清醒时，也可采用全身麻醉。对于上述两种疾病，也可以在局部麻醉下使用镇静药进行手术。后一种选择的优点是可以测试刺激副作用，并可以更好地记录术中电极的深度。对于这类患者，推荐的镇静药联合使用包括丙泊酚或洛美他西联合可乐定。

应用局部麻醉剂或气管插管后，根据神经外科医师的喜好，将立体定向框架固定在患者的头骨上并进行成像。这可能包括融合术前进行的立体定向 CT 扫描、无框架 MRI 扫描或使用 MRI 兼容框架进行的立体定向 MRI 扫描。通常，MRI 扫描是在注射钆之后进行的，以便观察血管。同样，CT 扫描最好在使用造影剂后进行，因为在 CT 扫描中可能看到在 MRI 扫描中看不到的血管，特别是静脉结构。

（二）立体定向规划

术前规划靶点可基于直接可视化或基于 AC-PC 线的间接坐标。丘脑中央正中‐束旁复合体前内侧缘与腹嘴侧核（the nucleus ventrooralis internus, Voi）交界处的 AC-PC 坐标为：AC-PC 外侧 5mm，AC-PC 平面上距中连合点后方 4mm，腹背侧坐标在 AC-PC 平面。位于靶点前方 2mm 的 DBS 也显示出显著临床改善。对于 GPi 的前内侧区域，标准坐标是 PC 的前部 20mm，侧面 12mm 和腹侧 3mm。后外侧 GPi 中的靶点坐标与帕金森病患者使用的靶点相似。针对 OCD 患者，可以在 MRI 图像以及 NAc 区域上轻松识别 ALIC。NAc 靶点的推荐标准坐标为 AC 前缘的前 3mm，侧面 7mm 和下 4mm。靶点为 NAc 时，建议电极轨迹应通过 ALIC。同样，靶点为 VC/VS 时，电极轨迹应经过内囊（图 24-3），其最近端的触点位于内囊的背缘，而最远端的触点置入于尾侧 NAc 的腹侧纹状体。

（三）电生理

术中电生理可能是确定 OCD 和 TS 手术最佳靶点的金标准。测试刺激的目的不是评估运动障碍手术中 DBS 对症状的积极影响，由于麻醉镇静的原因，TS 患者的抽动症状在术中会减少，而 DBS 对强迫观念和强迫行为的影响通常只有在长时间的刺激之后才能观察到。然而，在 TS-DBS 中的术中电生理对于确定由刺激引起的副作用的阈值可能是有用的，例如，在 GPi 刺激时对于内囊的刺激。

脑深部结构的微电极记录

胞外神经元活动的脑内微电极记录是根据脑深部核团的特征放电模式识别各种深部核团的有价值的工具。在立体定向电极置入期间，这些通常已经在视觉上被辨别出来，而无须进一步的离线信号分析。在图

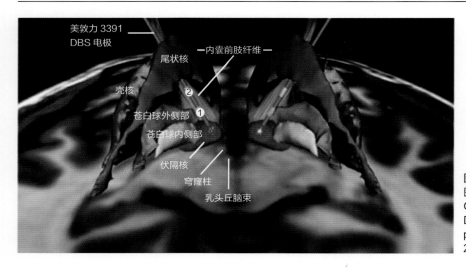

美敦力 3391 DBS 电极

内囊前肢纤维

尾状核

壳核

苍白球外侧部

苍白球内侧部

伏隔核

穹窿柱

乳头丘脑束

图 24-3 双侧 VC/VS 电极置入病例。图中电极通过内囊前肢置入伏隔核（经 Goodman WK, Alterman R 许可，Deep brain stimulation for intractable psychiatric disorders.Annu Rev Med 2012;63:511‐524.）

24-4 中展示了一个在术中记录到的 NAc 核团的典型例子。高阻抗钨尖端微电极沿着预定的电极轨迹记录了神经元自发电活动，该电极轨迹始于靶点上方 7mm 处的，并止于预设靶点位置。使用手动微驱动器，以 1mm 的步长缓慢地推进微电极。该图显示了所使用的微电极记录系统（INOMED，Isis/Osiris，Teningen，德国）。屏幕上显示的 5 条轨迹表示从靶点上方 4.0mm（最上面）到靶点本身 0.0mm（最下面）的细胞自发活动。基于目测，就尖峰幅度、尖峰形状、尖峰频率和背景活动的组成而言，在 +4.0mm，+3.0mm，+2.0mm 和 +1.0mm 处的迹线没有显著差异。相反，最下面的记录显示出完全不同的细胞放电模式，表明电极尖端已经进入活跃的神经元群。NAc 核团的典型特征是大幅度的、对称的棘波复合体，表明神经元簇在附近。另外，尖峰频率相当高，尖峰放电相对规则。与伪随机时间序列相反，背景活动表现出相当大的聚类和碎片化。基线的聚类或碎片化是 NAc 中背景活动的重要指标。

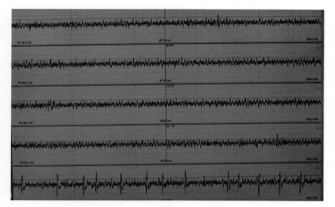

图 24-4 术中微电极记录显示 NAc 核团中典型的细胞自发活动

四、术后管理及可能的并发症

手术后的前 24 小时应该仔细监测患者，因为这段时间对于严重的置入相关并发症来说是最关键的。出血，虽然通常在 DBS 术后很少见，但大多发生在这段时间内。建议在手术后 1 天进行 CT 或 MRI 扫描，以排除（无症状）术后出血或其他结构异常（如气颅），并核实准确的电极位置。许多中心更喜欢 CT 扫描，因为在大脑内置入电极后进行 MRI 扫描有一定的局限性，而 CT 扫描影像与术前 MRI 影像是可以融合的。如果出现严重的气颅导致电极移位，应在 6 周后进行第 2 次 CT 扫描。具体地说，对于 OCD 和 TS 来说，将电极位置与临床效果相关联是非常重要的，因为最佳的靶点尚未确定。

患者一旦康复就可以开启刺激，时间大部分是在术后几天。对于 OCD 和 TS 患者，主要使用高频刺激（> 100Hz）。对抽动症状的影响大多是立竿见影的。对 TS 患者相关行为障碍的影响，如自伤行为，以及对 TS 和 OCD 患者的强迫观念和强迫行为的影响，可能会在长期刺激后才会出现，甚至对 OCD 患者，有不少是在长期刺激超过 1 年后才会出现效果。

五、结论

DBS 被认为是一种治疗 OCD 和 TS 的有效和安全的方法。当前有几个脑区被认为是 DBS 的有效靶点，即 ALIC、NAc、VC/VS、STN 和 ITP 用于治疗 OCD 以及丘脑内侧部分（the centromedian nucleus/ nucleus ventrooralis internus, CM/VOI），GPi、GPe、ALIC/ NAC 和 STN 用于治疗 TS。未来仍需要进行更大规模的双盲临床试验，以确定最理想的靶点。

（刘焕光　译）

第 25 章　抑郁症的立体定向手术治疗

25 Stereotactic Surgery for Depression

Ausaf Bari and Clement Hamani

摘要

抑郁症是一种普遍存在的疾病，也是导致医学失能的主要原因。虽然大多数患者对初始药物治疗有反应，但仍有高达 40% 的患者对抗抑郁药物、心理治疗和电休克治疗无效。当前已经有学者提出针对这类难治性患者的手术治疗方法。在本章中，我们将讨论抑郁症患者的立体定向外科手术治疗方法，包括各种靶点的消融手术和脑深部电刺激。本章介绍了每种术式的靶点，临床结果和并发症。

关键词：立体定向，脑深部电刺激，抑郁症，内囊前肢，扣带回，精神病学外科，损毁

一、简介

在所有的神经精神障碍中，重度抑郁症是最普遍的，也是导致医学失能的主要原因。仅在美国，抑郁症就影响了 2000 万人，每年造成约 400 亿美元的社会经济负担，仅次于心血管疾病。目前标准治疗主要基于药物治疗，包括抗抑郁药物、心理治疗和主要针对耐药性患者的电休克治疗（electroconvulsive therapy, ECT）。治疗的主要目的是恢复患者的情绪，改善患者的生活质量和功能。据估计，有 60%～70%的患者对初始医疗管理有反应。然而，在症状最严重的患者中，多达 40%的患者对抗抑郁药、心理治疗和 ECT 无效，其住院率和自杀率很高。因此，需要用于难治性抑郁症（treatment-resistant depression, TRD）的替代疗法。

在过去的 50 年，我们对神经精神疾病，尤其是抑郁症的神经化学和神经解剖学基础的理解有了很大的进展。随着我们对基础的神经解剖学和神经生理学的了解愈加深入，治疗选择已从较早的原始的损毁外科手术发展到随后的药物治疗时代，以及最近使用的更精确的立体定向损毁和脑深部电刺激（deep brain stimulation, DBS）。在此，我们将回顾立体定向损毁和脑深部电刺激在治疗 TRD 中的历史发展过程和临床结果。

二、立体定向损毁治疗重度抑郁症

精神疾病的切除手术时代始于 1891 年的 Gottlieb Burckhardt，部分学者认为他是精神神经外科之父。Burckhardt 开发了额叶皮质局部切除术的应用，可在精神分裂症患者中切除皮质组织的不同病灶。随后，John Fulton 在 20 世纪 30 年代进行的实验表明，进行额叶切除的灵长类动物表现出情绪反应降低。受到这项工作的启发，葡萄牙神经学家 Egas Moniz 在 1936 年将额叶白质切开术应用于人类身上。从这种相对非特异性的额部消融手术开始，该领域随后演变成四种选择性损毁手术，它们构成了今天使用的损毁手术的基础。这些就是扣带回切开术，尾核下神经束切断术，边缘脑白质切除术，内囊前肢毁损术。

虽然 Horsley 和 Clarke 应用表面解剖标记设计了早期用于动物的立体定向框架，但直到 Spiegel 和 Wycis 使用笛卡尔坐标发明的立体定向系统出现，人类立体定向手术才真正开始。在最初的研究报告中，Spiegel 和 Wycis 指出了他们的立体定向系统在各种适应证的潜在用途，其中包括精神外科。

（一）扣带回切开术

扣带回切开术由 Le Beau 于 1949 年提出，最初用于胼胝体前部胶质瘤的切除手术。除人类数据外，在灵长类动物身上研究发现扣带回还具有参与情绪体验的特性。实际上，Papez 假设扣带回在情感中起着核心作用。Le Beau 的扣带回切除术是通过开颅手术进行的，并在 Brodmann24 区的前部切除长 3cm、高 1.5cm 的组织，必要时可向腹侧延伸 2cm 进入 25 区以及 32 区和 12 区。一项纳入抑郁症和强迫症的患者的初步研究结果证明该疗法是十分具有应用前景的。

1962 年，Foltz 和 White 提出了立体定向扣带回切开术治疗疼痛的应用。1967 年，Ballantine 在麻省总医院（Massachusetts General Hospital）应用了类似的技术来治疗躁狂抑郁症，并取得了可喜的初步结果。最近，该中心发表了 33 例顽固性抑郁症患者的立体定向消融术的前瞻性研究结果。这些患者接受了单次或重复的前扣带回切开术或边缘白质切除术，其中，前扣带回切开术与尾核下神经束切断术相结合。总体而言，研究小组发现，根据贝克抑郁量表（the Beck depression inventory, BDI）和临床总体印象量表（clinical global improvement, CGI）的评估，75% 的患者对治疗有反应。

立体定向前扣带回切开术的解剖靶点是与 Brodmann24 区重合的背侧前扣带回。经典的手术位置位于侧脑室前角前部后方 20 ~ 25mm，胼胝体背侧 5mm，中线外侧 7mm。但是，该区域内最有效的损毁部位的大小和位置仍在研究中。早期的手术只在双侧各自损毁一个靶点，而后续该技术已经发展到包含多个更靠前的损毁部位（图 25-1）。研究人员曾使用基于像素的形态学测量法对重度抑郁症患者的前扣带回

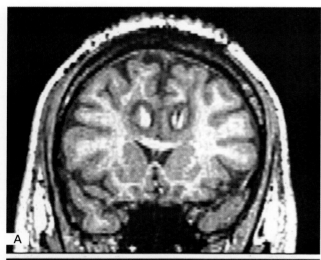

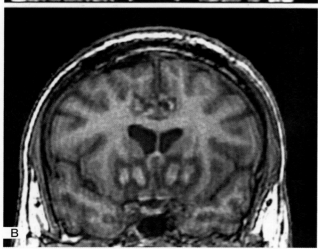

图 25-1　A. 前扣带回切开术；B. 尾核下神经束切断术的术后MRI 图像。手术统称为边缘白质切除术（经 AANS 许可转载）

内损毁位置与临床疗效之间的相关性进行研究。该项研究发现，前扣带回皮质（the anterior cingulate cortex, ACC）内更多的前部位置的损毁会导致更好的临床结果。有趣的是，1 ~ 2ml 的小损毁比大体积的好，提示了该区域的功能异质性。已有研究报道这一术式的部分副作用，最常见的是癫痫和尿失禁。

（二）尾核下神经束切断术

1949 年，Scoville 提出了位于侧脑室额角后方 2 ~ 4cm 的扣带回和邻近的前额叶皮质（Brodmann9 和 10 区）的选择性眶前脑叶下切术。据报道，85% 的患者手术成功。Knight 随后对 Scoville 的手术进行了改进，采用了更严格的术式，限制了其横向范围，以避免不良副作用。Knight 的目的是切除后眶额皮质，对应于主要由嗜碱性粒细胞组成的 Brodmann13 区以及无名质。该手术后来发展为所谓的尾核下神经束切断术（图 25-1B）。最初，手术通过开颅进行，后来通过改进，将放射性钇 -90 小球立体定向放置到靶点。放射性小球的使用避免了对邻近纹状体的损伤，从而使损毁手术更具限制性。根据作者的早期报告，在 48 例抑郁症患者中，有 46 例表现出一定程度的改善，而 35 例患者则不需要任何进一步的治疗。在 20 世纪 90 年代，放射性消融被热凝固取代。一项 1979—1991 年在伦敦 Geoffrey Knight 情感障碍研究中心进行的尾核下神经束切断术的回顾报告称，在 12 个月的随访中，34% 的患者有轻微的残留症状，另外 32% 的患者症状有所改善。来自同一中心的一项前瞻性研究评估了 23 例接受尾核下神经束切断术治疗抑郁症的患者，结果显示该组的平均汉密尔顿抑郁量表（Hamilton Rating Scale for Depression, HAMD）和 BDI 评分有显著改善。尾核下神经束切断术后的临床改善不是立竿见影的，在双相抑郁患者中可能需要几个月甚至长达 2 年的时间。严重的并发症相对较少。一项对 1300 例病例的回顾研究报道了并发症中可逆的术后混乱状态占 10%，癫痫发作占 2%，1 例死亡，其死亡原因是放射性钇 -90 小球放置不当造成。术后早期的神经心理测试显示的短暂性记忆障碍在长期随访时没有发现持续影响。尽管尾核下神经束切断术的手术数量随着时间的推移而逐渐下降，但 TRD 仍然是该术式最常见的适应证之一，有效率为 34% ~ 68%。

（三）边缘脑白质切除术

1973 年，Desmond Kelly 提出假设，在治疗顽固性抑郁症和焦虑症时，联合应用前扣带回切开术和尾核下神经束切断术（一种称为边缘脑白质切除术的手术）将比单独进行这两种手术中的任何一种更有效。

约同一时间，有 2 个大脑内的情绪相关神经环路的假说被提出：一种是基于 Papez 的前期工作的内侧额叶 - 扣带回 - 海马系统，另一种是眶额回 - 杏仁核网络，都对下丘脑和脑干及其下游结构有影响。边缘白质切除术的目的是影响上述两个脑网络的活动。在 Kelly 对 30 例抑郁症患者进行边缘白质切开术的最初的研究报告中，报道了 80% 的患者在术后 17 个月有改善，50% 的患者症状消失。同一组的 66 例患者的后续随访研究显示 78% 的患者的抑郁症有所改善。手术副作用包括术后神志不清、癫痫发作和尿失禁。现代立体定向边缘白质切除术可以分期或联合手术，在尾状核下方的额叶前内侧有 2 ～ 3 个损毁部位，在扣带回有 2 ～ 4 个损毁部位（图 25-1）。虽然在 20 世纪 70 年代早期的手术使用空气脑室造影进行立体定位，但目前大多数中心使用 MRI 进行定位。在首批使用 MRI 引导的立体定向边缘白质切除术治疗严重抑郁症的研究报告中，患者以联合或分阶段的方式接受手术，根据 BDI 和 HAMD 评分将改善 40%～ 100% 的患者视为有反应。在最近的一项包括 18 例双相情感障碍患者的研究中，根据 BDI 和 HAMD 的评估，边缘白质切除术显著降低了抑郁症状，但没有显著降低躁狂症状。在某些研究中缺乏足够的反应（高达 60%）被归因于几个因素，包括选择病情较重的患者进行边缘白质切除术、疾病的异质性以及损毁范围可能过于局限。

（四）内囊前肢毁损术

内囊前肢毁损术是通过消融手术损毁神经纤维，该纤维穿过内囊前肢（the anterior limb of the internal capsule, ALIC）并将前额叶和 ACC 与丘脑、杏仁核和海马相互连接。该手术最初由 Talairach 在 1949 年提出，随后由 Lars Leksell 改进为放射外科伽玛刀内囊毁损术。它主要用于难治性强迫症，并没有广泛应用于抑郁症的治疗。

三、DBS 治疗重度抑郁症

消融手术的主要缺点是损毁的不可逆性，以及不能根据临床反应的变化调整治疗方式或改善副作用。考虑到疾病和疗效的异质性，后者在精神障碍疾病中可以说更加重要。与消融手术相比，DBS 可以进行调整以达到预期的治疗效果并将副作用降到最低。此外，与消融手术不同的是，DBS 允许研究人员利用假刺激进行随机对照试验，因为刺激可以在患者不知情的情况下打开或关闭。到目前为止，主要有 6 个大脑区域作为 TRD 患者 DBS 的研究靶点。它们包括膝下扣带回（subgenual cingulate gyrus, SCG）、腹侧内囊 / 腹侧纹状体（ventral capsule/ventral striatum, VC/VS）、伏隔核（nucleus accumbens, NAc）、内侧前脑束（medial forebrain bundle, MFB）、外侧缰核（lateral habenula, LH）和下丘脑脚（the inferior thalamic peduncle, ITP）。

正在研究的其他治疗重度抑郁症的神经调控方式包括背外侧前额叶皮质和迷走神经刺激（vagus nerve stimulation, VNS）。在非盲研究中，40%～ 50% 的患者对这些疗法有反应，但在盲法评估中，在刺激和假刺激之间没有观察到疗效的差异。由于皮质刺激和 VNS 都不是常规的立体定向手术，本章将不再详述。

（一）膝下扣带回

膝下扣带回（subgenual cingulate gyrus, SCG），包括 Brodmann25 区，是胼胝体腹侧前扣带回的一个亚区。功能影像研究显示正常受试者在回忆悲伤的自传记忆时，SCG 的血流量会增加。在重度抑郁症患者中，可以通过各种抗抑郁药治疗来逆转 SCG 的代谢活性基线升高。在这些研究的基础上，研究人员开展了对 6 例严重 TRD 患者进行双侧 SCG DBS 的首次非盲试验。纳入标准为患者必须患有严重的 TRD，即 HAMD-17 评分大于 20 分。手术过程包括局部麻醉下放置头架和术前高分辨率 MRI。SCG 靶点是根据解剖学标志确定的，通常位于侧脑室前角开始处的冠状面和 SCG 灰质和白质交界处的内侧（图 25-2）。然后将四极电极按顺序置入双侧。手术不良事件与 DBS 治疗运动障碍疾病相似，包括硬件感染和手术部位疼痛。此外，在 1 年的随访中没有出现不良的神经心理影响。

最初的研究结果显示，6 例患者中有 4 例有持续的临床反应或缓解，即术后 6 个月 HAMD 评分至少下降 50%。此外，临床反应与 SCG 中葡萄糖代谢的降低有关。随后试验扩大到 20 例患者。3 年后，患者反应率与最初的研究相似。自从这些最初的报道以来，陆续发表几项研究显示在 60 多例接受 SCG DBS 治疗的患者中有 40%～ 60% 的应答率。

最近，概率纤维追踪技术已经被用来研究对 DBS 治疗 TRD 有不同反应的患者之间神经元连通性的潜在差异。研究发现反应者和无反应者之间的结构连通性存在显著差异。具体地说，研究发现靶点邻近区域的 3 个不同纤维束可能介导了患者对 DBS 的临床反应。这些通路包括胼胝体辐射线额部、扣带束和钩状束的内侧支。为了更好地覆盖所有 3 个纤维束，研究人员对刺激参数进行了优化，使最初无应答的患者转变为有应答的患者。结构和功能成像在这种方式下的前瞻性应用，可能有益于 DBS 疗效。这对于抑郁症的治疗尤其重要，因为患者之间可能存在显著的脑网络异质性，这排除了将使每位患者平等受益的通用标准化处方的想法。

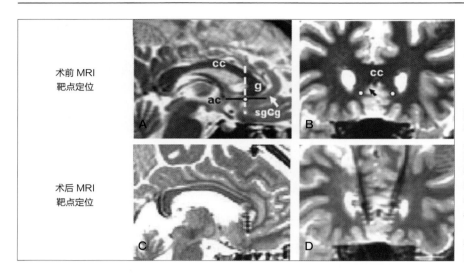

图 25-2　DBS 电极在膝下扣带回的位置。在高分辨率 T1MRI 扫描上显示的 DBS 靶点的矢状面（A）和冠状面视图（B）。术后 MRI 扫描显示电极位置的矢状面（C）和冠状面视图（D），腹侧电极触点位于预定位置的中心
sgCg. 膝下扣带回；cc. 胼胝体；g. 胼胝体膝；ac. 前连合；白圈，sgCg 白质中的电极触点；白色和黑色箭头，膝下扣带回；虚线，电极相对于 ac-g 线的前后位置（经 Elsevier 许可复制）

除了技术改进之外，推动该领域发展的一个迫切需要的步骤是通过双盲、随机、前瞻性的临床试验来证实非盲试验的结果。事实上，最近已经进行了一项这样的试验（Brodmann25 区脑深部神经调节研究），但由于无效分析的结果而终止。实际数据尚未公布。

（二）腹侧内囊／腹侧纹状体

将前内囊作为治疗抑郁症靶点的理论基础源于对强迫症进行手术治疗的临床结果。此外，如前所述，内囊切开术作为一种外科手段用于治疗精神疾病患者已有几十年历史。

在最初的临床试验中，15 例 TRD 患者在不同的临床中心接受治疗。电极的置入方向与 ALIC 平行（图 25-3）。在被招募的受试者中，40% 在 6 个月时被认为是应答者，53.3% 在最后一次随访中被认为是应答者。除了通常报道的 DBS 引起的副作用外，作者还报道了轻度躁狂、抑郁恶化、去抑制和冲动的发作。刺激后未观察到神经心理变化。

在最近的一项研究中，30 例 TRD 患者被随机分成两组，分别接受真假 DBS 盲法治疗 16 周，然后是揭盲持续治疗阶段。总体而言，接受刺激（20%）和假刺激（14.3%）的患者之间的应答者数量没有显著差异。在 16 周时，各组之间蒙哥马利 - 奥斯伯格抑郁评定量表（Montgomery-Asberg Depression Rating Scale）评分的差异也不显著。在揭盲持续研究阶段，12 个月、18 个月和 24 个月的应答率分别为 20%、26.7% 和 23.3%。尽管盲法阶段的结果是负面的，但许多研究人员仍然希望更好的患者选择和更准确的生物标记物的使用最终可能会验证这个靶点的有效性。

（三）伏隔核

伏隔核（nucleus accumbens, NAc）是腹侧纹状体的一部分，被选为 DBS 治疗抑郁症的靶点是因为它与奖励机制有关，是参与情绪和运动控制的边缘系统之间的通道，并参与了疾病的神经环路。相对于前面介绍的其他靶点，非盲研究表明 40%～50% 的受试者对 NAc DBS 有反应。术后这些患者更多地积极参加的活动，并且焦虑明显改善。试验中置入电极的轨迹

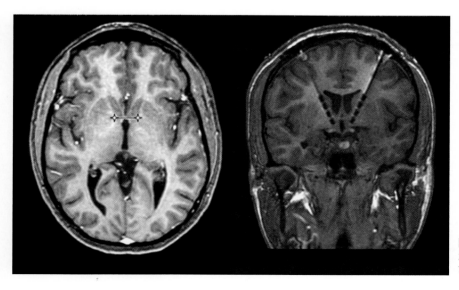

图 25-3　MRI 显示术前预设靶点（左）和术后 DBS 电极位置（右）（经 Elsevier 许可转载）

与以 VC/VS 为靶点的轨迹相似，但电极触点更多位于核团内的腹侧（图 25-4）。NAc DBS 的副作用与 DBS 在其他应用中报道相似，有 1 例自杀的报道。在 6 个月时，PET（正电子发射断层扫描）成像显示各种前额叶结构的活动减少，其中包括 SCG、眶额皮质、尾状核和丘脑。

（四）内侧前脑束

中脑边缘通路很早就被认为参与了奖励过程的各个方面。多巴胺能神经元的活动从腹侧被盖区（ventral tegmental area, VTA）通过 MFB 投射到 NAc 和 VS，可能参与编码奖赏处理的各个方面，如快感或激励。因此，这些区域的 DBS 可能会调节与抑郁有关的共同的病理性奖赏网络。事实上，MFB 被认为是不同结构的 DBS 产生临床疗效的共同途径。MFB 的上外侧部分（superolateral branch of the medial forebrain bundle, slMFB）包含从 VTA 到 VC/VS 和 NAc 的上行投射，已成为治疗抑郁症的靶点。由于常规 MRI 不能直接看到 slMFB，因此采用基于扩散张量成像（diffusion tensor imaging, DTI）的纤维跟踪成像进行定位。在这项研究中，7 例接受 slMFB DBS 的患者中有 6 例有反应，4 例患者报告病情缓解。有趣的是，相对于其他脑部靶点的 DBS 后临床反应缓慢（通常需要几天到几周才能达到效果），有报道称 slMFB DBS 在数小时到数天内便可出现临床反应。

（五）外侧缰核和丘脑下脚

外侧缰核（lateral habenula, LH）是一种上丘脑结构，在抑郁状态下表现为过度活跃。LH 通过丘脑髓纹投射到蓝斑核、中缝背侧和 VTA 等单胺能核，继而可能通过这些核团影响情绪状态。鉴于其在抑郁症中的潜在作用，曾有研究报道 1 例患者接受髓纹 DBS 后其症状完全缓解。

丘脑下脚（inferior thalamic peduncle, ITP）是连接丘脑中段和眶额皮质的纤维束。有研究报道称，对 1 例 TRD 患者进行 ITP DBS 后，其 HAMD 评分显著降低。

考虑到 ITP 和 LH 在抑郁症中的潜在作用，在更大患者队列中做进一步研究是有必要的。

四、未来挑战

使用 DBS 治疗抑郁症的一个主要挑战是，临床反应通常是延迟的，可能要到 DBS 开始治疗几个月后才会明显。与 DBS 应用于运动障碍疾病不同，目前尚不清楚急性临床反应是否可用来验证 DBS 电极的正确位置。此外，在没有急性临床反应的情况下，几乎没有信息来指导临床医师应该使用什么初始参数来为患者设置编程刺激系统。尽管没有可观察到的临床效果，功能神经影像可以在没有急性反应的情况下作为替代手段，帮助识别"生物标志物"。然而，虽然 fMRI 提供了高空间分辨率，但它的时间分辨率很低，目前还没有被批准用于置入 DBS 硬件的患者。另一方面，脑磁图是完全无创的，具有毫秒级的时间分辨率，可以安全地用于 DBS 患者。应用诸如 MEG 等新技术可以在延迟的临床反应之前识别急性脑深部电刺激引起的神经元活动的变化。影像生物标记的识别可能最终有助于改善电极的放置，并根据患者的具体情况编程合适的刺激参数。这与疾病分类学和患者分类的改进相结合，可能会带来更好的临床试验。

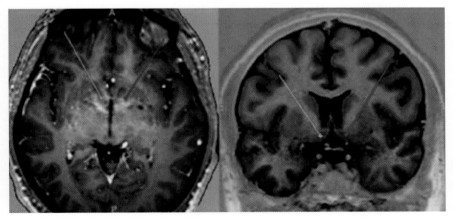

图 25-4　伏隔核及 DBS 电极位置。在手术计划阶段，利用左右电极轨迹的投影在水平和冠状平面上定位电极的最低触点位置（经 Macmillan Publishers 许可转载）

（刘焕光　译）

第 26 章 小儿功能神经外科

26 Pediatric Functional Neurosurgery

John Honeycutt

摘要

虽然患者群体不同，但在大多数情况下，小儿功能神经外科与成人功能神经外科差别不大。这一章将不会重复本书其他地方所介绍的内容；相反，它将介绍小儿神经外科手术方法如何因患者的身高、体重、大小、生理和疾病过程不同而不同。

关键词：小儿运动障碍，脑深部电刺激，巴氯芬泵，癫痫，iMRI

一、运动障碍疾病

儿童运动障碍疾病与成人有显著差异。痉挛和肌张力障碍通常同时出现，在儿童运动障碍疾病发病率中居首位。帕金森病尚未发现。由于痉挛状态的可逆性特点和更常见的痉挛性四肢瘫痪，持续鞘内巴氯芬输注（巴氯芬泵）是治疗痉挛的主要方法。脊神经后根切断术是治疗痉挛性双瘫患者的最佳选择。脑深部电刺激（deep brain stimulation, DBS）是治疗肌张力障碍和震颤的有效方法。虽然原发性（遗传性）肌张力障碍对 DBS 反应良好，但我们的一系列研究也表明继发性肌张力障碍也有一定效果。在我们的患者群体中，继发性肌张力障碍更为常见，最常见的病因是与早产儿并发症相关的脑性瘫痪。我们也用 DBS 来治疗特发性震颤，这种情况在成年人中更常见。

痉挛状态／巴氯芬泵

患者的纳入和评估，包括监测对鞘内巴氯芬疗效反应的功能试验，由运动障碍评估小组执行。我们通常通过简单的腰椎穿刺给予单次巴氯芬试验剂量。较复杂的患者需要在全身麻醉下放置腰椎鞘内导管，然后在我们的康复科进行几天的评估。合适的候选患者在导管移除 1 个月后放置泵以减少感染风险。

一个常见的问题是：孩子身高、体重、年龄是否足够应用巴氯芬泵？由于我们的绝大多数患者都很瘦，体重也很低，所以泵被放置在肌肉以下。当将泵置于肌肉下时，泵的尺寸就不那么重要了（20ml vs. 40ml 泵）。大部分的腹肌将泵移向腹膜，减轻了浅表切口的

压力，即使在小患者中也可以放置 40ml 的泵。由于 20ml 和 40ml 的泵横径是相同的，所以我们更倾向于使用 40ml 的泵，因为它需要的加注次数和随访就诊次数更少。重要的是髂嵴和胸腔之间的距离，在门诊就诊时，可通过在腹部放置泵（或其他相同直径的物体）来快速评估。这一纳入标准的应用使我们能够为年仅 3 岁的儿童置入泵。然而，解剖时间稍长与营养不良有关的脆弱组织，痉挛严重导致的卡路里需求增加，使较小的患者面临更高的感染风险。虽然我们更愿意先行改善他们的营养状况，但推迟泵的放置以允许进一步生长可能是有问题的，因为鞘内巴氯芬治疗可以使这些患者体重增加并减轻疼痛性挛缩。这些问题需要与患者家人进行深入的交流并解释提早放置泵的利弊。

二、手术技术

在建立适当的静脉通路和全身麻醉后，将患者置于侧卧位，腹部置入物一侧朝上。腿部柔和地弯曲，受压部位也有很好的填充物保护。用 2in（约 5cm）或 3in（约 7.6cm）的胶带将患者的肩部、膝盖和臀部固定在床上。在术前，我们使用卷尺来估计合适的导管长度。我们更喜欢碘酒敷贴。浸渍碘的黏性薄膜，辅以黏性的碘酒制剂，在固定薄膜的同时，起到了皮肤屏障的作用。两张交叉的铺单可为不规则的手术区域提供适当的覆盖。曲线切口始于肋缘下方，向髂嵴轻轻弯曲。这样可以使切口远离泵（图 26-1）。使用电凝止血，剥离至外直肌与斜肌的交界处。在交界处的内侧，切开筋膜（以减轻肌肉疼痛），使直肌和斜肌显露。然

后为泵创建一个腔隙状口袋。通常，上腹部静脉／动脉需要电凝和分离，以防止腔内出血（图 26-2）。由于腹横筋膜在弓状线以下很薄，因此需要避免弓状线以下的解剖（1 例患者的泵疝入腹腔，需要重新手术和取出）。制作口袋后，在下一个腰椎上方，在计划进行腰椎穿刺平面做一个垂直中线切口。这样在穿刺部位下方就有了空间，便于导管穿刺和固定。充分的皮下组织剥离，使导管柔和弯曲；我们更喜欢两件式导管，因为连接套件有助于固定导管，降低导管位移出椎管的可能性。通过旁正中入路用 Tuohy 针刺入硬脊膜，以防棘突随着时间的推移而损坏导管。凭临床经验，应用旁正中入路的穿刺方法变得容易。穿刺后我们在穿刺针周围的筋膜上缝上一针（不可吸收的缝线），然后把它牢牢地扎紧。这有助于防止脑脊液漏出，并防

止拔针后导管扭曲。穿刺针和缝线同时取出。过程要非常小心，避免在针头还在的情况下拔出导管，以防止针头划伤导管尖端。导管用不可吸收缝线固定在筋膜上。当然，从导管远端流出的脑脊液（cerebrospinal fluid, CSF）也得到了验证和记录。我们已预先测量了导管的长度，以防止导管进入颅骨，从而将导管尽可能地向前推进。对于我们的患者群体来说，导管末端位于高位颈椎的疗效更好。当导管插入困难时，我们采用 X 线透视检查，在导管内插入钢丝增强可视化，以验证导管位置；否则，我们将避免 X 线透视检查以免浪费时间和增加感染的风险。

然后导管需要被夹紧，等待第 2 段导管从腹部切口到背部切口的通道穿通。我们抬高斜肌，使导管位于肌肉下方，让导管更顺畅地进入泵，并将导管放置

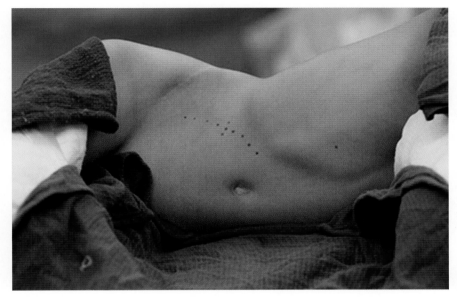

图 26-1 侧卧位并标记腹部切口

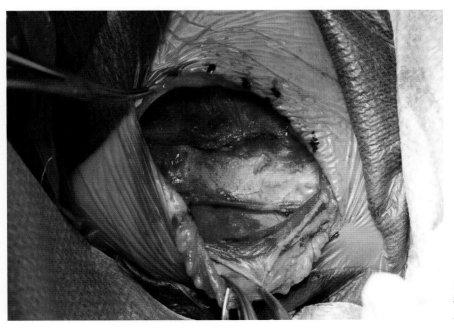

图 26-2 将外斜肌和直肌分开，在腹内／横筋膜上方形成一个口袋。可见需要凝结的上腹部动脉

得更深，远离切口和闭合处（图 26-3）。然后通过夹头将泵导管连接到脊柱节段。导管和夹头在预先制作好的囊袋中轻轻弯曲。避免将夹头放在切口正下方。然后将泵段导管连接到泵上，并轻轻地将其缠绕到囊袋内的泵上。泵的连接口位于内侧下方，朝向脐部，因此不会撞击肋骨或髂嵴。2 条不可吸收的缝合线将泵固定在内部筋膜上，以防止泵旋转或者翻转。2 个切口均用抗生素溶液冲洗并分层缝合（图 26-4）。仔细测量已修剪好的和要丢弃的导管，以便给予准确的桥接。我们在离开手术室（the operating room, OR）之前对泵进行编程。我们让患者术后 24 小时保持平躺，然后慢慢地让其头部抬高。大多数患者在常规病房观察 48 小时后出院。置入泵后停用口服巴氯芬。术后 1 个月门诊就诊，通过脊柱 X 线片验证并记录导管位置。

脑深部电刺激

脑深部电刺激（deep brain stimulation, DBS）的儿童患者群体与成人不同之处在于其主要适应证是肌张力障碍。原发性和继发性肌张力障碍均可应用 DBS，其中应用于继发性肌张力障碍更为常见。继发性肌张力障碍患者通常有异常的大脑解剖结构，脑萎缩和脑室扩大是最常见的。这确实给术前规划带来了一定困难。我们的靶点主要是苍白球内侧部（globus pallidus internus，GPi）的后外侧。当 GPi 严重受损或萎缩时，我们也应用过丘脑底核作为靶点，其结果相似。置入 DBS 的手术技术与成人的没有什么不同，这一点已经在其他章节中讨论过了。我们将在下面讨论我们的研究方案。

我们在 100 例患者中实施了 DBS 置入。对于前 80 例患者，我们采用微电极记录（microelectrode

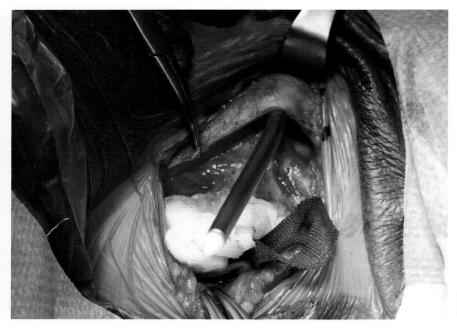

图 26-3　通管在抬起的斜肌下方穿行，以帮助保护导管

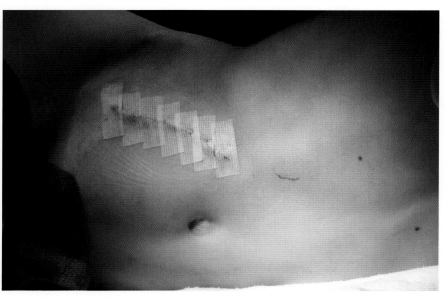

图 26-4　泵的最终切口闭合，几乎看不见在肌下放置的泵

recordings, MER）进行清醒状态下的手术。我们患者群体的性质不允许我们通过多次记录来定位核团，因为这需要额外的时间。相反，我们选择的靶点/轨迹要尽可能确保准确的靶点位置和良好的记录。如果我们在第一次 MER 通过时获得合适的电生理信号，则将电极放置在该位置上。在本系列研究的早期，我们术中仅应用 1 次 MER。我们的数据表明，我们平均每侧进行 1.5 次 MER。在后续研究中，我们转换为同时进行 3 次 MER，3 根微电极在 X 轴方向上对齐，因为我们之前的使用单次 MER 的研究里我们通常只在 X 轴方向上进行调整。我们观察到这种方法没有增加并发症的发生，而且这项技术缩短了我们的 OR 时间，提高了患者的舒适度。然而，我们的方案要求电极置入后 1 周进行 MRI 扫描；与单根 MER 微电极置入相比，在 3 根 MER 微电极同时置入的情况下，我们观察到沿电极轨迹的区域脑水肿增加，但没有观察到明显的临床副作用。对于另外的 20 例患者，我们使用全身麻醉（睡眠），采用 MRI（intraoperative MRI, iMRI）与 ClearPoint 系统（MRI 引导，Irvine, CA, United States）进行手术。我们的机构审查委员会（Institutional Review Board, IRB）批准的人道主义设备豁免（Humanitarian Device Exemption, HDE）协议不允许我们在 7 岁以下的患者中置入 DBS。

1. 清醒/术中微电极记录　进行放松技巧训练。如果可能的话，儿童和家属会去儿童心理专家那里学习这些技巧，其中可能包括生物反馈。在手术过程中，我们还请了一位儿童生活专家。儿童生活专家在术前与患者和家属会面，讨论已被证明对孩子有帮助的放松技巧，如深呼吸、分心技术、音乐、读书或看电影。手术室提供一个视频播放器，这样儿童就可以在手术过程中观看喜欢的电影或节目。儿童生活专家在整个过程中始终陪伴着孩子，包括头架放置（图 26-5），当儿童变得焦虑或感到不适时，他会向外科医师或麻醉师报告。这一方法使外科医师能够在保证孩子的情感需求得到满足的同时专注于手术，已被证明是非常有价值的。

将患者带到手术室后开始静脉输液并开始右美托咪定推注或滴注。麻醉师在适当镇静的情况下，阻滞双侧眶上神经、枕大神经和枕小神经。神经阻滞增加了头架放置和后续电极置入期间的舒适度，并可以减少镇静药物的使用。正交头架放置减少了手术中的圆弧形操作，方便了双侧钻孔的位置，而无须重新定位。随后进行术前计划的 MRI 扫描，然后患者返回手术室。术前备皮，并在切开之前用碳酸氢盐缓冲的局部麻醉剂（以减少注射过程中的损伤）浸润头皮切口部位，以确保头皮麻醉。头皮注射期间使用异丙酚推注可将

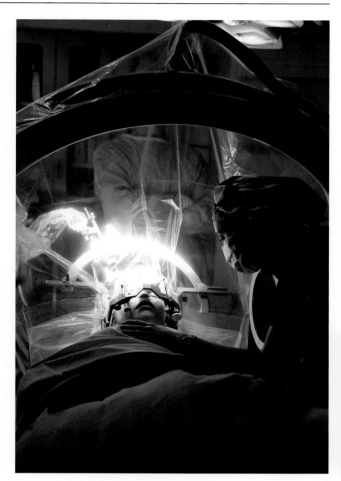

图 26-5　儿童生活专家在手术过程中安慰儿童

不适降至最低。在钻孔的过程中，有时会重复推注。现阶段的短效麻醉药已经产生了一些不良反应（足以影响通气的胸壁活动受限），因此这种做法已被放弃。一旦钻孔完成，在允许的情况下，减少或停止右旋美托咪定的滴注。然后开始 MER。虽然我们通常会看到良好的 MER，但它们可能会因镇静作用而被破坏。当然，MER 期间对镇静的需求取决于患者。如果一切手段都失败了，则将继续给儿童镇静，我们也会尽最大的努力去解释 MER。电极置入后，将开启刺激以观察是否有副作用。通常情况下，我们观察到患者至少有一些语调下降，表明电极位置准确。

2. 睡眠/术中 MRI 引导　对于我们的最后 20 例患者，我们在 1.5T iMRI 手术室中使用了全身麻醉，磁体通过天花板导轨到达静止的患者身边。这种方法可以非常精确地放置电极，最大限度地提高患者舒适度。在接受过电极置换手术后，两位之前接受过清醒状态下手术的患者都全部选择了"睡眠技术"。该过程已在第 19 章中进行了介绍。除了下面概述的内容外，我们的方案是相同的。对于我们的 iMRI，当患者在磁体孔内时，在 OR 台下放置一个布块来稳定床（图 26-6）。当磁体移入和移出磁场时，这可以增加手术床位置

的可重复性。因为在整个手术过程中，磁体在手术区域内或非手术区域内移动，所以不需要与 MRI 兼容的 OR 器械 / 钻头。一张特殊设计的铺巾放置在磁铁孔内，确保无菌。

平均 2D（二维）径向误差（x 和 y 坐标误差的平均值）为 0.39mm。在我们的全身麻醉状态 DBS 的研究中，曾经出现 1 例感染，但没有与电极放置相关的卒中或出血。只有 1 例患者需要两次置入电极（双侧），

因为第一次通过的靶点误差略大于 1mm。我们曾经观察到一个急性硬膜外血肿与放置四钉头架有关的病例。我们在最初的几例患者身上使用了坚固的固定线圈，但很快就发现，由于儿童的头部较小，进入手术部位的空间有限，因此需要将四钉头架放置在颅骨下方。这样的尾部放置将 2 个前钉放置在紧邻脑膜中动脉凹槽的位置。其中一枚头钉刺穿了沟槽（和动脉），导致用于定位钻孔 / 切口位置的术前 MRI 中发现一个大的急性硬膜外血肿（图 26-7）。随后行急诊开颅血肿清除术。数月后，成功置入了 DBS。我们现在使用的是柔性线圈，它允许头架头钉的位置稍高一些，可以在放置头架的同时轻轻地移动，从而在选择入口点时有更大的自由度，以避免上述并发症。我们强烈建议在儿科患者中使用柔性线圈。图 26-8 说明了固定线圈和柔性线圈之间的区别。

3. 脑深部电刺激的并发症 大多数感染似乎发生在延长导线 / 刺激器的位置。我们挽救电极的努力被证明是失败的。我们现在不是一次性放置整个 DBS 系统，而是在双侧电极置入后 1 周放置延长导线和刺激器。我们手术方案的改进似乎大大降低了感染率（图 26-9）。这种改进是团队拥有更多经验的结果，但我们相信方案的更改也有所帮助。

我们观察到一些轻微的卒中或出血，这些似乎局限于延伸到电极头部的轨迹。2 名这样的患者经历了短暂性偏瘫，均已完全康复。因为所有的患者都在术后 1 周

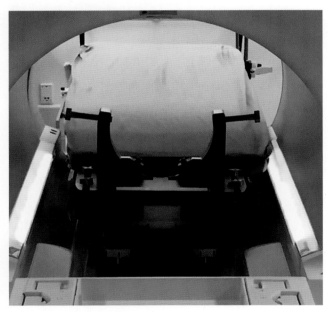

图 26-6　磁体孔中放置在 iMRI 手术间床下的布块

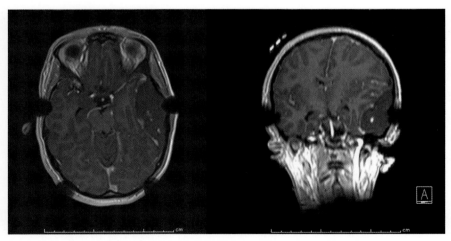

图 26-7　术前 MRI 显示急性硬膜外血肿

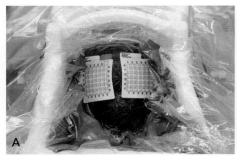

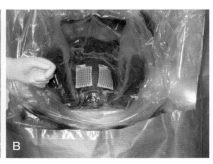

图 26-8　A. 固定线圈限制手术视野；B. 柔性线圈，可在术区留出更多操作空间

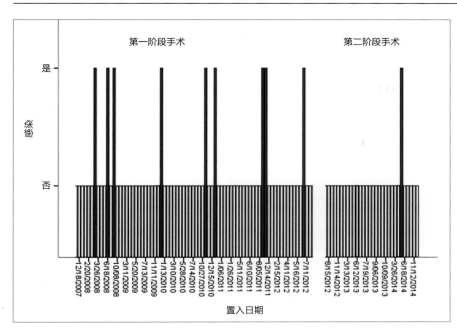

图 26-9　随时间推移发生的刺激器感染的图示

进行 MRI 随访，我们发现了一些发生在我们研究早期的无症状出血。当我们调整了电极轨迹，使其入颅点横移，这些并发症就消失了。我们的数据还显示，与 10 岁及 10 岁以上的患者相比，10 岁以下的儿童发生穿刺道出血的概率是 10 岁以上患者的 2 倍。我们推测靠近尾状核的大脑中动脉穿支在年轻患者中更容易受损。

最后，我们发现了延长导线故障率的增加，继而导致电极阻抗增加，偶尔沿着颈部的导线产生疼痛。这可以通过更换导线来解决。在新的延长导线（Stretch-Coil extension model 37086, Medtronic, Minneapolis, MN, United States）中也可以看到这一点。我们认为这既可以用我们的患者正处于成长的年龄来解释，也可以用肌张力障碍疾病本身的性质来解释，因为我们看到即使在已经完成生长发育的患者身上也会出现延长导线故障。通过筛查 X 线片通常没有显示有明显的骨折。因为我们大量使用可充电刺激器，我们所有的患者都有两根延长导线沿同一侧皮下通道延伸通过。我们推测这种单侧通道手术增加了延长导线故障的发生率，尽管我们没有对照组（即接受双侧延长导线通道手术的患者）。其他研究人员则报道了仍在经历头部发育的年轻患者的 DBS 电极位移。我们没有发现这种并发症，可能是因为我们把电极置入得很深，所以如果头部增大，一些电极仍会留在核团内。在任何情况下，我们的纳入标准都要求患者年龄至少 7 岁，所以大多数患者头部已经发育完全。

三、癫痫外科

（一）硬膜下电极

固定电极是至关重要的。在置入电极并将硬脑膜切口和每个电极的出口位置水密闭合后，在放回骨瓣之前，每根电极穿过其在颅骨切开术边缘形成的斜麻花钻孔，然后用 0 或 2-0 缝线将其固定在颅骨上（图 26-10）。使用空芯针技术穿过头皮后，用缝合线将电极固定在头皮上。自从采用这项技术以来，我们还没有经历过条状电极的脱落。

（二）立体定向脑电图电极

如果头骨过薄，甚至连小的电极导向螺栓都无法容纳，则用两根粗的缝合线将电极固定到头皮上。

（三）婴儿

婴儿或非常年幼的儿童可能不适应常规头枕，所以他们需要一个小头枕或头圈。在整个手术过程中，每隔 30 ～ 40 分钟小心地将头部从头枕上抬起，以确保头部受压侧的头皮得到充分的血流灌注。如果使用常规头枕，外科医师则需对颅内缝合线或搁置的硬件保持警惕。仔细观察头钉和弹簧压力标记，压力才可以非常缓慢逐渐增加。假设整个手术过程都采用轻柔的手术技术，那么仅需 10 磅（4.5kg）的压力就足以固定头部。不明原因的术中脑组织充血可能是由于头枕导致的相关硬膜外或硬膜下出血。这可以通过及时识别（在 iMRI 套件中很容易做到）和清除有害的血凝块来纠正。

在婴幼儿中，额颞部头皮切口的耳前部分应该设计得较为接近外耳的前部，因为随着儿童的成长，切口会从耳垂移位得更远。虽然额窦可能尚未出现于非常年轻的儿童中，但乳突小房通常是存在的。尽管手术医师努力使硬脑膜水密闭合，但在哭闹的婴儿硬膜

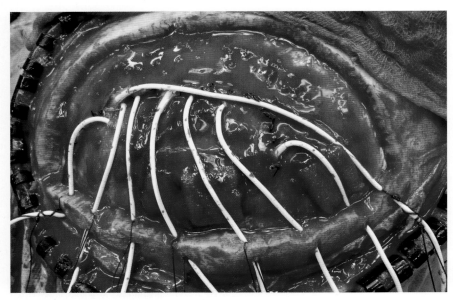

图 26-10　电极固定在头骨上，准备通过空芯针技术穿过头皮

外间隙中渗出的脑脊液将不可避免地进入不完全闭塞的（骨蜡后）乳突气房。轻度的反转头低足高位，避免同侧颈静脉插管或过度扭头，防止腹部压迫以减少静脉高压和出血，对血容量小、脑髓鞘发育不良的年轻患者尤为重要。不要使用头皮静脉通路。婴儿被非常谨慎地固定在手术台上。在手术操作前和操作期间都需要检查受压点。

（四）儿童立体定向手术

我们采用从传统弧形象限框架到机器人设备（即 ROSA；Medtech Surgical Inc., Newark, NJ, United States）的立体定向系统。所有这些都提供了一个平台，可以对浅表或深层致痫灶进行活检和准确定位，包括下丘脑错构瘤、颞叶内侧硬化和 Taylor Ⅱ 型皮质发育不良，或无明显病变患者的假定致痫灶。初步研究报道用激光消融治疗带有体积小且未扩散的致痫灶的儿童癫痫发作似乎很有前景。尽管小的病变可能类似于局灶性皮质发育不良，但建议在发现病变时进行活检。激光消融可以在一定程度上实时监测消融期间的靶点损伤和周围温度。

它既适用于成年人，也适用于年幼的人。大多数患者在手术后 48 小时内出院，并需要接受 7 ～ 10 天的口服类固醇疗程。激光消融术治疗有症状的岛叶病灶的术后影像给我们留下了深刻的印象（图 26-11）。

（五）术中 MRI

尽管不是绝对必要的，但 iMRI 可以显示手术切除的范围并确认有无并发症，例如与头枕相关的血肿或与 CSF 流出时间延长有关的脑组织塌陷。iMRI 的使用需要进行定位，以确保患者穿过磁体的内孔，并且合适的线圈放置可以优化图像质量。线圈位置不正确、监测设备电缆或皮肤接触都可能导致热损伤。

（六）术后护理

在重症监护病房（intensive care unit, ICU）进行临床观察和实验室检查，监测婴儿是否有低血容量。我们通常不会在脑叶或大脑半球切除术的患者中放置脑室外引流。偶尔新发现的脑脊液吸收问题会表现为脑室扩大、脑脊液瘘或复杂的假性脑膜膨出。

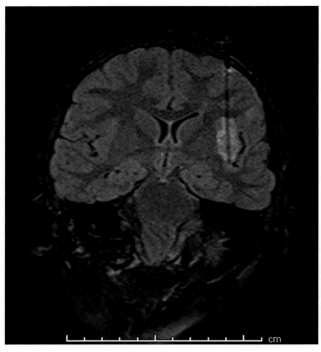

图 26-11　机器人定向立体定向激光消融后影像显示岛叶损毁部位

（刘焕光　译）

第 27 章　功能神经外科手术中的放射外科

27 Radiosurgery for Functional Neurosurgical Procedures

Jean Régis and Constantin Tuleasca

摘要

　　放射外科（radiosurgery, RS）目前越来越多地被用作开放式显微外科手术的替代方法。Lars Leksell 最初将 RS 视为一种治疗功能障碍的技术。1951 年，他对 1 例三叉神经痛（trigeminal neuralgia, TN）患者进行了第一次放射外科手术。1967 年，他提出了使用专用钴 -60（Co）放射源的伽玛刀（gamma knife, GK）。随着 20 世纪 90 年代初期 MRI 技术的出现以及药物的局限性，功能性 RS 随着每年治疗的病例数不断增加重新引起了人们的兴趣并产生了范式转变。在 TN（最高级别证据）和其他脑神经痛（如舌咽神经痛、丛集性头痛）之外，GK 已成功地用于运动障碍（特别是特发性震颤，最高级别证据），癫痫（颞叶内侧癫痫、下丘脑错构瘤、胼胝体离断术），精神疾病和癌症疼痛。在本章中，我们将对功能性 RS 的当前适应证进行概述。我们将介绍文献中报道的每一种适应证的证据水平，以及安全性和有效性。我们还将对手术技术上的细微差别和长期结果（如果可用）进行概述。我们将每个适应证的当前证据等级与显微外科研究中的证据（如果有相关性）进行比较。

关键词：放射外科，伽玛刀，三叉神经痛，舌咽神经痛，癌痛，原发性震颤，下丘脑错构瘤、胼胝体离断术

一、简介

　　放射外科如今越来越多地被用作开放式显微外科手术的替代方法。Lars Leksell 最初将 RS 视为一种治疗功能障碍的技术。他将其定义为"通过完整的颅骨将单一的、高剂量的电离辐射传送到一个小而关键的颅内体积"。1951 年，他对一例三叉神经痛（trigeminal neuralgia, TN）患者进行了第一次放射外科手术。Leksell 还以丘脑为靶点治疗癌症疼痛。1967 年，他提出了使用专用钴 -60（Co）放射源的伽玛刀（gamma knife, GK）。由于药物治疗的发展，以及当时影像技术的不成熟，RS 被暂时搁置。随着 20 世纪 90 年代初期 MRI 技术的出现及药物的局限性，功能性 RS 随着每年治疗的病例数不断增加，重新引起了人们的兴趣并产生了范式转变。在治疗 TN（最高级别证据）和其他脑神经痛之外，GK 已成功地用于运动障碍、癫痫、精神疾病和癌症疼痛。在这一章中，我们将对功能性 RS 的现有适应证和证据水平进行综述。

二、三叉神经痛

　　三叉神经痛，被法国神经外科医师 NicholasAndré 称为"痛性抽动"，患病率为 12.6/ 100 000，是一个严重的健康问题。患者通常会出现严重的、突然的面部疼痛，称为电击。尽管越来越多的证据表明三叉神经根受到压迫，可能是接近或位于脑桥位置的神经入口处，或者是由动脉（非常频繁的）或静脉（罕见的）环压迫造成，但其根本原因仍不清楚。与之密切相关的是，Love 和 Coakham 主张病因是在神经根或（较不常见的）脑干内的三叉神经感觉纤维脱髓鞘。尽管密切的病理生理机制尚不清楚，但髓鞘再生可能是手术治疗后疼痛自发缓解的原因。

　　诊断主要依赖临床症状，应考虑在任何手术操作之前进行。典型 TN（classical TN, CTN），包括所有无明确病因（所谓的特发性）的病例，必须与症状性 TN 分开。CTN 通常与 50% 以上的阵发性疼痛有关，而后者通常与 50% 以上的持续性疼痛有关。MRI 检查是必需的，以排除任何与肿瘤、多发性硬化症等相关

的继发性病例。

一线治疗是药物治疗（卡马西平，证据水平最高，在随机对照试验中唯一被证明有效的药物；奥卡西平，耐受性最好）。二线治疗是外科手术，包括微血管减压术（microvascular decompression, MVD）、消融术（热凝、球囊压迫和甘油注射）和 RS。

（一）发展历史概述

从历史上看，外科治疗在药物治疗之前就已经使用了。19 世纪 90 年代，Meckel 氏囊手术被 Roos 采用，但由于并发症，包括痛性感觉缺失，很快就被放弃了。1920 年，Dandy 通过枕下入路，在脑桥入口处开发了一种神经切断术。1952 年，Taarnhij 提出通过打开 Meckel 氏囊的顶部来减压半月神经节，尽管效果很差。从某种意义上说，开颅手术得到了发展并得到迅速的大规模使用。MVD 首先由 Gardner 采用，后来主要由 Jannetta 改进，并解决了根本病因，成为一种推荐治疗方法。

1951 年，通过使用 X 线机联合牙科设备，Lars Leksell 成为有史以来通过 RS 治疗 TN 患者的第一人。靶点是半月神经节（图 27-1），随后成功地应用于 40 例患者，该研究首先由 Leksell 本人报道，随后 Lindquist 等进一步报道。20 世纪 80 年代初，Håkanson 发现原本更好的可视化 Meckel 氏囊的注射甘油的方法，在缓解症状方面非常有效。因此，再加上成像技术不成熟，限制了 RS 的使用。MRI 技术的出现，使得三叉神经得到更好的可视化和更精确的定位，加上内科和外科治疗方法的明显局限性，促进了 20 世纪 90 年代初 RS 的复兴。Rand 等当时建议将靶点改为三叉神经池，并报道一个初步疼痛缓解近 70% 的共纳入 12 例患者的研究报告。1993 年，Lindquist 提出了一个巧妙的想法，将三叉神经半月节感觉神经根入脑干区域（root entry zone, REZ），文献中也不恰当地称为背根入脑干区域（dorsal root entry zone, DREZ）作为靶点，采用 4mm 准直器在 100% 等剂量线进行 70Gy 剂量的照射和"包括 50% 等剂量面（35Gy）的神经根和相邻的脑干的照射"。我们中心非常关注防止脑干损伤的风险，从一开始就提出并使用了一个非常前部（半月神经节后根）的靶点，位于神经进入脑桥的入口 7～8mm 处（图 27-1，图 27-2）。在 2006 年我们发表第一个也是唯一一个随机对照试验之后，我们最近发表了使用这种试验方案的唯一一个具有长期结果的研究。

（二）文献的系统回顾

1. 靶点的解剖学定义　Rand 等在 1993 年首次报道了半月神经节后根的前部靶点（图 27-1），我们小组在 1994 年对 20 例患者进行了进一步的研究。经典的脑池段靶点被定义在距脑干神经入口处 7～8mm 处，使用单个 4mm 准直器，在 100% 等剂量线下的照射剂量为 90Gy。

REZ 靶点（或所谓的 DREZ 靶点）位于脑桥的水平或非常接近脑桥边缘。正如 De Ridder 等所证实的那样，这个区域的特点是位于从外周（施万细胞）到

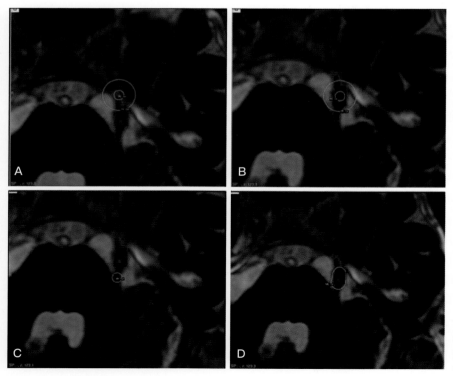

图 27-1　A. 治疗三叉神经痛的放射外科靶点：半月神经节；B. 脑池段；C.DREZ；D. 使用 2 个等中心点

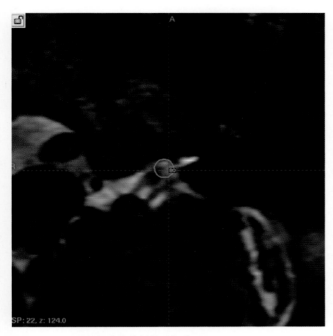

图 27-2　舌咽神经痛的放射外科靶点

中央（少突胶质细胞）髓鞘的移行区。由于不可能在活体内证实这一点，术语 DREZ 靶点必须谨慎使用，因为它在某种程度上仍然是不恰当的。

2.**证据等级**　目前没有使用半月神经节后根前部靶点或后部靶点的 I 级或 II 级证据。当前公布的数据由于使用不一致的疗效评价标准、不同的定义（例如，完全无痛或超过 90%，是否服用药物，使用不同的疗效评价量表）、完全缺乏一致性、不同的研究方案而缺乏公信力。有 3 个回顾性研究报告了后部靶点的长期结果，只有一个由我们研究小组发表的前部靶点的长期结果。这个独特的前瞻性随机试验是由我们研究小组在 2006 年发表，旨在倡导 RS 的安全性和有效性。相反，Flickinger 等的随机对比试验解决了一种技术方法（一个 4mm 的等中心点对比 2 个等中心点），并证明了随着治疗神经长度的增加，毒副作用会增加（所谓的 Flickinger 效应）。结果的异质性暗示了手术技术细微差别的重大影响。在 Kondziolka 等的开创性文章发表之后，RS 在 TN 中的大规模使用推动了功能神经外科的革命，其中大多数已发表的数据是 GK 相关研究。

技术细微差别的主要影响：剂量、靶点位置、对神经的综合剂量

3.**最大剂量**　在我们的研究资料和文献中，最大剂量已明确证实对镇痛有作用。1996 年发表的多中心研究确定了最低有效剂量为 70Gy。Pollock 等发表了一项分别使用 70Gy 和 90Gy 剂量的对比研究，其结论是更高的剂量可以缓解疼痛，但毒副作用更高（15% vs. 54%），后者是由于使用了 DREZ 靶点（见后文）。对狒狒和人类的研究表明照射剂量的上限为 90Gy，这意味着该数值在安全性和功效之间具有良好的平衡。如果照射剂量大于上述剂量，则并发症发生率更高并且对疗效无益处。

4.**靶点位置**　准直器位置是毒性的主要预测指标。自从这项技术问世以来，RS 治疗 TN 中主要采用了 4 个靶点：神经节（Leksell 采用的所谓立体定向神经节损毁术），半月神经节后根（Marseille 的靶点），DREZ（Gorgulho 和 De Salles 研究小组），以及更长的神经照射长度（Flickinger 效应）。

采用 DREZ 靶点会极大增加对 DREZ 或者更确切地说是脑干内三叉神经通路的照射剂量。这已在各种研究中得到了证明，包括使用 RS 作为第一次或重复治疗方法，且无论使用哪种设备。此外，Jason Sheehan 的研究小组在后来的统计中对比了 DREZ 靶点和半月神经节后根靶点的疗效，并认为后者可以显著降低毒副作用，从 53% 降低到 25%。同样，Park 等发表了一项关于 DREZ 和三角神经丛靶点（半月神经节后根）的回顾性对比研究。作者发现，与 DREZ 相比，接受半月神经节后根前部靶点治疗的患者更容易得到疼痛缓解（93.8% vs.87%），而且起效时间更快（平均为 4.1 周 vs. 6.4 周），且感觉减退和干眼症的发生率更低或者消失（0% 和 0% 对比 13.1% 和 8.7%）。干眼的这一主要并发症从未在我们的研究中发现过，但 Matsuda 等针对 DREZ 靶点额外报道了这一并发症。

其他使用不同类型的设备研究，包括 Novalis 的研究，报道了使用 DREZ 靶点的异常高的毒副作用发生率。加州大学洛杉矶分校的 Gorgulho 和 De Salles 发表了一项纳入 126 例患者的研究，他们在脑桥的神经入口处进行了 4mm 准直器，中心剂量为 90Gy 的放射治疗。感觉减退发生率为 58.3%，主观干眼为 30.5%，角膜反射减弱为 30.5%。John Adler 在 2009 年研究报告中使用了针对同一 DREZ 靶点的射波刀治疗了相当数量的 TN 患者。采用单次照射，中位边缘剂量为 62Gy，治疗神经平均长度为 6.75mm（范围 3 ~ 12mm），疼痛缓解率不高于其他文献报道的数据，但感觉麻木发生率为 74%，重症病例为 39%。在最近的射波刀研究中，Karam 等使用类似的方法，报道了 33.3% 的感觉减退的发生率，初始疼痛缓解率为 81%。他们将脑干辐射剂量限制在 22.5Gy。相比之下，Fariselli 等使用射波刀，并将脑干辐射剂量限制在 14Gy 后，未报道面部麻木的并发症。

5.**对神经的累计剂量**　神经的累计剂量（受照射神经的体积或平均剂量）已被发现与三叉神经功能障碍（Flickinger 效应）的风险有关。至少有 2 个临床试验表明，该参数对毒副作用随其值的增加而增加有重要影响。Flickinger 等比较了 4mm 准直器照射一次和

连续两次的毒副作用,发现后者的毒副作用显著增加。此外,我们研究团队与 Massager 等一起发表了一篇文章,文中解释了增加累计剂量（2.76mJ vs.3.28mJ）会导致感觉减退率从 15% 大幅度增加到 49%。

6. 我们研究团队的观点和长期随访结果　我们团队非常关注于高剂量照射对脑干的影响,所以从一开始就决定使用脑池靶点。我们的建议是在三叉神经脑池段放置单一 4mm 准直器,距离脑干入口的平均距离为 7.6mm（范围：4.5 ～ 14mm）。中位最大剂量（100%）为 85Gy（范围 70 ～ 90Gy）。我们也评估脑干接收到的剂量（10ml）。如果这个剂量超过 15Gy,我们就会降低剂量,甚至使用封闭剂,从而避免了 Flickinger 效应。

1992 年 7 月至 2010 年 11 月,在法国马赛的泰蒙大学医院,研究人员前瞻性地选择 737 例表现为难治性 TN 的患者并给予 RS 治疗。共有 497 例患者随访超过 1 年。我们从最终分析结果中排除了继发于多发性硬化症或巨大基底动脉压迫的 TN 或先前接受过 GK 手术（GK surgery, KS）治疗的患者,这些患者均对 RS 有更多不同的反应。术前 MRI 显示血管受压患者为 278 例（55.9%）。

共有 456 例患者（91.75%）在中位时间 10 天（范围：1 ～ 180 天）内疼痛完全缓解。0.5 个月、1 个月、2 个月、3 个月、4 个月、5 个月和 6 个月的疼痛完全缓解率分别　为 53.52%、73%、83.5%、88.1%、88.9%、89.5% 和 91.75%。

5 年感觉减退发生率为 20.4%,7 年为 21.1%,14 年后保持稳定,平均时间为 12 个月（范围 1 ～ 65 个月）。只有 3 例（0.6%）报告了严重的面部感觉减退。有趣的是,与术后 48 小时内或 48 小时至 30 天内缓解的病例相比,疼痛完全缓解时间较晚（30 天后）的患者感觉减退率更高。

3 年、5 年、7 年和 10 年保持疼痛完全缓解的比率分别为 71.8%、64.9%、59.7% 和 45.3%。此外,严重以至于需要重新手术的复发率在 10 年时为 67.8%。

7. 与其他研究报告的长期结果的比较　Dhople 等报道了一项纳入 102 例 TN 患者的研究,平均随访时间为 5.6 年。虽然术后最初的疼痛完全缓解比率高达 81%,但在 7 年时严重感觉减退率是 6%,长期不需服药的疼痛完全缓解只有 22%。Kondziolka 等发表了匹兹堡大学的研究结果,感觉减退率 10.5%,10 年不需服药的疼痛完全缓解为 26%。

8. 部分特殊情况　多发性硬化症相关的 TN 是这种特殊疾病的常见症状,通常是双侧的。与 CTN 相似,GK 治疗多发性硬化症相关的 TN 的有效率很高,但由于多发性硬化症的特殊病理生理机制,疼痛缓解的长期维持可能性较低。

我们的团队和匹兹堡大学研究团队都已经解决了巨大基底动脉压迫问题。根据我们在长期随访期间的总结,这些患者在不需服药的情况下疼痛缓解率较高。

作为 MVD 治疗成功但在后期出现疼痛复发的情况后的补救手段,GKS 仍是一个特殊的治疗手段。我们的数据显示疼痛缓解率较低。然而,由于并发症发生率低,这些患者长期维持缓解疼痛的可能性与我们的整体数据相同。

复发病例的重复 RS 治疗的特点是感觉减退率较高。与第一次手术相比,RS 初始疗效与之相似或更高,长期疼痛完全缓解率更高。

北美联盟研究团队最近解决了针对复发病例的第 3 次 GK 治疗的问题。在对 17 例患者的回顾性调查中,平均随访 22.9 个月,35.3% 为 BNI Ⅰ 级,41.2% 为 BNI Ⅱ ～ Ⅲ b 级（Barrow 神经科研究所（Barrow Neurological Institute, BNI）疼痛强度量表：Ⅰ 级 - 无三叉神经痛,无须服药；Ⅱ 级 - 偶有疼痛,无须服药；Ⅲ a 级 - 无三叉神经痛,持续服药；Ⅲ b 级 - 持续性疼痛,通过药物控制；Ⅳ 级 - 疼痛,药物无法充分控制；Ⅴ 级 - 严重疼痛 / 没有缓解。Ⅰ 级到 Ⅲ a 级表示疼痛显著缓解；Ⅰ 级到 Ⅲ 级表示疼痛缓解充分；Ⅳ 级和 Ⅴ 级表示疼痛缓解失败）。治疗成功的患者就是不需服药的无痛患者（BNI Ⅰ 级）。平均间隔 19.1 个月后,有 23.5% 的患者疼痛复发。没有患者在第 3 次 GKS 后出现额外的感觉障碍。

（三）结论：三叉神经痛

放射外科是治疗难治性 TN 的微创侵入性技术。技术上的细微差别解释了当前文献中报道的结果异质性。根据我们的经验,前三叉神经池靶点（半月神经节后根）在长期随访研究基础上被证明是安全有效的。即使与 MVD 相比,10 年随访的结果可能相差不大,RS 的唯一并发症是感觉减退,但通常患者耐受性很好。感觉减退不是维持疼痛缓解的强制性条件。从这个意义上说,RS 不是一种消融技术,可以安全地建议作为一线或二线治疗。

三、舌咽神经痛

舌咽神经痛非常罕见,患病率为 0.7/100 000 ～ 0.8/100 000。患者通常会描述从舌根和咽部开始向颈部和内耳放射的短时阵发性疼痛。这在临床上可能与晕厥、低血压、癫痫（很少见）,甚至心脏骤停有关。

治疗策略与 TN 相同,一线治疗为内科治疗,难治性患者可选择手术治疗。后者包括 MVD（如果存在神经血管压迫）、神经根切断术和 RS。对于 MVD，Patel 等报道的长期有效率为 58%；1987 年以前的术后死亡率为 6%，之后下降到 0%；脑神经损伤在 1995 年前高达 30%，之后下降到 3%。在 Sindou 等的报道中，并发症发生率接近 9%。

第一批患者接受 RS 治疗是由 Stieber 等进行的。我们还公布了在法国马赛参与治疗的 2 个原发性病例的结果，其他团队则报道了长期随访结果。考虑到与 TN 相同的病理生理学，我们假设 GK 治疗对于药物难治性病例和先前 MVD 治疗失败病例是有效的。

头架使用类似于 TN，主要特点是由于神经的解剖位置，它的位置较低。薄层 T2 CISS/FIESTA 成像对于可视化舌咽神经、颈静脉孔和舌咽口（glossopharyngeal meatus, GM）是必要的。我们在舌咽神经的脑池段或 GM 上放置单一的 4mm 准直器（图 27-2）。在我们早期的经验中，前者靶点的剂量范围在 60Gy 左右，后者的剂量范围在 80Gy 左右。

截至目前，从 2005—2014 年，共有 18 例耐药性舌咽神经痛患者在我们中心接受了这种方法的治疗。患者平均年龄（70±12）岁。随访平均（5.5±3）年（范围 1 ~ 10 年）。其中 10 例为男性，8 例为女性。左侧疼痛 16 例（88.9%）。3 例既往有 MVD 治疗史，有效期分别为 2 年、8 年和 13 年。

3 例患者需要进行第 2 次放射外科手术；1 例需要进行第 3 次放射外科手术。第 2 次 RS 手术分别在第 1 次手术后 7 个月、17 个月、19 个月和 30 个月进行。具体地说，1 名患者在第 1 次 RS 后 19 个月接受了第 2 次 RS，在最后一次随访时为疼痛强度 BNI Ⅲ a 级。1 例于第 1 次 RS 后 7 个月行第 2 次 RS，疼痛无好转；第 2 次 RS 后 9 个月行热凝治疗，疼痛完全缓解（BNI Ⅰ级）。一例患者在第 1 次 RS 后 17 个月接受了 RS，第 2 次 RS 后 30 个月进行了第 3 次 RS。这例患者没有出现副作用，并且在没有服用药物的情况下疼痛完全缓解（BNI Ⅰ级）。

总体而言，靶点是神经脑池段和 GM，分别是 2 例（9.1%）和 20 例（91.9%）。脑干与靶点之间的平均距离为（15±3）mm（范围：9.3 ~ 23.5）。平均最大剂量 81Gy（60 ~ 90）。精确的处方剂量分别为 60、70、75、80、85 和 90Gy，分别为 1、1、2、7、9 和 2 名患者。主要的阳性预测因子是在 100% 等剂量线下至少 75Gy 的剂量。

13 例（59.1%）患者的疼痛症状在术后 3 天完全缓解。86% 的病例报告了有或无药物治疗（BNI Ⅰ – Ⅲ A）的疼痛缓解。最后随访结果为：BNI ⅠA 12 例，BNI ⅠC 3 例，BNI ⅣB 1 例。8 例患者在术后平均 14 个月（3 ~ 36 个月）疼痛复发。无运动或感觉障碍。

就像所有的脑神经痛一样，推荐治疗方法仍然是 MVD，因为它解决了病因（例如神经血管压迫）。RS 是一种有价值的替代方法，具有较低的侵入性，在没有并发症的情况下具有很高的疗效。最重要的方面是，第 Ⅴ 对脑神经很容易辨认，而第 Ⅸ 对脑神经以及它的靶点定位更具挑战性。无论是出于诊断还是影像学目的，包括神经科医师和神经放射科医师在内的多学科参与治疗可能是必要的。

四、丛集性头痛

丛集性头痛被认为是最严重的头痛综合征。患病率为 1/1000。其病理生理学仍然完全未知。它的临床症状特点是严重的单侧眼眶、眶上、颞部疼痛发作，可持续 15 ~ 180 分钟，一天可出现数次，经常在夜间出现，并伴有鼻塞、躁动、流泪和鼻漏。通常，患者描述为急性发作性形式（90%），发作反复，平静期约为 30 天，但很少（10%）具有慢性发作形式。

手术纳入需要满足 3 个标准：内科治疗无效的顽固性疼痛，单侧，主要位于三叉神经眼支，患者生理平稳。

手术选择包括通过切断中间神经、岩浅神经或蝶腭神经节来中断副交感神经纤维，或损毁三叉神经。第一个 RS 治疗丛集性头痛的研究是由 Ford 等（1998）发表的，在短期随访基础上报告了阳性结果，其试验方案使用 DREZ 靶点，6 例患者接受 70Gy 的剂量。

我们在法国马赛开展了一项多中心试验（2002—2003），纳入 10 例患者，以三叉神经脑池段为靶点，使用单一的 4mm 准直器，剂量为 80Gy。平均随访 6.7 个月（范围 1 ~ 14 个月）。3 例患者（33.3%）完全缓解；2 例患者（20%）出现短暂的疼痛强度降低，随后出现与术前疼痛一样严重的复发。短期内没有并发症，但后来有 3 例患者（33.3%）出现感觉异常和感觉减退，其中 1 例患者伴有阻滞性疼痛，需要用大脑皮质刺激器进行治疗。

根据我们的经验，RS 治疗丛集性头痛的有效率低，毒副作用远高于 RS 治疗 TN。在没有其他治疗选择的情况下，我们建议使用另一个靶点，即蝶腭神经节来治疗经过谨慎筛选的病例（图 27-3）。

五、癌痛与垂体消融

这对 RS 来说是一种罕见的适应证。Lars Leksell 最初以内侧丘脑为靶点治疗与恶性肿瘤相关的疼痛。到目前为止，关于这一适应证的公开数据很少。基于 Liscak 和 Vladyka 在骨转移患者中使用脑垂体为靶点的研究结果，靶点选择被改变了；在术后 1 ~ 2 年，所有患者都体验到了显著的疗效，且没有并发症。

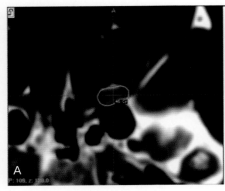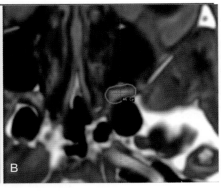

图 27-3　A、B. 丛集性头痛的蝶腭神经节靶点

　　根据我们的经验，这个手术是安全有效的。我们的靶点是垂体柄（更确切地说，是垂体的上部，图 27-4），使用 70～90Gy 的 50% 等剂量线的剂量方案和单一的 8mm 准直器。疼痛缓解率保持在 90% 以上，并且无并发症，主要是无尿崩症或垂体功能减退。一项前瞻性的多中心对照试验目前正在法国马赛进行。

（一）运动障碍

　　采用中断基底神经节环路的手术方法，而非经典的手术切除，可以追溯到采用损毁手术的 20 世纪 40～50 年代，例如，中脑神经束损毁术、立体定向中脑损毁术、内囊前肢损毁术和基底节核团凝固术（包括苍白球损毁术和丘脑损毁术）。1959 年，Meyers 等在 the Journal of Neurosurgery 杂志上报道了高强度聚焦超声（high-intensity focused ultrasound, HIFU）热凝术。1962 年，Guiot 等将丘脑腹内侧中间核（the ventro-intermediate, Vim）定义为顽固性震颤治疗靶点。

　　1960 年 5 月 27 日，Leksell 提出了一种治疗顽固性疼痛的中脑神经束损毁术。在当时的功能适应证中，RS 被认为是一种损毁性技术，即单个疗程中在一个小的且严格限制的靶点上使用高照射剂量，并且具有立体定向的准确性。然而，如今神经调控被认为是一种更可能的治疗机制，因为损毁手术本身不能解释所有的临床缓解的原因。到目前为止，超过 70 项研究报告了约 470 例手术。RS 的阳性作用随着时间的推移而持续。

　　1987 年，Benabid 等发表了关于脑深部电刺激（deep brain stimulation, DBS）的第一个试验结果，这在运动障碍领域引起了范式转变。DBS 被认为是运动障碍外科的推荐治疗方法。与 GK 丘脑损毁术相比，电极射频损毁和 VIM DBS 是侵入性技术，目前被认为是治疗难治性震颤的标准手术，其原因如下：术中确认靶点，必要时可以根据术中电生理和临床反应调整电极的位置；它还可以监测术后缓解震颤的即时临床效果。唯一一项对比损毁与 DBS 的前瞻性随机试验是 Schuurman 等在 2000 年发表的一项试验。该试验对 34 例丘脑损毁术和 34 例 DBS 的结果进行了对比。6 个月时丘脑损毁组并发症发生率为 47%，DBS 组为 17.6%，前者死亡 1 例。还有一个额外的与成本有关的问题，损毁手术的成本更低。

　　由于无法在损毁前通过电生理或临床反应验证靶点位置，因此 GK 丘脑损毁术主要限于具有开放手术禁忌证的患者。由于临床研究表明，GK 丘脑损毁术的疗效与开放性手术并无明显差异，GK 丘脑损毁术正逐渐被接受为治疗顽固性震颤的一种选择，甚至是首选。目前 GK 丘脑损毁术的适应证主要包括原发性震颤和帕金森震颤，其他类型的震颤作为次要适应证（多发性硬化症、脑梗塞和脑炎）。

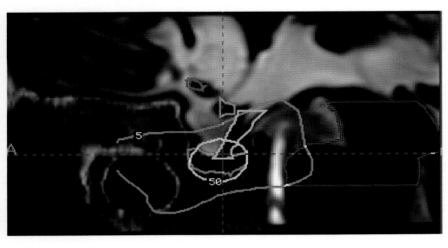

图 27-4　垂体消融缓解癌痛

除了靶点的问题外，技术上的细微差别和剂量将影响 GK 丘脑损毁术的放射生物学效果，从而可能影响临床反应。当前主要根据临床经验确定最佳处方剂量。在 20 世纪 80 年代，Steiner 等报道有效剂量不要超过 160Gy。文献中广泛报道的实际最大剂量为 130 ～ 150Gy，较高的剂量与并发症增加的风险有关。Kondziolka 等报道了 Vim GK 丘脑损毁术的结果：最大剂量为 130 ～ 140Gy，并主张在今后的研究中对大剂量照射的延迟效应进行研究。GK 丘脑损毁术通常使用最小尺寸的准直器（4mm），因为较大尺寸的准直器会产生临床副作用。此外，阻断 GK 的部分 Co 放射源可以改变剂量分布，并用于确保最佳照射梯度以保护内囊。因此，在分析 GK 丘脑损毁术的临床和影像学反应时必须考虑上述参数。

与开放性手术的效果相反，GK 丘脑损毁术的临床反应是在时间上存在延迟并且逐渐显现的。因此，临床评估通常在基线评估结果上进行，并在 GK 后的固定间隔（例如 3 个月、6 个月、9 个月、12 个月、18 个月和 24 个月）重复。术后即时的临床评估显示患者症状没有明显变化。症状改善的通常在 4 个月左右出现，时间范围从 3 周到 12 个月不等。对于使用相同处方剂量范围的研究，成功率 73% ～ 93%，并发症发生率低至 0% ～ 8.4%。并发症主要包括对侧感觉丧失或运动障碍、言语困难、出血和水肿。

GK 丘脑损毁术典型的神经放射学改变包括影像上一个小的低信号区域，周围环状对比增强信号，这主要在手术几个月后开始出现，第 12 个月时在 T1 钆增强的 MRI 上就能很清楚地看到。为了追踪这些放射学变化，目前的研究方案包括第 3 个月、6 个月、9 个月和 12 个月的 MRI 扫描，以及在此之后每年进行一次扫描。然而，在 GK 丘脑损毁术后，根据损毁部位的形状和大小，患者可能会出现不同类型的放射反应。损毁部位的形状可分为典型（球形高信号区，边界模糊，中央低信号区；直径约 5mm）或非典型（中心低信号区较小且被环状高信号区包围；直径约 10mm）。Ohye 等认为，非典型损毁部位与患者的年龄、皮质萎缩或症状类型（震颤、僵直或肌张力障碍）无关，并推测 Co 源放射剂量的增加可能是造成这种现象的原因。大多数患者都会有一个小的可再生的损毁部位。然而，有些患者在 MRI 上改变很小。其他患者可沿丘脑边缘和苍白球内侧部出现线状反应；前者 MRI 表现为较大的"损毁"，可延伸至内囊或丘脑内侧区，常沿丘脑内囊边界。这可能与"高反应者"患者群体相对应；Ohye 等认为，尽管尚未确定预测或危险因素，但仍有 2% 的人群可能对辐射过敏。因此，在 GK 丘脑损毁术

的临床反应中观察到了很大的个体差异。这些学者认为这些组织改变与震颤治疗结果之间没有相关性。Kondziolka 等研究了使用氨基类固醇 U-74389G 可能对 GK 反应的调节作用，并报道其可以降低放射损伤后正常的细胞因子表达。

很少有研究旨在更好地了解 GK 丘脑损毁术损坏部位形状大小与预后之间的关系。基于所观察到的 MRI 上可见损毁区域太小而无法解释观察到的临床效果，Ohye 等认为 GK 丘脑损毁术的临床效果可能不仅是由于所谓的坏死病变。Terao 等报道，GK 丘脑损毁后，Vim 的运动感觉细胞的躯体皮质定位分布发生了改变，这增加了损毁区域和周围丘脑区域内神经元的特性因 RS 而改变的可能性。

在我们中心，Vim 核团的 GK 丘脑损毁术开展得较晚，在 2004 年末（图 27-5）。其适应证是药物难治性震颤。自 2004 年以来，总共进行了 305 例 GK 丘脑损毁术。标准成像方案包括以下 MRI 序列：冠状 T2 加权像（coronal T2-weighted, T2w）、T2 加权稳态进动结构相干序列（constructive interference steady state, CISS）脉冲序列（0.4mm 层厚，取代原来的脑室造影）、对比增强 T1 加权像（contrast-enhanced T1-weighted, T1w）和弥散加权像（diffusion weighted images, DWI）。靶点是左侧 Vim，使用 Guiot 等报道的四边形损毁形状。我们使用单一 4mm 准直器。应用 100% 等剂量线，放射剂量始终为 130Gy。扩散张量成像用于可视化内囊，并进一步限制其承受的放射剂量。在这方面，采用了 90Gy 和 15Gy 的等剂量线。使用束流通道阻挡，以使 15Gy 等剂量线不向内囊延伸。

我们最近分析了亚组中 50 例患者，至少随访了 12 个月。其中男性 32 例，女性 18 例。平均年龄为 75 岁（范围：60 ～ 91 岁）。原发性震颤 36 例（72%），帕金森病 14 例（28%）。平均病程 22.4 年（范围：4 ～ 74 年）。由于年龄高和并发症、伴随其他疾病治疗等原因，所有病例都有 DBS 禁忌证。左侧丘脑损毁术 38 例（76%），右侧丘脑损毁术 12 例（24%）。与另一个研究中心（Grenoble）专门研究运动障碍的神经学家 Dr. Paul Krack 一起进行了盲法评估。

症状改善的中位延迟时间为 5.3 个月（范围：1 ～ 12 个月）。总体治疗成功率为 72%。在盲法评估中，上肢的震颤评分提高了 54.2%（$P = 0.0001$）。所有震颤评分（意图、姿势、静息）均有改善。日常生活活动能力评分总体改善 72.6%。在神经心理测试中，认知能力没有下降。

仅 1 例（2%）在 6 个月时出现左侧短暂性偏瘫。分析这位 77 岁的男性患者资料，MRI 显示异常大面积增强并伴有巨大水肿。他在 3 周内自发完全康复。

第二篇　运动障碍性疾病、精神疾病和小儿功能神经外科

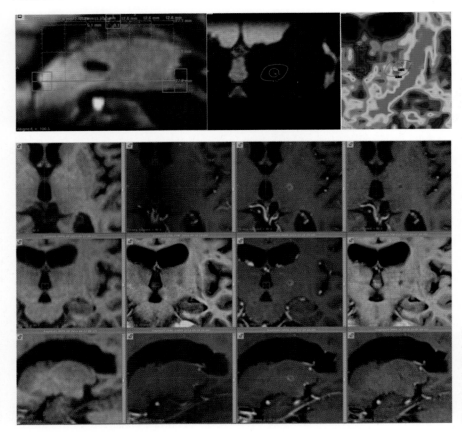

图 27-5　治疗特发性震颤的靶点丘脑腹内侧中间核。上图：Guiot 等报道的四边形损毁形状规划，取代原来的脑室造影（左），等中心定位的冠状面（中），弥散张量成像显示内囊，红色（右）。下图：从左到右，手术当日靶点影像，以及分别在第 3 个月、9 个月和 12 个月时的随访影响

由于我们在法国开展了一项多中心试验，我们的方案现在已经经历了范式转变。目前，Vim GK 丘脑损毁术在功能障碍疾病中最常见的适应证是震颤，甚至超过了被认为是最常见的功能性 GKS 手术适应证的 TN（根据 Leksell 伽玛刀协会最新统计数据，约占功能性 RS 适应证的 87%）。根据我们的经验，在某些情况下（严重并发症、服用抗凝血药物等）或是因患者的自主选择，GK 可以安全有效地用作 DBS 的替代治疗方法。实际的治疗机制可能与诱导一种缓慢的生物过程有关，该过程可能比进行急性损毁的耐受性更好。HIFU 似乎很有前景，但需要更长的随访时间，并且可能会引起相当严重的急性损毁。此外，它仍处于研究阶段，文献资料有限，缺乏盲法评估和长期评估。

此外，我们最近还开始了丘脑底核放射外科损毁的前瞻性、多中心、Ⅲ 期试验。主要纳入那些可能接受 DBS 治疗但有医学禁忌证的患者。主要结果是耐受性统计（图 27-7）。到目前为止没有出现安全问题。没有出现任何放射后的偏侧颤搐。通常，放射学损毁比我们在 GK Vim 丘脑损毁术中看到的进展更快和范围更小。从这个意义上说，我们的结果与 Alvarez 等以前发表的结果不同。

（二）癫痫

放射外科通常用于治疗包括肿瘤或血管畸形在内

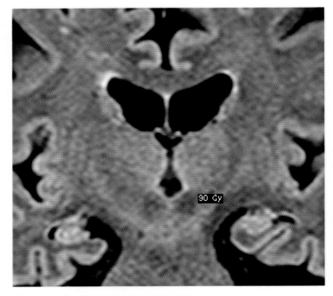

图 27-6　治疗帕金森病的丘脑底核靶点

的症状性癫痫。最近，特别是 GK 的使用已经扩展到包括颞叶内侧癫痫在内的生理性病变，还包括那些无法手术的病变或那些术后复发率较高的病变，如下丘脑错构瘤（hypothalamic hamartomas, HH）。

六、颞叶内侧癫痫

颞叶内侧癫痫（mesial temporal lobe epilepsy, MTLE）包括海马和与之相连的边缘系统的萎缩、胶质增生和

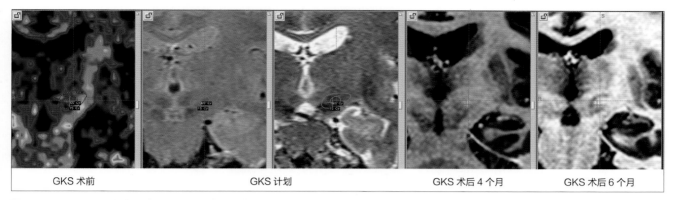

| GKS 术前 | GKS 计划 | GKS 术后 4 个月 | GKS 术后 6 个月 |

图 27-7　GKS 治疗帕金森病的术前丘脑底核靶点影像及手术规划，以及术后 4 个月和 6 个月的进一步随访影像

神经元细胞丢失。它是目前成人难治性癫痫最常见的病因。

虽然 Leksell 开展 GK 手术是为了治疗功能障碍疾病（疼痛、帕金森病、强迫症），但他自己并没有参与癫痫手术。首例接受放射治疗的患者，虽然也接受了其他技术的治疗，但结果仍然是令人失望。在这方面，第一个 RS 研究属于 Talairach 等，他们使用钇放射治疗了 44 例患者，平均随访 5.7 年后，癫痫完全缓解率达到 75%。

现在有越来越多的证据表明生物化学差异效应是存在的。我们研究小组在 1992 年制作了临床前大鼠癫痫模型，并于 1996 年发表。Jason Sheehan 最近也证实了选择性组织学改变。研究人员使用 40Gy 剂量的 GK 对癫痫大鼠的颞叶内侧进行了照射。免疫组织化学结果清楚地表明，至少有一种亚型的海马神经元对 GK 有选择性的易损性。神经细胞可能存在针对钙结合蛋白和 GAD-67 表达的表型转变。这些数据表明，对某些神经元亚型的选择性易损性是"神经调节"效应的机制。

1993 年，在马赛进行的二期试验对 4 例患者进行了前瞻性研究，评估了剂量范围和毒副作用。后来分别在 1995 年和 1996 年，进行了两次三期试验。第 1 次是在马赛，使用 24Gy 照射后进行疗效评估，4 例患者的总照射体积为 7 ～ 8ml。第 2 次是欧洲多中心试验，纳入了 21 例患者。在 1998 年，进行了一项低照射剂量的研究。2008 年，我们发表了 15 例连续随访 5 年以上（平均 8 年，范围 6 ～ 10 年）的长期结果。最后随访时 Engel Ⅰ 级高达 60%，与 TLE 或 MTLE 开放性手术后的远期疗效相当。13 例中 7 例（53.8%）位于优势侧。13 例患者中 11 例（84.6%）癫痫完全缓解（3 例残留发作先兆），其中 2 例迟发性癫痫发作（延迟 3 年以上）。无神经心理状况恶化，13 例中有 4 例（30.8%）言语记忆明显改善。

在目前所发表的研究中，报道的癫痫缓解率不尽相同，平均为 50%。结果异质性是由于不同研究方案

所造成的，包括解剖靶点、照射剂量和体积。与开放性显微手术相比，GK 有延迟的临床效果。

我们发表了几项研究以证明该适应证的安全性和有效性。此外，我们明确了术后效果发生的时间表，显示出该疗法稳定的模式和不确定的延迟效应。通常，在第 8 个月至第 18 个月之间可观察到癫痫发作停止高峰。值得注意的是，我们的患者中没有一人出现临床症状恶化，特别是没有言语记忆减退。根据我们的统计，平均随访 8 年后，约 60% 的患者预后可以达到 Engel Ⅰ 级。神经心理测试显示没有恶化（即使是在优势侧进行手术）。有鉴于此，RS 是当今我们可以提供的最具可选择性的"外科疗法"。需要注意的是，并不是所有可以通过颞叶切除术治愈的癫痫都可以采用 RS 治愈。

我们介绍了一个在马赛治疗的典型病例（图 27-8，译者注：此处错误，原著相关配图为下丘脑错构瘤配图，没有海马萎缩，但有左颞极萎缩，Wada 测试显示该病例为开放切除手术禁忌证）。在术前评估后，里昂的研究小组提出了 RS 剂量应该为 20Gy，而不是当时的 24Gy，该手术于 2004 年 5 月进行。患者癫痫症状逐渐消失。有趣的是，由于使用的剂量较低，在手术后 2 年左右，临床反应逐渐显现。自 2006 年以来，患者只出现偶尔的发作先兆。7 年后，也就是 2011 年，她的癫痫症状完全缓解。她在术前时服用三种抗癫痫药物，但目前她只服用了卡马西平一种药物。MRI 显示所有放射诱导的征兆消失。

MTLE 的 RS 的指征主要是年轻患者、优势侧、高功能水平、社会适应、有工作能力、关注显微手术风险和对职业活动的影响、无脑组织萎缩、神经心理缺陷较少。

动物实验研究表明，由于具有更强的选择性，RS 在这种适应证中显然具有非损伤效应。术后出现改善的时间尺度与脑可塑性兼容。

与颞叶内侧硬化（mesial temporal sclerosis, MTS）相关的 MTLE 可能是对结构性干预（如手术）反应最

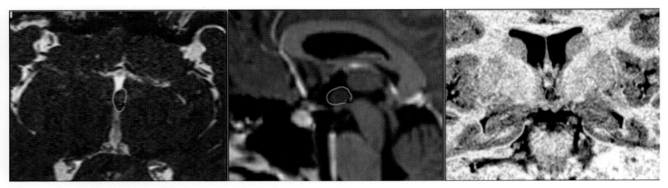

图 27-8　用多 MRI 序列的下丘脑错构瘤放射外科靶向治疗

明确的癫痫综合征，其疗效明显优于长期药物治疗，约 70% 的病例中癫痫完全缓解。严重并发症很少见，但不能忽略。当颞叶癫痫是由潜在的 MTS 引起时，65% ~ 90% 的患者报告了通过开放显微手术获得癫痫完全缓解。放射外科是一个可替代的选择，因为与开放显微外科手术相比，它相对无创，其复发率和死亡率较低。如果前一次手术失败，在等待 3 年后可以进行开放性颞叶切除术。RS 的主要缺点仍然是癫痫控制效果的延迟效应，在该段时间内，患者继续遭受癫痫发作的后遗症。

七、下丘脑错构瘤

下丘脑错构瘤是一种先天性的、罕见的异位病变，位于灰质结节或乳头体水平，由神经元和胶质细胞组成。它们可以是孤立的，也可以与其他脑部病变相关，也可以是遗传综合征的一部分。

当病变与乳头体紧密相连时，常与癫痫发作有关。当病变接触到灰质结节或漏斗时，患者可能伴有性早熟。癫痫患者通常在出生后的头几年就开始出现痴笑样（大笑）癫痫发作。在最严重的情况下，在接下来的几年里，患者会发展成真正的癫痫性脑病：耐药性、各种类型的癫痫发作、跌倒、认知能力下降和严重的精神并发症。

在该适应证中清楚地证明了 RS 的无损作用。我们最近对 64 例长期随访的患者进行了前瞻性分析（图 27-9）。平均随访时间 71 个月（36 ~ 153 个月）。在后续的 MRI 影像随访过程中，损毁灶未见任何变化，只有 3 例除外，其中 2 例的面积略有减少（但没有任何 T2 高信号），另一例为 T2 高信号。与传统显微外科手术相比，该疗法认知和记忆损伤风险相对低得多。

48 例患者中 19 例（39.6%）末次随访时为 Engel Ⅰ 级。另有 14 例患者（29.2%）基本无癫痫发作，仅伴有少见的致残性癫痫发作（Engel Ⅱ 级）。因此，68.8% 的患者获得了较好的疗效（Engel Ⅰ 或 Ⅱ 级）。

精神并发症的有 15 例（28%）治愈，23 例（56%）改善，6 例（8%）稳定，1 例（8%）持续恶化。

无认知功能减退，无视功能障碍，无新发肥胖，无抗利尿激素分泌不当综合征，无癫痫猝死，无死亡。短暂性体温过高占 6.2%，短暂性癫痫发作增加占 16.6%。未发现永久性副作用。

这是评估下丘脑错构瘤手术方式的首个前瞻性试验。除了 Palmini 等发表的一项回顾性多中心研究外，以前报道的研究均为单中心、回顾性、历史性队列。在纳入的患者中，主要表现为颞叶或额叶受累的症状，但是 Cascino 等的研究报道了颞叶或额叶切除术后未能系统性控制癫痫发作。也有学者提出了非特异性姑

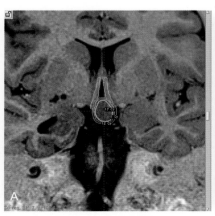
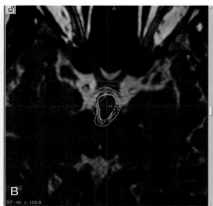
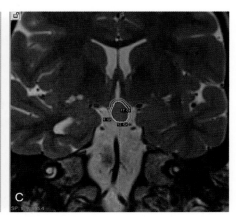

图 27-9　A ~ C. 下丘脑错构瘤放射外科靶点

息治疗技术，例如迷走神经刺激和胼胝体离断术，但患者获益并不高。HH 现在被认为是大多数患者的致痫灶。据报道，经翼点、胼胝体穹窿间入路（transcallosal interforniceal, TAIF）和内镜手术切除肿瘤可减少 43% ～ 68% 的患者癫痫发作（Engel Ⅰ～Ⅱ）。神经外科医师使用内镜或 TAIF 方法大大降低了切除手术的手术风险、复发率和死亡率。然而，这些技术手段仍然无法解决内分泌功能障碍（恶性肥胖，尿崩症）。最近，有 8% ～ 75% 的患者报告了明显的神经心理状况恶化，主要发生在 TAIF 和内镜检查之后。为了降低侵袭性，立体定向手术（例如射频热凝、近距离放射治疗和 RS）作为替代方案出现了。然而，据报道，近距离放射治疗也存在重大内分泌功能障碍和记忆恶化的副作用。Schulze-Bonhage 报道了一项近距离放射治疗的统计结果（回顾性研究 38 例患者，平均年龄：23 岁，范围：3 ～ 54 岁）。根据作者的结论，近距离放射治疗的疗效低于已发表的关于切除和离断手术的数据。研究报告有 16% 的短暂性损伤（头痛、疲劳）与部分患者出现放射性水肿相关。10% 的患者永久性体重增加超过 5kg（最高可达 24kg）。从认知的角度来看，有 10% ～ 20% 的患者报告存在长期记忆力下降。来自同一研究小组的 Wagner 的数据显示，在 26 例随访至少 1 年的患者中，有 20% ～ 50% 的患者陈述性记忆功能恶化。

我们的前瞻性试验结果显示，HH 的放射外科治疗具有良好的长期安全性和有效性，特别是在癫痫、精神并发症和认知共病等小到中型病变（Ⅰ～Ⅳ亚型），可与已发表的其他外科手术的疗效相媲美。越早进行治疗对患者越有利，以免出现癫痫性脑病。此外，没有出现严重的永久性神经（特别是在记忆方面）和内分泌相关并发症，不同于其他外科技术（TAIF、内镜、近距离放射治疗）已报告的。此外，具有高功能水平的成年患者是 RS 疗法的最佳候选人。当肿瘤体积过大时，可选择联合手术治疗（病灶处全切除和残留 RS）。由于这一患者群体的年龄较小，仍然需要更长的随访时间继续观察。

八、胼胝体离断术

胼胝体离断术的适应证是出现全身强直性癫痫或癫痫失张力发作伴跌倒。正如 Feichtinger 等之前报道的那样，RS 可以安全地进行胼胝体离断术。在 GKS 胼胝体离断术中，在相对较小的体积内使用高剂量的辐射（最大剂量范围在 55 ～ 170Gy），将对胼胝体纤维产生局灶性破坏（图 27-10）。因此，GKS 胼胝体离断术比在 MTLE 中有更高的剂量 - 体积比。MRI 可见胼胝体出现局灶性放射性坏死伴萎缩，弥散张量成像显示 GKS 诱导的胼胝体纤维轴突变性。

到目前为止，总共报道了约 19 例儿童和成人病例。有研究报道胼胝体前部离断术和胼胝体后部离断术（较少），常用于 Lennox-Gastaut 综合征伴跌倒发作。虽然几乎所有中心都使用 GKS，但一项使用线性加速器的单个案例报道显示了类似的结果。尽管还没有癫痫完全缓解的病例报道，但在所有已发表的研究中都提出致残性癫痫发作（全身性强直阵挛发作, generalized tonic–clonic seizures, GTCS）或跌倒发作的显著改善，且没有严重不良反应。在最大的单个队列研究（8 例患者）中，除跌倒发作和 GTCS 外的其他癫痫类型的治疗反应较差。发作控制的时间比 GKS 治疗 MTLE 出现得更早，平均约为 3 个月。

综上所述，临床和实验证据均支持损毁性 RS 对癫痫的明显疗效。RS 治疗 MTLE 已经证明了其安全性和有效性，并具有保留言语记忆的潜在优势。在筛选出的亚组患者中，RS 显示出明显的优势，包括对 MTLE、下丘脑错构瘤、胼胝体离断术、脑深部发育不良、皮质切除后残留癫痫和功能区新皮质癫痫。患者筛选纳入仍然是主要问题。技术上的细微差别是至关重要的，也是临床疗效的不同之处。我们需要一个合适的模型来评估技术参数的影响和更好地理解放射生物学效应。对患者进行多学科、个体化治疗是必须的。

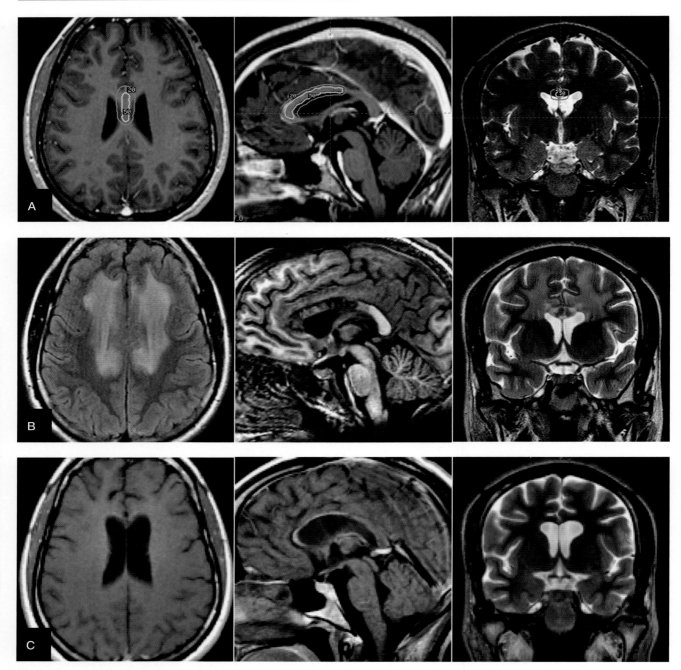

图 27-10　A ～ C. 放射外科胼胝体离断术

（刘焕光　译）

第三篇　疼痛和脑积水

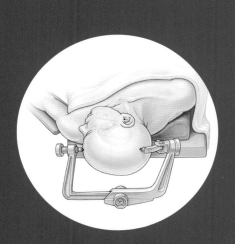

第28章 微血管减压术及开放性神经根切断术治疗脑神经疼痛

28 MVD and Open Rhizotomy for Cranial Neuralgias

Andrew L. Ko, Aly Ibrahim, and Kim J. Burchiel

摘要

包括三叉神经、面神经和舌咽神经在内的脑神经疾病常导致令人痛苦的临床症状。在治疗第Ⅴ对、第Ⅶ对和第Ⅸ对脑神经（cranial nerves, CNs）症状时，手术入路和显露方法非常相似。充分释放脑脊液（有助于降低颅内压力）、尽可能减少对小脑牵拉的程度、广泛的蛛网膜松解和保持神经根入脑干区良好的视野均对安全有效的手术非常重要。三叉神经痛、膝状神经痛、舌咽神经痛和面肌痉挛常与第Ⅴ对、第Ⅶ对和第Ⅸ对脑神经的血管压迫有关。当存在血管压迫神经时，开颅行微血管减压术是非常有效的治疗方法。当没有神经血管压迫时，三叉神经根梳理术可以持久有效地治疗三叉神经痛。中间神经切断术被推荐用于治疗膝状神经痛。治疗舌咽神经痛时不论是否存在血管压迫神经，应行舌咽神经及迷走神经前两根切断术，因为其几乎不会产生副作用。

关键词： 三叉神经痛，膝状神经痛，舌咽神经痛，面肌痉挛，微血管减压术，神经根梳理术，开放性神经根切断术

一、简介

包括三叉神经、面神经和舌咽神经在内的脑神经疾病会导致令人痛苦的临床症状。三叉神经痛（trigeminal neuralgia，TN）、膝状神经痛（geniculate neuralgia，GN）或中间神经痛（nervus intermedius neuralgia）和舌咽神经痛（glossopharyngeal neuralgia，GPN）的典型特征是在相应神经的感觉分布区内出现自发的、单侧的、阵发性的刺痛。面肌痉挛（hemifacial spasm，HFS）通常表现为由同侧面神经支配的肌肉不自主的强直或阵发性收缩。虽然一些患者对药物治疗反应良好，但难治性病例往往需要手术治疗。尽管不经常是，但这些神经痛大多与动脉压迫脑神经有关。微血管减压术已成为神经血管压迫（neurovascular compression，NVC）的首选手术治疗方法。当术中没有观察到明显的 NVC 时，开放性损毁手术，如开放性神经根切断术或神经根梳理术，也是安全有效、可行的手术选择。

二、患者选择

神经病理性疼痛和 HFS 是通过详细病史和体格检查确诊的临床疾病。药物起初常能够缓解神经痛的症状，其中抗癫痫药物（antiepileptics，AED）如卡马西平、奥卡西平和加巴喷丁是一线治疗药物。而 HFS 对药物的反应不佳，肉毒素注射能够短暂缓解多数 HFS 患者的症状，但长期使用会有明显面肌无力的风险。

（一）三叉神经痛

Ⅰ型三叉神经痛定义为三叉神经一支或多支分布区阵发性（＞50%）、针刺样、放电样的疼痛。说话、吃饭、剃须和吹风常可诱发或加重症状。患者通常会出现突发的、记忆深刻的发作，缓解期持续时间不定。Ⅱ型三叉神经痛则表现为三叉神经分布区内自发出现持续性（＞50%）疼痛、搏动性或烧灼性痛，伴或不伴刺痛。另外，三叉神经分布区的面部疼痛也可能由其他多种病因引起，而 MVD 或神经根梳理术并不适合这些患者。Burchiel 将这些疼痛综合征分为三叉神经病理性痛、三叉神经阻滞性痛、症状性 TN、带状疱疹后神经痛和不典型面部疼痛。表 28-1 总结了这些面部疼痛综合征。另一种易与三叉神经痛相混淆的疾病是颞下颌关节（temporomandibular joint，TMJ）紊乱综合征。

表 28-1　神经外科常见面部疼痛的分类

诊　断	病　史	治　疗
Ⅰ型三叉神经痛	自发的阵发性痛（＞ 50%）	药物 经皮消融术或 SRS 微血管减压术 [a]
Ⅱ型三叉神经痛	自发的持续性痛（＞ 50%）	药物（控制不佳） 微血管减压术（血管压迫的情况较少）经皮消融术或 SRS 神经内松解术 [a]
症状性三叉神经痛	多发性硬化症（可能双侧）	药物（通常失败）经皮消融术或 SRS [a]
原发性三叉神经痛	三叉神经意外损伤（拔牙、面部外伤）	药物（控制不佳）刺激疗法 三叉神经束切断术 / 核切开术
三叉神经去传入痛	有意性去传入（开放性神经根切断术或三叉神经鞘瘤切除术）	三叉神经束切断术 / 核切开术
带状疱疹后神经痛	三叉神经带状疱疹暴发	难以治疗 刺激疗法可能有效
非典型面部疼痛	躯体形式疼痛障碍	潜在心因的神经心理学评估与治疗
罕见疾病		
舌咽神经痛	咽喉后部和舌背疼痛，可辐射至下颌角	药物 微血管减压术 开放性神经根切断术（脑神经 -IX 及 X 上两支）[a]
膝（中间神经）神经痛	间歇性尖锐深耳痛、"冰镐状痛"	药物 显微血管减压术及中间神经分离

缩写：SRS. 立体定向放射外科
a 手术治疗的选择

应注意区分这组疾病与三叉神经痛。在 TMJ 紊乱综合征中，疼痛通常是钝性、单侧的，且在咀嚼时加重。检查时，患者在移动下颌骨时，可能有颞肌压痛和耳屏处的咔嚓声或爆裂声。

（二）面肌痉挛

面肌痉挛（hemifacial spasm，HFS）极为罕见，美国女性的发病率约为 0.8/100 000，是男性的 2 倍。其特征表现为面神经支配的肌肉出现间歇性、不可控的、强直或阵挛性收缩。在绝大多数情况下，眶周肌肉首先开始收缩，然后累及其余的面部肌肉。不典型 HFS 开始于颊肌，并向嘴侧发展。HFS 必须区别于其他疾病，如面瘫后 HFS、痉挛性麻痹性面部挛缩、良性眼睑痉挛、面肌颤搐，以及局灶性单纯部分癫痫发作。

（三）膝状神经痛

膝状神经痛（geniculate neuralgia，GN）是一种极为罕见的临床症状，其特征是自发性发作的单侧耳部刺痛。第Ⅶ对脑神经入脑干区（REZ）的神经血管压迫是该病的发病机制之一，在Ⅶ～Ⅷ神经复合体内偶尔可见小脑前下动脉（AICA）分支。鉴别诊断中最常见的疾病是 TN 和 GPN。临床医师在将耳痛诊断为 GN 时应尤

其小心，因为第 V 对、第Ⅶ对和第Ⅸ对脑神经和第 X 对脑神经以及第二和第三颈根均可支配耳部的感觉。

（四）舌咽神经痛

舌咽神经痛（glossopharyngeal neuralgia，GPN）的特征是第Ⅸ对脑神经的感觉分布区出现阵发性疼痛，扁桃体或舌后 1/3 区域出现放电样刺痛，且通常由吞咽引起。耳部或下颌角的放射痛可能使其难以与 TN 区分，此时可能需要对第 V 对脑神经和第Ⅸ对脑神经进行手术探查。

三、术前准备

虽然脑神经痛和 HFS 的诊断仅基于病史和体格检查，但是通过术前影像以排除肿瘤、囊肿、先天性异常（Chiari 畸形）和动脉瘤或动静脉畸形等血管异常是非常重要的。在我们中心，目前的做法是进行高分辨率 MRI/MRA 扫描，之后对脑干、脑神经和血管系统进行三维重建（图 28-1）。这将给手术提供非常准确的神经血管压迫评估，有助于 MVD 的术前讨论，且如果需要的话，除了减压外还有其他手术选择（如神经根梳理术或开放性神经根切断术）。术前还可进行听力测试，以获得术前基线值来定量测定术中脑

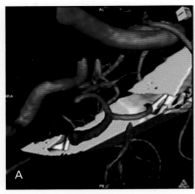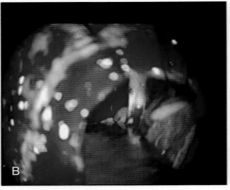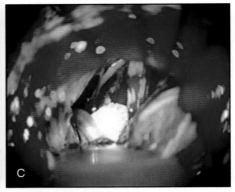

图 28-1 A. 左侧面肌痉挛患者的术前 MRII/MRIA 三维重建，显示左 PICA 向上盘绕，压迫 REZ- 脑干交界处的面神经复合体；B、C. 术中图像显示面神经减压术前、以及 Teflon 毡减压后面神经底部的 PICA 环尖端。PICA. 小脑后下动脉；REZ. 入脑干区

干听觉诱发电位（brainstem audio-evoked potentials，BAEPs）的恶化程度。由于手术操作（如对小脑的牵动、对动脉的操作和可能的血管痉挛）或关颅时神经受压导致的典型 BAEP 变化包括：Ⅰ峰和Ⅲ峰之间的峰间潜伏期延长或Ⅲ峰和Ⅴ峰之间峰间潜伏期延长；第三波和第五波的波幅也可能因手术操作而改变。Ⅴ波波幅降低 50% 和Ⅰ～Ⅴ波潜伏期延长超过 2ms 是听力损失的重要预测因素，但这些数据是在行前庭神经鞘瘤切除术的患者中获取的。而对于 MVD，有证据表明，只有Ⅴ波完全消失才可预测术后听力丧失，而Ⅴ波潜伏期延长达 1ms 与术后听力下降有关。

四、手术流程

MVD、神经根梳理术和开放性神经根切断术的手术方法在很大程度上是相同的。患者的体位至关重要。应用 Mayfield 头架，保持患者仰卧，转动其头部，使耳朵与地面平行并略微抬高，颈部略微弯曲，使得下颌和胸骨之间有两指宽的间隙。可以在同侧肩部下方放置明胶卷，以减少颈部旋转的角度（图 28-2）。若患者的颈部不够柔软、无法完成这种动作，患者可以侧卧位，所有压力点都垫好明胶卷。患者用背带和胶带固定在床上，肩带在床尾侧固定以增加工作空间。应确保行基础 BAEPs 和面神经监测。一些外科医师采用术前脑脊液（CSF）引流或行椎管外引流以促进脑组织塌陷并防止术后 CSF 渗漏。但根据作者的经验，这并非是脑组织塌陷所必需的。根据第一作者的经验，椎管外引流实际上延长了术后的住院时间，并且由于术后低颅压的风险增加了，所以需要更多的输液补充以抵消引流消耗的脑脊液。

（一）三叉神经痛

1. 开颅及三叉神经的显露 手术切口长 3 ～ 5cm，位于耳郭后方 2 ～ 3cm，切口的 1/4 在枕外隆凸 - 外耳道连线上方，3/4 在其下方（图 28-3）。根据经验，切

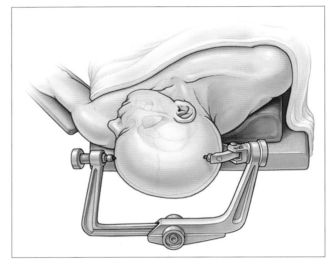

图 28-2 行耳后、平行于耳朵的弧形切口。切口经过乳突根部后缘或二腹肌沟后方。去除颅骨的大小约为 1.5in（3.8cm），并使其上外侧延伸在横乙状窦交界处（详见正文）。对于后组脑神经的显露，颅窗应向下扩大（经 Burchiel KJ 许可转载。Microvascular decompression for trigeminal neuralgia. In: Burchiel KJ, ed. Surgical Management of Pain, 2nd ed. New York: Thieme; 2014.）

口不能超过耳郭，否则过于偏上。以锐性和单极电刀分离软组织，直至充分显露乳突隆起。此时应能看到二腹肌沟［外耳道后 5cm（女性 4cm），外耳道外侧尾端 1cm］。乳突导静脉是乙状窦和横窦交界处的良好标志，其可能出血，但可以骨蜡止血。开颅的另一个关键点是星点，通常是横乙窦交界下缘的标记。无框架立体定向技术可以精确地在皮肤和颅骨上确定静脉窦的位置，用于切口的规划，但并不是必要的。开颅是以 6mm 的圆钻行颅骨钻孔，然后从内下方开始，向上和向外咬开骨窗，直到清楚地显露横窦和乙状窦的交界。没有必要完全显露静脉窦。一些外科医师更喜欢用铣刀开颅，这样就可以骨瓣复位。但作者认为这并不必要，因为关颅时可以用骨水泥或钛板封闭骨缺损。开放的气房以骨蜡封闭，在窦缘旁几毫米处做一个弧形硬脑膜切口，顶点指向耳郭尖部（图 28-4）。

意外损伤静脉窦可能导致并发症。但只要术前仔细注意影像学和个体解剖标志，就可以把这种风险降到最低。尤其要注意的是，乙状窦在小脑半球硬脑膜上位置非常浅薄。可以使用刮匙在骨窗的前缘和上边缘探查硬膜外，以确定窦的位置，有助于避免意外。

如果遇到窦出血，有几种控制出血的方法。应尽量不使用双极电凝，因为电凝会使窦壁收缩，加重出血。较大的窦缺损可以直接缝合修复，也可以切一小块肌肉塞在窦破损部位。比较有效的技巧是首先将肌肉块固定到缝线上，然后针头穿过破口，从破口侧壁出针，再由破口的对侧边缘出针，最后将肌肉固定在破口位置。较小的破口也可以用小块凝胶海绵和组织块压迫止血。应尽量减少使用流体止血剂，如流体明胶，因为这类产品可能导致窦栓塞。切开硬膜后，横窦和乙状窦的硬膜缘以3～4针缝线向外牵拉，局部铺一棉片，释放脑脊液，并使小脑通过重力下坠以尽量减少牵拉。手术显微镜的位置应与外科医师相对。直视下手持牵开脑板沿小脑的上外侧面缓慢推进。许多外科医师不建议使用固定牵开器；如果脑组织回缩较好，则固定牵开器更非必要，以吸引器形成的"动态"牵拉完全可以代替它。通过小脑幕与岩骨拐角处的"廊道"，能

够到达三叉神经。用窄脑板轻轻牵拉小脑的外侧转角，显露小脑角。然后打开三叉神经池，进一步释放脑脊液。在脑脊液充分引流的情况下，可能不再需要牵开器就能对必要的结构提供足够的视野。

岩静脉复合体通常是第一个遇到的血管，一般由3～4支组成，这些分支在进入岩上窦之前汇合在一起。这些静脉可以分别电凝、切断，但注意需在岩骨表面保留足够长的"残根"。撕脱此静脉复合体会在小脑幕上形成一个漏口，并且很难止血。如果出现这种情况，可以用速即纱（Surgicel）和凝血酶浸泡的凝胶海绵轻轻地填充缺损，并用一小棉片压迫帮助止血。然后充分冲洗吸除积血，使蛛网膜层面再次可见。静脉性脑梗塞虽然不常见，但损伤岩静脉复合体可能会引起小脑或脑干的静脉性梗塞、出血。鉴于静脉的解剖变异较大，有必要对每个引流血管进行仔细的评估，且必要时应努力保留这些血管。

打开沿小脑-中脑裂的蛛网膜有助于牵开小脑，显露三叉神经。应从内下方对小脑进行牵拉，以减少对Ⅶ～Ⅷ神经复合体的张力。在手术过程中的任何时候，如果出现 BAEP 振幅和潜伏期的变化，外科医师应该暂停操作，此时放松牵拉通常能够逆转此变化。

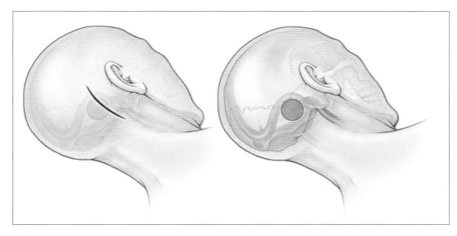

图 28-3 在耳后平行于耳郭的弧形切口。切口经乳突根部或二腹肌沟后缘。骨窗的大小约为 1.5in（3.8cm），并使其上外侧延伸至横乙状窦交界处（详见正文）。对于后组脑神经的显露，骨窗应向下扩大（经 Burchiel KJ 许可转载。Microvascular decompression for trigeminal neuralgia. In: Burchiel KJ, ed. Surgical Management of Pain, 2nd ed. New York: Thieme; 2014.）

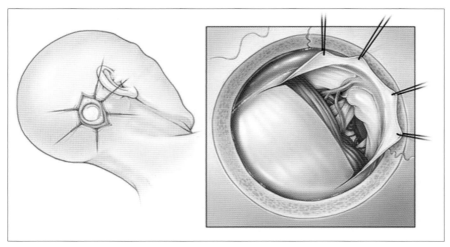

图 28-4 在横乙状窦交界后方几毫米处弧形切开硬脑膜，以3～4针缝线使硬脑膜向窦的方向牵拉（经 Burchiel KJ 许可转载。Microvascular decompression for trigeminal neuralgia. In: Burchiel KJ, ed. Surgical Management of Pain, 2nd ed. New York: Thieme; 2014.）

在不牵拉前庭蜗神经的前提下，沿着Ⅶ～Ⅷ神经复合体行进一步的蛛网膜分离，对于充分显露是非常必要的。

2. 微血管减压术　必须从脑干到 Meckel 腔完整探查三叉神经。最常见的责任血管是小脑上动脉（superior cerebellar artery，SCA）。应松解神经上所有的蛛网膜粘连，以便沿其上、下和内侧逐一进行检查。SCA 通常是双干或三干的，应仔细辨认和游离所有的责任血管袢。该血管的行程通常正好位于三叉神经根上方，但其迂曲的血管袢也可能位于三叉神经根下方，并沿神经的下内侧压迫 REZ。较为少见的是，AICA 可能从起始处向上盘绕并压迫三叉神经；迂曲扩张的椎基底动脉也可以是责任血管。静脉压迫也可能遇到。岩静脉复合体在经过 REZ 时也可以在神经根上形成压痕。应在减压术前系统评估所有神经-血管的关系，以免术中遗漏责任血管。

将 Teflon 碎片置于责任血管和神经之间。通常需要多块 Teflon 片（图 28-5）。在减压过程中，必须小心不要扭结责任动脉。SCA 的穿支可能限制对其操作，但必须保留。如果有静脉压迫，可以用 Teflon 对血管进行移位和减压；或者，也可以对静脉电凝、切断，但应充分游离静脉使其远离脑干及神经再电凝，以避免对神经及脑干造成热损伤。在仅有静脉压迫的情况下，作者除行 MVD 外还常行神经根梳理术。

3. 神经根梳理术　三叉神经痛也会在没有 NVC 的情况下出现或复发。高达 29% 的 I 型 TN 患者在探查时没有明显的 NVC。对于复发的 TN 患者，若前次手术已充分减压或前次手术中没有发现 NVC，则大多采用感觉根部分切断术（partial sensory rhizotomy，PSR）、三叉神经外侧 1/2 ～ 2/3 分离术，以及神经根梳理术。相比于 MVD，PSR 可能降低患者满意度。且尸体研究已经发现三叉神经的小部和大部之间存在相互联系，这可能导致 PSR 效果不佳。作者主张如果在术中没有发现 NVC 的情况下行神经根梳理术。由于神经外膜起源于硬脑膜，任何颅内手术，从严格意义讲，都不是真正的神经梳理术。然而，如果在对 REZ 和 Meckel 腔之间的三叉神经进行仔细、彻底的检查后仍没有发现 NVC，神经梳理术能带来与 MVD 相近的 TN 症状的持续改善，且仅会导致较小程度的感觉缺损。

在神经梳理术中，将分离器轻柔地插入三叉神经内，并沿着由脑干到三叉神经孔的路径，将神经分成 6 ～ 10 束（图 28-6）。该操作可能引起严重的心动过缓和强烈的疼痛刺激；因此应确保足够的麻醉深度，并预防性地给予 0.2mg 吡咯酸和阿芬太尼以减轻这种反射。由于该手术导致的感觉缺损较小，若能成功持久地缓解疼痛，术后患者的生活质量不会被影响。

4. 关颅　止血并冲洗清除蛛网膜下腔的积血。对硬脑膜进行水密性缝合；如果需要，可以使用自体或合成材料进行硬脑膜成形术。骨缘应以骨蜡行第二次封闭。在硬脑膜上覆盖一层薄薄的纤维蛋白胶，并用羟基磷灰石骨水泥行颅骨成形术。采用标准方式缝合筋膜、皮下及皮肤。

（二）面肌痉挛

1. 开颅及面神经显露　第Ⅶ对脑神经及其 REZ 的暴露与第 V 对脑神经相似，但要注意几个重要的区别。同 TN 一样，患者可以取仰卧或侧卧位，但头部的顶点应与地面成 15°，这么做能更好地显露第Ⅶ对脑神经的近端。术中应进行脑神经监测。HFS 手术的切口

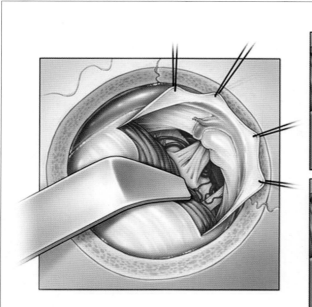
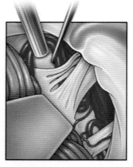
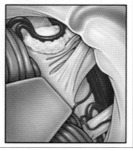

图 28-5　必须显露三叉神经的入脑干区。这可以通过释放脑脊液、蛛网膜分离和轻柔牵拉小脑实现。将血管轻轻地从神经上推开，并用 Teflon 毡将两者隔开（经 Burchiel KJ 许可转载。Microvascular decompression for trigeminal neuralgia. In: Burchiel KJ, ed. Surgical Management of Pain, 2nd ed. New York: Thieme; 2014.）

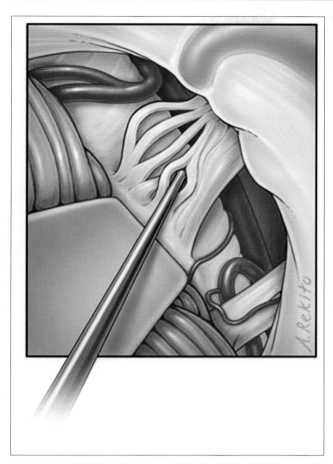

图 28-6　神经根梳理术是在三叉神经痛无血管压迫的情况下选择的手术；使用显微分离器（Fukushima）将神经，包括神经大部和小部，沿着脑干到 Meckel 腔钝性分离成束（通常为 6～10 束）。在神经梳理术中，充分的镇痛和严格的心率监测是必不可少的

及软组织解剖与 TN 相同。开颅时可以更偏下外侧，通过切开硬膜和释放脑脊液来使脑组织塌陷。

2. 微血管减压术　面神经从脑干橄榄上窝上缘的桥 - 延沟出脑，然后贴附脑桥上行约 1cm。REZ 和面神经近端可能被小脑绒球遮挡，因此此区域需要仔细探查。但触碰和牵拉小脑绒球通常会导致 BAEP 指标迅速变化：即潜伏期延长或波幅降低。为避免永久性听力损伤应确保充分的蛛网膜分离和间歇地放松牵拉。向头侧牵拉小脑及沿舌咽神经内侧分离蛛网膜有助于显露 REZ。

70% 的病例中小脑后下动脉（posterior inferior cerebellar artery, PICA）是责任血管，其余则可能是 AICA 或椎动脉。血管通常位于 REZ 的前部和尾部。REZ 显露不足是 MVD 治疗 HFS 失败最常见的原因。一旦明确了神经血管的关系，应采用和 TN 一样的方法进行 Teflon 减压。

3. 关颅　在确认减压和止血完毕后，以与 TN 同样的手法进行关颅。

（三）膝状神经痛

1. 开颅及显露　中间神经分布区疼痛的手术在大

多数方面与 HFS 相同。GN 可能与第Ⅶ对脑神经 REZ 的 NVC 有关；按照与 HFS 一样的方式显露并探查脑干和Ⅶ～Ⅷ神经复合体。

2. 微血管减压术与开放性神经根切断术　如果存在 NVC，建议使用 Teflon 片进行与 HFS 相同的减压。在手术过程中有时也会发现Ⅶ～Ⅷ神经复合体内的血管环。这通常是 AICA 的一个较小的分支。血管的活动性可能受到穿支动脉限制，但穿支动脉必须保留，减压术也能够进行。

对于所有病例均建议对中间神经进行游离。应仔细解剖Ⅶ～Ⅷ神经复合体，以显露该神经的小根，可借助钝头钩和双极电凝游离神经根（图 28-7）。需要注意的是，中间神经可能分为 2 个甚至是 3 个小根，应正确识别并分离它们。

该神经由三区组成：近段与前庭上神经相连；内侧区游离于第Ⅷ对脑神经与面神经运动根之间；远段并入面神经。约 1/5 的病例，进入内听道后才能看到神经的游离部，此时磨开一部分内听道才能显露中间神经。用 Prass 探针以 0.05～0.1mA 刺激而没有诱发面肌运动，说明可以确保安心切断中间神经。

术后有报道出现同侧眼流泪减少，同侧舌前部味觉改变。中间神经的神经根切断不会导致面肌无力。

3. 关颅　中间神经减压或切断后，其关颅过程与 TN 相同。

（四）舌咽神经痛

1. 开颅及显露　第Ⅸ对脑神经和第Ⅹ对脑神经手术时患者的体位与 HFS 相似。常规进行 BAEP 和面神经监测。应沿着乙状窦向下和向外扩展开颅直到接近颈静脉球。以与 HFS 相同的方式剪开硬膜并释放 CSF。打开枕大池以加速脑脊液引流，这将更好地显露第Ⅸ对脑神经及第Ⅹ对脑神经。仔细分离蛛网膜可以最大限度地显露后组脑神经。

2. 微血管减压与神经根切断术　血管常直接压迫脑干、CN-Ⅸ 和 Ⅹ，血管可能位于脑神经的头侧、前部或后部，也可能在神经之间走行。仔细探查神经及脑干周围。如果发现责任血管，则将其从神经上移开并用 Teflon 固定。对 CN-Ⅹ 的操作也可能导致短暂的心律失常。由于颅后窝下部狭窄，所以 MVD 术后较易疼痛复发或疼痛缓解不满意。CN-Ⅸ 与 CN-Ⅹ 的前两支通常一起常规切断。术后可能出现同侧咽部感觉和咽反射的降低，但没有吞咽困难的报道（图 28-8）。

3. 关颅　按照上述操作完成术野的探查和止血后，关颅。

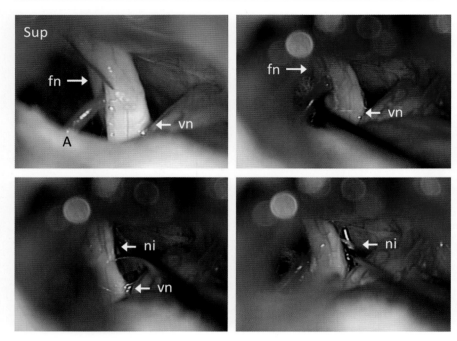

图 28-7　Ⅶ～Ⅷ神经复合体内中间神经的术中视图。图中所示为右侧枕下开颅治疗膝状神经痛的手术入路

图形被旋转过了，因此图像的左侧是头端（Sup）。左上：AICA 环（黑色"A"）进入面神经（"fn"）和前庭神经（"vn"）之间的Ⅶ～Ⅷ神经复合体。右上：中间神经通常位于前庭上神经和面神经之间，解剖两者通常会显示神经的游离段。此例的 AICA 环似乎已压迫使神经下移。左下角：沿着前庭神经下段进行分离，显示中间神经的游离部分（"ni"），其可以在耳蜗神经的侧面被看到。可以使用钝钩将其从Ⅶ～Ⅷ神经复合体中牵拉而出（右下角）

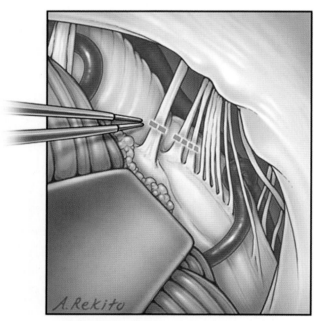

图 28-8　舌咽神经痛的外科治疗，包括微血管减压联合舌咽神经和迷走神经上两支的切断。我们通常加做神经根切断术，因为单用 MVD 较易出现疼痛复发或缓解不佳

五、术后管理及可能的并发症

患者在重症监护室观察一晚，收缩压维持在160mmHg 以下并对症治疗恶心和头痛症状。在能够耐受的情况下，给予正常饮食及活动。逐渐减少控制疼痛的 AED 用量，每隔一天就可减少一片。对于神经病理性疼痛，症状一般术后立刻缓解，而对于 HFS，面肌痉挛可能还会持续数天或数月。

术后，尤其是 MVD 或神经根切断术后，最常见的并发症包括脑脊液漏、小脑挫伤、同侧面肌无力和听力受损。这些并发症不易发生，可以通过仔细缝合，尽量减少小脑牵拉，并适当使用术中监测来规避。

六、结论

在药物治疗失败的情况下，微血管减压术和开放性神经根切断术能很好地缓解脑神经痛和 HFS。当不存在 NVC 时，神经根梳理术可安全、有效、持久地治疗 TN。我们建议对 GN 和 GPN 行开放性神经根切断术，因为其副反应较少；而 MVD 术后复发，再次行 MVD 手术将会变得十分困难。

（杨岸超　译）

第 29 章　立体定向放射外科治疗三叉神经痛

29 Stereotactic Radiosurgery for Trigeminal Neuralgia

Bruce E. Pollock

摘要

三叉神经痛（TN）是最常见的面部疼痛综合征，其发病率约为 27/100 000。药物治疗被认为是新发 TN 的首选治疗方法，能够缓解或显著减轻近 90% 患者的疼痛；然而，随着时间的流逝通过药物治疗获得的疼痛缓解会逐渐减少，此时通过外科手术治疗提高患者的生活质量变得十分必要。针对药物无效的 TN 患者有多种手术方式，其中也包括各种毁损性手术，例如立体定向放射外科（stereotactic radiosurgery，SRS）。在过去的 25 年里，有超过 50 000 名的 TN 患者接受了各种放射线治疗（如伽玛刀、改进型线性加速器、赛伯刀）。放射治疗缓解疼痛的机制仍存在争议，但是很多研究都发现了造成三叉神经部分破坏与改善面部疼痛之间的相关性。对于接受 SRS 放射剂量为 80 Gy 或更高的患有特发性 TN 的患者，手术后无论是否使用药物，其疼痛治愈率在 40%～70%。尽管微血管减压术（microvascular decompression，MVD）被认为是适合 TN 患者的最佳手术方法，但对年龄较大，患有明显的内科并发症或 MVD 术后复发的面部疼痛的患者，SRS 通常是较好的选择。近年来，患者的选择已经成为治疗的重要决定因素，许多三叉神经痛的患者选择 SRS 作为微创的治疗手段。

关键词：立体定向，放射外科，技术，三叉神经痛

一、简介

用于治疗药物不敏感的三叉神经痛患者的手术可以分为破坏性和非破坏性两种。旨在减轻患者神经血管压迫的微血管减压术（MVD）是唯一的非破坏性手术。与破坏性（消融）技术不同，MVD 缓解疼痛与术后面部感觉障碍无关。此外，MVD 手术的镇痛效果非常持久。Barker 等回顾了 1185 例 TN 患者，发现 64% 的患者在只接受一次 MVD 手术后的 10 年里疼痛达到治愈，并且不需服用药物。因此，如果 TN 手术的目标是无须药物即可消除面部疼痛并保留三叉神经功能，那么 MVD 被认为是最佳选择。近些年，针对那些年老或合并严重手术禁忌证而不能耐受 MVD 的 TN 患者，研发了许多微创的手术技术，包括神经节甘油毁损术、射频热凝术和微球囊压迫等，以上这些手术都被认为是破坏性手术，每种手术的起效都将以出现新的面部麻木为代价。

立体定向放射外科手术已成为药物难治性 TN 患者可以接受的治疗方式。考虑到手术的安全性和简便性，与其他术式相比，放疗手术经常被称为是"侵入性最小"的 TN 手术。在过去的 25 年里，已有超过 50 000 名 TN 患者接受了 SRS 治疗。疼痛缓解的机制仍存在争议，一些作者认为 SRS 可以选择性地破坏传导面部刺激性痛觉的纤维，而一些学者则认为 SRS 是非选择性的，会损害三叉神经纤维内所有的轴突结构。关于 TN SRS 的大多数研究指出，新发的三叉神经功能障碍与面部疼痛改善的预后之间存在相关性（表 29-1）。尽管已有文献描述 SRS 使用改进的线性加速器和赛博刀（Accuray 公司，桑尼维尔，旧金山）治疗 TN，但作者的专长仅限于伽玛刀（Elekta AB 公司，斯德哥尔摩，瑞典）；因此，本章将仅限于基于伽玛刀的 SRS 治疗及其结果的介绍。

二、患者选择

TN 的诊断没有特异的测试检查。TN 的诊断都是基于患者对面部疼痛的描述及全面的神经系统检查。必须排除其他疾病，例如，颞浅动脉炎、疱疹后神经痛和丛集性头痛。此外，既往鼻窦手术、口腔手术或面部创伤损害三叉神经都可能导致神经性疼痛，其特征是持续性

表 29-1　特发性三叉神经痛的放射外科手术结果					
研究	例数	中位剂量	疼痛缓解	功能障碍	功能障碍与疼痛缓解相关性
Dhople et al（2009）	95	75 Gy	34% 术后 5 年 [b]	6%	未测试
Pollock and Schoeberl（2010）	49	85 Gy	56% 术后 4 年 [b]	33%	有
Kondziolka et al（2010）	503	80 Gy	41% 术后 5 年 [a]	11%	有
Marshall et al（2012）	353	90 Gy	58% 术后 4 年 [a]	27%	有
Young et al（2013）	250	90 Gy	71% [c]	33%	有
Régis et al（2015）	497	85 Gy	65% 术后 5 年 [b]	13%	未测试

a 疼痛缓解定义为服药或不服药情况下的无痛
b 疼痛缓解定义为无须药物即可无痛
c 疼痛缓解定义为在最后一次随访时（69 个月）服药或不服药情况下的无痛

的、难忍的疼痛,通常被描述为烧灼样、蚁行感或拉扯感。

一旦诊断为 TN，就必须对头部进行高分辨的 MRI 以寻找可能引起疼痛的肿瘤或多发性硬化症等病因的影像学证据。尽管经典的 MRI 序列能够排除这些 TN 的继发性病因，但这种传统序列的成像不足以特异性地发现血管压迫三叉神经。三维 MRI 序列，例如稳态构成干扰序列（constructive interference in steady state，CISS），稳态旋进快速成像序列（fast imaging employing steady-state acquisition，FIESTA）和扰相梯度回波（spoiled gradient-recalled，SPGR），可以清楚地显示三叉神经及其毗邻的血管并且有助于制订术前计划。MRI 图像可以帮助区分动脉或静脉压迫。高质量的 MRI 在指导 Ⅱ 型 TN 患者和既往接受过外科手术的患者制订再次手术策略方面尤其有意义。

患者一旦确定患有药物难治性 TN，则应根据多种因素选择手术方式，包括患者的年龄、医疗条件和既往手术史。如果认为患者不是 MVD 的适应人群，则在选择不同的破坏性手术时，下一个重要考虑的因素就是患者疼痛的严重程度。通常，SRS 可以用来治疗可忍受的疼痛，因为 SRS 通常需要几周到几个月才能起效，而严重疼痛的患者则需要一种可以立即起作用的治疗措施，例如各种基于"针"的技术。继发于巨大椎 - 基底动脉压迫的 TN 也被认为是 SRS 较差的适应证，因为该组患者的疼痛缓解率较低。SRS 可安全治疗继发于多发性硬化的 TN，经 SRS 治疗 5 年后，超过 50% 的患者疼痛得到了改善。

三、术前准备

准备 SRS 前，将要进行手术的神经外科医师和肿瘤放射学家需共同协商制订方案。患者手术前一天晚上需禁食，可在术晨服用所有常规药物，包括华法林或其他抗凝药物。患者到达门诊部后，可予以

0.5 ～ 1.0mg 劳拉西泮以减轻焦虑。建立静脉通路以允许输液、注射钆造影剂或根据需要偶尔使用麻醉药或其他苯二氮䓬类药物。

四、手术过程

第一步是安装立体定向头架。先用异丙醇清洁患者头部，无须剔除头发。然后在 4 个销钉部位注入利多卡因和布比卡因混合液，旋进头钉直到它们刺入颅骨外板并能提供确实的固定。然后将患者护送到放射科进行立体定向成像。

用于 TN SRS 的 MRI 成像由组套序列（CISS，FIESTA，SPGR）组成以识别三叉神经。在过去的 10 年里，我们还使用了薄层 CT 扫描，以纠正 MRI 上的任何形变误差。然后将这些图像导入计算机工作站以进行剂量规划。在大多数情况下，沿三叉神经设计一个直径 4mm 的等中心放射区，位置由外科医师决定，可以位于神经根近端（背根进入区，DREZ）或远端（半月神经节后根，RGZ）（图 29-1）。许多 TN 患者的三叉神经脑池段很短。此时这两种方法之间的差异是可以忽略的。首次 TN SRS 的剂量范围为 80 ～ 90Gy。据报道，超过该范围的放射剂量会导致令人难以耐受的面部不适感。放疗过程需要 30 ～ 60 分钟，具体取决于钴 -60 的使用时间。放疗结束后，移除头部框架并贴敷无菌敷料。患者可以在 1 ～ 2 小时自行离院。

五、术后管理及可能的并发症

指导患者继续术前用药方案，直至面部疼痛改善，然后致电我们的办公室以寻求进一步指导。大多数患者疼痛会在 1 ～ 3 周消失，但有些患者会遇到延迟治愈的情况，最长可能会到术后 6 个月或更长的时间。我们会在 SRS 后 3 个月例行联系患者一次，然后每年一次，以知晓他们的面部疼痛状况并询问面部麻木或感觉异

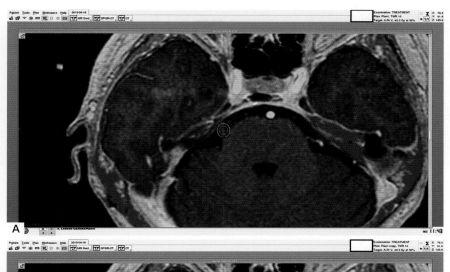
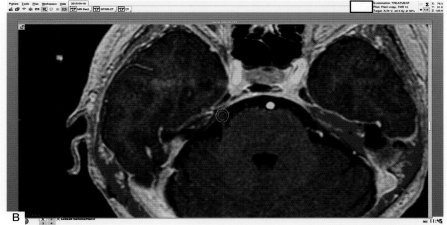

图 29-1　融合的轴位 MRI-CT 图像显示三叉神经痛放射外科手术靶区：背根进入区（DREZ）和半月神经节后根（RG）区。A. 以 DREZ 为靶区时，放射区的直径为 4mm，因此其中心点设在距脑干表面 3mm 处，此时 50% 等剂量线刚好接触脑干；B. 以 RG 为靶区时，放射区的直径为 4mm，其中心点距脑干表面 7mm

常的发展。除非在 SRS 术后持续出现明显的面部疼痛或麻木感，否则大多数患者无须再返回我院随诊。如果患者出现令人难忍的面部麻木（感觉异常），我们通常会再次进行 MRI 检查以排除邻近脑干出现影像学改变，尽管这种情况在 TN 伽玛刀手术后极为罕见。我们也曾尝试使用加巴喷丁联合阿米替林进行药物治疗。对于有不耐受药物的患者，如果面部不适严重影响患者的生活质量，则可以考虑运动皮质电刺激手术。

　　如果患者 SRS 后出现持续性或复发性 TN，且药物无法控制的情况则应寻求外科手术。在极少数情况下，有的患者 SRS 后不久因无法正常进水，需要尽快进行外科手术治疗。在我们认为 SRS 治疗失败之前，我们至少要等待 3 个月，最好是 6 个月来观察治疗效果。SRS 术后一段时间内恢复良好的患者和其他 TN 手术效果较差的患者通常会需要多次 SRS。与第一次 TN SRS 类似，再次 TN SRS 的获益与三叉神经新发功能障碍有相关性（表 29-2）。对于 TN SRS 失败的患者，作者基于 70 多名病例的经验，并未发现接下来的 MVD 手术会比正常情况难度增加。

六、结论

　　在过去的 20 年里，放射外科手术已被证明是治疗顽固性 TN 的一种安全、有效的选择。SRS 被认为是一种破坏性治疗方法，其面部疼痛缓解情况与经皮 TN 手术相似。SRS 起效时间较长，因此对于严重疼痛和难以维持进水的患者而言 SRS 不是一个很好的选择。

表 29-2　再次放射外科治疗三叉神经痛的效果					
研究	病例	剂量	疼痛缓解程度	功能缺陷	功能缺陷与疼痛缓解相关性
Aubuchon 等（2011）	37	84 Gy（平均）	4 年时 52%[a]	57%	有
Park 等（2012）	119	70 Gy（平均）	5 年时 44%[b]	21%	有

a 疼痛缓解定义：未用药或服药情况下无痛
b 疼痛缓解定义：未用药或服药情况下，疼痛减轻 50%

（杨岸超　译）

第三篇　疼痛和脑积水

第 30 章 经皮消融治疗面部神经病理性疼痛

30 Percutaneous Ablative Treatment of Neuropathic Facial Pain

Jeffrey A. Brown

摘要
本章将回顾三叉神经系统基本的外科手术解剖结构、经皮消融治疗三叉神经痛的患者选择原则以及三种主要手术方法共有的技术原则。最后，本章还将总结一些治疗和技术上的陷阱，并简要比较并发症和结果。

关键词：疼痛，神经性疼痛，三叉神经痛，三叉神经

一、简介

三叉神经的构成与脊神经相似。它由运动根及感觉根组成，是复合神经，具有神经节。除了众所周知的面部的额头、脸颊及下颌的感觉受三叉神经支配外，其感觉根损伤还会改变口腔黏膜、舌前 2/3、颅前、中窝硬脑膜，牙髓、牙龈以及牙周膜的感觉。运动功能受损会累及包括咬肌和翼状肌，还包括前二腹肌、舌骨肌、鼓膜张肌和腭肌。每一外周分支都与自主神经相关联。眼支与睫状神经节，上颌支与蝶腭神经节，下颌支与耳神经节有关。睫状神经节主要分布于睫状肌、瞳孔括约肌和瞳孔舒张肌。蝶腭神经节与泪腺有关，耳神经节与腮腺、下颌下腺、舌下腺以及鼓膜张肌有关。发出交感纤维的胞体在颈上神经节中分布。在三叉神经系统受到机械压迫或低频刺激时会发生三叉神经压力反射，是三叉神经对刺激或损伤产生的副交感神经兴奋和交感神经抑制的综合结果。

角膜刺激（三叉 - 瞳孔反射）引起瞳孔先扩张，后收缩。直接刺激三叉神经可引起瞳孔缩小。泪腺功能障碍、干眼症临床上首先考虑第一支受损。唾液腺、咽鼓管功能和味觉功能障碍也可能是三叉神经受损的表现。咬肌及翼状肌无力，导致张嘴时下颌偏向同侧，尤其多见于球囊压迫术后。鼓膜张肌受累的后果尚不清楚，但患者可能会抱怨对强声敏感性增加。

二、患者选择

当面部神经病理性疼痛的患者药物治疗失败或无法再忍受疼痛时，即表示可以选择经皮消融术治疗。面部神经病理性疼痛包括三叉神经分布区的间歇性刺痛、刀割样感觉，这种痛感可以是自发出现，也可以是通过增强面部感觉的活动诱发。疼痛通常是单侧的，但是，尤其在多发硬化患者中，疼痛可能是双侧的。有些具有历史背景的用来描述三叉神经痛感觉异常的词语，其中最重要的描述是"撕裂样"，如今这个词很少被患者主动使用。麦吉尔疼痛问卷是一有效的工具，可用于评估慢性疼痛，也用来评估面部神经病理性疼痛。对问卷中描述的三叉神经痛感觉异常进行强度评分。这些描述大致分为"空间性的（spatial）""点状的（punctate）"或"锐性的（incisive）"三类形容词。形容"空间性的"包括强度递增的"跳跃性""闪电感"和"射击感"。形容"点状的"词语多是"刺""恼人""钻""刺痛"及"切割样"。形容"锐性的"词多是"锋利的""切割样的"及"割裂样的"等。如果患者使用此类描述词来形容他的疼痛，则说明该患者存在神经病理性疼痛成分。

当神经病理性疼痛已进展为持续性或出现感觉障碍时，消融手术是相对禁忌的。此时麦吉尔疼痛问卷中出现的形容词多与"热"和"酸楚"有关，形容"热"的词语包括"烧灼样的""烫伤样的"和"火烤样的"，形容"酸楚"的词语如"刺痛""刺痒""发麻"和"螫刺样"等。

最终决定消融治疗的因素可能很复杂。例如，患者既往曾接受消融手术并在下颌区出现了麻木感，而最近在面部又出现严重的、间歇性的刺痛，而麻木的区域可能还出现轻度的持续性灼痛感。根据 Burchiel 标准，这应该仍属于 I 型三叉神经痛还是现在的 II 型三叉神经痛？这是"非典型"疼痛吗？若三叉神经一

支的分布区存在麻木症状，是否可以对有严重刺痛的另一分支进行消融治疗？是否对面部疼痛进行消融治疗目前没有绝对的标准。但应该对疼痛性质进行全面的评估（包括对患者情绪和身体状况综合考量）。

一旦决定进行经皮消融手术，就必须在当前可选术式中进行最优选择。这些术式包括神经根射频消融术、甘油注射阻滞术和球囊压迫。每种方法都有其优缺点。

神经根射频消融术可以对三叉神经下颌支和上颌支进行选择性毁损，因为它可以在静脉给予异丙酚镇静时，通过给予刺激在患者的配合下确定第二、三支分。甘油注射阻滞术价格便宜，且最适于第三和第二支的疼痛，而对第一支疼痛的治疗难度很大。球囊压迫术更适合于多分支区域以及第一支的疼痛，因为它可以对神经毁损的范围更大，并且可以选择性地保留患者的角膜反射。

神经根射频消融术中需要患者的互动配合，首先要清楚刺激是否会引起患者的感觉异常，从而重现患者的疼痛模式；其次，要确定热损伤引起的感觉减退的程度和位置，然后再进一步毁损。由于患者群体的多样性不断增加，可能会遇到一些在手术室条件下不易解决的沟通问题。尤其在镇静药物残留效应的作用下，患者的反应在一定程度上受到干扰，这时的沟通可能更加困难。并且三叉神经痛在老年人群中多发，而这些患者通常会选择消融手术，此时这种情形可能会变得更糟。

三、术前准备

（一）影像学评估

在初筛时，应行 MRI 检查，或当有 MRI 检查禁忌证时进行 CT 检查。强化 T1 序列能较好地发现原发肿瘤，包括偶然发现的良性脑膜瘤、听神经或三叉神经鞘瘤等。但这并不排除对面部疼痛的患者，尤其有开颅手术禁忌证的患者（图 30-1）继续进行消融治疗。但是三叉神经鞘瘤特别是累及 Meckel 腔的三叉神经鞘瘤，可能会由于以下两个原因无法进行消融治疗：①三叉神经鞘瘤引起的疼痛可能主要表现为持续性的麻痛感，消融手术后这些症状可能加重；②如果肿瘤累及 Meckel 腔，可能堵塞三叉神经池，影响向内注射甘油，并可能导致射频针或球囊导管无法安全穿过。

目前 MRI 技术日益成熟，通常在术前就可以判断血管与神经的毗邻关系。不过这需要进行常规序列之外的特殊序列扫描。在 GE 的 MRI 系统，该序列的英文首字母缩写为 FIESTA（采用稳态采集循环相位的快速成像），在西门子机器，则是缩写为 CISS（具有稳态梯度回波的相长干扰序列）。当结合薄层扫描时，这

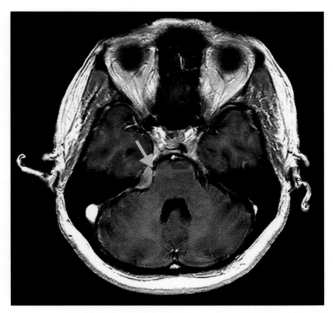

图 30-1　面部神经性疼痛患者的轴位 MRI 显示右侧桥小脑脚脑膜瘤，它向三叉神经的脑池段方向生长（斜箭头），抵靠小脑上动脉（水平箭头）

些序列可以使脑脊液、三叉神经及相邻血管之间形成对比。但是，既往的减压手术会影响神经的 MRI 图像质量。并且，MRI 有助于确定减轻疼痛所造成感觉减退的范围。明确的血管压迫更适合通过微血管减压术缓解疼痛，而消融手术很难达到长期的疼痛缓解，且后者可能出现更明显的感觉减退。

众所周知，三叉神经痛可能与多发性硬化症有关。FLAIR 或 T2 序列最适合用于检测多发性硬化症。然而，多发性硬化症很少以三叉神经痛为首发症状。尽管 MRI 可以诊断多发性硬化症，临床上的惯常思维面部疼痛的原因是血管压迫而非多发性硬化症。如果沿三叉神经传导通路在脑干内可见斑块，则可能 MS 是疼痛的原因。MS 也可能是"静息"的，而不引起面部疼痛。高位颈髓的 MS 斑块可引起神经性喉痛，因此 MS 患者的 MRI 可能需要包括颈椎水平。

个别的腮腺肿瘤会引起感觉异常、持续性烧灼样的面部神经性疼痛。检查三叉神经痛的 MRI 必须包括颅底、腮腺以及三叉神经及脑干层面，这一点非常重要。

（二）并发症

三叉神经痛平均发病年龄为 65 岁。现在，越来越多的老年患者正在进行多种抗凝血药物的治疗，其中最常见的是阿司匹林、氯吡格雷和华法林，还有许多新型抗凝药，例如阿哌沙班、达比加群和利伐沙班。在进行任何消融手术之前，必须停用这些药物并使凝血功能正常化。停药的风险和停药周期取决于疾病的性质。例如，应用低剂量阿司匹林预防、降低脑卒中的风险与患者因心房颤动合并多次脑梗塞病史而进行

抗凝治疗的情况就不相同。

另外应关注血钠水平，尤其是使用奥卡西平或其缓释剂型治疗的患者，低钠血症是已知的副作用，如果血钠低于 130mg%，则可能是麻醉的禁忌证。

我们知道在穿刺针、电极或球囊定位时以及在神经消融过程中患者会发生心率和血压的波动。麻醉医师可以通过调整麻醉深度控制这些变化。如果在球囊压迫过程中使用 β 受体阻滞剂，就可能不会发生因神经受压导致的三叉神经抑制反应。术前应检查心电图，以发现心律失常的患者，这些患者在球囊压迫期间可能出现心动过缓或反射性心动过速而增加手术风险。

三叉神经损伤后可能因单纯疱疹病毒而导致口唇疱疹发作。有此类口疮病史的患者可以预防性口服抗病毒药，如阿昔洛韦或使用阿昔洛韦软膏进行治疗。口疮导致的疼痛可通过非处方药对症治疗。

四、手术技术

穿刺针 / 电极定位卵圆孔的原则：经皮穿刺卵圆孔的技术发展经历了几个阶段。最早描述的一种方法通常称为 Haërtel 技术，该技术需要确定 3 个标志点。第 1 个点位于口嘴外侧 2.5cm，第 2 个点是沿颧弓外耳道前方 2.5cm，第 3 个点是瞳孔的内缘。该方法尽管在技术仍属于立体定向技术，但实际操作是盲穿，所以现今不应再单独使用此方法。

由 John Tew 描述的穿刺卵圆孔的技术借鉴了 Haërtel 的方法，同时参照侧方透视图像及术者触觉定位，在穿刺 21 号针头时用戴手套的示指伸入口颊，抵住颅底翼板的下外侧的位置。通常静脉给予患者异丙酚使其轻度镇静，当穿刺到卵圆孔时，可以看到下颌神经支配的下颌肌收缩及短暂的心动过缓。在实际的侧方透视投影上，会显示针头方向正对斜坡与岩骨的交汇处。

该技术是最初 Haërtel 穿刺方法的改进，但仍有明显的局限性。仅凭侧位图定位进行穿刺，可能会穿透破裂孔、颈内动脉管及颈内动脉、颈静脉孔及颈内静脉、眶下裂及颞叶（图 30-2）。

甘油注射阻滞术的针尖最终应该进入三叉神经池（Meckel 腔）内。神经根射频热凝术，电极的最终位置应该在三叉神经池入口处三叉神经半月节后纤维内。即使穿刺电极准确地穿过卵圆孔，也仍有可能置于三叉神经半月节的外侧和 Meckel 腔以外。为了在三叉神经孔（三叉神经进入 Meckel 腔的位置）处准确定位三叉神经池及三叉神经节后纤维，应该有第二视角的图像做参照。

如果在手术室中操作，要达到准确入针或套管的一贯做法是使用三张 X 线透视图像做参照。如果在血

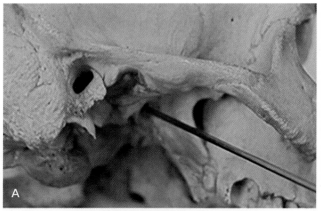
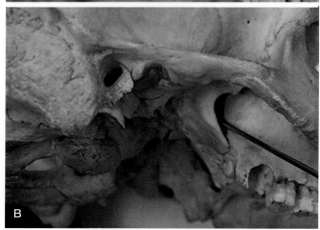

图 30-2　14 号外套管穿刺尸头颅骨的图片。A. 针尖抵达卵圆孔；B. 针尖抵达眶下裂。如果没有颏下影像确认卵圆孔的位置，则这些通路看起来是非常相似的

管造影室内进行该操作，则可借助侧方和改良的颏下影像双平面成像确定卵圆孔的位置。

对于球囊压迫和射频热凝术，穿刺针或套管针穿刺位置可能更偏头侧或 Haërtel 点的尾端，具体取决于是第三支疼痛还是第一支疼痛。对于第三支支配区的疼痛，针头或套管的面颊穿刺点应位于岩骨与穿刺点连线在侧位图像上投影的正上方并与之平行刺入（图 30-3）。对于第一支疼痛，刺入点应稍微偏向外侧和下方，以使穿刺路径更偏向岩骨顶部。由于三叉神经节的角度略微倾斜，因此三叉神经眼支的纤维与下颌支及上颌支纤维相比更靠内上，所以将球囊或电极穿刺第一支时应更偏向内侧和头侧方向。不管怎样，侧位 X 线图像在针头邻近颅底 / 卵圆孔处时起定位作用，但不能直接穿透这些结构。

可以通过将 X 线基准线对齐右或左前窝底获得标准的侧位图像。另外，还应拍摄斜坡缘与垂体窝底的定位图像，该视图用于显示穿刺针颅外的初始位置。

然后需要拍摄改良的颏下位影像。拍此影像时，X 线机头位于下颏下约 30° 的位置。颈部略微前伸，头向反方向旋转 15° 或者图像增强器成角度拍摄。在正确的图像上可看到卵圆孔在下颌骨内侧，上颌窦外侧，

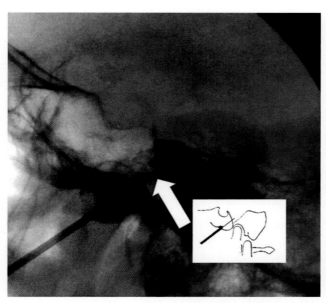

图 30-3　颅骨外侧 X 线片，箭头所指是通过卵圆孔穿刺的外套管，穿刺方向平行颅底并沿着颅底进入。球囊的尖端位于岩骨嵴的边缘，硬脑膜裂口（三叉神经孔）有三叉神经根走行。将球囊在此充气形成梨形。这张位于斜坡线偏后的放射影像，对于治疗单独的三叉神经第三支疼痛最有帮助

岩骨嵴上方（图 30-4）。这样可以保证穿刺针 / 套管精确地定位在卵圆孔内，避免穿刺错误尤其是穿刺较粗的 14 号套管时发生安全事故。穿刺卵圆孔后，不会看见脑脊液流出。如果不使用肌松剂，下颌分支由于受到穿刺针或套管的挤压或刺激，可能会发生下颌抽搐。

　　下一个需要的图像是将 X 线机头放在头侧 90°的位置，可以称为改良的前后位图像（图 30-5）。如图像所示，岩骨的顶部位于同侧眶部的中心。从这个角度看，岩骨上有一个凹槽是 Meckel 腔的三叉神经入口即三叉神经孔的压迹，该孔的上界为坚韧的硬脑膜缘，该处硬脑膜形成裂孔由三叉神经根通过。通向颅后窝的这个入口距离卵圆孔的外表面 17mm，其中心点在其内侧约 15°。头部或 X 线机头应倾斜适当角度以使岩骨在眶的中央。进行球囊压迫时，导管尖端应放置在硬膜缘上方 2mm 处。对于甘油注射阻滞术，针尖必须不能超过此缘对 Meckel 腔进行注射，否则化学物质会溢出到颅后窝。对于射频热凝术，弯曲电极应不超过三叉神经孔，并且在其外侧方行下颌支的刺激，或者向更深、更内侧到达眼支。

（一）甘油注射阻滞术

　　意外发现甘油治疗三叉神经痛的功效是因为它曾是钽粉的载体，伽玛刀放射外科手术时常用钽粉对三叉神经池及三叉神经根显影。组织学上已证实通过给猫注射甘油会引起接触性脱髓鞘作用。生理学研究表明，甘油注射阻滞术可以使 Von Frey 纤毛刺激针（Von Frey Hairs）诱发的疼痛时间总和正常化，而不会降低

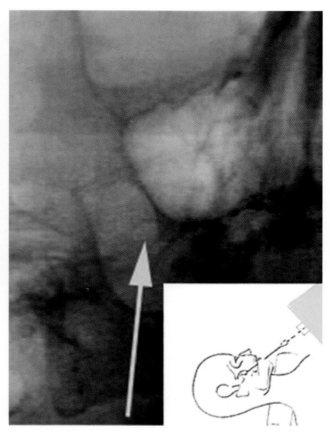

图 30-4　改良的颏下位颅骨 X 线图像。卵圆孔（箭头所示）位于岩骨上方，在下颌骨内侧，上颌窦外侧

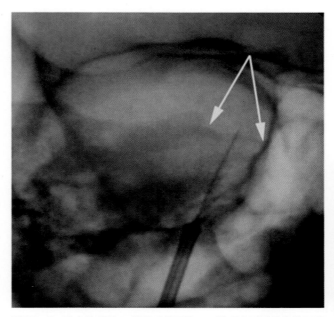

图 30-5　改良的颅骨 X 线前后位图像，可以观察到岩骨缘位于眼眶中部。头部向成像光束反方向旋转 15°。箭头指向岩骨压迹，此处为 Meckel 腔的入口。此处的硬脑膜裂口，是三叉神经节后纤维由颅中窝向颅后窝走行

该区域的感觉。

技术操作

　　在门诊或夜间病房即可完成该操作。静脉麻醉后，根据 Kondziolka 及 Lunsford 的技术规范，常规准备器

械包，其中包含一个 20 号的腰穿针，一个 2ml 无菌瓶装 99.9％灭菌无水甘油，另一小瓶装钽粉，以及一个小号注射器，抽吸 1％利多卡因。开始使用的麻醉剂可以是咪达唑仑和芬太尼，也可以静脉补充注射异丙酚。这是唯一使用利多卡因的经皮消融手术。开始时皮下注射利多卡因，然后沿计划的路径逐层浸润。在穿过卵圆孔之前追加静脉麻醉药。在取出套管针针芯之前，患者应处于半坐位，颈部略微屈曲。最多使用 0.5ml 的碘海醇造影剂（用结核菌素注射器注射）注入三叉神经池测量体积，同时获得前后位及侧位图像。然后引流排出造影剂。如果造影剂没有完全从三叉神经池排空，则可以倾斜手术台患者头部朝下，并使患者颈部过伸。Hakanson 建议将 2ml 甘油与 0.5mg 钽粉混合，勾勒出可能需要重复注射的三叉神经池的轮廓。否则，对于多支疼痛，最多注射 0.3ml 的甘油。有时为了选择性地损毁第三支或第二及第三支，会使用更小的剂量。也可以在较高密度的造影剂上铺一层甘油，以避免损伤第三或第二支。若既往注射过甘油，则局部的粘连可能会使第三支的选择性操作变得困难。与射频热凝（测量温度及热损伤持续时间）及球囊压迫（测量体积或压力的持续时间）不同，甘油注射阻滞术除了规定注射的药液体积以及保持半坐位粗略的时间之外，没有其他量化指标帮助控制毁损的范围。

拔出穿刺针后，患者保持半坐姿 1 ～ 2 个小时。然后将患者转移到病床上，颈部应继续保持屈曲位。

（二）神经根热凝毁损术

1. 生理机制　Sweet 和 Wepsic 教授率先采用了现代的差异化热凝消融技术治疗三叉神经痛，后来 Nugent、Berry 以及 Taha 等对其进行了改进。生理学研究发现，较低温度的热损伤首先阻断 A 类 δ 纤维和 C 纤维的动作电位，温度较高时 A-α 和 A-β 纤维动作电位才会受到影响。但是，此生理学发现尚无组织学研究证实。对于三叉神经的各类纤维，热凝毁损手术造成的损伤似乎是无差别的。

2. 技术操作　Tew 电极是预先弯曲的，并且在其尖端包含一个热感应电偶监控温度，精度为 2℃。其尖端导电部分的长度为 7.5mm，直径 0.5mm（科斯曼

医疗公司，伯灵顿，马萨诸塞州）。

进行神经根热凝毁损术时需使用静脉麻药做不同深度的麻醉。该操作可以在放射科或手术室中完成。腰椎穿刺针穿刺时通常静脉给予异丙酚麻醉，这是如今麻醉学家最熟悉的麻醉药之一。患者平躺于硬板床上或身下垫一块普通的一次性铺垫即可。几乎不使用甲基苯丙胺（Brevital）麻醉药，因为它的作用时间较短。麻醉方法前面已有介绍。对于下颌支疼痛，穿刺针应接近而不超过斜坡线；对于眼支痛，针尖应刚好越过斜坡线。电极尖端向尾端弯曲成角治疗第三支疼痛，笔直向前治疗第二支疼痛，向上弯曲治疗第一支疼痛（图 30-6）。电极就位后，中断麻醉给药，让患者清醒配合手术，然后进行一系列的试验刺激以确保电极处于最优的三叉神经分支位置。理想情况下，用短暂的 50Hz、100 ～ 400mV、1ms 方波脉冲刺激会在目标区域产生异常感觉。对于既往曾行热凝毁损术的患者，刺激电压可能需要 500 ～ 1000 mV。如果低压刺激即可诱发感觉异常，那么我们的指导性建议是，这预示着较低的射频温度和较短的毁损持续时间即可达到足够的感觉减退。

毁损采用逐渐增量式操作，首先从 60℃开始持续 60 秒，每次毁损操作后，均中断麻醉。让患者苏醒能够与外科医师交流，并使用无菌针评估患者面部的感觉情况。目标是疼痛消失，而无麻木感。然后以 5℃的温度增幅，再一次行 60 秒的毁损。每次毁损后，应重新检查患者面部感觉。最终毁损可能需要高达 90℃的温度、持续 60 ～ 90 秒。与所有毁损手术一样，应在出院前确认患者是否存在角膜反射。

Nugent 的技术是使用直径 0.4mm，长 3.0mm 的电极，该电极可以探出穿刺针针尖外 2mm。通过 0.1 ～ 0.5V，50Hz 及 1ms 脉宽的脉冲刺激神经来确认电极位置。如果需要更高强度的刺激，则应重新置入电极。尽管在定位过程小心认真，但只有在试验刺激确定后，才能对神经分支产生最大的毁损效果。Nugent 建议仅在患者清醒时使用较小的脊髓前侧柱切开电极进行毁损。这一方法是可行的，因为电极尺寸较小，并且可以对毁损程度进行更多的控制。通常以 10V、60mA、15s 作为增量毁损的初始。毁损持续时间最多时可逐渐增加到 40 秒。如果需要追加毁损，电

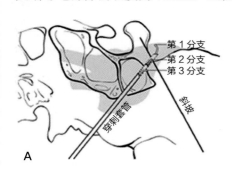

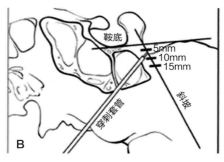

图 30-6　A. 颅骨侧位 X 线片，显示选择性不同神经分支热凝毁损术期间电极弯曲的大致位置；B. 影像学上测量电极尖端与岩骨/斜坡大概的相对位置

压可以增至 20V，电流增至 100mA。

如果需要进行眼支毁损，则借助脊髓前侧柱切开电极技术，可以在毁损期间反复测试患者的瞬目反射。若直接反射消失，应立刻停止毁损电流。

（三）球囊压迫

通过实践总结发现，球囊压迫术可能比甘油注射或热凝毁损术更有优势。球囊压迫能够选择性地损伤诱发三叉神经痛的粗和细的有髓神经纤维。它选择性地保留了支配瞬目反射的无髓纤维，因此在治疗第一支疼痛时可能是有优势的。此外，球囊压迫术可以在所有三叉神经支配区域中发生感觉变化，因此通过一次球囊压迫术可以更容易地治疗多分区的疼痛，而不像热凝毁损术那样需要重新放置加热电极追加毁损其他神经分支。老年患者在毁损手术期间可能难以配合手术，因此更容易通过采用全身麻醉施行球囊压迫手术。既往采用甘油注射或热凝毁损术进行治疗的患者，复发时不排除通过球囊压迫手术获得缓解，因为重复进行甘油注射或热凝毁损术可能会增加手术的难度。

一阵凉风、说话、咀嚼或轻触面部都可能会诱发整个面部的神经性疼痛。这并不是由痛觉纤维传导的，而是由粗的有髓感觉纤维介导的。毁损的目的是"关闭"诱发三叉神经痛短路的开关，因此不需要特异地毁损痛觉纤维，后者是热凝毁损术宣称的优势所在球囊压迫治疗三叉神经痛导致的轻度面部感觉减退一般是患者可以接受的。并且由于轴突未受损伤，因此可以髓鞘再生，面部感觉会在一定程度上有所恢复。甘油注射毁损术也会造成脱髓鞘损伤。这是"少即是多"的理念，尽管毁损手术较小，但是严重的、常不舒服以及难于缓解的麻木、感觉缺失等很难得到解决。这就需要医学的"艺术"，它需要预先估算出治疗每位患者所需造成感觉缺失的程度，例如，对于老年患者出现了无法忍受的反复刺痛感，以至于无法进食，并且头部 MRI 提示椎 - 基底动脉扩张症，这种情况可能需要造成更明显的感觉缺失才能有效缓解疼痛；而对于年轻健康的间歇性刺痛患者，只要进行轻度的毁损即可缓解疼痛。可以通过不同的压力和压迫持续时间来调整毁损的程度。球囊压迫与甘油注射或热凝毁损术相比，更容易导致咬肌和翼状肌无力。同侧颞下颌关节（TMJ）处的肌肉失衡会导致下颌骨偏向同侧，并可能出现暂时性牙咬合错位和颞下颌关节疼痛。

操作技术　由于球囊压迫操作会引起患者的极度不适，因此无法在静脉镇痛下完成，而需要全身麻醉。麻醉可以经气管插管或喉罩。如果在手术室完成手术，C 形臂 X 线透视机的发射器应位于患侧及手术侧，显示屏位于患者头侧手术操作的对侧。最好静脉给予广谱抗生素。由于可能会出现三叉减压反射，所以最好提前做好体外起搏器测试，它可以帮助检测心率。把起搏器设定在当心率低于 40 次 / 分时自动进行临时起搏。三叉减压反射是副交感神经兴奋而交感神经受抑制的综合表现。热凝毁损术更容易诱发三叉神经压力反射。在球囊压迫结束进行降压时，可能会出现反射性的心率下降继而血压升高。减压反射可通过抗胆碱能药物对抗。如果出现了明显的心率下降反而说明球囊压迫对三叉神经造成足够程度的损毁。但是如果减压反射持续时间过长，麻醉医师应该准备注射阿托品对抗。

在手术操作之前，甚至在铺巾消毒之前，医师应该安排好成像设备的位置和角度，以便可以获得能够监测穿刺导管位置的 3 个视角的图像。由于术中有时观察卵圆孔比较困难，如果可以设计好 X 线透视机获得较好的图像，则能够帮助加快手术进度。手术站位，麻醉师应该位于手术侧的对侧，外科医师位于手术同侧。

球囊压迫可以针对不同的分支疼痛。例如对于第三支疼痛为主的病例，穿刺套管针时可以更加偏向 Haërtel 入孔的内侧。在侧位透视图像上，套管沿岩骨顶部走行；在三叉神经裂孔位于眶部中心的前后位图像上，探针应该位于三叉神经裂孔外侧，其尖端靠近岩骨嵴。与第一支相比，第三支的位置更靠近外下方。当球囊充气加压时，应该在下颌区造成更多的感觉减退。

对于第二支疼痛，套管针应该稍微向头侧成角倾斜，其尖端在三叉神经孔中央，并且在经眶的图像上看，略微高出岩骨嵴 2mm 左右。这个位置是球囊压迫的最常规的位置，可以造成比较一致的损毁作用。

对于第一支疼痛，穿刺进入点尽量偏向 Haërtel 点的外下方，这样球囊会指向上内的方向。

在前后位图像上，球囊的尖端将从外侧进入并位于三叉神经孔的更内侧。在此视图中，球囊尖端应高于岩骨嵴 2mm，否则因为角度的原因可能难以实现产生足够压迫神经的"梨形"形状。

但是，如果插入过深，球囊较大直径的部分会越过 Meckel 腔滑入三叉神经池。这虽然不会引起什么问题，但也不会产生对神经足够的压迫作用。如果发生这种情况，则应将球囊放气并重新放置。新式的"三叉神经节微压迫套件"（Cook 医学公司，布卢明顿，印第安纳州），可以在外套管准确定位到颅底时，球囊导管在超过外套管尖端 17mm 处有一个标记。这一标记代表三叉神经孔与卵圆孔的相对距离。

将 14 号外套管抵达卵圆孔后，移除钝性闭孔器，并使用导向探针建立球囊通道。设计这些探针的目的是，当外套管穿刺到颅底后，后期置入的探针的尖端能够位于三叉神经孔的位置。如果直探针位于三叉神经孔外侧，则应将其移除，然后使用曲型的导向探针将通道引导至偏内侧的位置。操作时，曲型探针应首先朝下指向颅底，然后进行旋转。这可以减少穿透硬脑膜、使球囊导管进入硬膜下的风险。在穿过卵圆孔后，探针和导管进入两层硬膜间。若到达三叉神经池才会进入到蛛网膜下腔。理解这一点很重要，因为与热凝毁损术和甘油注射阻滞术不同，该操作的外套管针不进入颅腔内，所以不会有脑脊液流出帮助确定外套管的初始位置。

一种使球囊膨胀的简单方法的是通过结核菌素注射器注入 0.75 ～ 1.0ml 的非离子不透射线的染料，然后用荧光透视法监测球囊的梨形外观。梨形球囊的压力范围为 1.3 ～ 1.6 个大气压。并且膨胀球囊的压力会在约 500mmHg 的范围内变化。若不计算压力和精确的压迫时间，就很难预测感觉丧失的深度。另一种方法是监测球囊管腔内的压力。目标是达到 1.5 个大气压的稳定压力。可以使用单独的绝缘注射器（Merit 医学公司，南苏丹市，犹他州）将其连接到数字监视器上。超过 1.6 个大气压的压力可能会导致球囊破裂。如果已知对该染料过敏，可以使用类固醇对患者进行预处理。但无论如何，还没有因球囊破裂而致死的病例。

在压迫过程中，可能会出现明显的心动过缓。通常是短暂的，但如果导致心率低于 40 次 / 分，则应触发外部起搏器。如果条件存在，麻醉师可以注射阿托品。也可能有反射性高血压的反应，如果是这样的话，也很简单，最好通过调整麻醉深度而不是用降压药物来控制。

如果导管的自由移动有阻力，应将导管和外套管一起取出。如果单独取出导管，可能会流出脑脊液，混有轻微出血。这时排出几滴脑脊液，可以帮助减少放置导管和球囊充气所造成的压力的增加。

五、治疗和技术的陷阱

经皮消融手术适用于间歇性面部神经性刺痛。如果主要症状是持续的灼痛，则不应选择此类方法。如果三叉神经一个分支灼痛并且在另一分支为刺痛，则可以选择性地应用它们。在一些患者中，在严重的刺痛发作后出现持续存在的钝痛，最后可能通过解除导致疼痛的神经病变而好转。比较少见的腮腺肿瘤会引起感觉异常、持续性、烧灼的面部神经性疼痛，因此对于每个新病例应进行腮腺的评估性 MRI 的检查。在这种情况下治疗神经性疼痛也需要单独治疗肿瘤。

Meckel 腔内若有肿瘤生长，会阻碍穿刺针进入三叉神经节后纤维。此外，三叉神经鞘瘤可能导致的感觉异常、持续性疼痛，也不能通过消融手术治疗。值得注意的是，当发生颅中窝脑膜瘤时，导致间歇性面部感觉异常的可能机制是与神经接触的相关动脉或静脉搏动性刺激（图 30-1）。因此，不是肿瘤邻近神经

导致疼痛，肿瘤的占位效应只是引起三叉神经痛的次要因素。

对于没有其他症状的听神经鞘瘤，不一定是经皮消融治疗三叉神经痛的禁忌证。放射外科手术治疗肿瘤不一定能消除神经性疼痛。首先可以通过消融手术治疗神经性疼痛，然后放射外科手术治疗听神经瘤。

对于老年人和骨质疏松症患者中，卵圆孔可能难以观察。在特定的情况下，可以借助 CT 引导的神经导航进行穿刺。

术后严重的眼部烧灼痛可能是由角膜溃疡引起的，而非原发性三叉神经损伤。通过仔细的临床检查和是否存在结膜炎可以鉴别角膜溃疡。球囊压迫可引起颞下颌关节疼痛症状，表现为酸痛感，通常颞下颌关节触诊有压痛，一般可以口服抗炎药物治疗。大多会在几周后随着下颌无力的恢复而慢慢消退。

如果球囊压迫引起的感觉减退不足以减轻神经性疼痛，短期内疼痛还可能加重。新西兰兔实验的组织学研究证据显示压迫后炎性改变会持续存在。如果属于这种情况，神经性疼痛可能会在几天内消退。如果没有消退，那么早期再次手术是合理的，就像神经根热凝术一样。

六、结果

总结经皮穿刺消融手术益处的临床研究大多都是回顾性的。大宗纵向研究发现，现代的趋势即产生感觉减退而不麻木，会导致复发率的增加。较明显的麻木感会降低复发率，但会增加感觉异常和不适感。因此复发率只是临床疗效的指标之一。一项研究回顾了经皮压迫和微血管减压术后患者的生活质量，发现微血管减压术的患者生活质量最高，其次是球囊压迫、甘油注射和神经根热凝术，药物治疗的患者生活质量最低。甘油注射毁损术的 Kaplan-Meir 生存分析结果显示复发的中位时间为 3 年。感觉障碍（12%）和感觉迟钝（72%）的发生率越高，复发时间越长。Taha 等发表了一篇明确的关于神经根热凝术结果的前瞻性综述。17 个 Kaplan-Meir 生存曲线显示，当初术后轻度痛觉减退的患者 14 年后复发率为 60%，而无痛患者的复发率为 20%。轻度痛觉减退患者的疼痛在术后 4 年内复发，平均无痛生存期为 32 个月。如果术后痛觉减退明显，则无痛生存期超过 15 年。球囊压迫术治疗 14 年以上的 183 例患者中，总复发率为 25%。6% 的患者主诉面部感觉减退明显。只有 1 例患者丧失角膜反射。运动无力的发生率为 19%。球囊压迫术与热凝或甘油毁损术相比，下颌无力的发生率较高，但角膜感觉减退的发生率较低。

（杨岸超　译）

第31章　脊髓的神经背根入髓区

31 Dorsal Root Entry Zone:Spinal Cord

Amr O.El-Naggar and Stephen Sandwell

摘要

脊髓神经背根入髓区（spinal dorsal root entry zone，DREZ）消融术是一种治疗疼痛的手术，它是通过射频损毁脊髓后角的二级投射神经元，从而阻断药物难治性神经病理性疼痛及传入神经阻滞性疼痛的脊髓丘脑痛觉信号的上行传递。首次是在颈髓水平的治疗获得成功及取得相关临床经验。随后消融的范围向胸、腰髓水平发展。本章将详细介绍这种效果明显的消融性疼痛手术的相关解剖学知识及手术技术。

关键词：神经病理性疼痛，传入神经阻滞性疼痛，幻肢痛，DREZ 消融术

一、简介

神经背根进入区（spinal dorsal root entry zone，DREZ）射频（RF）消融是由 Blaine Nashold 博士开发的一种毁损性镇痛方法，适用于难治性神经病理性疼痛及传入神经阻滞性疼痛。一些外科医师也曾尝试其他方法进行 DREZ 的消融，例如 CO_2 激光及双极电切术。由于 RF 损毁术具有准确性和可重复性，因此我们在此介绍其应用方法。在大多数难治性神经病理性疼痛及传入神经阻滞性疼痛综合征的病例中，假说认为沿 Rexed Ⅰ～Ⅴ板层分布的抑制性中间神经元活性较低，从而导致二级投射神经元的疼痛信号去抑制性传导，所以将与患者疼痛分布区相应脊髓节段的二级疼痛信号投射神经元，进行 RF 电极消融。热损毁的靶区是沿 Rexed Ⅱ和Ⅴ板层分布的二级神经元胞体，这些神经元的投射组成脊髓丘脑束及脊髓网状束。

二、患者选择

DREZ 消融手术适用于药物及侵入性较小的治疗失败的神经病理性疼痛及传入神经阻滞性疼痛的患者。传入神经阻滞性疼痛常好发于外伤（臂丛或腰丛创伤性撕脱伤）、外科手术后或恶性疾病进展期。带状疱疹后神经痛及截肢后幻肢痛也可以通过 DREZ 消融成功治疗。传入神经阻滞性疼痛通常以疼痛区域的触觉减退为特征。神经病理性疼痛及传入神经阻滞性疼痛通常会表现为烧灼样、持续性痛。异常性疼痛常见于神经病理性疼痛，轻触测试时，患者通常会躲避并保护

患处。两种类型的疼痛都很难治疗。如果疼痛症状迁延，可能会进一步损害患者的心理健康。因此，在手术前应对患者进行神经精神病学评估，以确保其是适合的治疗人群，或可以对发现的潜在的抑郁症进行治疗。

三、术前准备

疼痛区域的神经皮支分布图对于确定需要治疗的脊髓节段及椎板切开显露的长度至关重要。尤其重要的一点是，不仅应在撕脱的脊髓节段上进行 DREZ 消融，如果在高于或低于这些节段上有疼痛的临床表现，则应在相应的节段进行 DREZ 消融。在准备手术之前，患者应进行 MRI 成像，以评估其他可能的疼痛原因，包括压迫性病变或结构异常等，如脊髓空洞症。脊髓成像可帮助鉴别神经根撕脱伤和假性硬脊膜膨出（图31-1）。CT 和 X 线片也有助于了解患者的特殊骨解剖结构，特别是既往做过脊柱手术的病例。

四、手术操作流程

（一）脊髓背（后）角的显微解剖

Rexed 分层是将脊髓背角神经元按照类型、密度和功能进行分类统计（图31-2）。板层Ⅰ（边缘层）和板层Ⅱ（胶状质）是传导疼痛觉信号的 A 类δ 及 C 类纤维传入的主要终点。二级神经元将从背角传入的痛觉信号中继后传递到丘脑。然而，兴奋性谷氨酸能中间神经元与板层Ⅱ和板层Ⅴ之间的抑制性 GABA 能及甘氨酸能中间神经元都参与了疼痛信号传导的这一

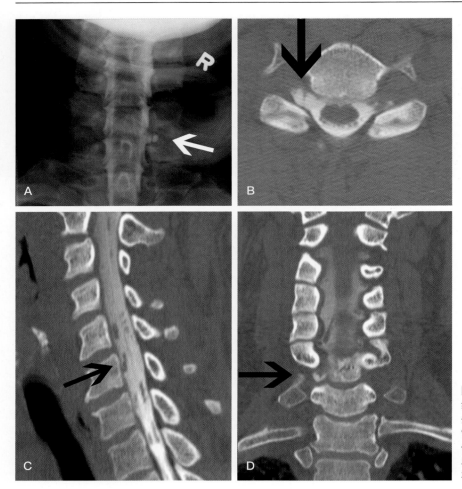

图 31-1　A. 臂丛神经撕脱伤病例的颈髓 X 线片，箭头所示，沿着右侧 C7 颈神经根的外伤性假性脊膜膨出；B. 颈髓 CT 轴位图像，箭头直向相同的病理改变；C.CT 矢状位图像，箭头指示背侧神经根缺失，而在相邻节段可见成对的腹侧及背侧神经根；D.CT 冠状位图像，箭头指示创伤性假性脊膜膨出

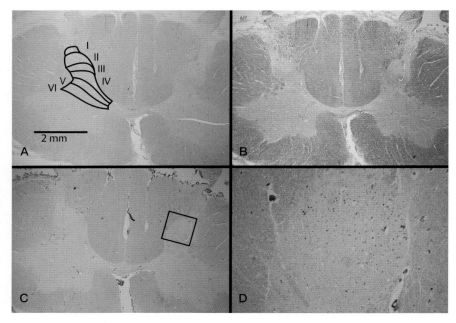

图 31-2　人颈髓的横截面图片。A. 苏木精和依红染色显示 Rexed Ⅰ～Ⅵ板层轮廓；B. 卢克索固蓝 - 高碘酸 - 希夫（Schiff）染色显示缺乏髓鞘化的胶状质（Rexed 板层 Ⅱ）；C.Neu-N 神经元染色；D. 高倍放大镜下的 Neu-N 染色，显示了图像 C 中正方形区域的胶状质内标记的中间神经元（图片由 Mahlon Johnson 博士提供）

复杂的网络。如果正常的中间神经元间的抑制被释放，尤其是板层 Ⅱ 内中间神经元下调，可能会导致异常的痛觉感知，比如出现异常性疼痛或痛觉过敏的情况。

（二）脊髓神经背根入髓区的解剖

　　为了安全地进行 DREZ 手术，外科医师必须了解脊髓后角的位置、方向及深度。脊髓后角在脊髓后柱外侧，背侧脊髓小脑束及侧索的后内侧，还可以通过传入的脊神经背根小叶或撕脱伤后的瘢痕识别脊髓后角。后角的深度和宽度在脊髓的各个节段存在变化。Kirazli 等报道，上颈段后角的平均深度和宽度分别为 3.0mm 和 0.46mm。越向尾端，其平均深度越低：在胸髓平均为 2.3mm；在腰髓平均为 1.8 ～ 2.1mm。神经撕脱伤后，表面上很难确定 DREZ 的位置。但通常可以通过损伤节段上方及下方的神经根、因神经根撕脱而结疤的区域、脊髓中线和对侧神经根等结构帮助确定 DREZ 的位置。通常，后角与中线成 30°～ 45°。

（三）脊髓神经背根入髓区消融术

DREZ 手术需要使用动脉导管和 Foley 导管进行全身麻醉。外科医师可以酌情使用包括体感诱发电位（somatosensory-evoked potentials，SSEP）及运动诱发电位（motor-evoked potentials）等神经监测技术。接受神经监测的患者可以使用肌松剂。否则，患者在术中会出现麻痹症状。术前预防性给予患者地塞米松10mg 及抗生素静脉滴注。

对于颈、胸和腰 DREZ 手术，患者应俯卧。仔细检查术前 X 线图像，并与术中 X 线图像仔细比对，以选择适当的节段。患者颈椎和上胸椎 DREZ 手术时需头部固定，以使头部完全屈曲和抬高。在颈椎和上胸椎入路时，反向特伦德伦伯卧位（Trendelenburg）是必要的。T4 级以下的手术可以在杰克逊（Jackson）手术台上进行，也可以在其他可以确保腹部不受压迫的手术台上进行。身体下方合适的缓冲垫可防止压伤。

颈部 DREZ 手术需要根据影像学结果及疼痛相应皮支分布区的范围切开椎板，切开范围需包括神经根撕裂段或神经性疼痛节段并向头端及尾端各多切开一个节段椎板。通常，切开范围包括 C5 ～ T1 的椎板。在打开硬脊膜之前，可用双极电灼、骨蜡及可吸收的止血海绵止血。在硬膜下手术时使用手术显微镜。双侧椎板切开可以更好地显露撕脱的神经根并能与对侧完整神经根进行比较，尤其是在有瘢痕组织及粘连明显的情况下，可以更好地显示中线。通过单侧半椎板切开术的入路可保持颈椎的稳定性，但是应由经验丰富的外科医师完成。硬脊膜应与蛛网膜分开切开，硬膜边缘用 4-0 丝线缝合牵开，使用显微剪刀或显微镊子将蛛网膜单独切开，并用金属止血夹将其固定在硬脑膜边缘（图 31-3）。特别是在创伤后，蛛网膜和硬脊膜可能会形成瘢痕粘连与脊髓上，因此必须仔细解剖分离。通过在撕脱节段上方及下方的第一个附着的背神经根之间的假想线来确定 DREZ 区域。在颈、胸和腰髓消融时，将热耦射频电极以 30°～ 45°插入2mm 的深度，然后加热至 75℃，持续 15s。DREZ 电极（马萨诸塞州马尔伯勒市，波士顿科学公司）尖的上方有台阶样增粗的结构，可防止电极插入过深。在DREZ 区间上以 1mm 的间隔沿单排进行一系列消融，并小心轻柔地牵开及游离沿途遇到的小血管。

胸神经背根通常比颈根沿 DREZ 区走行的距离更

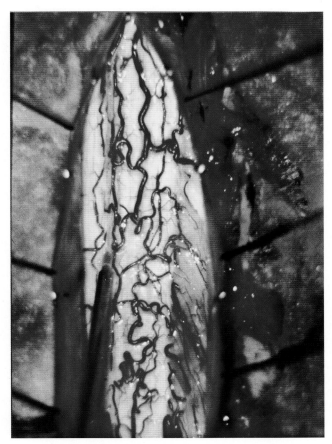

图 31-3　显露脊髓神经背根入髓区消融。左侧的电极指向一段撕脱的神经背根的下方，并与右侧正常的神经根做对比。金属止血夹将蛛网膜固定在硬膜边缘

长。我们知道胸神经在背根进入区下方 2 ～ 3 椎体的水平出椎间孔，因此嘴侧方向的椎板必须充分切开。DREZ 消融时应从尾端开始，并沿 DREZ 路径向头端延伸，直至下一个正常的 DREZ 节段。

消融完成后应确切止血，冲刷残余积血，并用 4-0缝合线将硬脑膜和蛛网膜一同连续严密缝合，并在遇到硬膜上的止血夹时将其去除。将硬脊膜缝合线末端缝扎在相邻的脊椎结缔组织或棘突韧带上。通常不放引流管，但如果需要放置引流管，则术后应尽早拔除，以减少脑脊液（CSF）漏和感染的风险。

（四）电极及消融的参数

DREZ 射频电极（波士顿科学公司）是由中空的不锈钢管制成，该管的末端逐渐变细，末端内部装有热敏电阻，可以测量消融的温度（图 31-4）。射频消融温度为 75℃，连续作用 15s，造成损伤为（2×4-5）mm，破坏脊髓背角 Rexed 前 5 ～ 6 的板层区域。波士顿科学公司还生产用于激发 DREZ 电极的射频发生器。两项尸检研究证实了消融手术损毁 Rexed 板层的范围。脊髓切开型电极不能令人满意地完成 DREZ消融术。

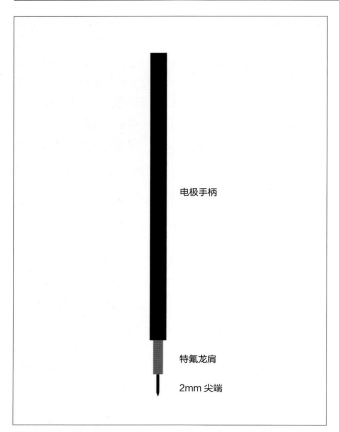

电极手柄

特氟龙肩

2mm 尖端

图 31-4　带有 2mm 有效尖端和特氟龙台阶的标准神经背根进入区电极的图示，可以防止过度刺入

（五）臂丛神经撕脱伤

一般行双侧椎板切开，通常从 C5 延伸至 T1。必须显露撕脱节段上方及下方的健康神经根，以免残留术后疼痛。在大多数情况下，容易识别出撕脱小根进入区的脊髓中间外侧沟，并且沿着上方及下方第一个附着神经根进入区的假想线，很容易识别需要消融的区域。此外，对比 DREZ 对侧正常的区域有助于外科医师识别该区域的整体解剖结构。在某些情况下，由于外伤和瘢痕组织存在，脊髓也可能旋转，当遇到这种情况，双侧显露会更安全。然后在 DREZ 区、在上下健康的神经根部之间，间隔 1mm 进行消融。如前所述，如果疼痛区的皮支对应附着的神经根，也应在该神经根的上方和下方做消融。单侧半椎板切开空间足够，患者也可以更好地耐受，但是，应该由有经验的神经外科医师进行手术，因为撕脱的神经根可能很难辨认，并且可能存在脊髓旋转。

（六）脊髓圆锥神经根撕脱

对于脊髓圆锥 DREZ 手术，应行 T10～L1 椎板切开。神经撕脱通常仅限于 L5 或 S1 水平。沿着圆锥的撕脱部分经常隐藏在邻近的神经根深处，需要小心地分开显露。SSEP 有助于定位。可将记录电极放在脊髓上，刺激股三角和股神经可以帮助识别 L1；刺激腘窝、胫骨后或坐骨神经可以识别 S1。如果患者既往接受了截肢或撕脱手术，可以使用对侧刺激来确定完整侧的节段。

（七）截瘫伴顽固性疼痛

在这些情况下，常见的蛛网膜瘢痕和粘连必须仔细解剖以识别 DREZ。当在临床判断、影像学或手术基础上怀疑有创伤性空洞时，应使用术中超声。如果存在空洞，在 DREZ 消融之外，可以通过空洞 - 蛛网膜下腔或空洞 - 腹腔分流管引流空洞的脑脊液。对脊髓损伤的患者，DREZ 消融范围必须扩大，尤其是向上扩展直到找到健康的神经根。我们的几名枪击性脊髓损伤的患者在挫伤区附近有神经根撕脱，这些撕脱区域也必须是 DREZ 消融的目标区。

（八）带状疱疹后神经痛

与对三叉神经尾侧核 DREZ 手术反应非常好的面部带状疱疹后神经痛不同，根据我们的经验，胸廓区的带状疱疹后神经痛效果不好，仅在其他干预措施失败后才可考虑进行 DREZ 手术。诱发电位对于定位责任神经背根非常有用。我们发现这对于避免不完全的疼痛缓解至关重要。均在术中进行 SSEP 和 MEP 监测。解剖定位最困难的是胸腰椎及源自圆锥的神经背根。对躯体疼痛区域进行仔细的 SSEP 定位后，可以确定神经背根的区域定位，从而使神经外科医师可以将 DREZ 消融控制在受累的疼痛区域。术中将刺激电极放置在根据术前感觉检查定位的受累的神经两侧，并在对侧比较完整的神经附近放置电极，这样可以比较正常和异常的信号。记录的电位是脊髓背角神经元同时放电产生的，受刺激神经进入的脊髓节段放电最强烈。我们使用皮下双极针状电极刺激躯体或四肢，使用双极金片电极刺激面部。在脊髓或延颈髓交界表面用铂 - 铱多触点圆盘电极记录诱发电位，或用消融电极记录深部诱发电位。

通过刺激对侧正常的神经确定负向波的最大振幅。而患侧的负向波通常会大大降低，或者表现异常。我们发现，在 DREZ 消融后，负向波常被正向波所代替。该正向电位通常代表朝向电极传导的神经电活动，但在电极部位没有神经元放电。出现这种正向波是手术成功的即时反馈。

五、术后管理及可能的并发症

颈部手术后抬高床头可降低假性脑膜膨出和脑脊液漏的风险。术后使用抗生素 24 小时。伤口很少放置引流管，但如果使用，应尽早去除。胸部及腰骶部手术的患者，应卧在平坦的床上休息 24 小时。鼓励尽早进行活动。术后 3 ～ 4 天，每 6 小时给予一次 4mg 的地塞米松，然后在出院前每天注射甲强龙（注射用甲泼尼龙琥珀酸钠）40mg。术后并发症发生率为 3％～ 5％，包括脑脊液漏、硬膜外血肿以及同侧下肢无力或运动不协调，尤其胸部 DREZ 消融术后较多。术中严密缝合硬膜，术后适当的看护体位可以防止脑脊液漏发生。除了使用悬吊线以外，在缝合前应保证术野无明显渗出可以预防硬膜外血肿。除了完全遵守前面提到的消融原则外，术中仔细参考诱发电位及下游肌电记录，可以避免同侧或双侧上肢或下肢无力等形式的神经功能障碍。

六、结论

对于 DREZ 消融术的长期疗效，Nashold 等报道 73％的臂丛神经撕脱性疼痛患者手术后获得了良好的缓解，随访中位期为 9 年。54％的圆锥或马尾神经损伤性疼痛的患者术后疼痛消失，20％的患者缓解良好，

平均随访为 3 年。83％的带状疱疹后神经痛患者脊髓 DREZ 治疗后早期疼痛得到缓解，但是，这一数字在 1 年时下降到 56％。Kanpolat 等报道了 44 例接受脊髓 DREZ 消融治疗的病例：77％的患者获得了早期缓解，第 2 年下降至 69％。鉴于这些神经病理性疼痛及传入神经阻滞性疼痛通常难以通过其他方式控制，因此 DREZ 手术仍然是一种有用且有效的疼痛消融方法。

致谢

本章是对 Blaine S. Nashold Jr. 与 Amr O. El-Naggar 教授所著的"背根进入区（DREZ）消融术"一章的改写。该章发表在由 Setti S. Rengachary 与 Robert H. Wilkins 教授编著的《神经外科手术图谱》第 2 卷中。《神经外科手术图谱》是由美国神经外科医师协会（AANS）于 1991—2000 年陆续出版的。

我们要致敬并感谢 Blaine S. Nashold Jr. 教授，感谢他对首版最初章节的刊出给予的帮助及付出的努力。

（杨岸超　译）

第 32 章　三叉神经尾核的神经背根入髓区

32 Dorsal Root Entry Zone:Nucleus Caudalis

Amr O.El-Naggar and Stephen Sandwell

摘要

尾核背根入髓区（dorsal root entry zone，DREZ）消融术是一种治疗疼痛的损毁性手术，其目标是损毁三叉神经脊束深部的三叉神经尾核内的第二级投射神经元。沿该区域的射频消融能够阻止三叉丘系上行疼痛信号的传递，从而治疗药物难治性神经病理性疼痛及传入阻滞性疼痛。尽管真正的三叉神经入脑区位于脑桥水平，但在延 - 颈髓水平的三叉神经尾核被认为是"DREZ"消融的相关结构，可用于难治性面部疼痛综合征的治疗。本章将详细介绍这种有效的消融性疼痛手术的相关解剖结构及手术技术。

关键词：神经性疼痛，传入阻滞性疼痛，三叉神经尾核，背根入髓区消融

一、简介

Sjoqvist，Kunc 及 Hitchcock 等历史上最早介绍了传导束切开术并证明了毁损三叉神经脊束内的一级神经元具有缓解疼痛的效力。Blaine Nashold 教授认识到三叉神经尾核的二级投射神经元与脊髓背角之间在解剖及功能上具有相似性，便率先沿延 - 颈髓交界处进行背根入髓区（DREZ）消融手术，用于治疗复杂面部神经痛及传入阻滞性疼痛。尽管早期的尾核 DREZ 手术通常可以减轻疼痛，但这些患者出现共济失调症状高达 90%。随着射频（RF）电极的创新及消融技术的改进，尽管许多患者术后仍然出现短暂的共济失调，但永久性共济失调的情况极少发生。

二、患者选择

仔细筛选患者是任何手术成功的关键。传入阻滞性面部疼痛被描述为伴有麻木的区域性疼痛；神经性疼痛表现为感觉异常性疼痛，即当进行触觉评估时，患者通常会屈曲并保护患处。神经性疼痛和传入阻滞性疼痛都属于难治性疼痛。与三叉神经痛不同，这些疼痛是持续不断的并且表现为灼烧样疼痛。

传入阻滞性痛和痛性麻木可能是由于面部感觉传导通路上的一级感觉神经元部分或全部破坏所导致的。这可能累及包括三叉神经及其分支、三叉神经半月节、三叉神经根和三叉神经传导束。最常见的原因与三叉神经痛的治疗有关，例如，经皮三叉神经根射频消融术、

球囊加压神经根毁损术、甘油神经根消融术、立体定向放射外科手术、微血管减压手术或三叉神经分支撕脱术。其他原因可能包括外科手术，如三叉神经鞘瘤或脑干病变，如海绵状血管瘤。这些情况可能导致传入阻滞性疼痛，这是由于三叉神经通路上的二级神经元胞体过度兴奋引起的，这些细胞存在于尾核中。

三叉神经尾核消融术可成功治疗面部带状疱疹后神经痛、痛性麻木以及所有其他外科治疗失败的难治性三叉神经痛的患者。它也可以用于治疗某些难治性血管性或创伤后头痛综合征的病例。因为它位于脑干区，周围有许多传导束及神经核团，所以外科医师必须经过特殊培训，才能进行如此精密的手术。在进行三叉神经尾核 DREZ 手术之前，还应首先考虑减轻难治面部疼痛的神经调控手术，例如运动皮质电刺激术。慢性疼痛导致的心理负担可能对患者造成进一步伤害。术前的神经精神评估可更加明确手术适应证，并有助于潜在的抑郁症的治疗。

三、术前准备

仔细的术前评估至关重要，尤其是对经历过多次手术的患者，应确定疼痛是否是复发性三叉神经痛、非典型面部疼痛、面部残余性疼痛、感觉异常或痛性麻木。疼痛区域的皮神经分布图对于设计消融手术的毁损深度及靶点至关重要。CT 和 X 线片对了解患者的特定骨解剖结构至关重要，特别是对既往做过手术

的病例更加重要。MRI 成像可用于评估疼痛的其他来源，例如多发性硬化症、颅内占位性病变或蛛网膜囊肿。术前所有患者静脉注射抗生素和 10mg 地塞米松。

必须明确疼痛位于三叉神经的哪一支分布区。三叉神经传导束中 V1 纤维在延颈交界处、三叉神经脊束的后内侧走行，V3 纤维在其前外侧面走行，而 V2 纤维分布在三叉神经脊束中（图 32-1）。尽管传导束是一狭窄的条带状，但在手术显微镜下操作，可以更有选择性地对传导束进行消融，以确保三叉神经痛症状分布区充分毁损（图 32-2）。

脸部痛感觉信号沿呈洋葱皮状分布的三叉神经外周支传导至颅底水平的三叉神经尾核。面部中线区的疼痛由尾核头端投射，而面部外周区疼痛由靠近 C2 背根的尾核尾端投射（图 32-1）。鉴于这种分布情况，针对面部最中央区的疼痛有时会在高出闩部水平一点进行消融毁损。

四、手术流程

（一）三叉神经尾核解剖

延 - 颈髓交界处，三叉神经脊束核由头侧至尾侧分为 3 个亚区：嘴区（三叉感觉主核下方，延至下橄榄核的上 1/3 处）；极间区（向尾端延伸至锥体交叉及

闩部水平）；尾区（一直持续到 C2 的水平）。图 32-3 显示了三叉神经尾核轴位剖面上的 4 个板层结构：板层 I（后边缘区），板层 II（相当于胶状质层）以及板层 III 和板层 IV（大细胞层）。从功能上讲，板层 I 接收并整合来自三叉神经脊束的一级传入，它含有一个负责在多边形或球形神经元之间通信的树突间质丛，直径为 6 ～ 8μm。边缘神经元大小为 10μm，发出束状轴突由外向内穿过板层 II 到达内侧神经元。板层 II 为密集的小细胞。板层 III 和 IV 内簇状分布直径 8 ～ 10μm 的神经胶质细胞群，但最显著的是梭形及双极神经元，因此将其称为大细胞层。这些大神经元发出二级投射轴突组成三叉丘脑束。

三叉神经脊束和尾核位于副神经根出髓部的后内侧（图 32-4）。在闩部水平，向下 1.4mm 可见三叉传导束的表面，但在闩部下方 4mm 处，其深度迅速减小至 0.6mm。在闩部水平，三叉神经尾核的平均深度为三叉传导束深方 2.0 ～ 2.4mm 处，到 C2 水平逐渐缩小至 1.5 ～ 1.7mm。尾核的宽度也从 2.0 ～ 2.6mm 逐渐减小到 C2 水平的 1.0 ～ 1.7mm。当电极在矢状面外以 120° 插入正好接近尾核的位置。

尾核 DREZ 电极的上部有绝缘处理，以保护延 - 颈髓交界位置浅面的传导束。在闩部上方及在闩部下

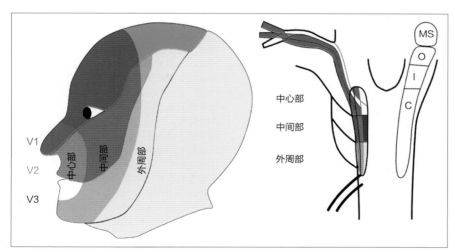

图 32-1　延 - 颈髓交界处的三叉神经核及洋葱皮样面部感觉支配区。V1(绿色)，V2(红色)，V3（白色），中心（central，无色），中间环(middle，蓝色)，外围面（peripheral，黄色）

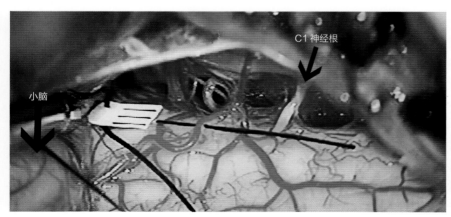

图 32-2　显露延颈髓。可见右侧小脑扁桃体及单个 C1 背根。放置标尺，标志出距副神经根 1mm 的位置。丝线标识出消融的路径。在闩部的三叉神经核的宽度在 2~2.5mm。标尺帮助引导电极定位更前外侧的 V1 纤维或更后内侧的 V3 纤维

第三篇　疼痛和脑积水

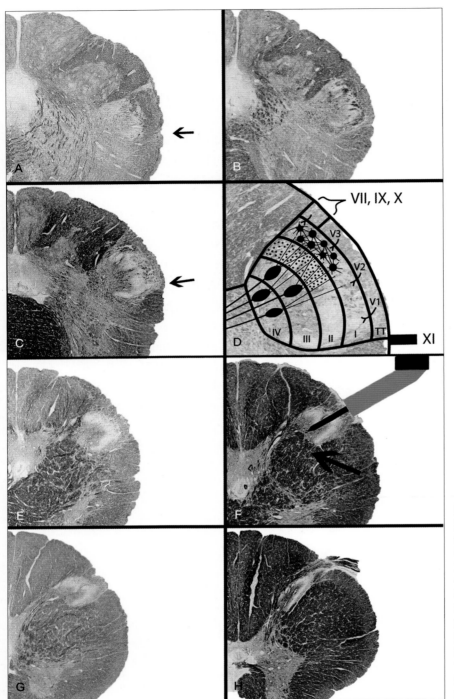

图 32-3 延 - 颈交界处的轴向切片。A. 在闩部，小脑脊髓束（DST，箭头）背侧部分外覆三叉神经束；B. 在闩部下方约 2 mm，C. 在闩部下方约 3 mm，DST（箭头）在三叉神经脊束的前缘；D. 尾核的放大图，分为 4 个板层，深至三叉神经束内，V1 ~ V3 传导束位于副神经根（XI）出髓位置的后方，以及第VII对脑神经，第IX对脑神经，第X对脑神经的前方。板层III和板层IV为大细胞层。板层II为密集的小细胞。在锥体交叉的尾侧，显示如果电极插入较深（E、F）可能引起下方的皮质－脊髓束（箭头）损伤；越接近C2背根（G、H），尾核逐渐缩小（经 El-Naggar 许可转载）

方 4mm 处，电极的绝缘部分可以保护背侧脊髓小脑束，该神经束走行于三叉神经脊束和尾核的浅面。闩部下 5mm 处背侧脊髓小脑束在三叉神经束外侧走行。电极绝缘部分在此处保护下行的一级三叉神经脊束免受伤害。但是，传入阻滞性痛和痛性麻木的患者已有传入阻滞性痛，因此这些患者没必要在术中保留三叉神经脊束。在此种情况下，在紧邻三叉神经脊束深部的 I 区和 II 区进行消融非常重要。试图保留三叉神经脊束不仅不必要，而且可能还会让 I 和 II 层神经元继续放电。因此，在这些情况下，建议将消融范围扩展至延

髓浅面，并且使用非绝缘电极。唯一例外的是在闩部下方的前 4 个毁损灶，此处，背侧脊髓小脑束开始与尾核重叠（图 32-3A）。因此这 4 个毁损灶必须使用绝缘电极以保护传导束。对血管性头痛的病例，没有传入阻滞性痛的证据时，需要保护三叉神经脊束，以避免发生医源性传入阻滞性痛。在这些情况下，绝缘电极将有助于保护传导束免受损伤。

（二）尾核背根入髓区消融

建议在同侧上肢及下肢放置电极监测运动诱发电

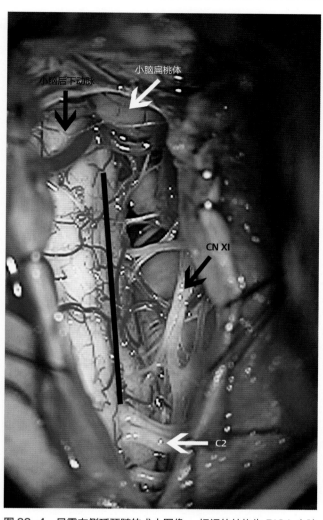

图 32-4 显露右侧延颈髓的术中图像。 标记的结构为 PICA 小脑后下动脉，小脑扁桃体，副神经和 C2 背根。 黑线所示一系列消融毁损的路径，在副神经根的后内侧约 1mm 的位置

位，因为在锥体交叉处有脆弱的皮质脊髓束交叉走行，解剖学上该结构位于闩部下方 12 ～ 16mm。

对于尾核 DREZ 手术，患者侧卧于手术垫上，疼痛侧在上，并以轻度的特伦德伦堡（Trendelenburg）体位扭转（图 32-5）。头部以三点头架固定并保持面部向前，以最大程度地减少寰枢椎的旋转，但要将颈部尽量屈曲并抬高以打开枕下 / 颅颈区域。患者腋窝放置卷垫或枕垫支撑悬空的前臂。在枕外隆凸下方 2cm 处切开皮肤，并向下至 C2 棘突。对于单侧入路，显露范围必须满足能够进行枕下小骨窗开颅，主要显露疼痛同侧，但可稍微越过中线。枕部骨窗要超过枕骨大孔和枕外隆凸间距的 1/3。同时行 C1 半椎板切开并保留 C2 处的肌肉附着点。C1 和 C2 之间的黄韧带以及寰枕筋膜锐性分离。同脊髓 DREZ 手术一样，在手术显微镜下确切止血后纵向剪开硬膜。在中线处，硬膜在环窦下剪开，并向尾端延伸至 C2 水平，蛛网膜保留。环窦出血可用双极电凝止血，但有时可能需要放置临时止血夹。在显露单侧时，颅部的硬膜切口应转向疼痛侧，显露双侧以 Y 形切开硬膜。然后纵向剪开蛛网膜，并用止血夹固定在硬脑膜边缘，如图 32-4 所示。如果既往接受过手术、存在蛛网膜瘢痕时应尤其注意不要损伤小脑后下动脉。

显露延 - 颈髓交界以后，可以看到中央外侧沟上被覆许多蛇形血管。轻轻地游离这些血管，以便随后能将电极置于尾核内。速即纱（Surgicel，美国强生公司）或明胶海绵（Gelfoam，美国辉瑞公司）通常控制较小的点状出血。术中定位的解剖标志包括 C2 背根、

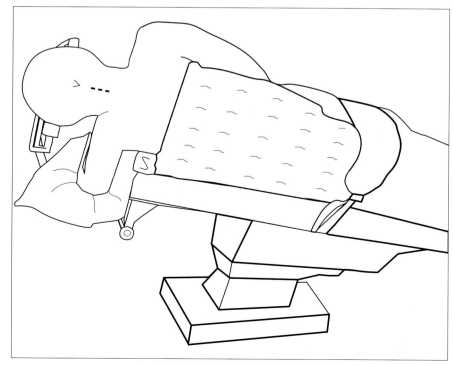

图 32-5 尾核 DREZ（背根入髓区）消融手术的侧卧体位。头部采用三点式固定，身体由手术垫支撑。腋窝下放置卷垫，并用枕垫支撑悬空的前臂

副神经根、C1 背根（如果存在）及第四脑室底的闩部（图 32-2，图 32-4）。齿状韧带及椎动脉位于前外侧。

（三）电极及消融参数

尾核 DREZ 消融电极是一组 4 个热电偶射频电极（ElNaggar-Nashold 尾核 DREZ 消融电极，波士顿科技公司，Marlborough，MA，美国）组成，这套工具是根据解剖学研究而设计的。波士顿科技公司还生产 DREZ 电极匹配的射频发生器。该电极消融部分逐渐变细，其工作长度可以匹配不同节段尾核的深度包括闩部的深度。电极尾部设计有很薄的绝缘层，以保护表浅的背侧脊髓小脑束及三叉神经束（图 32-6）。Cosman 等对猫脊髓进行的消融研究（消融后 1 个月采样）表明，将直径 0.25mm，长度 2mm 的电极加热到 75℃持续 15 秒可产生 0.7 ～ 0.9mm 宽，1.8 ～ 2.2mm 深的脊髓毁损灶。如果加热至 80℃、15 秒，则毁损灶 2mm 宽，深度约为 2mm。外科医师只有掌握了不同温度下形成毁损灶的体积，才能根据患者的不同需求进行一系列多点的消融。通常，在副神经根发出位置连线的后内侧约 1mm 处、在闩部至 C2 神经背根水平之间进行一排 17 ～ 20 个点的消融，消融点间隔 1mm，每个点的温度为 80℃，持续 15 秒（图 32-2）。仅对经过筛选的部分复发病例，需要进一步毁损尾核的中心，可以部分地进行第二排消融术。做第二排消融时，有时选择每个毁损点升温至 75℃、持续 15 秒，以免在该脊髓节段形成的毁损灶过宽。

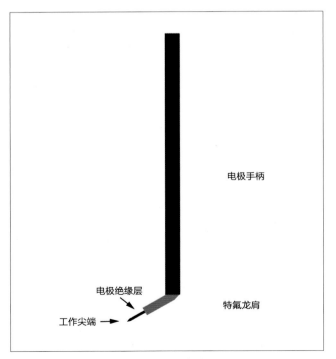

电极手柄

电极绝缘层

工作尖端

特氟龙肩

图 32-6　尾核 DREZ（背根入髓区）电极示意图。active tip 工作端，近端绝缘层（insulation）可以保护浅表的传导束，特氟龙肩（Teflon shoulder）防止电极穿刺过深。Electrodeshaft 为电极杆

1 号电极（工作尖端 1.8mm，绝缘层 1mm）用于闩部下方 1 ～ 4mm 位置的消融。使用时必须将全部电极包括绝缘部分完全插入，以保护背侧小脑脊髓束。

2 号电极（工作尖端 1.6mm，绝缘层 0.6mm）用于闩部下方 5 ～ 10mm 位置的消融。如果是痛性麻木病例，在将绝缘部分完全插入进行消融后，可将绝缘部分拉出进行第二次消融，以保证 Rexed Ⅰ 层和 Ⅱ 层毁损。

3 号电极（工作尖端 1.2mm，绝缘层 0.6mm）用于闩部下方 11 ～ 13mm 位置的消融。使用该电极对于避免损伤交叉的皮质脊髓束至关重要。对痛性麻木病例，也可将绝缘部分拉出，进行二次消融。

4 号电极（工作尖端 1mm，绝缘层 0.5mm）用于闩部下方 14mm 至 C2 神经根位置的消融。对痛性麻木病例，也可将绝缘部分拉出，进行二次消融。

以上这些电极不能在闩部之处或其上进行消融。在极少数情况下，需要在闩部上方进行消融以缓解最难治的牙齿起源的疼痛或面部中央区疼痛，这就需要专门设计的 5 号电极（工作尖端 1.5mm，绝缘层 1.5mm）。此电极可沿闩部向上间隔 1mm 完成多达 5 个消融点，每个点的温度为 80℃、持续 15 秒。

插入电极时，电极的手柄应垂直于矢状面，以使电极的尖端以 120°插入，这样可以与延颈髓核交界处尾状核的解剖相匹配。有时会使用 5 号电极（工作尖端 1.5mm，绝缘层 1.5mm）治疗面部中央区疼痛，在闩部及其上方进行 5 处消融。消融完成后，将血液冲洗干净，以 4-0 的不可吸收缝合线将人工硬膜与硬脊膜及蛛网膜以单层、对齐、修补缝合，缝合过程中逐渐去除金属夹。可以用生理盐水冲洗补充丢失的脑脊液。要做到水密性缝合，缝合后可通过 Valsalva 方法进行验证，也可以选用纤维蛋白胶产品防止脑脊液漏。

五、术后管理及可能的并发症

消融术后的护理与所有开颅手术患者的护理相似。术后使用类固醇激素约 3 天。建议患者尽早下床活动。术后前 2 天可以进行物理治疗以帮助他们离床。大多数患者在第 3 天之后即不再需要帮助；但是，有些患者可能需要长达 2 周的不同程度的帮助进行活动。封闭硬脊膜是必要的，以减少脑脊液（CSF）漏及假性脊膜膨出的风险。术后感染、脑脊液漏及血肿的风险低于 3% ～ 5%。由于消融灶靠近后柱（内侧）、皮质脊髓束（深方）及背侧小脑脊髓束（外侧），因此存在术后力弱及共济失调的风险。这些短暂性共济失调一般出现在术后 2 周之内，但也可能出现永久性共济失调的情况。还会有一些疼痛复发的病例，这些病例可以通过二次尾核 DREZ 手术而治愈。

六、结论

尽管许多关于尾核 DREZ 手术的文献都是回顾性的，但结果均显示该疗法有效。2008 年 Kanpolat 等报道 11 例接受尾核 DREZ 消融手术患者的疗效，早期疼痛缓解率为 72.5%，第 2 年略下降至 62%。另一项关于尾核 DREZ 消融手术治疗面部疱疹后神经痛的研究发现 80% 的患者术后疼痛缓解，平均随访时间为 1 年。鉴于其他方式难以缓解顽固性神经病理性疼痛及去阻滞性疼痛，因此 DREZ 手术仍然是一种有效的治疗疼痛的消融性手术。

致谢

本章是基于 Blaine S. Nashold，Jr. 和 Amr O. El-Nag-gar 教授撰写的刊于《神经外科手术图谱》（第 2 卷）中 "背根入髓区（DREZ）消融" 一章的内容，由 Setti S. Rengachary 和 Robert H. Wilkins 教授进行改编。《神经外科手术图谱》由美国神经外科医师协会（AANS）从 1991—2000 年出版。我们还要对小布莱恩·纳斯霍尔德（Blaine S. Nashold，Jr.）教授给予的帮助以及他在第一版首次撰写该论著所做出的贡献表示感谢及致敬。

（杨岸超　译）

第三篇　疼痛和脑积水

第 33 章　开放式脊髓切开术和经皮射频脊髓切开术

33 Open Surgical and Percutaneous Radiofrequency Cordotomy

Jay K. Nathan, Gaurav Chenji, and Parag G. Patil

摘要

开放式脊髓切开术（OSC）和经皮射频脊髓切开术（PRFC）可改善患有与癌症或慢性疼痛有关的衰竭性疼痛的患者的生活质量，因此给神经外科医师提供了一种有效的治疗方法。该手术对 C5 皮节水平或以下的单侧损伤性疼痛效果最好。OSC 首先通过外科手术显露脊髓，随后在直视下横断脊髓前外侧 1/4 象限。相比之下，PRFC 在 C1 ～ 2 间隙使用影像学或内镜进行定位，并通过局部射频损毁脊髓丘脑侧束而达到手术目的。对于这两种方法，约 90% 的患者疼痛立即完全或部分缓解。疼痛缓解的维持时间因适应证而异，在 6 个月时缓解率可高达 80%。尽管随着应用的增多随访间隔也在增加，但大多数接受脊髓切开的都是癌症患者，所以该术式的长期随访结果很少。由于 PRFC 具有很高的精度且风险很低，它已在很大程度上取代了 OSC，成为首选的脊髓切开方式。考虑到脊髓丘脑侧束在脊髓解剖复杂区域内的位置，术前必须对这两种形式的脊髓切开术的原理、适应证、风险和收益了解清楚，这对于安全、成功地实施手术至关重要。

关键词：脊髓切开术，脊髓丘脑束，癌性疼痛，射频，损毁，经皮

一、简介

患有严重的顽固性疼痛的患者常因疼痛本身和阿片类镇痛药物的副作用而出现严重的残疾。脊髓切开术的基本解剖学原理简单明确，其手术过程历经从开放式改良为经皮手术，且对有明确适应证的患者存在确切的疗效。对这些患者（尤其是患有癌性疼痛的患者）而言，开放式脊髓切开术（OSC）和经皮脊髓切开术（PRFC）均是可减少阿片类药物用量，并改善生活质量的重要外科手段。

二、外科解剖

脊髓切开术的靶区是位于脊髓腹外侧 1/4 象限的脊髓丘脑侧束（STT）（图 33-1）。STT 会将痛觉感受器接收到的疼痛和温度信息传输给对侧丘脑。STT 的纤维分布具有躯体定位对应关系：腹内侧纤维对应手臂和上胸部区域，而背外侧纤维对应骶部和腰椎等区域。此外，STT 还具有感觉模态的对应关系，从外到内分别对应浅表疼痛、温度和深部疼痛。形成脊髓丘脑束的大多数轴突在进入脊髓后 2 ～ 5 个节段内交叉到对侧，因此成功的脊髓切开术可消除对侧疼痛。但在某些情况下亦会因少数纤维交叉的变异性，而出现

术后部分同侧疼痛减轻的效果。

三、历史演变

1905 年，William Spiller 在对一例生前患有一侧躯体痛温觉丧失的患者进行尸检后发现其胸段 STT 位置存在结核瘤，因而确定 STT 承载着痛温觉信号的传入功能。Spiller 和 Edward Martin 在 1912 年报道了第一例人类 OSC 手术。最初，脊髓切开术需要开放颈椎或胸椎椎管进行手术。Mullan 等于 1963 年介绍了一种损伤较小的经皮脊髓切开术，他们使用了放射性锶 -90 对 C1 ～ 2 水平 STT 进行了损毁。这种经皮手术为临床医师扩大了脊髓切开术的适应证，也为那些开放手术风险较大、寻求姑息治疗的晚期癌症患者提供了机会。为了减少辐射暴露，Mullan 等于 1965 年推出了单极电切经皮脊髓切开术。同年，Rosomoff 等开发了 PRFC，该技术可对 STT 进行更精确的热凝毁损。在接下来的 20 年中，X 线定位和生理学测试成为了 PRFC 手术的一部分。1988 年，Kanpolat 等在计算机体层摄影（CT）脊髓造影引导下完成了 PRFC。如今，PRFC 通常在 CT 成像、X 线透视及内镜的辅助下进行。

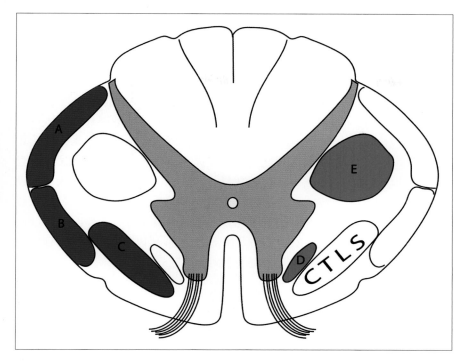

图 33-1　C1～2 水平脊髓横断面示意图。图中显示脊髓小脑后束。A. 脊髓小脑前束；B. 脊髓丘脑侧束，该束纤维具有从内侧到外侧按照颈、胸、腰、骶顺序排布的特点（C），网状脊髓束；D. 和皮质脊髓束；E. 经皮射频脊髓切开术的靶区，即脊髓丘脑侧束，位于图中左侧。其周围的重要结构包括与无意识呼吸有关的网状脊髓束、与躯体活动有关的皮质脊髓前束以及与协调运动有关的脊髓小脑前束等

四、患者选择

脊髓切开术的理想适应证为单侧、顽固性、损伤性、癌性疼痛。尽管 OSC 具有一定疗效，但随着现代阿片类药物治疗方案的应用以及 PRFC 的出现，开放式脊髓切开术已越来越少使用。但胸段 OSC 仍可用于疼痛局限于下半身的患者（即髋部或下肢），尤其是用于患有骨盆恶性肿瘤的患者。胸段 OSC 相较颈段 PRFC 有着独特的解剖学优势，可以避免上肢功能受损和少见的呼吸系统并发症。

由于难以很难通过经皮穿刺的方法到达在 C1～2 间隙以上的节段，PRFC 通常对治疗 C5 或以下节段区域的疼痛效果最好。双侧腹部、骨盆或下肢疼痛可通过双侧 PRFC 治疗。然而，由于担心出现 Ondine curse 综合征或者损伤邻近的网状脊髓束而导致自主呼吸暂停，应尽量避免进行双侧颈段脊髓切开术治疗上肢或躯体疼痛。有学者认为如果存在这类风险，应尽量选择使用单侧颈段 OSC，或者 OSC 与颈段 PRFC 结合使用的方式。同时，通过对 PRFC 进行疼痛定位以精准控制损毁的范围，并借助现代影像学技术，将极大程度降低呼吸系统并发症的发生率。

如今绝大多数 PRFC 手术的目的都是为了缓解顽固性癌性疼痛，包括间皮瘤、Pancoast 肿瘤、胃肠道癌和转移癌。PRFC 也会用于一些非癌性疼痛的治疗，如电灼伤、脊髓神经鞘膜囊肿、带状疱疹后神经痛、结核病和枪伤等。脊髓切开术的相对禁忌证包括双侧神经痛或神经性疼痛，清醒时难以保持仰卧位，阿片类药物过度依赖（可在手术前进行干预）等。

五、非癌性疼痛的临床预后

由于脊髓切开术最常用于治疗癌性疼痛，因此很少有数据描述其治疗非癌性疼痛的预后。一篇全面的文献综述表明疼痛缓解率具有明显变异性，从术后早期有 30%～60% 的患者达到完全缓解，到术后 2～3 年有 20%～60% 的患者部分缓解。出现这种变异性的原因可能是适应证、疼痛缓解评估、患者人数和随访时间等因素存在差异。另一项长期随访研究报告显示，PRFC 术后疼痛立即缓解的比例为 90%，3 个月时为 84%，1 年时为 61%，5 年时为 43%，10 年时为 37%。有时非癌性疼痛可能会持续数十年。因为患者的预期寿命越长，PRFC 术后疼痛复发的风险更高，所以在对非癌性患者进行知情同意告知时，应着重强调疼痛的缓解程度可能会随着时间的延长而降低。

六、癌性疼痛的临床预后

大多数关于 OSC 的文献都包含 1990 年之前的病例系列。一个较新的单中心病例系列报告表明，1998—2010 年在美国某医学中心接受胸段 OSC 手术的 9 例重度顽固性疼痛患者中，有 6 例患者术后疼痛得到缓解，2 例出现了永久性无力和尿失禁。另一个较新的单中心病例系列报道了英国某中心自 1993—2002 年完成的 9 例患者的术后结果：所有患者均未发生运动并发症，有 8 例能够降低口服吗啡使用量并停用强效辅助镇痛药。

Kanpolat 等在 2009 年发表了一个迄今为止包含患者数量最多的，CT 引导下经皮穿刺脊髓切开术治疗

顽固性癌痛的病例系列，他们回顾了 1987—2007 年的 193 例病例，发现 92.5% 的患者在进行 PRFC 术后疼痛立即得到完全或大部分缓解，约 3.4% 的患者术后疼痛无明显改善。在该病例系列中，Karnofsky 功能状态评分提高了 20.5，最低得分从 10 分提高到 20 分。但其对于效果的持续性没有报道。在另一个 41 例患者的病例系列报告中，研究者分别在 PRFC 术后以及术后 6 个月对患者的疼痛缓解程度和功能状态进行了评估。术后有 80% 的患者报告疼痛立即消失，18% 的患者对术后疼痛缓解满意，2% 患者报告术后疼痛缓解不理想，且术后未出现疼痛未缓解或加重的情况；到 PRFC 术后 6 个月时，约 30% 的患者疼痛消失，50% 的患者对疼痛缓解满意，而 20% 的患者疼痛缓解较少或没有减轻。在这项研究中，PRFC 术后平均 Karnofsky 功能状态评分立即提高了 20 分，而到 6 个月时，睡眠时间平均增加了 50%，其他系列也报道了类似的结果。

七、损伤性疼痛和神经性疼痛

当考虑使用 OSC 或 PRFC 来治疗疼痛时，明确其是损伤性疼痛还是神经性疼痛是非常重要的。损伤性疼痛代表的是神经系统对有害或破坏性刺激的反应，包括钝性或锐性，搏动性，以及疼痛等性质。相比之下，神经性疼痛是由于神经传导通路本身受损或受到炎症影响而出现的不适感。感觉异常、异常性疼痛、寒冷或烧灼感或瘙痒感是神经性疼痛的特征。PRFC 对损伤性疼痛的效果远超过其对神经性疼痛的效果。对于通过脊髓后柱感觉通路上行传递的神经性疼痛，脊髓电刺激治疗可能是更为有效的治疗方法。

八、术前准备

（一）药物治疗

损伤性疼痛最初可通过口服阿片类药物和抗炎药物进行控制。但是服用阿片类药物的患者常会出现快速抗药反应，或对一定剂量的药物反应下降。导致服药剂量不断增加，并随之出现便秘、疲劳、精神异常和呼吸抑制等常见不良反应，从而使服药剂量受到限制。对于那些不能通过口服药物控制的单侧、损伤性癌痛患者，脊髓切开术通常是一个不错的选项，并且可通过患者对阿片类药物的反应来评估该手术的潜在疗效。

（二）硬膜外和鞘内治疗

对于很多使用了最大剂量镇痛药却仍难以达到满意效果的衰竭性疼痛患者而言，硬膜外神经电刺激和鞘内注射阿片类药物是主要的手术治疗手段。这些疗法远比 PRFC 应用的更为普遍。对于癌性疼痛患者，尤其是伴有骨盆、躯干疼痛或 C4～5 皮节以上疼痛的患者（这些患者不适合传统的脊髓切开术），鞘内注射吗啡不仅可以减少应用阿片类药物的全身性副作用，而且还可提供更好的镇痛效果。患有非癌性神经性疼痛，并且预期寿命较长的患者，硬膜外电刺激可更有效地覆盖脊髓背侧感觉通路。这两种手术在置入永久性装置之前，可以先用创伤较小的临时方法进行尝试，以确保其效果。其缺点主要是需要置入永久性设备，因此可能出现感染或发生故障而需要设备移除或更换。而脊髓切开术就无此类风险。此外，由于 OSC 和 PRFC 不需要昂贵的设备，所以手术价格相对便宜，更适合用于资源有限的地区。

（三）脊髓成像

脊髓的术前 MRI 非常重要，它能够排除那些更适用于其他手术方式的具有器质性病变的疼痛。MRI 还可以帮助评估脊髓的解剖结构、尺寸大小，以确保在选定的手术区域没有能影响脊髓切开术效果的病变。

九、手术步骤

（一）开放式脊髓切开术

开放式脊髓切开术通常是通过背侧或腹侧入路在颈段或胸段脊髓进行操作的手术。最为常用的是背侧中线入路。患者取俯卧位，确定目标椎体位置后，显露椎板，行椎板切除术或半椎板切除术。在显微镜下直视切开硬脊膜，辨认脊髓、脊髓背侧神经根和齿状韧带。为了到达疼痛侧对侧脊髓的腹侧半，将齿状韧带从硬脊膜表面游离并轻轻抬高，进而旋转脊髓以显露其前外侧部。用止血钳以直角夹住 Weck 刀片，深度为 4～8mm，将刀片在齿状韧带腹侧插入脊髓 4～6mm 深并向前切开，然后用成角显微解剖刀沿软膜下表面切开，以确保腹外侧脊髓被完全切断，术中使用双极电凝止血。硬脊膜水密缝合，分层缝合切口。

（二）经皮射频脊髓切开术

安全且成功的 PRFC 不仅需要精确的病变定位，而且也要考虑 STT 与躯体解剖的定位对应关系以及邻近的脊髓通路。值得注意的是，该手术本身就对正常的解剖关系存在影响：在射频（RF）电极推进并插入软脊膜之前，脊髓可移动多达 5mm。因此，外科医师在手术过程中需要依靠常规 CT、X 线透视和内镜直视成像等手段提供的脊髓和射频电极的高分辨率影像来进行操作。

我们中心使用的 O 形臂成像系统可在不移动患者

的情况下，轻松进行 X 线透视和 CT 成像。它位于患者床头周围，监护仪放置在手术的对侧，面向外科医师（图 33-2）。使用 O 形臂的位置记忆功能，扫描架可被轻松移出术区，并在需要图像采集时回到原位。给予患者少量镇静和局部麻醉药后，将患者头部以较舒适的屈曲姿势固定于手术台上，在乳突下方插入 20 号脊柱针（套管），并在 X 线透视引导下插入 C1 ~ 2 间隙，以便与脊髓靶区形成正交位置关系（图 33-3）。保持患者口部张开（非必需步骤），在齿状突视图的前后方向上可以更好地显示脊柱针的位置。当

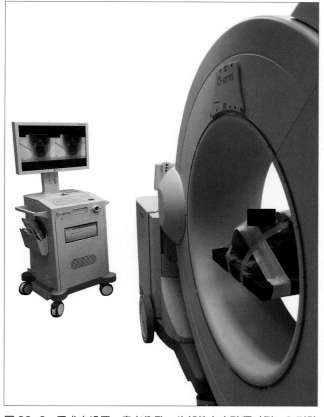

图 33-2　手术室设置。患者仰卧、头部偏向麻醉师对侧。O 形臂底座和监视器位于与病变部位对侧，使位于病变同侧的外科医师易于观察并有足够的操作空间。可随时控制 O 形臂线圈向尾侧移动，并随时记忆位置

针尖穿过 C1 环后，取下套管观察是否有脑脊液（CSF）流出，进而确认硬脊膜已被穿透。注意，如果在插入针头时触碰到 C2 神经根，患者可出现头后部 C2 分布区疼痛。随后，在确认 CSF 流出通畅的情况下，注射 300 mg/ml 的欧乃派克造影剂 6 ~ 8ml 进行脊髓造影，注意碘总剂量不要超过 3g（10ml）。鞘内造影有助于外科医师识别齿状韧带。对于腰骶部疼痛，射频电极的插入靶点是齿状韧带前 1mm；而对于颈部和胸部疼痛，插入位置则是在齿状韧带的前 2 ~ 3mm。在确定靶点位置后可将手术台调至反 Trendelenburg 位约 10 分钟，便于使造影剂与脑脊液混合，从而最大程度地减少造影剂流入颅后窝而导致短暂的感觉副作用。

术前将诸如 Kanpolat CT 之类的电极插入套管，使套管针的尖端略长于电极尖端。然后将电极和套管一起推进，穿过脊髓表面的软脊膜，同时监测电阻。在脑脊液中标准阻抗为 100 ~ 200Ω，穿过软脊膜进入脊髓实质后阻抗可上升到 400 ~ 800Ω。在唤醒患者进行测试之前，可以使用 O 形臂或 CT 成像来观察脊髓内的针头位置。然后将电极继续向脊髓深部插入，同步刷新高分辨率成像，并固定插套管位置。调整电极和套管的位置，直到其位于 STT 对应的区域（图 33-4）。注意，由于脊髓存在微小的移动，如果穿透软脊膜的力量过大，套管 / 电极可能会超出靶点位置。如果发生这种情况，可适度调整电极直到合适的位置。

目前内镜辅助下的 PRFC 手术得到发展。该技术在 X 线透视引导下将一个 17 号套管插入 C1 ~ 2 间隙水平的硬膜下间隙，随后将直径为 0.9mm 的微型内镜通过套管置入该间隙，从而可以在直视下定位齿状韧带、脊髓侧方、神经根和血管。然后将第二套管并排插入到第一套管旁，进而插入 RF 电极。并在微型内镜辅助下实时调整电极位置，并根据患者对电刺激的反应进行精准定位。

在影像学上确认电极已置入 STT 对应区域后，即

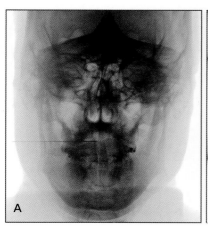
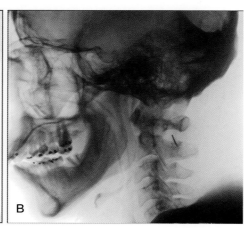

图 33-3　术中 X 线透视成像。A. 前后位；B. 侧位投影成像有助于定位脊柱针在 C1 ~ 2 间隙的位置，以及齿突和脊柱中线的位置

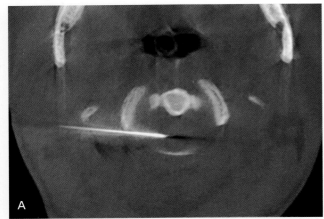

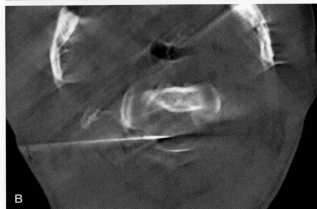

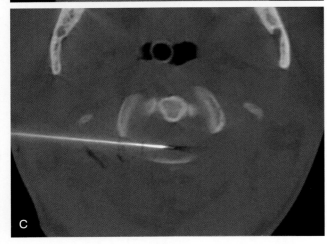

图 33-4   术中 CT 成像。轴向视图显示经皮射频损毁套管与脊髓的相对位置关系，A. 位置太靠前；B. 位置太靠后；C. 最终位置。实时影像引导在确保经皮射频脊髓切开术的安全中至关重要，可减少损伤邻近的重要纤维束的风险

可唤醒患者进行测试。为确保手术安全，无论使用何种影像定位，在进行永久损毁前都必须进行生理监测。可以如通过 RF 发生器对电极尖端施加电刺激，观察反应。在给予 0 ～ 1V、2Hz 刺激时，如出现同侧运动反应，可能表明电极位于脊髓前角灰质或脊髓腹侧小神经根的内侧。而在 1 ～ 3 V 刺激时，如出现同侧上肢和下肢的运动反应，可能表明电极接近皮质脊髓束背侧。在当电极位于 STT 内较理想的位置时，0.1 ～ 0.4

V、50 Hz 水平的电刺激通常会引发对侧温暖或寒冷的感觉。如在较高电压下诱发了类似反应可能表明电极邻近 STT。

如果生理测试确认了电极位置在 STT 中，可给予进行 80℃、60s 的初级损毁。如果位置不确定，可进行 60℃、60s 的测试毁损以确认电极位置，这种程度的射频通常不会导致永久性毁损。虽然 STT 损毁通常是无痛的，整个过程中患者可保持清醒状态，但电流从软脊膜扩散到硬脊膜也可能会引起一些不适反应。第一次损毁完成后，可对患者进行对侧疼痛区域的伤害感受测试。如果仍有疼痛反应，可重复生理监测并继续进行 1 ～ 2 次损毁。疼痛完全缓解后，拔出套管针并放置敷料。术后行 MRI 扫描确认损毁位置的准确性（图 33-5）。

十、术后管理及并发症处理

对于服用大剂量麻醉性镇痛药的患者，损毁手术后可能出现呼吸抑制，需要在术后立即使用纳洛酮进行拮抗。对于单侧脊髓切开术，常规监测患者呼吸及各项生命体征，如平稳可于第 2 天出院。对于分两次进行双侧颈髓切开术的患者，为预防术后呼吸停止，第二次手术后需在 ICU（重症监护病房）中进行监测。在术后 1 ～ 2 周，应常规测定麻醉性镇痛药浓度，以避免阿片类药物停药反应。患者术后还需接受 4 天的地塞米松减量疗法。

十一、不良反应和镜像疼痛

在进行 PRFC 时，外科医师必须随时思考电极与紧邻 STT 的多个纤维束之间的关系（图 33-1）。在 STT 外侧的脊髓小脑前束受损可导致同侧上肢共济失调；在 STT 内侧、灰质外侧角的自主神经纤维受损可导致肠道和膀胱功能障碍；在 STT 背内侧的皮质脊髓侧束纤维受损可导致同侧下肢无力。但该手术最重要的相邻结构是位于 STT 前内侧的网状脊髓束，尤其是双侧脊髓切开术后，网状脊髓束的损伤可能会导致 Ondinecurse 综合征。尽管采用现代 CT 引导可以降低这种风险，但脊椎传导束（尤其是皮质脊髓前束）的位置存在很大的变异性。因此，生理测试或其他术中监测对于手术安全以及避免并发症来说是至关重要的。

脊髓切开术的另一不良反应是手术同侧（位于术前痛区的对侧镜像位置）可能出现疼痛，或疼痛加重。疼痛的强度通常较低或接近原疼痛强度。患有双侧疼痛的患者在进行脊髓切开术后同侧疼痛可加重。"镜像疼痛"的机制尚不清楚，但普遍认为与休眠的突触被激活有关，同侧疼痛加重的发生率在 5% 左右。

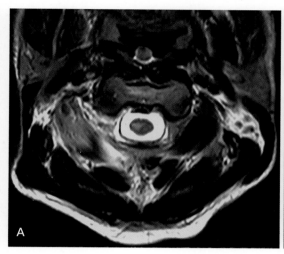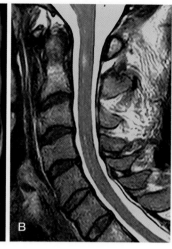

图 33-5　术后 MRI 影像。A. 轴位；B. 矢状位的 T2 加权图像显示了经皮射频切开术后损毁区域在 T2 上位高信号区

十二、结论

受到 STT 功能受损后疼痛感觉丧失现象的启发，脊髓切开术开始被应用于缓解药物难治性损伤性疼痛，并逐渐成为神经外科医师一个强有力的武器。如今

OSC 已被 PRFC 取代。 PRFC 作为一种创伤小的替代方案，尤其适用于单侧 C5 皮节水平及以下的癌痛患者。借助现代神经影像学、生理术中监测，OSC 和 PRFC 手术可以轻松、安全地提高疼痛患者（有适应证）的生活质量。

（石　林　译）

第三篇　疼痛和脑积水

第34章 周围神经电刺激治疗疼痛：枕神经电刺激简介

34 Peripheral Nerve Stimulation for Pain Relief:Primer on Occipital Nerve Stimulation

Konstantin V. Slavin and Dali Yin

摘要

应用周围神经电刺激（PNS）治疗慢性疼痛中已有超过 50 年的历史，并已成为一种成熟的治疗方式。通过置入设备可以对全身的周围神经进行电刺激，包括头部、面部、躯干和四肢等。PNS 最广泛的应用之一是，通过枕神经电刺激（ONS）非手术治疗无效的慢性神经性疼痛和头痛。ONS 手术通常有两种入路（颈部中线入路和乳突后入路），我们一直使用乳突后入路的方法，因此本章主要介绍这个方法。

关键词：周围神经电刺激，枕神经电刺激，乳突后入路，电极，慢性头痛

一、简介

周围神经电刺激治疗最常见的应用之一是枕神经电刺激（ONS），它已被广泛用于治疗难治性神经性疼痛和头痛综合征，其中包括枕神经痛、手术后头痛、创伤后头痛及所谓的颈源性头痛、偏头痛和丛集性头痛等。近年来，由于 ONS 疗效明显，且具有可逆性、微创性、并发症少的特点，因此该疗法获得了广泛的认可和关注。

ONS 置入手术的两种主要技术是颈部中线入路和乳突后入路。我们使用乳突后入路进行 ONS 手术已有 10 余年的历史了，其优点是：①体位简单（仰卧位）；②从乳突后部到锁骨下区域的皮下隧道较短；③对元件的机械应力小；④避开了身体活动较多的区域（如颈部中线、下背部等）。在这里，我们将详细介绍 ONS 手术的乳突后入路方法。

二、患者选择

ONS 最常见的适应证是单侧或双侧头部和面部疼痛，包括枕神经痛、丛集性头痛、偏头痛、术后疼痛、连续性偏头痛和与纤维肌痛相关的疼痛。其禁忌证通常包括预期寿命短、活动性感染、无法纠正的凝血疾病和血小板减少症等。此外，如果患者较差的身体状态可能影响择期手术或麻醉，也应作为禁忌情况处理。

ONS 可用于患有常规药物治疗无效的慢性、致残性神经性疼痛的患者，这类患者通常诊断明确，且没有明确的器质性病灶。患者应能熟悉并积极使用设备，应在手术前完成神经心理学评估，并且对试验性电刺激有着较好效果，才能永久性置入 ONS 设备。试验性电刺激的目的是确定 ONS 的有效性，通常将其定义为疼痛强度改善 50% 以上，并且不存在与刺激相关的副作用。但也存在一些例外情况，如 ONS 不能立刻缓解丛集性头痛的症状，并可能在置入装置后数周或数月后才能产生效果。在这些情况下，试验性电刺激主要用于确定 ONS 是否会引起任何不良反应。

三、术前准备

由神经内科、疼痛科和神经外科医师对患者进行评估，确定诊断并排除存在可手术切除的病灶。需要强调的是，神经性疼痛是一种慢性、严重的、致残的、药物无效的疼痛综合征。而枕神经阻滞可用于明确枕神经在疼痛产生中的作用。所有准备接受外科手术的患者都需要通过专业评估并表现出良好的心理状态。手术前进行心理评估的目的是评估患者对 ONS 治疗有效的可能性，患有痴呆、身心症、二级获益、未治疗的抑郁症、人格障碍以及药物成瘾的患者很难从神经调控治疗中获益。大多数置入的神经刺激设备在进行

MRI 扫描时（脊柱扫描除外）都会出现伪影，因此如果患者术后必须进行 MRI 扫描，则其可能也是 ONS 的禁忌证。应排除的 ONS 手术禁忌证包括活动性感染、凝血障碍、无法停用抗血小板治疗或抗凝治疗，以及无法耐受镇静或全身麻醉等。手术前需停用抗凝药物 7～10 天。试验性电刺激证明患者能够从 ONS 中获益也是非常重要的。

四、手术步骤

可以在患者清醒的镇静状态如监测麻醉护理（MAC）下，置入测试性 ONS 电极。对于所有永久性置入的病例，我们均采用不使用肌松剂的全身麻醉。这可使医师更容易、更安全地将导线穿过熟睡患者的颈部，同时还利于医师观察给予电刺激后肌肉收缩的情况。患者取仰卧位，使头部最大程度地转动以远离置入脉冲发生器（IPG）的锁骨区域（图 34-1A、B）。可用小垫将头部抬高到方便对枕骨和乳突后部进行操作的高度，同侧肩下塞入肩垫。

备皮后消毒同侧枕骨区域、颈部和上胸部（用于永久性置入设备）并以标准无菌方式盖无菌辅料。将 C 形臂 X 线透视仪放置在患者头部周围，以便手术医师可在手术过程中站在 C 形臂以内并有足够的空间实施手术（图 34-2）。

局部麻醉后，首先切开锁骨下切口，分离软组织，在皮肤和筋膜之间制作囊袋放置刺激发生器，同时使用双极电凝止血。在乳突后方沿发际线行长约 2.5cm 的直切口，切至筋膜层并仔细止血，向内外侧推开切口两侧皮下组织，制作宽度约 1cm 的囊袋，用于锚定导线并放置"张力消除环"。使用皮下穿通工具连通锁骨下切口及乳突后切口，使用带有塑料套筒的通条帮助导线穿过皮下隧道。然后，在 C1 水平中线位置行小切口，经皮向对侧乳突方向插入电极套装中的带芯套管针，以便沿套管针插入对侧电极导线（图 34-4）。我们通常会轻轻折弯套管针和针芯使其与患者颈部具

有相似的弧度，以便套管针到达合适位置后很容易撤出针芯，且可降低穿透皮肤的风险。同样，将第二枚套管针自乳突后切口向中线方向插入（图 34-4A），在 X 线透视下实时观察套管针头的前进方向和位置（图 34-4B）。当针头进入筋膜外脂肪层，移动相对容易，而针头位于筋膜或真皮内，则阻力更大。确定套管针位置满意后，取下针芯，将 2 枚电极沿套管针插入（图 34-5），一枚（从属 / 对侧）电极从中线向对侧乳突方向插入，另一枚（非从属 / 同侧）电极从乳突后切口处向中线方向插入，电极置入的过程也在实时 X 线透视下进行。与脊髓电刺激不同的是，脊髓电刺激电极导线从套管针中穿出后继续向前推进，而周围神经电刺激手术中将套管针直接插入目标位置，然后将电极导线在套管针管腔中送至靶点，随后拔出套管针。在从中线穿刺部位拔出套管针前，将其针芯自中线同一切口向同侧乳突后切口方向穿刺，拔出套管针时（将电极留在原位），沿针芯将套管针自外侧向内侧方向推

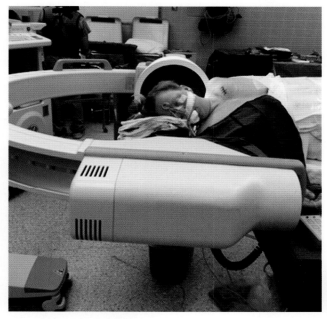

图 34-2 C 形臂的放置位置

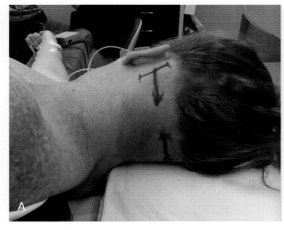
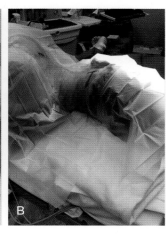

图 34-1 A、B. 头部的位置及枕部和锁骨下区的切口标记

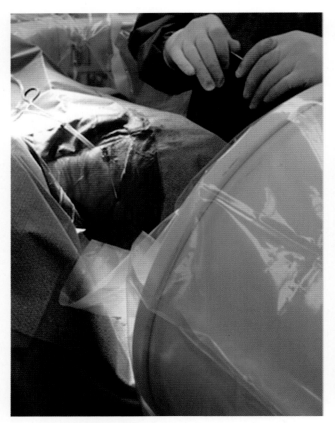

图 34-3　Touhy 针向对侧乳突方向插入

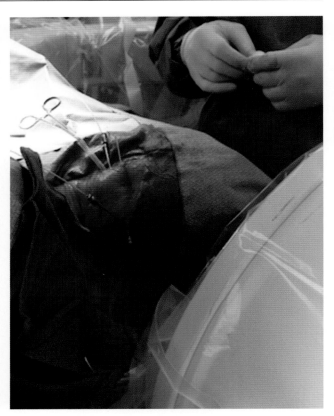

图 34-5　使用 Touhy 针将两根枕神经电刺激电极插入到各自位置。一根电极（从属电极）自中线穿刺至对侧乳突，另一根电极则从乳突切口穿刺至中线

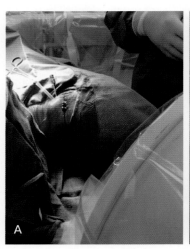
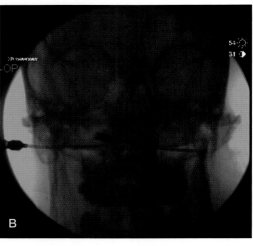

图 34-4　A. 第 2 枚 Touhy 针由乳突向中线方向插入；B. 使用 X 线透视确认 Touhy 针的位置

进（"针在芯上"技术，图 34-6）。取出针芯，将对侧电极沿套管针逆行传至乳突切口处（图 34-7）。随后拔出第二枚套管针，将同侧电极导线留在原位。将两枚电极都放置好后，在 X 线透视下确定电极位置并评估是否对称（图 34-8）。通常，将从属电极拉向中线，非从属电极拉向乳突后切口。使用套装附带的固定锚钉和不可吸收线将电极导线固定在乳突后筋膜上。每个电极可使用 2 个塑料锚钉，并通过不可吸收缝线将其缝合到其下方筋膜上。在缝合前可注射医用胶水加固锚钉，并制作应力消除环减少张力。

然后，将电极引线从乳突后切口穿过皮下隧道（图 34-9）送至锁骨下区皮下囊袋（图 34-10），连接刺激发生器。使用定位螺钉将电极导线固定在适当的位置，然后使用不可吸收线将刺激发生器固定在囊袋中。多余导线盘在刺激发生器下面。通常会预留出足够长度的电极导线，从而避免了头部活动时导线过短的情况。检测电阻是否正常，确保各组件完好且连接正确。

随后，使用抗生素溶液冲洗切口，双极电凝止血。使用 2-0 Vicryl 缝线缝合皮下组织，使用 3-0 尼龙线缝合乳突后切口和中线切口，使用 4-0 Vicryl 缝线缝合锁

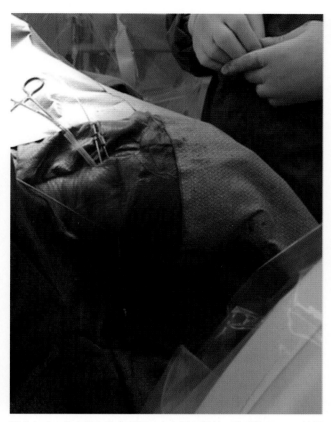

图 34-6　自中线向乳突后切口方向插入针芯，随后将 Touhy 针沿针芯自外侧向内侧方向穿出（"针在芯上"技术）

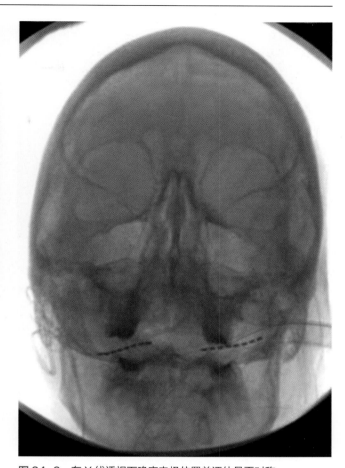

图 34-8　在 X 线透视下确定电极位置并评估是否对称

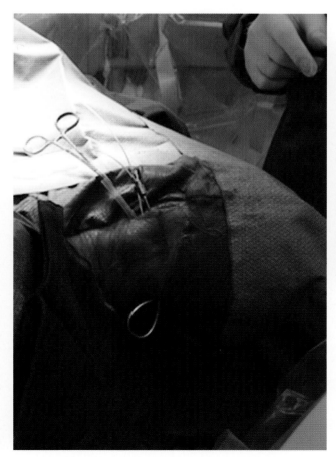

图 34-7　拔出针芯，将对侧从属电极在 Touhy 针管芯里自中线向乳突后切口方向穿出

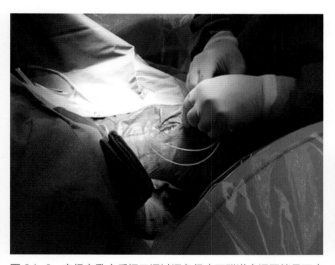

图 34-9　电极自乳突后切口通过通条经皮下隧道穿通至锁骨下皮下囊袋

骨下切口。用过氧化氢溶液、碘伏溶液冲洗切口，对合锁骨下切口两侧皮肤并用胶条固定，所有 3 个切口（中线、乳突后和锁骨下）均用无菌敷料覆盖。

超声引导下的枕神经刺激电极置入

超声技术是一项用于显示软组织显影的很成熟影像学技术。现已应用超声引导的 ONS 电极置入来治疗

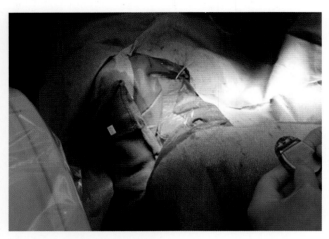

图 34-10　连接电极和刺激器

枕神经痛，超声可以使医师观察到导针、电极与枕神经和血管的相对位置关系，从而优化电极导线的放置位置。这是一种较新的 ONS 置入方法，在 ONS 手术过程中，有着能够实时观察血管、神经结构以及周围软组织（包括表皮、真皮、皮下组织和斜方肌）的优势。重要的是，超声引导可以使设备的放置位置和深度更为精准，并降低枕动脉或枕神经损伤风险，还能减少对椎旁肌不必要的损伤，进而提高疗效并减少并发症。电极放置位置过浅可能导致电极尖端磨损，这种情况可以通过术中超声引导加以避免。总体而言，超声引导可提供实时辅助，帮助术者将 ONS 电极安全、可靠地放置在结缔组织中，优化神经调控疗效，同时可减少术中和术后并发症。超声技术的这些优点使其成为神经调控领域的一种很有前景的辅助手段。到目前为止，关于超声引导的 ONS 置入的报道很少，为了证明在 ONS 手术中超声引导的真正作用，还有必要纳入更多的患者进行研究，并进行更长时间的随访。

五、术后并发症处理

电极移位是枕神经刺激手术最常见的并发症之一。其他并发症包括感染、出血血肿、刺激相关疼痛和肌肉痉挛、磨损、异物反应、电极断裂和发生器故障等。电刺激效果差可能是电极移位、电极断裂或电池耗尽等所致。患者可能需要进行几次调控才能获得最佳治疗效果。

六、结论

本章中我们描述了一种使用乳突后入路的枕神经刺激器置入手术技术，该手术在患者体位选择、手术操作的简便性、皮下隧道长度以及减小对 ONS 部件的机械应力等方面均具有优势。

（石　林　译）

第 35 章　脊神经根和背根神经节电刺激

35 Spinal Nerve Root and Dorsal Root Ganglion Stimulation

Jonathan Yun, Suprit Singh, Yarema B. Bezchlibnyk, Jennifer Cheng, and Christopher J. Winfree

摘要

脊神经根刺激（SNRS）是一种用于治疗慢性疼痛的神经调控技术。其技术要点为沿脊神经根丝、背根神经节或脊神经根放置刺激电极，从而减弱或缓解目标神经根分布范围内的疼痛。根据电极放置的解剖位置不同，使用的 SNRS 类型也不一样。SNRS 结合了脊髓电刺激微创、位置居中、易于操作的优点，以及周围神经刺激的感觉异常局限性的特点。那些对其他形式的神经调控疗法无效或不适合的患者，这种混合技术可能是一种不错的选择。

关键词：电刺激疗法，椎管内，神经调控，脊神经，脊神经根电刺激，跨椎间孔，跨椎管

一、简介

自 43 年前，首次使用脊髓电刺激设备治疗神经性疼痛以来，脊髓神经调控技术已被用于治疗多种疾病。我们对脊髓电刺激机制的了解还不够彻底，脊髓电刺激（SCS）技术源自 1965 年 Melzack 和 Wall 提出的理论，他们认为大脑感知到感觉异常的区域，同时也可以减轻或缓解疼痛。随着时间的推移，SCS 的适应证范围不断扩大，包括背部手术失败综合征、神经根病变、周围神经病变、周围血管疾病、慢性不稳定型心绞痛和复杂的局部疼痛综合征。

尽管 SCS 的适应证有所扩大，并且一些随机对照研究也证实了其有效性，但其仍具有局限性，比如电极移位、耐用性差，以及刺激效果与患者的姿势和活动状态有关等。此外，因为深层的纤维束较难受到电刺激影响，所以很难对某些皮节区域（例如骶部皮节）实施有效的刺激。同样，SCS 对胸部皮节区域的效果也比较差。

由于 SCS 的局限性以及新型电极的快速发展，其他形式的神经电刺激治疗获得了更广泛的应用。尤其是周围神经刺激（PNS）已被用于治疗多种单神经支配区域或独立区域的疼痛综合征，并最常用于治疗枕神经痛、三叉神经痛以及其他因单一神经病变引起的疼痛，如髂腹股沟神经痛、髂腹下神经痛和生殖股神经痛等。PNS 也包括一些缺点，比如某些神经的 PNS 手术操作复杂或难以成功，由于神经活动性导致的电极移位或功能故障，以及疼痛缓解范围局限等。

SCS 和 PNS 的局限性推动了脊髓神经根电刺激（SNRS）技术的发展，SNRS 沿用了 SCS 和 PNS 的技术和原理。SNRS 手术在椎管内或邻近椎管处对特定的脊神经根丝、背根神经节和（或）脊神经根进行直接电刺激。因此，患者在刺激神经根支配的皮节区域会出现刺激性异常感觉。根据电极配置的不同，可刺激单个神经根，也可同时刺激多个神经根。通常异常感觉会局限于这些神经根的分布区域，而不出现在其他区域。由于脊神经的皮节感觉分布较固定，所以 SNRS 技术可将刺激的效果局限在某些 SCS 或 PNS 难以达到的特定区域，而且这种效果是可重复的。由于 SNRS 所使用的电极至少有一部分是位于脊柱内的，所以相较于活动度较大的周围神经系统，SNRS 可在一定程度上降低电极位移的可能性。

二、脊神经根电刺激的临床证据和适应证

迄今为止，尚无关于 SNRS 有效性的 I 类或 II 类证据，当前的临床决策是基于描述与 SNRS 适应证、疗效以及并发症相关的综述、病例报告及病例系列。本文将在介绍 SNRS 的各种特定手术技术之后，对这些文献进行介绍（表 35-1）。在这里，我们将介绍最近对 SNRS 进行评价的前瞻性和随机对照研究。

目前对于包括神经性疼痛在内的 SNRS 的大多数适应证的评估尚不全面。最近进行了一项前瞻性研究，

表 35-1	各种脊髓神经根电刺激技术的刺激水平和优势	
类别	刺激水平	优势
椎管内	C2 至尾神经	每根电极可同时刺激多根神经
跨椎间孔	尾侧胸椎 - 骶椎	与椎管内技术相比，出现电极移位概率更小
椎间孔外	骶管	用于膀胱神经根刺激，创伤最小
经椎管	C2 ~ S1 脊神经	不受硬膜瘢痕、椎管狭窄、椎体融合的影响
来源：Kellner et al 2011		

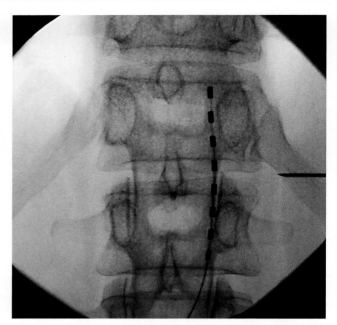

图 35-1　右侧 T12 ~ L1 水平椎管内神经根刺激电极的术中 X 线透视图像。注意，电极紧邻 T12 和 L1 椎弓根的内侧，因此可选择性刺激对应的神经根。注意，电极在硬膜外腔自中线向上外方引导前进，并在 1 ~ 2 个椎体节段内到达椎弓根内侧，这种方式可在最大程度上减少电极向腹侧穿入硬膜囊的风险（Kellner et al, 2011.）

以评估 SNRS 在治疗药物难治性神经性疼痛的患者中的疗效。尽管所有患者均已成功进行了电刺激测试并进行了适当的参数调整，但在几个月的时间内未观察到明显的治疗效果。该研究仅包括 3 名患者，在术后 3 个月随访时观察到疗效，但在随后的随访过程中迅速消失，因此由于缺乏长期疗效，这项研究被迫终止。此外，这些患者还报告了诸如疼痛发作或运动性发作等不良反应。另一项最近的试验将 SCS 与背根神经节刺激（DRGS）进行了比较，以研究下肢的复杂区域性疼痛综合征或灼性神经痛（ACCURATE 研究）。作者发现，术后 3 个月时与接受 SCS 治疗的患者相比，DRGS 术后疼痛缓解超过 50% 的患者所占的比例更多，并且在术后 12 个月随访时结果不变。另一项临床研究（NCT00370773）比较了椎管内神经根电刺激与脊髓后柱电刺激；但是由于入组缓慢，该研究被迫终止。因此，需要进一步的研究来评估 SNRS 对各种疼痛综合征的疗效。

三、椎管内神经根电刺激

椎管内神经根电刺激手术需要将整个刺激电极置于椎管内。由于电极的放置方向为头尾方向，因此一根电极可覆盖多个神经根。除了电极在椎管内的位置更偏外，该技术与脊髓后柱电刺激十分类似（图 35-1）。与 SCS 不同的是，椎管内 SNRS 手术以离开脊髓背侧的神经根丝（结合形成背侧神经根）为刺激靶点，其位于椎管内的特点使其可在全脊柱的任何水平进行刺激。

尽管描述椎管内神经根电刺激的原始文献使用椎板切除术进入椎管，但目前的手术方式几乎都是通过经皮穿刺方式进行的。导针从距离目标节段一个或多个水平的位置插入硬膜外腔。随后沿中线操控电极，直到其到达离目标节段约一个椎体节段的位置。在此处使电极横行，并使电极恰位于与目标神经根所在节段的椎弓根内侧。

颈椎、胸椎和头侧腰椎神经根使用这种顺行方法到达，而对于尾侧腰椎和骶椎神经根，可采用逆行方式将针头从腰椎水平插入并向尾侧和外侧方向推进，以使其在椎管内与神经根走行方向平行。而对于存在腰椎解剖结构异常的患者来说（例如硬膜外纤维化、脊柱裂、外侧和中央型椎管狭窄、强直性脊柱炎、脊椎滑脱），这种逆行经皮入路是禁忌证或至少存在很大困难。在某些情况下，可采用通过骶管裂孔的顺行入路达到骶椎和尾侧腰椎水平。电极长度将决定所覆盖的神经根的数量。

临床证据和适应证

椎管内技术基本上可以用于任何脊髓节段。因此，使用该技术可以治疗几乎各种脊髓皮节分布区的疼痛。标准、小型或超小型电极可以将刺激控制在单个节段水平，而"叠加式"八极导线仅用一个脉冲发生器就能覆盖五个节段（图 35-2）。

四、跨椎间孔脊神经根电刺激

跨椎间孔神经根电刺激需要在特定的神经孔附近放置脊髓刺激电极。手术中，首先将电极以与体轴成角约 20° 方向，将电极沿头尾方向经皮逆向导入椎管中线，然后在目标节段向外侧椎间孔方向继续导入电极（图 35-3）。当电极达到椎间孔的附近时，应用相邻的神经根套加以固定。通过这种技术，电极会始终处于硬膜外间隙，以减少不适感。

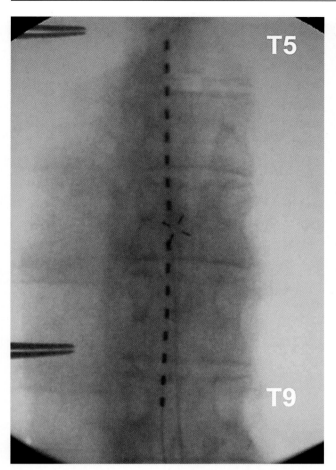

图 35-2　两枚跨右侧 T5 ～ 9 节段的 8 触点椎管内神经根刺激电极的术中 X 线透视图像。该患者患有带状疱疹后神经痛，疼痛范围局限于以上 5 个节段，通过该电极阵列电刺激治疗后疼痛好转（Kellner et al.，2011）

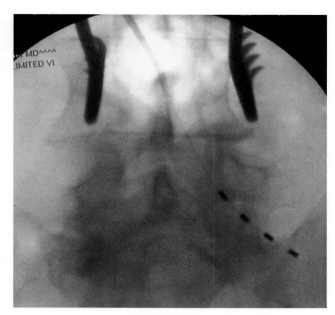

图 35-3　L5 ～ S1 节段的跨神经孔脊神经刺激电极的术中前后位 X 线透视图像（Kellner et al 2011.）

　　跨椎间孔神经根刺激是一种直接向单个神经根及其相关背根神经节施加电刺激，从而产生高度针对性电刺激的治疗方法。因此，为了刺激多根神经根或背根神经节，必须插入多个电极。这种方法适用于尾侧胸椎、腰椎和骶椎神经根。但由于颈椎和头侧胸神经根以接近 90°离开椎管，这可能使脊髓刺激电极导线难以沿神经根从椎管中引出。

临床证据和适应证

　　跨椎间孔穿刺技术需根据患者疼痛和感觉异常的类型选择电极的放置方法，并根据个体化的方案进行调整。研究表明，应用该技术可以减轻与髂腹下神经痛、背痛，周围神经病变、背部手术失败综合征（FBSS）和间质性膀胱炎有关的症状。神经孔内刺激神经根与SCS 相比存在一些优势，比如由于电极在椎管内的位置相对固定，所以电极发生位移的概率较低。由于导线和 DRG 之间存在薄层脑脊液（CSF），减少了电刺激所需的能量，从而延长了脉冲发生器的寿命。此外，该技术对神经根的选择性更强，这使医师的治疗可以

轻易覆盖到下背部和足部等曾经难以涉及的区域，还避免了 SCS 术后在非疼痛区域出现的运动募集的现象。

　　关于跨椎间孔进行的神经根电刺激治疗的临床预后来自于一些病例报告和小病例系列。这些报告结果发现术后 7 天时的短期疼痛缓解率约为 73%。需要进行更长时间电刺激以及更大病例数量的随访研究，以确认其有效性和安全性。但未来的治疗策略很可能会更倾向于使用背根神经节电刺激（见下文）。

　　此疗法相关的并发症与其他椎管内手术并发症类似，主要包括脑脊液漏和电极位置放置不当等。电极位置放置不当可能会引起神经根的损伤、撞击和激惹等并发症。

五、脊髓背根神经节电刺激

　　DRGS 的手术方式与跨椎间孔神经根电刺激相似，但其在后者的基础上做了一些改进，以辅助刺激导线在椎间孔内的放置。当经皮进入硬膜外腔后会有"阻力丧失感"。在 X 线透视下，使用弯曲的塑料套和方向可调导丝将导线送至并穿过目标椎间孔。最佳的导针置入方向是从对侧指向目标椎间孔上方的椎弓根。应用弯曲的塑料套管将电极放入椎间孔入口。将电极连同导丝一起从椎间孔中推出。通过 X 线侧位像确认导线从椎间孔背侧穿出（图 35-4）。确定电极位置无误后，在头侧制作应力释放环以确保电极不发生移位（图 35-4）。通过后退并旋转弯曲的套管使其指向喙端以形成应力释放环。在前后方向 X 线透视下推进电极，并确认应力释放环在孔外而且导线没有移位。最后，退出部分导线以软化椎管内电极。继续向前推进电极

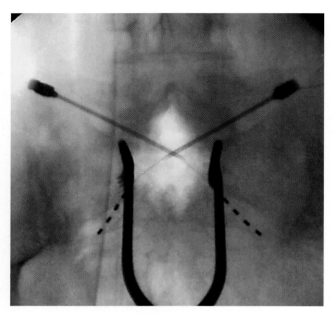

图 35-4　在 S1 水平放置的双侧跨椎管神经根刺激电极的术中 X 线透视图像。通过小型中线入路椎板切除术进入硬膜外腔，将电极通过对侧硬脊膜小切口向目标神经孔方向放置，注意，在神经孔内要将电极放置在脊神经根和背根神经节上。手术方式包括经皮和切开手术。因瘢痕或邻近的脊椎节段椎体融合导致其他神经根电刺激技术难以应用时，可以使用此技术（Kellner et al., 2011）

形成"牧羊人双卷"电极环，该电极环可夹在椎弓根上以增加电极的稳定性。通常是从对侧顺行放置导线，但采用逆行入路等多种不同技术进入侧方硬膜外腔也是可行的。

严格地说，该技术可用于包括颈椎和上胸椎节段在内的所有脊椎节段的神经电刺激。但是与前文所述的 SNRS 方法一样，美国食品药品监督管理局（FDA）批准的 DRGS 适应证仅包括腰椎 DRGS。通常会在导线置入后，开始为期 1～2 周的电刺激测试，在此期间可以测试多种刺激参数以评估临床效果。如果测试效果满意，可拆除测试导线。恢复一段时间后，按前述方法置入永久导线，并在臀肌区置入脉冲发生器。有趣的是，近期的一个病例研究表明，逆行跨椎间孔神经电刺激可作为一种辅助定位手段，通过对脊髓不同节段神经根电刺激并观察异常感觉区域范围来帮助定位 DRG 电极的位置。

临床证据和适应证

DRGS 的适应证与跨椎间孔神经根电刺激的适应证大体相同。现有的大多数研究均表明其对 CRPS 以及局限于特定神经根分布区的神经痛是有效的。与传统的跨椎间孔电刺激手术的导线放置相比，通常认为 DRG 的导线不会由于运动或姿势改变而发生移动；也有学者认为，这会导致更持久、稳定的感觉异常。DRG 导线比 SCS 导线更细、更软，这种设计能够减轻因压迫椎间孔神经根所造成的疼痛。此外，DRG 电

极与背根神经节之间的脑脊液层更薄，因此所需的刺激能量更低，刺激器的使用寿命更长。另一方面，因为 DRGS 导线的放置也更为精细，需要在硬膜外腔和椎间孔对电极进行大量操控和调整。所以它会受到椎管内局部解剖结构的限制，比如椎管狭窄的程度、椎管和椎间孔的解剖结构以及 DRG 相对于神经孔的位置等。

尽管 DRGS 技术相对较新，但是已经有大量证据支持 DRGS 可作为 SCS 的一种有效且安全的替代治疗手段。一项包含 152 例患者的前瞻性研究表明，在术后 3 个月有 81.2％患者的疼痛至少减少了 50％，在术后 1 年约有 74.2％患者的疼痛得到持久有效的缓解。该研究还发现 DRGS 和 SCS 的术后并发症风险没有差异。其他报告显示术后 1 年总体疼痛改善率为 56.3％～61.7％。

六、椎间孔外神经根电刺激

该手术的主要技术要点为无须通过椎管，直接从后方或外侧将电极插入椎间孔。与跨椎间孔电刺激技术类似，每个神经根都需要一根电极刺激。椎间孔外电刺激技术最常用于刺激骶神经根，主要用于泌尿系统功能障碍。与沿椎管逆行的椎管内电刺激和跨椎间孔电刺激技术相比，椎间孔外电刺激在骶神经根上操作更简单。常用方法是从后方入路将电极直接插入 S3 椎间孔。术中 X 线透视及电极固定装置的使用，也让该手术具有较低的侵入性和较高的可靠性。

椎间孔外入路在脊柱其他部位的应用并不常见，因此可以考虑用于那些不适合使用其他技术的患者。有椎间孔狭窄和过度肥胖的患者出现术后并发症的风险较高。当从椎间孔外入路进行颈椎神经根电刺激时，电极是从后外侧插入的并且与神经根相平行，这对于减少电极对其附近神经血管结构的损伤是很重要的。

临床证据和适应证

据报道，腹侧和背侧入路的椎间孔外骶神经根电刺激都取得了不错的效果。此外，其对于截瘫和四肢瘫痪患者的治疗也得到了满意疗效。骶神经电刺激通常选择背侧入路插入电极，因为这种方式可以减少如脑脊液漏、神经血管损伤和感染等并发症的风险。

腹侧和背侧入路的椎间孔外神经根电刺激在泌尿系统疾病如急迫性尿失禁、尿频、尿潴留、盆底肌过度活动综合征、Fowler 综合征、尿便失禁和间质性膀胱炎等的治疗中发挥了很大作用。与腹侧入路相比，背侧入路因并发症发生率低而备受青睐。椎间孔外神经根电刺激特别适于治疗膀胱功能障碍，这种临床现象通常是由于膀胱反射、膀胱括约肌和盆底肌之间不

协调所导致的。一项针对 177 例患者，旨在评估椎间孔外 SNRS 对尿潴留疗效的多中心临床试验发现，术后患者的症状发生率和自主排尿率均得到改善。

关于椎间孔 SNRS 用于难治性疼痛的数据很少。在一个病例报告中，患者患有椎间盘突出合并颈椎管狭窄，并出现了单侧感觉异常和烧灼痛。融合手术没有效果，并且由于椎管狭窄 SCS 也无法进行，因此医师使用椎间孔外技术放置了电极，从而患者的疼痛得到了缓解。

七、跨椎管神经根电刺激

在跨椎管神经根电刺激手术中，电极在硬膜外间隙从目标神经根对侧跨中线进入目标椎间孔。该技术于 1982 年首次报道，很少应用于临床治疗，目前其文献报道很少。但有时该技术有着独特的优势，因为它可将电极插入到诸如上胸椎和颈椎等风险较高的脊髓节段。这些节段的脊神经根几乎垂直从脊髓分出并进入椎间孔，因此几乎不可能从尾侧将电极导入锥间孔内。另外，C5 水平以上椎动脉在椎间孔处与神经根相邻，因此通常禁忌在此处使用跨椎间孔入路。此外，对于手术节段邻近部位有既往脊髓手术史，硬脊膜瘢痕、椎体融合等情况，这种入路也更加有效。与跨椎间孔入路和经椎管入路不同，电极无须先在硬膜外间隙引导行进数个节段，而是立即引导至对侧神经孔处。因此即使存在相邻节段的硬膜瘢痕或椎体融合也不会对手术造成困难。

八、结论

SNRS 是一种可有效治疗慢性疼痛的神经调控疗法，该技术结合了 SCS 技术易于置入、固定牢靠的优点，以及 PNS 技术特有的刺激后感觉异常的特点。虽然这些技术已经成为疼痛介入科医师的有力武器，但未来仍需要进行更多临床研究以确定其适应证及长期疗效。

（石　林　译）

第 36 章　神经外科介入治疗颅面部神经痛

36 Neurosurgical Interventions for Neuropathic Craniofacial Pain

Orion P. Keifer Jr., Juanmarco Gutierrez, Muhibullah S. Tora, and Nicholas M. Boulis

摘要

广义上，术语"颅面部疼痛"适用于涉及面部、口咽或头皮的多种急、慢性疼痛综合征。但是针对这些综合征进行的试验性治疗会受到许多因素的影响。第一，这些综合征的病因很广，从原发性头痛到创伤后神经痛都可能导致发病。第二，现有文献表明，颅面疼痛的诊断标准在不断演变，对其进行分类、定义也具有一定的难度。例如，"三叉神经痛"一词是一个烦琐的总括性术语，不同的研究小组使用不同的分类方法 [例如，HIS-ICHD，Burchiel 分类法，（NeuPSIG）神经痛特别兴趣组等]。更为复杂的是，这些分类方法在临床实践和研究的过程中常会逐渐演变和细化。第三，这些疾病中有许多是罕见的或难以确诊的疾病，这就导致临床研究和相关文献报道很少。第四，大多数已发表的文献来自回顾性队列研究，其中合并了各种颅面疼痛综合征，可纳入的单一类型的颅面部疼痛病例数量过少，实际意义有限。第五，由于上述原因，对于多数颅面疼痛综合征，目前尚无基于循证医学的治疗标准。第六，此类疼痛综合征通常是很难治疗的，而且这些患者大多是已接受了很多其他疗法并且治疗失败后，才考虑神经外科手术的。考虑到上述这些问题，我们将根据不同的病因和临床疼痛类型对颅面疼痛进行整理和概述，并同时介绍疾病分类。

关键词：三叉神经痛，神经性疼痛，减压，周围神经，脑深部电刺激，头痛

一、神经性疼痛：单侧与发作性疼痛

（一）经典型三叉神经痛

经典型三叉神经痛（CTN）是一种临床常见的疼痛综合征，其特征为三叉神经的一个或多个分支（眼支、上颌支和下颌支）分布区域出现的激惹性、阵发性疼痛。CTN 的基本机制是神经受到血管压迫后出现损伤和炎症，继而引发疼痛。此外 CTN 也可以继发于各种肿瘤压迫或特发性病变。《国际头痛分类》（第 3 版，Beta，ICHD-3β）规定，诊断 CTN 需要至少出现三次发作，疼痛范围局限于三叉神经的分布区域，其特征为阵发性（＜ 2 分钟）、剧烈电击样或刀割样疼痛，疼痛可由非损伤性刺激诱发。研究显示，其发病率为（4.3 ～ 27）/100 000。药物治疗是首选治疗方式。药物治疗种类很多，如抗惊厥药（例如卡马西平、奥卡西平），抗痉挛药（巴氯芬），钙通道 α-2δ 配体（例如加巴喷丁、普瑞巴林）和 5- 羟色胺（5-HT）血清素受体拮抗剂（例如舒马曲坦）。其中，虽然卡马西平、奥卡西平和加巴喷丁虽然是一线药物，但目前尚无明确

的标准化治疗方案。尽管有着大量的药物干预措施，但仍有 8% ～ 23% 患者的初始治疗不能达到满意效果。那些一开始对疗效满意的患者中，一些会出现严重的副作用（26% ～ 47.9%），一些患者的治疗效果会逐渐下降（约 50%）。这些患者可考虑手术治疗。通常，手术治疗可分为破坏性手术和非破坏性手术。破坏性手术包括经皮球囊压迫术（PBC），甘油阻滞术射频热凝术（RFT）和立体定向放射外科手术。非破坏性手术包括微血管减压（MVD）运动皮质电刺激（MCS）和脑深部电刺激（DBS）等（请参阅第 28、30、38 和 39 章）。

（二）枕神经痛

枕神经痛（ON）为沿枕大神经、枕小神经或第三枕神经分布的阵发性锐痛、闪电样疼痛或刺痛。ICHD-3β 版指南确定了 ON 的诊断标准，即枕神经分布区的单侧或双侧疼痛，并同时具有以下 3 个特征中的 2 个：阵发性、疼痛强度剧烈、疼痛性质为闪电样、针刺样或刀割样。此外，ON 需与局部感觉异常

有关，疼痛可被触碰诱发，并且可通过局部枕神经阻滞（ONB）得到短期控制。一项研究报告显示 ON 的发病率为 3.2/100 000，但尚无全面的发病率统计。这可能是由于学术界在表述其临床特征上存在分歧、对枕区疼痛的诊断标准把握不严，以及 ON 与颈源性疼痛在症状学上存在重叠等。ON 的非手术治疗包括热敷、物理治疗和药物治疗等，这些治疗均具有短期疗效。采用哪种手术方法最合适治疗 ON 尚无达成共识。目前，枕神经电刺激（ONS）是难治性 ON 患者的首选治疗方法。关于 ON 治疗的详细内容见 Slavin 教授的相关章节。

二、神经性疼痛：单侧与持续性疼痛

（一）经典的三叉神经痛伴持续性面部疼痛

CTN 伴有持续性面部疼痛（CTNCPFP；又名三叉神经痛 II 型，原为非典型三叉神经痛），描述了 CTN 的一种变异，除在三叉神经分布区阵发性出现的闪电样疼痛外，还存在面部持续性痒痛、搏动性疼痛或烧灼痛。ICHD-3β 版指南中指出，其诊断标准不仅包括单侧、反复的 CTN 发作，还包括相同区域持续的中等强度疼痛。总体而言，由于过去的研究通常将不同的疼痛综合征归为一类，所以我们对 CTNCPFP 流行病学和危险因素的了解甚少。据报道有 23%～49% 的三叉神经痛患者同时伴有持续性面部疼痛。修订 CTNCPFP 相关术语和分类的可能会提高人们对 CTNCPFP 作为单独疾病的认识，并推动进行更有针对性的研究。当前，对于 CTNCPFP 并没有十分明确的治疗指南，其治疗方式与单纯 CTN 治疗类似。但文献表明，CTNCPFP 无论是药物治疗还是外科手术治疗的效果往往都要比单纯的 CTN 治疗差得多。外科治疗包括 MVD、射频热凝、立体定向放射外科手术、蝶腭神经节和三叉神经神经节电刺激等。

（二）带状疱疹后三叉神经痛

顾名思义，带状疱疹后神经痛（PHN）是一种在急性带状疱疹（AHZ）暴发后出现的神经性疼痛综合征。ICHD-3β 指南中规定其应具有以下特点：持续性或复发超过 3 个月的单侧头面部疼痛、在时间上与 AHZ 存在相关性，并且与 AHZ 具有相同的感觉神经分布区域。通常这种疼痛是深部持续的疼痛、瘙痒或灼痛，并常伴有痛觉过敏和触痛。AHZ 和相应的 PHN 均与年龄较大有关，AHZ 发病后出现 PHN 的患者中，约 12.5% 的患者年龄超过 50 岁。PHN 的药物治疗与 CTN 相似，其药物治疗包括辣椒素、利多卡因贴剂、三环抗抑郁药（如阿米替林）、钙通道 α-2-δ 配体（即加巴喷丁和普瑞巴林）和阿片类药物（作为辅药）。

大多数患者最终使用了联合治疗，但常伴有明显的副作用。即使尝试了这么多药物，临床上判定疼痛明显减轻的定义也仅仅是疼痛减轻 30%（其他颅面痛综合征中通常为 50%），可见治疗这种疼痛综合征的困难程度。此外，有 40%～50% 的患者对任何药理干预均无明显反应。对于这些难治性病例，可以选择 DBS、周围皮下神经刺激、周围神经场刺激（PSNS / PNFS）等外科手术的方式。

（三）创伤后三叉神经病变／痛性麻木

对于创伤后三叉神经病变的诊断标准，ICHD-3β 标准规定患者必须有三叉神经分布区的外伤史，并导致单侧面部疼痛 3～6 个月。这种创伤可以是意外发生的，也可以是医源性的，其中医源性主要是由牙科手术导致的。牙科手术中最常损伤的神经是下牙槽神经，其次是舌神经。这些神经损伤通常是由拔除受累、位置较低的第三磨牙导致的。第三磨牙手术损伤下牙槽神经和舌神经的发病率是 0.5%～2%。不过，大多数创伤的并发症是可逆并且能自发缓解的，但如果症状持续则会给患者的生活质量带来不利影响。导致创伤的其他原因还有神经外科操作（例如，三叉神经根切断术）和意外创伤。对于这两种原因的发病率、患病率、常见损伤部位以及分类的研究还很少。如今，全球对于这些创伤性神经损伤的治疗尚不完善，并主要是建立在治疗其他颅面神经疼痛综合征的试验性疗法上。因此虽然相关文献很少，但 PTTN 的药物治疗与其他颅面疾病的药物治疗相似，并取得了类似的疗效。曾有文献报道，通过手术成功治疗 PTTN，包括手术探查、手术减压（特别是继发于牙科术后的下牙槽神经）、三叉神经根点刺激和 PNFS。

痛性感觉异常（AD）是一种特殊类型的 PTTN，他是三叉神经切段术后出现的一种罕见并发症。它是一种慢性疼痛，患者会同时经受三叉神经分布区的麻木和持续剧烈的疼痛。平均有 1%～3% 的三叉神经切断术后患者会出现这种情况。有趣的是，AD 的患病率会随着手术方式的不同而发生变化，甘油毁损术后 AD 患病率为 0%～1.6%，射频神经根切断术后为 0.8%～2%，经皮控制热凝术后为 3%。但如今尚无标准的管理或治疗方法。一线治疗仍以抗惊厥药、钙通道 α-2-δ 配体或三环抗抑郁药等药物为主，但是这些药物通常是无效的。由于这类疼痛的难治性和顽固性，队列研究报告的那些接受 DBS、MCS 以及三叉神经节刺激等手术治疗的患者，通常伴有其他的面部疼痛综合征。

三、原发性头痛：单侧与发作性疼痛

（一）慢性偏头痛

偏头痛的 ICHD-3β 诊断标准包括：至少发作 5 次、持续 4 ～ 72 小时，可伴有其他症状（如恶心、呕吐、畏光或恐惧）单侧、搏动性、活动后加重，以及中重度疼痛等。据报道，发作性偏头痛的 1 年患病率为 11.7%，长期患病率为 0.9% ～ 5.1%。偏头痛的治疗目标为终止急性发作和预防慢性发作。药物治疗包括非甾体抗炎药（NSAID）、麦角衍生物（如麦角胺）和 5-HT 受体拮抗剂（如舒马普坦）等。只有约 50% 偏头痛患者在治疗后的临床症状得到改善，因此许多患者拒绝接受标准治疗。此外，约 20% 的患者可能会因不良反应而终止治疗。这类患者可选择双侧 ONS 和蝶腭神经节电刺激等神经外科手术的方式进行治疗。

（二）丛集性头痛

诊断丛集性头痛（CH）需要，至少 5 次持续 15 ～ 180 分钟的、单侧眼眶、眶上或颞部的严重疼痛发作，在未治疗情况下这种疼痛发作可多达每日 8 次。疼痛同侧也可出现自主神经症状和体征，如耳部胀痛、不安或焦虑等。据报道 CH 的 1 年发病率为（2 ～ 10）/100 000。浓度为 100% 的纯氧和 5-HT 受体拮抗剂是 CH 理疗失败后的标准药物治疗。药物治疗无效可考虑手术治疗以减轻疼痛对患者的影响。约 33% 的患者对 100% 纯氧反应性较差，而舒马曲坦的无效率为 4% ～ 26%。长期治疗可以使用钙离子通道阻断剂维拉帕米，抗痉挛药物托吡酯和丙戊酸，这些药物无效率可达 19% ～ 31%。而且这些药物有着明显的副作用。对药物治疗无效的患者，可选择的手术治疗包括 ONS、下丘脑后部 / 腹侧被盖区（VTA）DBS 和蝶腭神经节电刺激等。

四、血管性疼痛：单侧 / 双侧与持续性疼痛

脑卒中后面部疼痛

卒中后疼痛综合征是一大类疾病，其中一部分患者卒中后会出现面部疼痛。卒中损伤外侧延髓可导致延髓外侧综合征（又称 Wallenberg 综合征），还有一小部分罕见的脑桥卒中可引起"盐和胡椒粉"面部疼痛综合征。延髓外侧综合征的特征是广泛的神经缺损症状，包括同侧面部及对侧躯体痛温觉丧失、躯体共济失调、同侧肢体协调活动障碍以及同侧咽喉肌麻痹。其中有 9% ～ 53% 的患者，尤其是那些病变累及三叉神经脊束的患者，除出现面部麻木外，还会出现同侧面部疼痛的症状。这些患者可诊断为继发脑卒中后疼痛。CPSP 的 ICHD-3β 诊断标准为头面部疼痛发生 6

个月内曾在明确的神经解剖学部位，确诊过颅内出血性或缺血性卒中病变。这种疼痛常为持续性和烧灼性疼痛，可伴有刺痛和触痛。脑桥梗塞后疼痛常有一种奇特痛感，像"盐和胡椒粉"撒在脸上的感觉，更专业的表述是鼻子和眼睛偶尔出现的尖锐性疼痛。虽然应用治疗其他颅面疼痛综合征的药物也有一定疗效，但目前尚无用于治疗延髓外侧综合征或脑桥梗塞引起面痛的标准治疗方法。在神经外科方面，现已使用 DBS 和 MCS 治疗 CPSP 伴有延髓外侧综合征的病例。但尚不清楚这些报道治疗成功的病例中，疼痛是源自面部疼痛还是其他形式的 CPSP（研究中都包含在一起）。但这类综合征的罕见性限制了研究的数量和规模，因此很难得出任何有意义的结论。

五、混合性 / 特发性：单侧 / 双侧与持续性疼痛

特发性持续性面部疼痛

特发性持续面部疼痛（PIFP）是一种排除性诊断，在排除了其他面部疼痛疾病后可诊断为特发性持续面部疼痛。它在很大程度上替代了"非典型面部疼痛"一词，但后者在文献中，特别是有关非经典三叉神经痛（如非典型三叉神经痛）和其他面部疼痛性疾病等方面也偶有使用。ICHD-3β 中对于 PIFP 的诊断标准包括面部疼痛每天超过 2 小时，持续超过 3 个月，疼痛位置定位困难，不沿周围神经分布，且表现为钝痛或酸痛等。患者应进行神经系统和牙科检查，并除外其他疾病。这种疼痛不具备固定的特性、持续时间或发作周期。鉴于上述特性，这种疾病常在接受各种检查后归因于精神类疾病。但值得注意的是，几乎所有的慢性疼痛都有明显的精神类并发症，包括 PIFP。尽管目前的文献很少且患者类型混杂，但据报道其发病率为 4.4/100 000。从另一个角度看，向三级颅面疼痛中心转诊的患者中有约 21% 被诊断为 PIFP。目前的治疗方案受到研究数量的限制，但一线治疗往往是抗抑郁药、抗惊厥药，并同时进行精神心理治疗。部分患者采用这些方法治疗效果较差，也可以选择伽玛刀、MVD、热凝、MCS 和 DBS 等手术治疗方式。

六、患者选择

所有拟进行外科手术治疗的颅面疼痛患者，往往须满足以下条件：

1. 患者须患有慢性（> 3 个月）中重度疼痛（如视觉模拟评分或 VAS 评分 > 5）。

2. 应对患者进行详细的身体检查并仔细询问病史，包括疼痛的特征（如疼痛的位置、强度、频率，性质等）

和病因评估等。此外，影像学检查应排除适合其他治疗方式的疾病。

3. 应用抗精神病药物和物理疗法的不能将疼痛减轻到患者可接受范围内，或出现严重副作用。

4. 患者已经进行了正规的神经心理学评估，以判断患者是否适合接受手术。

5. 患者符合外科手术的适应证和选择标准。

七、周围神经场刺激 / 周围皮下神经刺激

周围神经场刺激 / 外周皮下神经刺激（PNFS / PSNS）是指在疼痛区域附近皮下插入一个或多个电极，给予电刺激以减轻疼痛的神经调控方法。该技术最早由 Wall 和 Sweet 在 1967 年报道，他们使用了多种类型的电极 / 绝缘针头，对自身及 8 例患者进行了电刺激并使疼痛得到短暂缓解。在过去的几年中，这项技术取得了巨大的进步，包括使用了更好的电极和脉冲发生器，以及更精确的定位，更可靠的刺激系统锚定方式等。不同报道中的统计差异很大，但在一项较大样本量的研究表明，采用这种方法治疗顽固性面部疼痛的患者中，有 50% ～ 73% 的患者疼痛减轻幅度超过 50%。同样，使用 ONS 治疗 ON 的患者中有 70% ～ 92% 的患者疼痛改善超过 50%。鉴于该手术的高度专业性，只有少数研究详细介绍了其手术步骤和预后。以下手术技术要点综合了上述报道和我们自己对于外周三叉神经电刺激和 ONS 的经验。

（一）外周三叉神经电刺激

与大多数基于刺激的手术一样，患者在电极置入后要进行测试，测试有效者可进行永久置入。进行测试性电极置入时，要根据患者的意愿 / 耐受程度由外科医师选择是在清醒镇静状态或全身麻醉状态下进行手术。在围术期给予标准的抗生素。患者取仰卧位、头部转向患侧，随后消毒并覆盖无菌单，在电极插入部位注射局部麻醉药物。这些部位通常位于发际内（或耳前），可选择颧弓上方（眶上神经分布区、颞部）或颧弓下方（眶下神经分布区、下颌骨）插入。然后用 15 号手术刀片切开皮肤，将 12 ～ 14 号 Tuohy 针或 Coudé 针（需根据电极置入针道适当弯曲针体）经皮下组织层朝疼痛区域插入（通常选择 V1 或 V2 分布区域；将电极放置于 V3 分布区仍有较大困难，因下颌运动常引起电极迁移，且电极置入成功率较低）。电极放置到位后，拔出套管，在 X 线透视引导下将四触点或八触点电极置入到目标区域。可辅助定位的标记点包括眶上沟 / 眶上孔、眶下孔和眶底等。通常认为电极的最佳位置为电极穿过目标神经分支，使神经恰位于两触点之间，或使神经与一触点直接接触。然后

应特别小心地取下针头，以免电极位置移动。电极用缝线（或固定锚）固定在表浅部位，确保张力消除环位于合适的位置，以减少电极的移动和意外脱出概率。如果疼痛区域较大，可使用两根电极以确保覆盖足够的范围。对于清醒患者，一些外科医师倾向于通过电刺激诱发的感觉异常来定位疼痛区域，并同时确保电刺激不会超过运动刺激阈值。对于全身麻醉患者，该术式需要依靠术前对疼痛的定位和术中对解剖标志的定位。在置入所有电极后，连接外接脉冲发生器。通常进行 2 ～ 14 天的电刺激效果测试，同时调整脉冲发生器参数（频率 20 ～ 80 Hz，脉宽 210 ～ 450 μs，电压 1.5 ～ 2.5 V）。术后可给予抗生素预防感染。应指导患者学习自行调整脉冲发生器的基本参数设置（如开关刺激器、调节电压等）。

如测试获得满意效果（通常定义为疼痛缓解程度＞ 50%），患者可进行永久电极置入。永久电极的置入方法几乎与之相同，但应使用电极专用固定锚固定电极，并将电极导线 / 延长线（及张力消除环）穿过皮下隧道，并将脉冲发生器置于皮下囊袋中（如锁骨下、腹部或臀区）。

（二）外周三叉神经电刺激的并发症

三叉神经 PNFS 的并发症通常包括设备相关并发症和电刺激相关并发症。第一类包括电极移位、腐蚀、折断、感染等，发生率均为 5% 左右。第二类并发症的发生是由于电刺激引起的不适感和痛性肌肉收缩，通常认为其与电极放置位置过浅（靠近真皮）或过深（靠近肌肉）有关。此外，在部分患者中还观察到治疗效果逐渐减弱的现象。

（三）枕神经刺激

ONS 是用于治疗 ON 和慢性头痛综合征的新方法。第 34 章详细介绍了这种方法。通常，其治疗的目标是根据患者的疼痛分布将电极置于枕大、枕小和第三枕神经分布区。据报道，70% ～ 93% 的患者疼痛减轻 50% 以上。不同医师在手术入路（外侧与中线）、电极置入、电极固定方式等方面具有差别。下面介绍文献中以及根据本中心经验汇总的手术步骤。

麻醉方式可选择全身麻醉或局部麻醉，Mayfield 头架或塑形枕垫固定头部。根据麻醉方式和疼痛综合征特点选择体位，全身麻醉和双侧电极置入选择仰卧位（原发性头痛和双侧 ON），而局部麻醉和单侧电极置入（单侧 ON）选择侧卧位，手术区域备皮，铺无菌巾，于 C1 水平沿中线行长 2 ～ 3cm 的切口（中线入路），或于 C1 水平在乳突内上方（枕外隆凸外侧 4cm 处）行侧切口（侧方入路），对侧相同。显露切口

周围颈枕筋膜，仔细止血，制作囊袋，用于放置张力消除环。将 14 号 Tuohy 针（略弯曲以适应颅骨表面曲度）经筋膜表面的皮下脂肪层向枕神经靶区方向插入（侧方入路由外向内插入，中线入路由内向外插入）。

拔出导丝，在 X 线透视引导下向目标区域插入四或八触点电极或多触点桨状电极。通过静脉注射镇静药物结合局部麻醉的方式，术中可在清醒状态下测试电刺激效果。可能需要反复放置 Tuohy 针和电极以确定最佳位置，用专用固定装置将电极固定于皮下组织或颈筋膜。将张力消除环置入皮下囊袋中，还可在下颈部和上胸部区域放置第二个张力消除环，以减轻电极移位。可在臀部、胸部或腹部多个位置放置置入式脉冲发生器，根据需要延长导线。刺激参数变化范围较大（频率 60～130 Hz，脉宽 60～470μs，电压 1.5～10 V）。

（四）枕神经刺激的并发症

ONS 的并发症与周围神经电刺激相似，但发生率略有不同。例如，ONS 电极位置移动是主要问题，其发生率取决于随访时间长短和手术步骤，有 15%～100% 的患者电极位置移动。手术部位感染发生率为 2%～10%。与三叉神经电刺激类似，电极置于合理的组织层次对于缓解不适感及肌肉收缩非常重要。

八、运动皮质电刺激
（一）手术技术

虽然 Penfield 指出 MCS 可能会产生镇痛作用，但严格意义上 Tsubokawa 率先使用了该方法治疗卒中引发的中枢性疼痛。Meyerson 等随后将 MCS 应用于面部疼痛的治疗。当时，数个研究显示 MCS 可减轻 57%～84% 患者的疼痛。以下是关于 MCS 电刺激手术技术的概述。在第 38 章中将详细介绍该技术。

术前进行影像学检查（CT、MRI 或功能性 MRI），以排除其他疾病并确定中央沟位置。中央沟可在 CT 或 MRI 上定位用于神经导航装置，也可通过 fMRI 功能激活来识别。手术可在全身麻醉、清醒镇静或局部麻醉下进行。围术期可给予抗生素预防感染。使用 Mayfield 头架固定头部，显露疼痛对侧区域。在中央沟位置前方做头皮切口（根据影像），以电极计划放置位置为中心行 4～5cm 的开颅术。根据手术偏好的不同，手术入路可以是硬膜外入路，也可以是硬膜下入路，但步骤相同。可使用多种技术进行中央区皮质定位，包括栅状电极刺激、皮质刺激器、正中或尺神经的体感诱发电位（N20-P20 相位反转）等。另外，fMRI 识别中央区皮质定位获认可，但仍与上述神经电生理定位方式结合使用。将条形或"桨状"的

四或八触点电极放置在中央区面部映射区，将其固定于硬膜上（将电极方向平行于运动皮质走行方向放置较垂直于运动皮质方向更好）。随后连接体外脉冲发生器。识别疼痛区域中的运动收缩的刺激，并编程为运动阈值电压的 60%～80%。常用刺激参数为频率 15～130 Hz，脉宽 60～500μs，1～7 V 或 0.5～10.5 mA 的强度。试验期可持续 2 天到 2 周。测试过程中患者有可能出现局灶运动性癫痫发作，因此测试区域应具备癫痫发作抢救治疗条件。如果测试发现疼痛减轻 50% 以上，则可置入永久性脉冲发生器，将电极置于皮下隧道内。

（二）并发症

除了电极相关并发症（移位、腐蚀、感染）外，MCS 最令人担忧的并发症是诱发癫痫发作。对刺激参数性质的研究表明，大于 6 V 的电刺激可诱发癫痫发作。此外，刺激相关疼痛、硬膜外和硬膜下血肿、疼痛缓解消失等并发症也有报道。电刺激相关头痛被认为与硬脑膜神经电刺激相关。为了减少这种并发症，可通过灼烧或切开电极周围硬膜来切断硬膜神经支配，然后用 4-0 缝线修复硬膜。据报道，总体并发症发生率约为 5%，其中伤口裂开和感染居首位。

九、脑深部电刺激

当前，关于 DBS 治疗面部疼痛的文献较少，而 DBS 治疗慢性疼痛则较为宽泛。不同文献中患者类型和手术方式存在较大差异，其结果也有很大变异。一些专门研究面部疼痛的病例接受了以丘脑腹后外侧核 / 腹后内侧核（VPL / VPM）或导水管周围灰质 / 室旁灰质（PAG / PVG）为靶点的 DBS 治疗，44%～80% 的患者疼痛减轻超过 50%。对于原发性头痛，最常见的刺激靶点是下丘脑后部 /VTA（对其他颅面疼痛综合征无效），可使 55%～69% 的患者头痛频率下降 50%～60%，严重程度降低 30%～100%。第 39 章将对 DBS 治疗疼痛进行了详细介绍。

手术步骤：患者接受头部 MRI/CT 进行神经导航，手术区域消毒铺巾，局部麻醉下安装立体定向头架，在疼痛对侧额后部中线位置行头皮切口，手术靶点包括 VPM/VPL、PAG/PVG 和 VTA/ 下丘脑后部，通常使用 MRI 导航进行定位，制订手术计划，选择穿刺针道以避免损伤脑部血管并避开脑室。在穿刺路径对应位置行颅骨钻孔，可使用微电极记录电信号进行靶点优化，并可通过微电极给予微刺激观察效果。刺激 PVG/PAG 会导致温暖、漂浮或头晕，刺激丘脑 VPL/VPM 靶会产生感觉异常，刺激下丘脑后部 /VTA 可能引起恐惧或不适。将初始电极替换为四触点电极。

确定电极位置满意后，连接体外脉冲发生器，进行电刺激测试（参数：刺激电压＜3.0V，脉宽120μs 和频率10～50 Hz），观察是否存在副作用，然后将 DBS 电极固定到颅骨表面。经长程测试后，如效果满意，可将置入式脉冲发生器置于皮下囊袋（通常为锁骨下）中。

并发症

DBS 的并发症与上述电刺激手术相似，包括感染、硬件腐蚀和故障，以及治疗效果消失。此外，DBS 还与短暂性头痛、复视、凝视麻痹、眼震有关，这些并发症通常可通过调节参数自行缓解。总体并发症发生率为 1.9%～13.3%。

十、微血管减压

MVD 已成为 CTN 的标准化治疗方法，特别是在 MRI 可显示三叉神经血管压迫证据时。随访长达 10 年的研究显示有 58%～78% 的患者术后疼痛消失 5 年以上。MVD 有几种略有差异的方法，这里描述的是多数人使用的方法。近期有关于使用内镜定位血管受压部位的病例报告，特别是在血管出颅端受压或存在骨性压迫的情况时。以下是 MVD 常规手术方法的简单介绍。在第 28 章中 MVD 手术技术有更深入的介绍。

通常，患者需进行术前 MRI 或血管造影以明确三叉神经根周围的血管情况，最佳的显示方式是 T2 加权成像和血管造影的飞行时间（TOF）序列。全身麻醉下，患者取侧俯卧位头以一定角度朝向地面和对侧手臂（如"公园长椅"体位），在发髻内以乳突凹陷为中心切开头皮（也有以星点为中外 1/3 交界做横切口），切口长度 4～8 cm，显露乳突，在横窦下乙状窦后开颅（根据影像学或解剖学标记）。乳突气房开放后须以骨蜡封闭，进而减少术后脑脊液（CSF）漏的概率。切开硬脑膜，显露出横窦和乙状窦拐点（可 Y 形、U 形、T 形或 L 形切开硬膜），小心牵开小脑释放小脑延髓池或枕大池脑脊液，显露岩上静脉及属支（是否切断岩静脉仍有争议）。

过去常通过牵拉小脑上外侧，将岩上静脉和小脑轻轻抬起，从而避免损伤岩上静脉。但也有医师尝试其他方法（如减轻静脉张力以降低静脉破裂的概率）。其中一种方法是通过小脑裂入路，包括切开岩裂和脑桥小脑裂的蛛网膜，进而显露三叉神经根脑桥端（REZ区）。显露的目的是检查从脑干到 Meckel 腔隙的三叉神经。如无法显露三叉神经根全长，可考虑使用内镜进行显露。观察三叉神经根全程是否存在血管压迫。确定血管压迫的位置后，通过插入和转置的方法将血管与神经分离。插入方式须首先完全游离血管和神经，然后插入人工合成材料（如 Teflon、Ivaron、Surgicel

垫棉等）。转置同样需要游离血管，随后将血管固定于硬膜表面。

并发症

常见的并发症包括感染（0.1%～2.5%）、脑脊液漏（0.7%～2.5%）、面神经麻痹（05%～19.6%）以及较少见的假性脑膜膨出、出血、小脑损伤和肿胀、小脑梗死和脑神经损伤（尤其是可导致听力下降的第Ⅷ脑神经）。

十一、经皮球囊压迫

经皮球囊压迫（PBC）用于治疗三叉神经痛的历史可以追溯到 20 世纪 50 年代初，最初的疼痛缓解率为 85%～100%；但其 5 年复发率高达 19.2%～29.5%。第 30 章详细介绍了经皮三叉神经根切断术。

由于置入导管可引起心动过缓和降压反射（即三叉神经压迫反射、三叉神经心脏反射），PBC 通常在全身麻醉下进行。术前与麻醉医师谨慎沟通是否需放置经皮或经食管起搏器，或者准备阿托品泵。患者取仰卧位，颈部过伸约 15°。画出 Härtel 解剖标志辅助定位，即同侧瞳孔内下方、外耳道前方 3 cm 处和同侧口腔联合外侧 2.5 cm 处（进针点）。在同侧瞳孔内下方和外耳道前方点之间插入并推进一根 14 号套管针，在 X 线透视引导下将套管针送至卵圆孔（在自口腔颊侧以手指定位针头避免意外插入口腔）。脑脊液释放或三叉神经压迫反射提示进入三叉神经节。将直导丝插入套管中，在 X 线透视引导下进针至三叉神经节。如疼痛区域为三叉神经第二支分布区，须将套管针置于三叉神经节中心；同样，三叉神经第一支分布区对应神经节内侧，第三支分布区为外侧。套管针位置满意后，拔出管芯，插入 4-Fr 球囊套管针，并用 0.7ml 碘海醇使其充盈。不同患者 Meckel 腔隙体积有所不同。因此在 X 线透视下进行充盈至关重要。理想情况下，球囊可充盈至"梨"形。如球囊呈"哑铃"形，应十分小心，因为这种情况通常提示 Meckel 腔隙体积过小。哑铃形球囊的囊外部分可能压缩滑车神经引起术后复视。

如充盈后球囊为原本的圆柱形，提示其很可能位于颅中窝，无法达到预期效果。如球囊呈扁平状提示球囊可能位于硬膜外腔，可引起脑膜中动脉撕裂，导致硬膜外血肿。可使用压力计量器在 0.5～1.5 分钟将球囊压力提升至 1000～1200mmHg。这种方法对将球囊放置于合适的位置有帮助，但无法替代 X 线透视。球囊压迫三叉神经节可导致减压反射，这种反射出现后提示可停止继续增加压力，拔出导丝和套管，并适当压迫穿刺点。

并发症

据报道，三叉神经节球囊压迫手术的总体并发症发生率高达 40%，但不同的研究结果差异很大，且通常是较小且易于处理的并发症，如感觉障碍（3%～18%）、感觉异常（9%～11%）和永久性感觉减退（7%～17%；注意术后出现短暂的感觉异常是正常的）。较少见的并发症包括导丝或球囊移位、脑神经损伤（如暂时性复视）、脑膜炎、AD 和角膜炎等。此外还出现过三叉神经心脏反射导致心跳停止的案例。

十二、射频热凝

与 PBC 一样，射频热凝（RFT）在 95% 的患者中可减轻疼痛，但其长期复发率为 10%～27%。与 PBC 不同的是，其严重并发症的发生率很高。术前需对患者进行手术培训，这种培训对加强术中配合有帮助。因此，如患者无法忍受在手术过程中保持清醒并配合手术，应停止手术。

该手术操作与 PBC 类似，不同之处在于使用短效麻醉剂（如丙泊酚）诱导麻醉，并用电极代替气囊套管。使用短效麻醉剂的目的是可以进行术中唤醒，以测试电极刺激的感觉和运动反应。进而根据刺激反应调整电极位置。定位损毁灶后，拔出电极插入热电偶。损毁参数为电压 0.5～5 V，频率 75 Hz，温度 55～80℃，持续时间 0.5～2 分钟，热凝后拔出导丝，并适当压迫穿刺点。

并发症

RFT 术后可出现面部麻木或感觉异常，咬肌无力、复视等并发症，其中大多数很短暂且可自愈。但 RFT 术后 AD 发生率较高，一些研究表明多达 12% 的患者出现这种严重并发症。其他罕见的并发症包括角膜炎、角膜麻醉、脑膜炎、颈动脉海绵窦瘘和颅内出血等。

十三、甘油三叉神经节封闭术

在经皮穿刺的各种方法中，甘油三叉神经节封闭术在操作方法和疗效等方面的变异性最大。其初期疼痛缓解率为 53.1%～98%，疼痛复发率为 13%～70%。与 PBC 相比，AD 和其他并发症的发生率更高，但低于 RFT。

甘油三叉神经节封闭术在操作方法上与 PBC 和 RFT 相似，前者是将甘油注射到三叉神经节中。因此，主要区别是手术过程中需要估计甘油剂量，且患者头部须抬高至约 60°。可以通过术中脑池造影或影像学测量来估计甘油剂量，其常规剂量为 0.25～0.4ml。注射甘油后，应唤醒患者并要求其保持直立姿势至少 2 小时。

并发症

与其他经皮方法一样，甘油三叉神经节封闭术后可出现面部麻木（3%～29%）和咬肌无力（3.1%～4.1%）。此外，可能出现痛觉过敏/疼痛消失，角膜麻醉（3%～16%）和极少发生的 AD（0～4.1%）。

十四、立体定向放射外科手术

立体定向放射外科手术（如伽玛刀和射波刀）用于三叉神经痛是相对较新的技术。伽玛刀使用聚焦射线使高剂量辐射能量汇聚于特定位点。射波刀无须头架，其通过机械臂发出单高能光子束。术后通常在一段时间后开始出现疼痛缓解，伽玛刀后平均 5 个月后疼痛可缓解，而射波刀后疼痛缓解平均所需时间稍短。据报道，术后 1 年 75%～90% 的患者疼痛缓解，术后 5 年 46%～65% 的 CTN 患者疼痛缓解仍较满意。以下关于伽玛刀技术的概述综合了文献报道和我们自身经验的。Perri 博士将在下一章中深入介绍 SRS（立体定向放射外科）技术。

伽玛刀手术在局部麻醉下进行，首先安装立体定向框架，随后进行高分辨率立体定向 MRI，在 MRI 图像中识别三叉神经节和三叉神经。使用内置软件设计手术计划，通常手术计划应以邻近 DREZ（三叉神经根脑干端背侧；前 2～4mm）的三叉神经根作为靶点。常规的放射剂量为 80～90Gy。定位方法和放射剂量由团队自行选择，团队由神经外科医师，放射肿瘤医师和内科医师共同组成。部分外科医师倾向于将靶点设定在三叉神经节处。

并发症

立体定向放射外科手术最常见的副作用是三叉神经分布区中的感觉障碍，如感觉低下或感觉异常。据估计，这种副作用在患者中占 10%～40%（偏向 40%），并且未被患者认为对其生活造成影响，因为这些副作用通常较轻。只在极少数情况下出现角膜反射受损和其他损伤。

十五、三叉神经和蝶腭神经节电刺激

除了刺激三叉神经的远端分支，还可直接刺激三叉神经节和蝶腭神经节治疗难治性面部疼痛。尽管目前的研究结果有限，但有证据表明，这种电刺激治疗可使 49%～71% 的患者疼痛减轻。

（一）手术技术

三叉神经节电刺激手术在全身麻醉下进行，取仰卧位，消毒并铺无菌单。按照 PBC 中介绍的标准 Härtel 方法将四触点电极插入至 Meckel 腔隙中。随后将电极连接到体外脉冲发生器并进行电刺激测试（参数：电压 0.5 ～ 1.5V，频率 50 ～ 100Hz，脉宽 30 ～ 200μs）。如测试效果满意，可置入脉冲发生器。

蝶腭神经节电刺激与之相似，但靶点是翼腭窝，穿刺部位在颧弓下方，其穿刺路径可通过冠状凹或下颌骨前方。

（二）并发症

神经节电刺激的并发症包括感染、硬件故障和腐蚀，以及疗效消失等。由于这是一种新兴技术，这些并发症的发生率尚无统计数据。

十六、术后管理

（一）电刺激相关手术

对于电刺激相关手术，术后管理通常相当简单。主要包括使用术后镇痛药和抗生素（尤其是在效果测试阶段）。应教会患者使用控制器调控脉冲发生器的基本参数和充电。通常在手术当日或观察 1 天后自神经外科出院。出院后每周或每 2 周复查一次，然后改为每 3 ～ 4 个月复查一次，之后如无特别问题，可每年进行一次复查。

（二）微血管减压手术

MVD 后，患者通常将在神经外科重症监护室观察 1 天，在普通病房观察 1 天以上。术后保持无菌敷料包扎 48 小时以上。根据情况使用抗生素。如没有出现神经外科急症，可不必进行头部影像学检查。术后常出现头痛、颈背部不适和疼痛，以及恶心呕吐等。患者通常在第 2 天或第 3 天出院，然后按照越来越长的间隔时间复查。

（三）经皮手术

经皮入路是侵入性最小的外科手术，因此其术后观察通常更短、更简单。一般在手术后观察几小时可出院。进行甘油三叉神经节封闭术的患者手术当天尽可能保持坐位或直立状态。复查最初可以每周进行一次，随后根据病情按月或年进行复查。

（四）放射外科手术

作为一种微创手术，大多数放射外科手术患者在术后数小时内即可出院。考虑到疗效出现存在潜伏期，大多数患者应继续术前的药物治疗方案。

十七、结论

1. 颅面部疼痛涉及范围很广，包含多种不同的疼痛综合征，其药物和外科治疗的反应模式不同。

（1）需进一步细化颅面疼痛类疾病的标准定义和类别，进而可对各种综合征进行更好的诊断和治疗。

（2）需制定针对每一类综合征的治疗指南。某些颅面疼痛综合征非常罕见，可能需进行联合研究。

（3）由于缺乏动物模型，这些疾病治疗方法的研发受到限制。颅面痛综合征的动物模型虽然难以制作，但值得去尝试，因为其对药物开发和外科治疗探索颇有助益。

2. 有许多可以治疗颅面疼痛综合征的外科手术干预措施。

（1）通常，手术治疗是药物治疗失败后的选择。因此对于普通患者，手术治疗的效果统计可能存在偏倚。研究表明，早期手术治疗可能对患者更有效，因此有必要对此进行进一步评估。

（2）目前尚无对不同手术方式和药物治疗进行比较的综合性研究（即使是研究已经很充分的典型三叉神经痛），因此开展临床试验并探究其手术动机和机制是很有必要的。

（石　林　译）

第三篇　疼痛和脑积水

第 37 章　脊髓电刺激治疗疼痛

37 Implantation of a Spinal Cord Stimulator for Pain Relief

Fabio Frisoli, Conor Grady, and Alon Y. Mogilner

摘要　脊髓电刺激（spinal cord stimulation, SCS）可用于治疗各种原因引起的慢性神经性疼痛。随着手术技术和刺激设备设计的改进，以及新刺激波形的出现，该技术的应用明显增加。但是，仔细筛选患者仍然是优化患者预后的关键。刺激设备相关的并发症仍然很常见，但很少导致永久性的并发症。

关键词：脊髓电刺激，腰背部手术失败综合征，复杂区域疼痛综合征，神经刺激，经皮，桨式电极，无感觉异常电刺激

一、简介

脊髓电刺激（spinal cord stimulation, SCS）于 1967 年引入临床，是一种用于治疗药物或手术治疗均无效的严重的神经性疼痛的方法。腰椎手术后持续性下肢或背部疼痛，又称"腰背部手术失败综合征（failed back surgery syndrome, FBSS）"，仍然是 SCS 最常见的适应证。Ⅰ型和Ⅱ型复杂区域疼痛综合征（complex regional pain syndrome, CRPS）也是 SCS 的常见指征。其他适应证还包括因严重肢体缺血、慢性难治性心绞痛、糖尿病性神经病、人类免疫缺陷病毒（HIV）神经病变和带状疱疹后遗神经痛引起的疼痛。由于 SCS 对于四肢疼痛效果较好，而对中线部位的疼痛（例如中轴背部疼痛）的疗效较差，因此，患者疼痛的位置是一个重要的考虑因素。同样，疼痛的类型也至关重要，SCS 对慢性组织损伤性疼痛改善较差，而神经病理性或缺血性疼痛效果较好。

作用机制

SCS 治疗疼痛的详细机制不在本章的讨论范围内，读者可以参考许多关于 SCS 在神经病理性和缺血性疼痛治疗中的作用机制，以及关于传统的强直性感觉异常电刺激（tonic paresthesia-producing stimulation）和最新的无感觉异常电刺激（paresthesia-free stimulation）方法之间机制差异的综述。最初，Melzack 和 Wall 的闸门控制理论被认为是 SCS 发挥镇痛作用的主要机制，该理论认为，刺激大型有髓 Aβ 纤维可阻止细小的有髓和无髓的 A∂ 和 C 纤维的疼痛传递。SCS 很可能是通过上述机制发挥一定的作用，但后续的研究表明，SCS 的镇痛作用还涉及脊髓和脊髓上水平的多种神经通路，其对二级广动力域（wide-dynamic-range, WDR）神经元活性的调控在调节疼痛知觉中起关键作用。

二、患者选择

（一）术前评估

其他治疗手段失败　在考虑使用 SCS 之前，必须确认疼痛是慢性且持久的，有学者建议对进行了至少 6 个月治疗而无效的难治性疼痛才能进一步考虑 SCS。患者需已尝试过其他侵袭性较小的干预措施而无效，包括药物、注射剂和物理疗法（PT）。传统应用的药物包括非甾体抗炎药（NSAIDs）、加巴喷丁 / 普瑞巴林、抗抑郁药和麻醉性镇痛药。PT 和生物反馈（biofeedback）等非药物性方法也应该进行尝试。大量研究表明，抑郁、药物滥用和人格障碍等多种心理状态与 SCS 的预后不良相关。因此，建议对所有拟行 SCS 的患者在术前一年进行心理评估。

另外，应该对患者疼痛病因进行详细的检查，以排除任何可以直接针对病因进行治疗就可以缓解疼痛的可能。例如，腰椎术后腿部持续疼痛的患者应进行完整的影像学检查，包括 CT、MRI 和屈伸位 X 线检查以排除有通过固定或减压方法缓解患者疼痛的可能。

（二）临床适应证

1. 腰背部手术失败综合征　已有许多关于 SCS 治疗腰椎术后腿部和下背部持续疼痛（通常称为 FBSS）的临床研究。一项前瞻性多中心随机对照试验随机将 100 例以腿痛为主的 FBSS 患者分为传统药物治疗组（conventional medical management,CMM）或 SCS 加 CMM 治疗组（SCS/CMM）。在 2 年的随访中，SCS/CMM 组在疼痛控制和功能改善方面持续显著优于 CMM 组；在另一项研究中，North 及其团队将 50 例符合腰椎术后复发性神经根痛再手术标准的患者随机分为再手术组或 SCS 组。与再手术组相比，SCS 组患者疼痛改善的可能性更高，并且进入另一治疗组的可能性也更低；一项关于 SCS 和 CMM 在 FBSS 治疗中的成本效益研究的荟萃分析显示，从长远来看，SCS 的成本要低于 CMM。

2. 复杂区域性疼痛综合征　CRPS 是一种以肢体受伤后持续疼痛为特征的疾病，通常伴有肿胀、发红或皮肤纹理改变。根据是否存在已确认的神经病变，可将 CRPS 分为 Ⅰ 型和 Ⅱ 型，两种类型的 CRPS 症状相同。Kemler 等设计了一项前瞻性随机对照试验，将 54 例 CRPS 的患者分为 SCS/PT 治疗组或单独使用 PT 治疗组。患者在术后 6 个月时随访一次，之后每年随访一次。6 个月随访时，SCS/PT 组的疼痛改善效果显著优于 PT 治疗组。这种差异一直持续到 2 年随访时，但在 5 年随访时失去了统计学差异（$P = 0.06$）。尽管失去了统计学差异，但这项研究证实了既往多个文献综述中公认的结果，即与单纯非手术治疗相比，SCS 可以更好地减轻 CRPS 的疼痛。

3. 缺血性疼痛综合征　SCS 用于治疗缺血综合征相关的疼痛已有数十年。目前推测 SCS 既可以通过与治疗其他疼痛相同的机制，也可以通过增加靶区的血流量来缓解局部缺血性疼痛。尽管结果仍有些不一致，但是关于 SCS 治疗严重周围血管疾病相关疼痛方面疗效的研究显示，与未接受 SCS 组相比，SCS 可减少止痛药使用、降低截肢率以及改善功能状态。为了研究 SCS 在难治性心绞痛中的作用，ESBY（严重心绞痛的电刺激与冠状动脉搭桥术对比）的研究者将 104 例患者随机分为 SCS 组或 CABG（冠状动脉搭桥术）组。两种治疗手段的症状改善率相同，由此作者认为，对于不适合手术的患者，SCS 可能是一种更好的治疗选择。此外，在 2 年的随访中，接受 SCS 的患者因心脏问题而住院的天数要少于 CABG 组。

三、脊髓电刺激设备

（一）电极选择

硬膜外电极既可在透视引导下经皮穿刺置入也可通过切除椎板直视下置入。采用哪种方式取决于外科医师的习惯、患者的选择、刺激部位的解剖结构和患者曾经接受的治疗手段。考虑到经皮穿刺要比椎板切除置入桨式电极的并发症少，故应始终将经皮穿刺作为试验性刺激的首选。

1. 经皮穿刺电极　经皮穿刺电极置入仍然是试验性刺激阶段的首选方法，因其可以减少与疼痛、失血、感染和麻醉有关的围术期并发症。试验性刺激阶段的经皮穿刺电极置入通常在局部麻醉、镇静下进行。这样可使患者及时对刺激程度和位置进行反馈，以确保实现对疼痛节段的全覆盖。更重要的是，还可减轻与神经根受压相关的副反应。需要注意的是，最近引入的"无感觉异常"SCS 可能不再需要经皮电极置入期间患者的反馈，尽管目前这种刺激应用仍不广泛。无感觉异常的高频（10 kHz）电极置入要严格按照解剖进行，两根电极的置入要尽可能靠近中线，彼此重叠并且跨度为 T8～10。在这种情况下，前后（AP）和侧面透视对于确定头侧的电极置入位置至关重要。

虽然经皮穿刺电极置入应用广泛，应在未接受过手术治疗的患者中采用该手术，但也存在一些技术限制可能妨碍其应用。接受 SCS 的患者通常会患有严重的脊椎病，并且已经接受过脊柱手术。即使在透视引导下，也可能难以通过脊柱穿刺针进入硬膜外腔。此外，脊椎狭窄、黄韧带肥大和手术瘢痕都可能限制电极向头侧前进。经皮穿刺置入的电极也比椎板切除直视下置入的桨式电极更容易移位。头尾方向电极移位可能会降低 SCS 的有效率，而侧方移位也可能刺激到神经根。因此，在移位风险较高的患者（即年轻且身体灵活的患者）中，可以考虑使用桨式电极。

2. 桨式电极（paddle）　桨式电极（也称板状电极）包含两列或多列触点，并通过椎板切除术直接置入在所需的脊柱节段。这些电极阵列能够提供更加复杂的刺激模式，并能覆盖更大的脊髓背柱面积（图 37-1）。在线性电极中，电流的方向是径向发散的，与此不同，桨式电极周围是绝缘的，电流仅能流向腹侧硬脑膜，这样可以更有效地传递刺激，并且可以最大程度地减少因刺激邻近的软组织结构而出现的副反应，反过来又可使治疗窗最大化。此外，桨式电极可通过不可吸收缝线或纤维蛋白密封剂固定到相邻的结构上，以防止移位。

（二）刺激器

将脉冲发生器置入皮下，并向电极触点传送所需的电流。脉冲发生器有两类，可根据患者的可靠性和所需的刺激程度进行选择。

1. 不可充电刺激器　不可充电刺激器是 SCS 最初

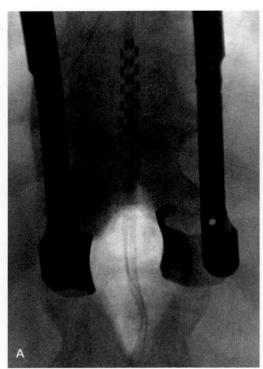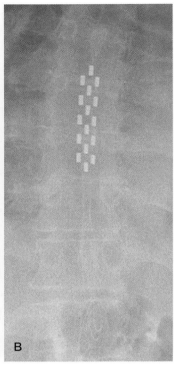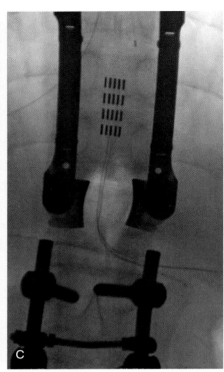

图 37-1　由不同公司生产的桨式电极阵列。A.Boston Scientific；B.Medtronic 和 C.St. Jude Medical

使用的可置入设备。电池寿命因治疗作用的电流和电压的大小而不同，但通常可使用 2～5 年。尽管确实需要频繁地通过外科手术更换刺激器，但患者不需要监控刺激器的电量。适合于那些因身体或精神方面问题而无法持续监测刺激器的患者。

2. 可充电刺激器　随着无创和无线充电设备的出现，可充电刺激器的应用日益广泛。根据所用电流的大小，刺激器可持续使用 8～10 年。特别适用于有多电极置入和需要高电流复杂程控模式的患者。这需要患者对刺激器进行定期检查和充电，但是制造商一直在生产操作简单的充电设备。

四、手术技术

（一）经皮穿刺试验性刺激

经皮电极置入后的试验性刺激通常进行 5～7 天，以评估神经刺激的有效性。患者俯卧于手术台上，床头弯曲。或者，可以将凝胶卷（gel rolls）或 Wilson 框架（Wilson frame）置于躯干下方，以增加脊柱后凸的角度，并使椎间隙最大化。麻醉团队对患者进行清醒状态下镇静，通常结合使用镇静剂和镇痛药，包括但不限于咪达唑仑、右美托咪定、芬太尼和丙泊酚。穿刺前给予可覆盖正常皮肤菌群的头孢菌素。对青霉素过敏的患者，也可使用万古霉素和庆大霉素。

然后在透视下定位所需的间隙。对于有背部和下肢症状的患者，电极尖端通常置于 T8～9 水平（图

37-2）。因此，电极应从更低的水平进入硬膜外腔，最好在脊髓圆锥下方，以最大程度地降低脊髓损伤的可能。从目标脊柱水平穿刺可能会阻止电极通过；因此，建议至少从目标置入平面的下一个椎体水平通过一种倾斜的旁正中的入路穿刺进入皮肤。与皮肤间的穿刺角要尽可能小。因此，从 L3 椎弓根水平处的皮肤穿刺可到达 L1～2 水平的硬膜外。这可能会因身体特点、局部解剖结构和是否存在脊柱置入物而进行适当调整。标记穿刺点后，氯己定和酒精类溶液消毒皮肤，铺巾。利多卡因和肾上腺素混合液逐层注入浅表和深部结构进行充分的局部麻醉。然后将 Tuohy 针朝内侧和头侧穿入，直至突破胸腰筋膜。尖端弯曲的针头可能有利于向头侧进针，特别是当由于患者的身体原因需要更锐的穿刺角度时。可通过多种方法来确认穿刺针进入硬膜外间隙，包括突破感、"悬滴技术"，以及在电极导线置入前使用提供的软导丝作为探针。我们更倾向依靠突破感来判断。穿入筋膜后，拔出针芯，然后将充气玻璃注射器固定到针头上。结合透视和间歇性轻度地在注射器上施加压力，缓慢进针直到阻力消失，从而确认已进入硬膜外间隙。然后取出注射器以确保没有脑脊液流出。

在透视引导下，通过穿刺针置入电极导线（图 37-3）。当电极向头侧前进时，可通过向导线远端施加扭矩力控制导线沿中线行进。当置入第二根电极时，可以采用相同的技术从棘突的另一侧平行于第一根电极进行穿刺。一旦正确置入电极后，将导线的远端连接到

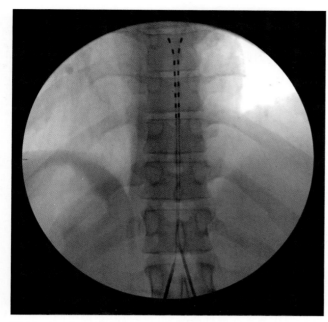

图 37-2　对 1 例背部和下肢疼痛的患者进行典型的经皮电极穿刺试验性刺激，电极跨越 T8 ~ 10。可见进入 T12 ~ LI 间隙的硬膜外穿刺针

外部刺激器，这可能需要缓慢退出电极内芯。此时，测试多种组合的触点，增加电流直至在目标皮肤节段中引起感觉异常。要特别注意产生有害刺激的电流强度，以减少副反应。不断调整电极位置，直到患者肢体疼痛的节段被完全覆盖。然后退出针头，并用不可吸收的缝合线或厂商提供的固定装置将电极导线固定在皮肤上。最后行 X 线检查，以确保电极未移位。最近出现的无感觉异常的超高频 SCS 省去了测试环节，仅需要在影像学引导下置入电极。在测试阶段，患者通常需口服头孢菌素。

颈椎电极的置入最常从上胸腔硬膜外进入（T1 ~ 4 水平）。对于不习惯进行高胸腔硬膜外手术的医师，可以从与下肢电极置入位置（L1 ~ 3）相同的进针点穿刺，向头侧将电极送至颈椎处。对于上肢疼痛患者，电极触点置入位置可能各有不同，通常会置于至 C2 ~ 3 的水平，并可根据具体情况向尾侧牵拉电极。笔者有时能够通过高颈段电极置入获得全身感觉异常的覆盖。此外，有学者可能使用上颈髓电极置入来治疗面部疼痛，可能是通过刺激延伸至上颈髓的三叉神经脊束核发挥作用的。

（二）永久性电极置入

测试效果满意后，患者随后将进行永久性置入。我们在进行手术之前要与患者讨论永久性经皮穿刺电极置入和椎板切除术桨式电极置入各自的受益与风险。

1. 经皮穿刺　大多数情况下，整个手术在清醒局部麻醉镇静状态下进行。手术前要将之前经皮穿刺置入的电极拔除，我们有时也在永久性 SCS 系统置入当天拔掉电极。然后备皮，包括刺激器器置入的位置。同试验性刺激经皮穿刺过程一样，使用 Tuohy 针和玻璃注射器确保进入棘突两侧的硬膜外腔，并在透视引导下将电极置于与试验性刺激电极相同的位置。对患者进行实时反馈刺激确保患者获得与试验性刺激同样的效果。无感觉异常系统的置入不再需要进行术中测试，因此可首选全身麻醉。但是，对于麻醉医师觉得不适合行局部麻醉镇静的肥胖患者（即患有睡眠呼吸暂停的肥胖患者），我们也曾在全身麻醉下经皮置入了传统的能引起感觉异常的 SCS 系统。然后从穿刺电极穿出皮肤处做中线切口显露出两侧针头进入胸腰椎筋

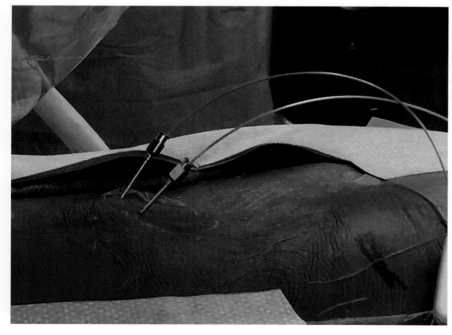

图 37-3　经皮穿刺电极置入的术中照片，显示 Tuohy 针的穿刺方向

膜的位置。拔除穿刺针，并使用锚钉和不可吸收的缝合线将导线固定至筋膜。然后将导线置于皮下。电极固定后，行 X 线检查确认电极的最终位置。

然后在躯体侧方做一个足够宽的切口以置入刺激器。在刺激器置入前，应与患者商量刺激器置入的位置。然后术前在患者直立位下，用不易掉色的记号笔在皮肤上标记适当的位置。这样一来，患者就可以看到切口与站立时衣服下缘的位置关系，应尽量避免刺激器切口直接位于患者的腰带线（belt line）下或任何其他不适当的压力区域。如果患者常习惯于一侧睡觉，则应考虑将发生器置于对侧。

一般首选臀部 / 躯体侧方。但是，没有足够脂肪垫的患者在坐位或卧位时可能会受到刺激器的影响。此时，可将刺激器置于下腹壁的 Scarpa 筋膜外。注意，这需要将患者重新取侧卧位，以进行刺激器置入。在任何情况下，皮袋要足够大并留有适量的皮下脂肪组织以防止刺激器磨破真皮质。将通条穿过皮下组织，并将电极通过通条引入皮袋。然后将电极连接到刺激器，用不可吸收的缝合线将刺激器固定在皮袋中。将多余的电极导线盘至刺激器下方。缝合之前，应测试电极的阻抗，以确保导线无挤压或损坏并与刺激器连接良好。此外，在肥胖患者中，可充电刺激器的置入深度不应超过厂商指定的深度，以便进行充电。2 个切口均应使用抗生素冲洗液冲洗，按解剖层次分层缝合。

尽管少见，也可在全身麻醉下置入经皮 SCS 系统，此时，下一节中详细介绍的术中电生理可用于电极刺激过程中的神经监测。

2. "埋藏式"经皮试验性刺激　一些术者更喜欢在进行经皮穿刺试验性刺激时切开皮肤，并将电极固定到筋膜上。然后，通过临时延长导线将电极引出。这项技术被称为"埋藏式"试验，可在第一次电极置入困难时采用此方法，或担心将来若移除该临时电极后很难再将永久电极置入到相同的位置。虽然这样可以简化永久性置入过程，但是如果试验性刺激不满意，则还是要进行二次手术以移除电极。

3. 桨式电极　桨式电极的置入创伤性大，应用于经皮置入失败或电极迁移风险高的患者（即年轻且身体灵活的患者）。如上所述，虽然可以在清醒镇静状态下通过椎板切除术置入桨式电极，但我们及其他医师已经开始在全身麻醉监测下开展手术。在这些情况下，电生理监测具有双重目的：确认电极的适当位置和偏侧化，并在手术过程中提醒外科医师任何潜在的神经压迫或其他损伤。全身麻醉诱导后，电生理医师将肌电图（EMG）或体感诱发电位（SSEP）电极置于患肢的各个肌群上。翻转患者前应获取基线电压，以确保

进行充分的神经监护。应提醒麻醉师，此时切勿使用麻痹剂，因为麻醉剂会妨碍监测。患者应俯卧于手术台上。置入颈部桨式电极时，应使用头架将头部固定在正中位。使用射线可透的头架进行 AP 透视检查。透视下对所需的脊柱水平进行定位，局部消毒、铺巾，包括置入发生器的位置。皮肤切开前应使用抗生素预防感染。

局部麻醉药浸润后，做中线皮肤切口，并使用骨膜下技术解剖椎旁肌，显露目的椎板。然后以标准术式切除椎板，常在电极的最终计划置入位置下 1 ～ 2 个椎体水平进行。彻底去除黄韧带和硬膜外脂肪以显露硬脊膜。试验性置入桨式电极以确定椎板切除术的外侧界，注意不要侵犯椎弓峡部的内侧边界。去除椎板的面积能够满足将桨式电极平放在背侧硬脑膜上即可。电极置入到硬脑膜上后，开始进行试验性刺激。在监测状态下，根据需要可以通过监测提供的信息来调整电极的位置。一旦确定了电极的最终位置，便使用锚和丝线将电极固定。我们常规在椎板切除部位注射纤维蛋白封闭剂，作为进一步的固定方法。X 线可确认电极置入位置合适与否，并可用作将来临床研究的基准。

以与经皮技术相同的方式将导线连接至刺激器，发生器置于皮下囊袋后，要检测阻抗。放射性透视进一步证实电极在随后的操作过程中无移位。大量冲洗后，以标准方式缝合 2 个切口。对于先前有伤口感染的患者或感染了耐甲氧西林金黄色葡萄球菌的患者，可在伤口内使用万古霉素以进一步抗菌。

（三）并发症

SCS 的并发症常见，但多不严重。先前的研究表明并发症发生率为 30% ～ 40%，大多数患者需要在置入后的前 12 个月内重新进行手术。最常见的不良事件是电极移位，多见于经皮穿刺电极置入术，其迁移与疗效减退一样是良性的，但也可能导致有害的感觉异常和神经根病。在瘢痕或外伤情况下也可能发生电极断裂。

在电极置入后的任何时间，感染都是一个严重的问题，通常发生在脉冲发生器的位置。SCS 手术部位感染的发生率为 5% ～ 8%，最常由葡萄球菌引起。治疗包括移除整个系统和长期静脉应用抗生素。感染很少累及硬膜外间隙。

经皮电极置入或椎板切除术期间可出现医源性硬膜下开放，但很少引起永久性疾病。但是，在经皮测试间，由于硬膜穿刺导致严重的脊柱性头痛可能会严重干扰电刺激效果的评估。因此，如果在经皮电极置入时遇到 CSF 流出，应立即拔出针头。如果决定继续

操作，则应选择邻近的头侧椎间隙作为进入硬膜外腔的穿刺点。保持胸腰筋膜的完整通常足以预防假性脑膜膨出或低颅压。如果在椎板切除术中切开了硬膜，则应尝试使用 Prolene 缝合线缝合硬脑膜，也可以使用纤维蛋白密封剂和肌肉组织封闭。永久性神经损伤（如轻瘫或截瘫）极少发生，通常是由电极置入期间直接损伤脊髓造成的。在置入任何桨式电极之前，应对目标区域（颈部或胸腔）进行术前 MRI 扫描，以评估是否存在脊椎狭窄，如果存在，患者将处于神经损伤的高风险中。电极更换，例如从经皮系统更换为桨状电极，或者电极的重新定位，都具有较高手术风险，因为上一电极上的硬膜外瘢痕组织可能会使新电极难以在没有阻力下通过。如果遇到阻力，应立即考虑进一步的

切除椎板和减压，然后解除硬膜外粘连。置入桨式电极后，持续存在严重的神经根疼痛应考虑电极本身造成的神经压迫，在大多数严重情况下，可能需要在电极附件进行额外的减压操作。

（四）长期维护

刺激系统置入后，置入不可充电刺激器的患者应约每 6 个月检查一次发生器的寿命，以便在电池耗尽和随之而来的疼痛复发之前进行刺激器更换。刺激引起感觉异常的位置改变，或先前很好控制的疼痛无法解释的复发或加重，提示应对刺激系统进行分析，以检查是否存在电极断裂、移位或其他与设备相关的问题。

（韩春雷　译）

第 38 章　运动皮质电刺激治疗慢性非癌性疼痛

38 Motor Cortex Stimulation for the Treatment of Noncancer Chronic Pain

Andres L. Maldonado-Naranjo, Sean J. Nagel, and Andre G. Machado

摘要　运动皮质电刺激（motor cortex stimulation, MCS）作为一种治疗慢性顽固性传入神经阻滞性疼痛的替代方法已被广泛研究。然而仍有一些互相矛盾的结果。本章简要介绍了 MCS 的解剖和生理基础，以及 MCS 治疗疼痛的作用机制。我们分术前评估、手术技术、术后监测以及并发症几部分分别介绍。最后对当前关于 MCS 疗效的文献进行简明、客观地综述。MCS 对慢性疼痛作用尚需进一步的研究证实。

关键词：运动皮质电刺激，慢性疼痛，三叉神经痛，面部疼痛，脑卒中后疼痛综合征

一、简介

早在 20 世纪 40 年代，Penfield 和 Jasper 就已经在清醒状态下的开颅手术中利用术中电刺激，详细描绘了人类大脑的运动皮质。运动皮质电刺激（motor cortex stimulation，MCS）作为治疗疼痛的一种替代方案部分是受脑深部电刺激（DBS）可用于治疗脑卒中后中枢性疼痛综合征的启发。1991 年，Tsubokawa 等报道了 12 例严重传入神经阻滞性疼痛综合征（deafferentation pain syndrome）患者经过 MCS 治疗后，有 8 例疼痛明显减轻，这也标志着现代疼痛的 MCS 治疗的开端。临床试验的开展是基于猫模型运动皮质电刺激可抑制传入神经阻滞相关的丘脑兴奋性的现象。随后，许多报道表明 MCS 可作为一种治疗慢性非癌症疼痛的替代疗法，其中大多数研究集中于卒中后疼痛和三叉神经痛的治疗，并显示了不同程度的疼痛缓解。虽然有 MCS 治疗成功缓解疼痛的报道，但对结果的解释应谨慎，因为许多研究都是对不同病因患者进行的非对照回顾性分析。最近一项多中心随机对照研究的结果喜忧参半，但重要的是证明了 MCS 在盲期有一定的疗效。也就是说，临床医师在无法为致残性疼痛患者提供其他帮助的情况下，可以选择对特定患者尝试采用皮质刺激治疗。

二、大脑皮质处理疼痛的解剖和生理基础

外周的疼痛刺激可以激活初级躯体感觉皮质（S1，Brodmann3a、3b、2、1 区，中央后回）、次级躯体感觉皮质（S2）、岛叶、眶额皮质、前额叶背外侧皮质、杏仁核和扣带回。刺激 C 类神经纤维激活对侧 S1，特别是 Brodmann3a 区、S2 以及同侧 S2。同样，刺激 A 类纤维导致对侧 S1 和 S2 的激活。这种痛觉刺激主要投射到皮质 Ⅲ 和 Ⅳ 层。

正如 Penfield 所描述的那样，痛觉信号在 S1 呈躯体定位性分布。S1 中的神经元根据痛觉刺激的强度表现出不同程度的反应，表明 S1 在区分疼痛程度中起着一定的作用。丘脑腹后内侧核（VPM）和腹后外侧核（VPL）可直接投射至 S1。S2 区域也接受来自 VPM、VPL、S1 和对侧输入信号的投射。S2 和 Brodmann 7 区中的神经元也表现出与疼痛刺激程度成比例的反应。岛叶在痛觉处理中扮演核心作用，接收来自 S1、S2、腹后下核（VPI）、枕核、中央正中核和束旁核、背内侧核和腹内侧后部核团的信号。岛叶将信号投射到其他边缘结构，如杏仁核和嗅皮质。它表现出与痛觉刺激的强度成比例的反应，并可能参与疼痛辨识处理和动机 - 情感反应。岛叶连接广泛并参与高级痛觉意识处理。岛叶损伤与对疼痛的情感反应改变有关。前扣带皮质（ACC）和中扣带皮质（MCC）接收来自丘脑内侧核、丘脑髓板内核、VPI 和运动皮质的投射。这些区域被痛觉刺激所激活，从而引发对疼痛的情感或动机反应。扣带皮质的损伤会减弱痛觉的这种动机 - 情感特征，这一现象在慢性癌症疼痛患者中尤为明显。慢性疼痛患者 ACC 活动有所增加。

三、运动皮质电刺激的作用机制

MCS 对痛觉通路影响的确切机制仍在研究中。一种假说认为刺激运动皮质可以抑制疼痛相关的丘脑兴奋性。另一种假说认为，皮质刺激抑制了中央后回躯体感觉区的痛觉神经元，并调节包括背角神经元更远的节点。也有研究表明，缓解疼痛的 MCS 可在脊髓水平诱导出间接波（I 波）。这表明 MCS 是通过神经元间的激活进行自上而下的调节，而不是直接激活锥体束。正极或负极皮质刺激哪个可以更显著地减轻疼痛尚不清楚。临床上有效的 MCS 多为运动皮质的负极刺激。实验和理论研究表明，负极刺激主要激活平行于皮质表面的轴突，这表明它的作用更多地与联合纤维或树突有关，而不是皮质下途径。正电子发射断层扫描研究显示，远离刺激部位的负责痛觉处理的大脑区域可被激活。Kim 等最近的一项研究描述了下行和上行调节机制。该研究在啮齿动物的神经性疼痛模型中记录了 VPL 中的神经元活动。随后，对模型置入 MCS。MCS 抑制了大鼠 VPL 中与疼痛相关的神经元活动。MCS 还通过脊髓水平的下行通路增加 γ - 氨基丁酸（GABA）和阿片类物质的水平。

其他研究表明，MCS 通过调节特定区域的活性而具有末端效应。Kudo 等最近的一项研究表明，在面部传入神经阻滞模型中，MCS 可以增加前扣带回、杏仁核和内侧丘系中的 c-Fos 蛋白的浓度。Kishima 等先前在人类身上进行了研究，他们证明在 MCS 可使手部传入神经阻滞性疼痛患者对侧前扣带回的区域脑血流量（CBF）显著增加。虽然 MCS 诱导镇痛的机制尚不清楚，但下行通路似乎发挥了重要作用。

四、适应证

神经损伤后出现中枢性传入神经阻滞性疼痛综合征的部分患者，包括脑卒中后疼痛、外侧髓质和丘脑梗死及脊髓损伤后的患者，对 MCS 治疗有效。一些周围神经损伤，如残肢痛、带状疱疹所致神经痛、三叉神经病变，在经过 MCS 治疗后预后更好。其他疼痛综合征，包括复杂性局部疼痛综合征和慢性盆腔痛，在一些报道中经 MCS 治疗后有所改善，但结果一致性差。

五、术前准备

除了常规的术前检查和评估外，需特别关注患者是否存在基础疾病，如心血管疾病和呼吸系统疾病。高危患者在手术前 7 ～ 10 天停用抗血小板和抗凝药物以及非甾体抗炎药物，或开始华法林 - 肝素桥接治疗。因此，应在停止抗凝的风险和 MCS 手术的收益之间仔细权衡。

糖尿病患者和长期使用类固醇的患者感染风险较高，应告知其手术风险较高。此外，有伤口愈合不良史或皮肤弹性差的患者可能会增加设备磨损皮肤的风险。

患者应避免接触强磁场。虽然 DBS 术后患者可以进行脑 MRI 扫描，但 MCS 的 MRI 安全性尚未确定。因此，需要经常进行 MRI 扫描的患者可能不适合 MCS。

术前影像学检查

术前需行 MRI 容积成像、钆增强成像、T1 和 T2 加权像检查。在现有的成像软件的帮助下，可以对 MRI 数据进行三维（3D）重建，准确反映大脑沟回的解剖结构（图 38-1）。医师根据这些信息在运动皮质设计手术入路和切口。大部分皮质刺激电极都放置在硬膜外。皮质血管成像可以帮助制订脑半球间硬膜下置入术的手术计划，尤其是当接近中线时可以避免静脉损伤。基于三维重建的测量有助于更好地选择电极的型号、长度和方向。

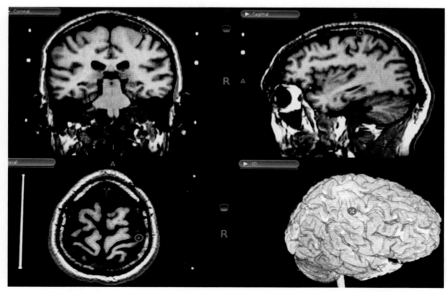

图 38-1　大脑皮质的三维渲染清楚地显示了大脑沟回的解剖。图中标记为中央沟，我们可以据此准确地识别运动皮质

六、手术流程

（一）体位和麻醉

患者仰卧于手术台上，头部偏向置入对侧。可以在清醒镇静状态下进行手术，并进行术中测试，也可以在神经导航和诱发电位电生理监测指导下进行全身麻醉手术。将参考阵列固定在患者头部，使用导航软件进行注册。如果血压不稳定，则进行侵入式动脉血压监测。我们的麻醉团队常用肼屈嗪、拉贝洛尔和尼卡地平等控制术中血压。应在切皮前60分钟内预防性给予抗生素。

（二）颅骨切开

对于清醒手术，可以使用头皮阻滞加长效局部麻醉，包括眶上神经、耳前神经和耳后神经麻醉。切口部位和设计的硬膜下隧道部位也可使用局部浸润麻醉。虽然可以通过颅骨钻孔置入电极，但为了放置更大的用于术中电生理监测的微电极阵列，我们倾向于采取开颅手术。可以根据术前影像来计划开颅切口和入路。通常采用直切口或"S"形切口的矩形骨窗开颅。头皮和帽状腱膜止血后放置一个自固定牵开器。使用14mm气钻颅骨钻孔，按照手术计划显露钻孔处的硬脑膜。用刮匙剔除内部的残留物，并用骨蜡止血。电凝硬脑膜以减轻刺激神经引起的疼痛。如果在背外侧皮质的硬膜下置入电极，需做一个小切口以便在硬膜下推进电极。如果在推进过程中遇到阻力，应仔细检查是否伤及桥静脉。如进行硬膜扩大切开术。硬膜外电极置入则无须如此。如计划进行清醒的手术，麻醉团队需在术中测试前停止镇静。我们更习惯于在全身麻醉下进行手术。这时可以利用躯体感觉诱发电位和运动诱发电位等术中电生理监测来指导电极置入。

（三）术中刺激和肌电监测

首先在影像引导下定位中央沟，并做开颅手术计划。然后放置电极，通过评估体感诱发电位，寻找N20/P20相位反转来定位中央沟、M1和S1。图38-2为术中电生理用的硬膜外电极阵列。可以根据检测结果调整电极阵列的放置位置。应验证中央沟相对于硬脑膜和颅骨的定位，以提高最终置入电极阵列定位的精度。电极阵列通常在硬膜外置入，尤其是在治疗面部和上肢疼痛时。由于下肢运动的皮质定位向内侧延伸至中央裂，因此很难用硬膜外电极进行刺激。一些研究者将硬膜外电极放置在靠近中线的位置，依靠增加刺激强度来捕捉下肢皮质的信号。另一种方法是将电极放置在纵裂处的硬膜下腔进行直接刺激。目前尚不清楚哪一种电极方向更好；平行于中央沟方向的阵列将增加准确刺激相应运动皮质的可能。另外，垂直

方向置入将增加至少有一个电极直接位于运动皮质上方的可能性。术中刺激也常用于确认初级运动皮质的位置。但对于有严重运动障碍的患者，这往往不可行，他们通常预后也较差。医师既可以直接观察可见的肌肉收缩，也可以依靠肌电监测结果。该手术中最常用脊髓电刺激所使用的桨式电极（在美国属于适应证外使用）。多电极阵列增加了术后程控的灵活性，并可以提供备用触点，以测试治疗效果是否会随着时间的推移而降低，避免再次手术。图38-3是一名患者的MCS术后X线检查，该患者在运动皮质上置入了两根四触点电极。

（四）电极固定，关颅和术后护理

将电极阵列缝合在硬脑膜上，冲洗切口，止血。开颅骨瓣用钛板固定在颅骨上。应注意避免过度压迫术侧电极线。通常须磨一个骨槽来减少电极线所受的机械应力。缝合切口时要特别小心，避免刺穿包裹电极的绝缘材料。对于有癫痫发作病史的患者，应考虑收入癫痫监护病房进行术后程控，直到确认程控参数安全。

七、术后管理及可能的并发症

置入术后经过初步恢复，通过外接设备进行5～10天的测试。大多数患者在这段时间需口服抗生素。在试验初期，手术切口的疼痛可能会影响试验的结果。尤其是面部疼痛患者，邻近痛源的切口可能会降低在研究早期的疗效。因此，医师可能会选择一开始就置入全套系统，在患者手术痊愈后进行程控。不同机构的程控方式各不相同，但第一步通常是确定在疼痛区域以最低振幅刺激可以产生动作诱发反应（如肌肉痉挛）的一对电极。然后按照运动皮质阈值设定刺激振幅（如运动皮质阈值的50%～70%）。虽然使用的振幅很低，但有癫痫发作的潜在风险，无癫痫病史的患者发作较少见。如果患者在刺激过程中出现癫痫发作，应立即停止电刺激，直到发作消失。如果仍有发作，

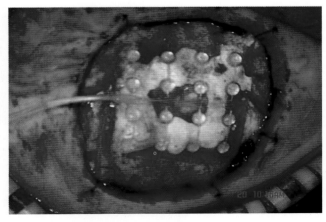

图38-2　骨窗内放置4×4的电极阵列

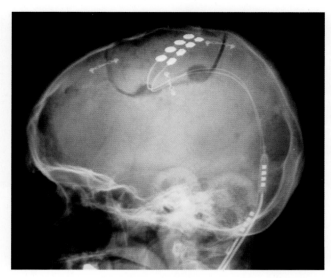

图 38-3　侧位 X 线检查显示方向恰当的 1×4×2 电极阵列的放置

可以给予劳拉西泮或其他药物中止癫痫发作。据我们所知，MCS 不会引起刺激依赖性癫痫。由于 MCS 不会诱发感觉异常，因此在调节新的刺激参数后患者需要有一段延迟才能适应其镇痛效果，这使得 MCS 的程控耗费大量时间。在测试过程中，如果某一种刺激参数可以使患者疼痛减轻 50% 以上，该治疗方案可以像其他阶段性神经刺激程序一样转为内部测试。在某些情况下，患者可能不适合外部测试，"内部"测试也是一种选择。无论采用何种方式，一段成功的测试期可能对预测长期疗效有参考价值。术后程控和长期刺激的最佳电压尚不明确，但 Henderson 已经证明 50% 的运动皮质阈值的刺激强度是安全有效的。

（一）脉冲发生器置入

我们中心在电极置入 7～10 天后置入脉冲发生器，留出足够的时间进行体外测试。患者全身麻醉，头部转向对侧，显露 MCS 导线的远端。在胸骨外侧，锁骨下约 2cm 处做皮肤切口。在胸肌筋膜表面锐性分离出一个适合放置脉冲发生器的皮下囊袋。如果患者较瘦，则在胸肌筋膜下分离出囊袋。需要注意，如果置入的是可充电脉冲发生器，建议置入深度不要超过皮下 1cm，以便与充电装置配对。在顶枕区做一个小切口，通过皮下隧道到达锁骨下切口。注意防止切口处感染。将延长导线通过皮下隧道穿至颅骨切口处，延长导线连接电池或电极阵列。我们建议使用尽可能短的导线，以减少导线在头皮下过度盘绕，但这取决于导线型号的选择。冲洗后关闭切口。

（二）并发症

与其他神经刺激治疗类似，置入手术过程、所置入硬件的问题及刺激过程均可能产生一些并发症。颅内置入物相关的出血或卒中是最严重的并发症。其他的并发症包括感染、硬件腐蚀、电极移位、置入部位疼痛和硬件故障等。有报告称在 MCS 程控和治疗刺激期间有患者出现抽搐，但没有患者发展为癫痫。与硬件相关的并发症和感染通常需要移除部分或全部 MCS 装置。虽然由于颅顶硬脑膜神经不发达而较少见，但部分患者仍有可能因电刺激而出现头痛，这可以通过近端双极电凝或切开重新缝合来去神经支配预防其发生。

八、预后

据估计，已有超过 400 例慢性疼痛患者置入 MCS。最近的一项荟萃分析总结了 14 项随访期至少 1 年的研究，结果显示，置入 MCS 的患者中，约 50% 的患者预后良好，摆脱了疼痛的困扰。有证据表明，与卒中后疼痛相比，原发性三叉神经痛和带状疱疹后三叉神经痛患者对 MCS 的反应更好。

由于 MCS 不会引起感觉异常，患者无法察觉到刺激，因此 MCS 的疗效有可能受到患者对"开"和"关"状态认知的影响。Nguyen 等比较了 MCS 与假刺激的疗效，指出了 MCS 在改善疼痛和生活质量评分，以及减少镇痛药物用量方面的作用。在最近的一项研究中，Lefaucheur 等在随机对照实验中比较了 MCS"开"和"关"状态对疗效的影响。13 例患者在术后 1 个月被随机分为"开"组和"关"组。在接下来的 1 个月里，两组进行交换，在第 3 个月后，一直保持"开"的状态。在长期的随访中，60% 的患者均对治疗有效，但在随机对照阶段效果并不明显。

许多研究称 MCS 的疗效会在几个月内逐渐减退，已有假说认为皮质可塑性及电极所在部位组织阻抗增加等都会导致这一现象。总的来说，早期治疗有效的患者中约有 50% 会随着时间的推移出现疗效减退。根据 Tsubokawa 等的报道，其中一些病例应该考虑调整置入电极。此外，Henderson 等证明，在皮质可塑性为潜在病因的患者中，重新程控可能恢复疗效。

目前很难对 MCS 的疗效得出明确的结论，因为迄今为止大多数研究都是针对不同类型疼痛的非对照研究。最近一项对上肢传入神经阻滞性疼痛的随机对照研究发现，从直观模拟量表或生活质量报告来看，MCS 不能减轻患者疼痛。鉴于样本量较小，这些结果需要慎重对待。需要进一步的研究来探究与安慰剂相比 MCS 是否具有更显著的作用。

（韩春雷　译）

第三篇　疼痛和脑积水

第 39 章 脑深部电刺激治疗药物难治性疼痛综合征

39 Deep Brain Stimulation for Medically Intractable Pain Syndromes

Erlick Pereira and Tipu Z. Aziz

摘要

脑深部电刺激（deep brain stimulation, DBS）是一种安全有效地用于帕金森病治疗的神经外科手段。对于药物难治性神经性疼痛，已有许多前瞻性病例系列的报道，但是过去 10 年中，用当前神经影像和刺激技术的标准进行治疗的报道却很少。我们总结了自己关于丘脑腹后核、脑室周围 / 导水管周围灰质和后扣带皮质嘴侧 DBS 治疗的靶点、解剖、电生理、手术技术以及程控参数等方面的临床经验。几个有经验的中心一直用 DBS 治疗慢性疼痛，且在部分患者中取得了成功，尤其是截肢后疼痛、臂丛神经损伤疼痛、脑卒中后疼痛以及头痛包括痛性感觉缺失。其他 DBS 治疗成功的病例有多发性硬化疼痛和脊髓损伤后疼痛。清醒手术中躯体功能定位的对应关系在我们的手术中十分重要，全身麻醉下扣带回 DBS 用于治疗全身或者偏身性疼痛，或者其他靶点 DBS 术后无效的疼痛。

关键词：脑深部电刺激，慢性疼痛，感觉丘脑，导水管周围灰质，扣带回

一、简介

多种因素会导致药物难治性疼痛，这些因素可导致神经组织损伤和继发的神经性疼痛。脑深部电刺激（deep brain stimulation, DBS）是药物难治性疼痛多种临床治疗方式中的一种。选择 DBS 而非其他神经刺激方式（运动皮质或者脊髓电刺激）需要进行复杂的评估，该评估受疼痛的病因及疼痛分布特征的影响。

二、患者选择

疼痛患者的 DBS 首先需要详细评估是否为药物难治性疼痛。理想的情况下，所有的患者都应该由具有慢性疼痛综合征医疗管理经验的医师进行筛选。详细的病史、疼痛部位和疼痛的起病情况，以及既往干预记录包括药物治疗、物理治疗和认知行为治疗是必要的。后者对于疼痛缓解的可能性和评估是否存在潜在的神经性疾病及其严重程度很重要，这可能是置入任何神经调节装置的相对或绝对禁忌证。

DBS 的替代外科治疗方式如脊髓电刺激、鞘内药物治疗、运动皮质电刺激（motor cortex stimulation, MCS）以及毁损手术都要考虑。针对中枢神经系统靶点的毁损手术是否是慢性疼痛长期有效的治疗方式大都尚未被证实。毁损手术通常用来治疗因恶性肿瘤寿命缩短的患者，因为 18 个月后由中枢神经系统可塑性引起的疼痛复发率很高。

在所有的疼痛管理病例中，重要的是要纠正潜在的诱发或维持疼痛的解剖病理生理机制。例如，DBS 不能作为脊柱滑脱（spondylolytic）疾病的一线治疗方式，但它可能适用于非手术治疗或一线手术治疗失败的背部手术综合征，例如脊髓电刺激。

当 DBS 适用于治疗某种特定的疼痛综合征时，解释手术风险和疗效是十分重要的。DBS 手术并发症发生率较低，但可能会发生出血，致残（0.5%）和死亡（0.3%）。较早的文献报道了较高的并发症发生率，这可能反映了置入技术的不完善。其他并发症包括围术期或延迟感染（长达 6 个月），以及置入物表面皮肤破溃。文献报道的疗效差异很大，但保守估计约有 2/3 的患者在长期会有 50% 或更大的症状改善。随着时间的推移，刺激效果消失（耐受性）是疼痛神经调节中的一种现象，调整刺激参数可能有效，也可能没有效果。

（一）DBS 治疗药物难治性疼痛的立体定向靶点

对于慢性疼痛综合征，有 2 个确定的 DBS 靶点。

第一个靶点，感觉丘脑的腹后核（ventral posterior, VP）被认为是神经性疼痛综合征的最佳治疗靶点。该靶点适用于烧灼样感觉异常、去神经支配性疼痛和周围神经病变（包括截肢后的幻肢痛和残肢痛和臂丛神经病变）。鉴于丘脑"小矮人"（homunculus）排列紧密，丘脑靶点适用于广泛的多皮节分布的疼痛。集中于单个皮节或呈神经根分布的神经病理性疼痛（neuropathic pain）综合征的患者可以从脊髓或脊髓背根神经节电刺激中获益更多。相比之下，损伤性疼痛（nociceptive pain）最有可能获益于导水管周围灰质（periaqueductal gray, PAG）或室周灰质（periventricular gray, PVG）电刺激。这些靶点过去常应用于阿片类药物治疗有效者，但我们尝试在术中 VP DBS 不成功的情况下使用 PAG/PVG DBS，无论是何病因。其他中枢神经系统 DBS 靶点特征尚不清楚，包括内囊、丘脑板内核（包括中央中核 - 束旁核复合体、中央外侧核等其他核团）、Fuxe-Hallstrom 核和丘脑枕。对于 VP 或 PAG/PVG DBS 失败的脑卒中或脊髓损伤后的疼痛患者，我们通常在半身或全身性疼痛的患者中置入前扣带皮质（anterior cingulate cortex，ACC）电刺激。ACC DBS 对于那些由于锥体束受损导致运动障碍（MCS 疗效显著降低的一个因素）而不能进行 MCS 的患者和外侧丘脑受损的患者十分有效。最近提到的另一个靶点是下丘脑后区，用来治疗丛集性头痛。这一靶点已被证实对丛集性头痛引起的疼痛和血管源性改变非常有效。

（二）解剖和电生理验证

DBS 手术的一个指导原则是通过解剖靶点大致确定刺激电极的预计位置，但最终的靶点定位要根据某种形式的生理定位或临床评估。例如，虽然识别和最初进入感觉丘脑可能基于解剖数据，但在生理上确定丘脑"小矮人"分布并相应地置入电极至关重要。个体解剖差异或去神经化导致的丘脑"小矮人"变形可能会改变靶点定位，特别是在感觉丘脑。两种最常用的进行电生理确认的方法是电刺激和记录神经活动。

我们更倾向于在清醒患者中用宏电极电刺激，通过诱发的感觉异常来确定丘脑的感觉区（图 39-1）。人体微电极研究显示，在对侧丘脑腹后核有一个中外侧躯体拓扑区域，丘脑"小矮人"的头部位于腹后内侧核的内侧（medial in ventral posteromedial, VPM），足部位于腹后外侧核的外侧（lateral in ventral posterolateral，VPL）。在以 PVG 或 PAG 为靶点的病例中，当刺激合适的靶点位置或存在丘脑"小人"颅尾倒置时，刺激会引起温暖或幸福感。宏电极刺激的范围应为 0.5 ~ 3V。DBS 的靶点含有能对疼痛区附近或疼痛区内的感觉刺激做出反应的细胞。使用 DBS 电极进行刺激试验，以确定置入位置的准确性，并检查潜在的不良副作用。超过 1 ~ 3V 的刺激水平会刺激更远的结构，导致临床判断错误。

PAG 靶点位于后联合水平第三脑室外侧 2 ~ 3mm，前后连合中点后 10mm（图 39-2）。其在中脑的相关解剖边界包括外侧的内侧丘系、后下方的上丘和前下方的红核。感觉丘脑靶点位于前后连合中点后方 10 ~ 13mm，前后连合中点以下 5mm 至中点以上 2mm 之间。VPM 靶点仅用于面部疼痛，位于第三脑室外侧壁和内囊之间的中间位置。VPL 的上肢区域在内囊内侧 2 ~ 3mm，下肢区域位于内囊内侧 1 ~ 2mm。感觉丘脑的内侧边缘为中央中核和束旁核，外侧为内囊，下方为丘脑束、未定带和丘脑底核，前方为丘脑腹中间核，后方为丘脑枕。ACC 头端区域 Cg24 位于侧脑室前角后方 20 ~ 25mm，电极尖端与胼胝体相邻（图 39-3）。

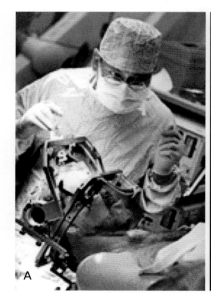
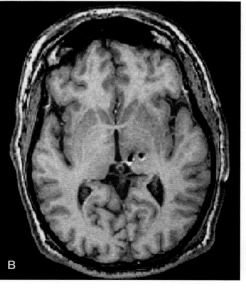

图 39-1　A.DBS 治疗疼痛术中清醒状态；B. 脑深部电极所在部位的轴位 MRI；丘脑电极在外侧，室周灰质电极在内侧通过

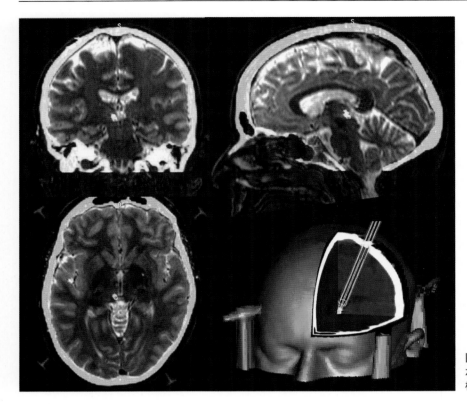

图 39-2　MRI 和 CT 融合图像显示了导水管周围灰质位置和图像计划系统上的电极路径

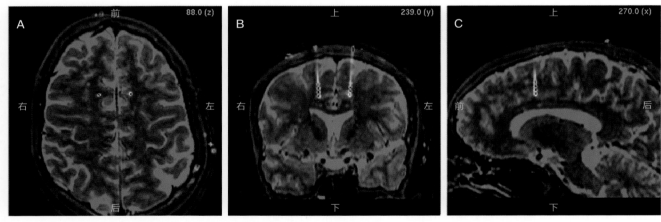

图 39-3　MRI 和 CT 融合图像突出显示 Cg24 电极位置。A. 轴；B. 冠状位；C. 矢状位

三、术前准备

（一）术前评估

实验室评估包括可能导致癫痫阈值降低的电解质失衡评估、常规血细胞比容和凝血检查。不需要做输血准备。综合疼痛评估包括视觉模拟评分、McGill 疼痛问卷、Washington 神经性疼痛量表和生活质量评估量表，如 SF-36 或 EQ-5D 等，术前和术后评估都很重要。

（二）手术计划

在所有的立体定向手术中，术前影像计划是手术治疗成功的关键。治疗疼痛的 DBS 靶点的解剖学定位通常是基于前连合和后连合（anterior commissure and posterior commissure, AC-PC）之间连线的笛卡尔坐标系。矢状位和冠状位 MRI T1 像和 CT 可以较好地显示 AC 和 PC。随后，可以在平行于 AC-PC 线获得的轴位片或在手术计划工作站重建的图像上进行后续的手术计划。MRI（单独或与 CT 扫描融合以去除 MRI 的空间漂移）比 CT 成像更能提高组织分辨率。具体 MRI 序列的选择要基于对医师的成像系统中每个扫描序列固有的空间漂移的理解。我们建议手术计划 MRI 采集应不仅包括中央脑靶区，还应该包括皮质，以确定皮质置入点和置入路径。应该避开关键神经结构（初级运动皮质、穹窿、尾状核）和脑沟、血管结构、室管膜表面等，以减少并发症的发生。一般来说，电极经冠状缝或冠状缝前从同侧额叶通过。常用的治疗传统运动障碍的 DBS 手术靶点为丘脑底核、运动丘脑或者苍白球内侧部。在双电极置入中，如果电极的计划入点在丘脑电极的内侧，则该入口应保证使电极的长轴排列于导水管周围灰质柱。

四、术中过程

在慢性疼痛患者中，DBS 电极置入精确度对最佳治疗效果的影响仍不明确。然而，我们相信计划电极位置和实际电极位置的差异应该不会超过 1 ～ 2mm。

建立靶点定位系统参考系后，患者进行 MRI 或 CT 检查，或者二者都做（使用图像融合技术时为 CT），描绘靶点和 AC-PC 线。随后，患者被带至手术室，并安装头部固定装置。

对于大多数常用的靶点，可以根据 AC-PC 平面确定靶点坐标（表 39-1）。按照这一坐标应该能够把将电极置入到假定的生理靶点。此后，通过宏电极刺激在清醒患者中对靶点进行电生理定位将更好地细化最终的靶点置入位置。

表 39-1　DBS 治疗疼痛的常用靶点

靶点	前后	侧方	上下
丘脑腹后核	−13 ～ −10	10 ～ 14	−5 ～ 2
室周 / 导水管周围灰质	−10	3	−2 ～ 3
前扣带皮质	额角后方 20 ～ 25mm	0 ～ 10mm	尖端达胼胝体
下丘脑后部	−3	2	-5

注：所有的靶点定位都是基于前连合和后连合（AC-PC）的笛卡尔系统。单位是毫米。AP 的坐标从 AC-PC 中点开始测量。横向坐标从第三脑室中线开始。上下坐标是参照 AC-PC 线。第三脑室萎缩或增宽应进行相应的调整（如果第三脑室宽度＞ 11 ～ 12mm，一般应在横坐标上增加 1 ～ 3mm）。根据局部萎缩的影像学证据，可能还需要额外的调整

所有的患者在切皮前都应静注适量抗生素和至少一剂类固醇，以减少创伤后脑肿胀和由组织碎片和血液释放的物质导致的炎症。开颅前，头皮应进行充分的局部麻醉。

中线旁开 3cm，冠状缝上或者其前方颅骨钻孔。我们喜欢 2.7mm 螺旋钻孔，以减少脑移位，具体的钻孔位置应该根据术前的路径确定。手术铺巾时应保证能与患者进行互动，并且保持无菌环境。用 1% 的利多卡因和 0.5% 的布比卡因的 1 ∶ 1 的混合物对皮肤

进行广泛浸润后做皮肤切口。切皮之前，用颜料在皮肤上做标记。在钻孔之前，我们在立体定向系统引导下用一个更宽的螺旋颅钻在颅骨表面钻孔，但不钻透，用以确定入颅点并保证靶点的置入路径。为了减少脑脊液流失，可用螺旋钻穿透硬脑膜和下面的蛛网膜，或者使用电钻钻孔，可迅速打开硬脑膜并用纤维蛋白胶封闭钻孔。这对防止脑脊液流失和空气进入十分重要，因为他们会导致脑移位和术后气颅，从而导致颅内结构扭曲。在置入电极时应十分小心，以确保其到达目标靶点，然后进行电生理测试。应用宏电极对电极进行功能测试，以评估置入位置（出现刺激诱发的感觉异常）和不良反应。如果这 2 个标准都满足，则可以用颅骨锁或微型板等装置将电极锚定。在置入脉冲发生器之前，应该将电极用一次性的连接线外接，以评估刺激的镇痛作用。内置一个临床无效、未经测试的设备代价高昂，临时的外接线多置于颞顶区。

五、术后管理及可能的并发症

在整个经皮测试期间，我们使用口服预防性的抗生素，时间不超过 7 天，这一策略可将感染率限制在 1% 以下。试验刺激方案应该包括低频刺激。我们通常用 5 ～ 50Hz 进行低频刺激试验。初始刺激脉宽为 60 ～ 90μs。高频（130 ～ 180Hz）更适合前扣带回 DBS。

一旦测试有效，则将患者送回手术室置入脉冲发生器。我们喜欢把发生器放在锁骨下区域，固定在胸肌筋膜下。在皮肤切口的尾端方向制作一个囊袋。我们避免放置于腋窝，因为这更容易感染。应选择延长导线的长度避免引起创口处机械牵拉。电极和延长导线的接头应放置在颅顶，可以用不可吸收缝线将其固定在下方的筋膜上，避免对电极产生过度的机械牵拉。

六、结论

一些病例研究已经证实了 DBS 治疗疼痛的疗效，报道称有 2/3 的患者能够获得长期疗效，3 个主要的治疗靶点为 VPM/VPL、PAG/PVG 和 ACC。谨慎选择患者十分重要，严格的手术计划也十分重要。我们倾向于综合患者清醒状态下进行评估和宏电极刺激来从生理上定位靶点。需要临床试验进一步证明 DBS 治疗难治性慢性疼痛的疗效，并获得 FDA 批准。试验设计不一定需要大量的患者进行随机对照试验，特别是因为 DBS 可以在开启或者关闭状态下转换，并且可以做到患者对参数设置不知情。

（韩春雷　译）

第 40 章　交感神经切断术

40 Sympathectomy

Brian Perri, Albert Wong, and J. Patrick Johnson

摘要　　原发性多汗症是指手、腋窝和足的汗腺分泌过多的状态。主要是由 T2 或 T3 交感神经节所致，可以通过微创手术取得长期良好的效果。双侧胸腔内镜下交感神经切断术可采用直径为 5mm 的单孔或双孔切口进行。主要并发症包括气胸、大血管损伤、顽固性多汗症和代偿性多汗症。

关键词：胸腔镜，交感神经切断术，微创，多汗症，手掌多汗症

一、简介

多汗症是指手掌（图 40-1）、腋窝、足、面部、头皮或躯干的汗腺过度分泌，超过正常体温调节需要的状态。症状通常发生在儿童时期，在社交场合和工作中会使患者变得虚弱。家族史提示多汗症具有遗传性。

胸神经节（T2 和 T3）是手掌多汗症的常见原因，而第四胸神经节是腋窝多汗症的典型病因。手掌多汗症可通过手术成功治疗（95%），而足底（85%）和腋窝（45%）多汗症的治疗效果却差异较大。曾经胸交感神经切断术需要大的胸腔切口。微创外科及内镜设备的发展使外科医师可通过厘米级以内的手术切口安全有效地进行交感神经切断术。内镜交感神经切断术（endoscopic thoracoscopic sympathectomy, ETS）治疗多汗症可采用一个体位（仰卧位）进行双侧手术，术中出血少，术后疼痛轻，住院时间短，手术效果好。我们通常用 T2 和 T3 神经节切除或交感神经切断术治疗手掌多汗症，T4 神经节切断术治疗腋窝多汗症。以往，我们采用 2mm 的内镜设备进行 ETS 手术，但视频分辨率不佳。现在，我们将讨论使用下文所述的 5mm 镜的双端口 ETS 技术。

二、患者选择

在考虑手术之前，通过综合的术前评估排除其他原因的多汗症是十分必要的。继发性多汗症可能的病因有甲状腺功能亢进、糖尿病、痛风、嗜铬细胞瘤、更年期、三环类抗抑郁药或普萘洛尔等药物作用、慢性酒精中毒和中枢神经系统损伤（脑或脊髓损伤）。夜间多汗症可能与肺结核或霍奇金病有关。

在没有继发性原因的情况下，药物治疗可作为多汗症手术干预前的一线治疗。现有的药物包括口服抗胆碱药、局部应用的氯化铝、电离子透入疗法和 A 型肉毒素注射。然而，这些药物大都有副作用（皮肤刺激、过度口渴、视物模糊、手部肌肉萎缩），且经过一段时间后疗效会逐渐消失，需要联合治疗。双侧交感神经切断术仍然是手掌多汗症和类似症状的有效治疗方法，但对足底多汗症和腋窝多汗症的疗效较差。

三、术前准备

完整的实验室检查包括甲状腺功能、血糖水平、尿酸、尿儿茶酚胺水平的检查，除常规成像外至少还要有胸部 X 线片。下文所述的手术技术假定是给双侧

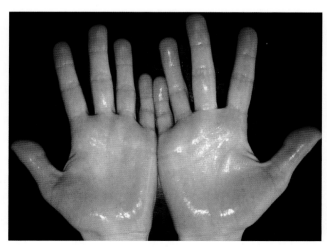

图 40-1　手掌多汗症患者的常见临床表现

多汗症患者进行双侧内镜交感神经切断术。这些技术也可用于单侧手术。然而，有单侧症状的患者必须在术前彻底评估继发性多汗症的可能原因。

四、术中过程

患者双腔气管内插管，单肺通气。采用这项技术可使同侧肺放气，因而不会阻挡手术室野。双侧应用手掌皮肤温度传感器可用于监测 1℃ 及以上的温度升高。这已被建议用于预测交感神经切断是否充分，以及相应的临床预后。另一种监测术中交感神经切断的方法是通过激光多普勒血流测量或手部小动脉多普勒测量。交感神经成功切断后，手部血流增加，手掌温度随之增高。据测量，这一增高的血流量从术前（48±7）灌注单位增加至交感神经切断后的（121±17）灌注单位。在交感神经切断后 22 分钟和 34 分钟即可测出手掌皮肤温度升高。然而，必须谨慎，最初为显露交感神经链而对胸膜壁层的烧灼可能会暂时地增加手掌血流，从而不能准确地预测手术成功。

我们倾向于患者呈仰卧位（Inderbitzi 位），双臂外展 90°，手术台向上倾斜 30° 左右的反 Trendelenburg 位（译者注：Trendelenburg 位即仰卧低头位）（图 40-2）。反 Trendelenburg 位可以使同侧塌陷的肺组织从上部胸腔脱落，有助于术中显露交感链。当沿腋中线经第 3 肋间隙进入时，这一体位能够提供充分的双侧手术通道。

通过单孔入路进行胸交感神经切断治疗多汗症也是有可能的。这要求切口必须精确定位在腋中线上第 3 肋和第 4 肋之间。用钝的引导器将一个 10mm 的弹性路径端口（Flexi-path port, Ethicon EndoSurgery, Inc., Cincinnati, OH, United States）穿过一个 1.5 ～ 2cm 的切口。端口可以用钉枪固定在皮肤上。穿透胸腔时应该小心避免损伤走行于肋骨下方的血管神经束。建议在胸腔镜交感神经切断术中，先行皮肤切口镇痛和肋间阻滞以减少肋间神经痛的发生率，它是胸腔镜交感神经切断术常见并发症之一。此外，一个柔软弹性路径端口和小直径的仪器，主要是一个 5mm 的内镜和一个 5mm 的迷你 Metzenbaum 剪刀，带有单极电灼连接，有助于减少对神经血管束的创伤性压迫。这两种仪器

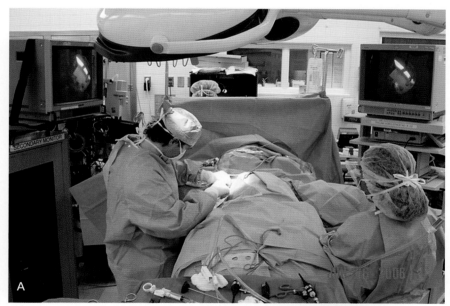

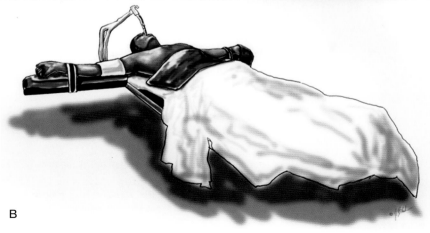

图 40-2　A. 患者仰卧位，头部抬高 20°，上肢外展 90°。双侧腋窝消毒、铺巾，先后进行双侧交感神经切断术，不需要患者重新摆体位。安置显示器，使外科医师和助手可以方便地从患者的任何一侧进行观察。最舒适的操作姿势是在患者腋窝侧，麻醉在患者头部，背桌 /Mayo stand 及器械在患者尾侧。B. 患者在铺单前呈仰卧位，手臂完全外展到 90°，为进入腋窝创造手术通道

都可以在一个端口操作，即使它们在入口处会相互摩擦。实际上通过一个端口使用两种仪器是很困难的，因为他们往往会相互干扰或与塑料端口发生摩擦。要规避这一问题，同时缓慢操作这2个仪器（内镜和操作器械）可能有帮助，使他们平行并一起移动。手术器械可以超出内镜以活塞运动形式推进和缩回，通过这种方式工作可以顺利地操作仪器。也可以用矿物油减少仪器之间以及仪器与端口之间的摩擦。

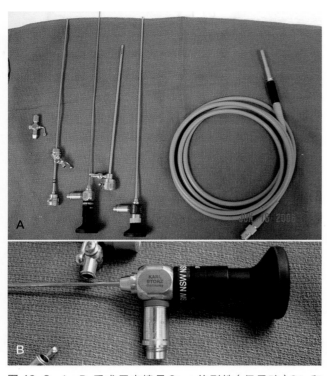

图40-3　A、B. 手术用内镜是2mm的刚性（但易碎）0°和3mm的30°内镜。良好的光电缆和强光源对优化显示器图像清晰度和能见度十分重要

如果手术显露交感神经节太困难，可以放置第2个端口。放置第2个端口的最佳位置最好通过内镜观察到的胸腔显露来确定。可能的位置是腋窝中线第4肋间隙（在第4肋和第5肋之间）的腹侧（腋窝前线）、背侧（腋窝后线）或尾部。当采用第3肋间隙头端的切口时，必须多加小心，因为这会增加锁骨下动脉和头臂静脉的损伤风险。第2个端口应该放置在胸腔内胸腔镜的直视视野内。

0°内镜有单口和双口技术，能够为交感神经切断术提供充足视野。30°内镜可增加胸腔周边的可视性。此外，操作器械在平直工作时功能最好，而角度内镜的位置可以更成角地偏向手术视野，因此不太可能阻碍手术器械。

我们最近采用并改进了一种微创胸腔镜交感神经切断术。这种技术采用一次性的5mm的Endopath入路针（型号AN3MM，Ethicon，Endo-surgery，Inc）作为进入胸腔的端口。5mm 0°内镜（图40-3），型号26008AA（Karl Storz，Charlton，MA，United States）通过一个Endopath入路针，2mm的烧灼剪通过另外一个Endopath入路针进入胸腔。以前，我们使用2mm的内镜，但发现视频分辨率不佳。目前，我们使用5mm的内镜和双端口设备，放置在第3肋间隙。Endopath入路针向后插入腋中线（图40-4），5mm的0°内镜放入针口。3.5mm的柔软接口（图40-5），型号8903.072（Richard Wolf，Vernon Hills，IL，United States）放置在Endopath入路针4cm前的腋前线第3肋间隙Endopath端口（图40-6）。该端口不仅灵活，且比Veress针端口更短，以防其脱出。一个3.5mm的联合电灼/剪刀（Snowden Pencer，Inc.，Tucker，GA，United States），

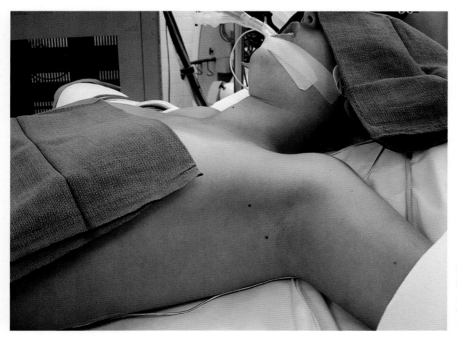

图40-4　患者仰卧位可进行双侧交感神经切断术，不用重新摆放体位。头部抬高30°有助于肺尖在重力作用下收缩。上胸部交感神经链可以在不吸入二氧化碳的状态下显露

一个 2mm 的电灼 / 钩型仪器, 型号 630-318 (Jarit, J. Jammer Surgical Instruments, Hawthorne, NY, United States), 一个 2mm 的吸引 / 冲洗器 (Karl Storz), 和一个 2mm 的钳, 型号 89-2348 (Snowden Pencer, Inc) 可以通过这一端口使用。使用小型器械和双孔技术的潜在优势是减少术后肋间神经痛的发生率和提供一个更好显露交感神经链的视角。

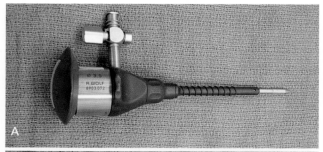

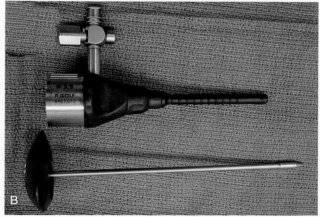

图 40-5　A. 第 3 肋间隙的腋前端的一个灵活的、肋状的 3.5mm 端口用于容纳手术器械; B. 并排放置的可重复使用的端口和套管针。这个配件是用于将设备送入胸腔

为了避免对肺实质的损伤, 麻醉师应确认在将 Endopath 入路针插入胸腔之前同侧肺已放气。一旦内镜通过端口进入, 就可以对胸腔、肺和纵隔进行探查。应先烧灼任何与肺质粘连的胸膜, 然后将肺从胸壁上分离下来。

如果患者在反 Trendelenburg 位时不能很好地显露交感神经链, 则将放气的肺从上位胸椎轻轻地移走。

左右胸腔的解剖结构有明显不同。在右边, 锁骨下动静脉容易辨别, 但包被在胸膜顶处胸廓出口的脂肪内。如果可以看到的话, 第一肋骨比邻近的尾侧肋骨起点更高, 曲率半径更小。通常不能看到第 1 肋骨, 必须用电灼仪器触诊确定其解剖定位。通过壁层胸膜很容易识别从第 2 肋开始的肋骨头, 它是胸腔镜交感神经切断术中重要的标志 (图 40-7)。其他测定交感神经链 T2、T3 和 T4 神经节的标志包括奇静脉 (图 40-8)。奇静脉和奇静脉弓引流几条大的肋间静脉, 在右侧胸腔可见。最高的肋间静脉由第 2、第 3 和第 4 肋间静脉汇合而成。最高的肋间静脉延伸到奇静脉弓。第 1 肋间静脉直接流入头臂静脉。奇静脉弓和头臂静脉在右侧胸腔结合形成上腔静脉。

在左胸膜顶处, 主动脉与头臂血管相邻 (图 40-9)。相邻的锁骨下动、静脉平行走行并与第 1 肋交叉。第 1 肋骨头在胸腔镜下不能直接看到, 但可以用内镜工具触到。第 2 肋的肋骨头通常最容易看到, 与脊柱相连 (图 40-10)。第 2 ~ 4 肋骨头很容易看到, 是交感神经切断术中的重要标志。星状神经节位于被覆的第 1 肋骨头和显露的第 2 肋骨头之间的第 1 肋间隙内 (图 40-11)。最高的肋间静脉是第一节段静脉的延续,

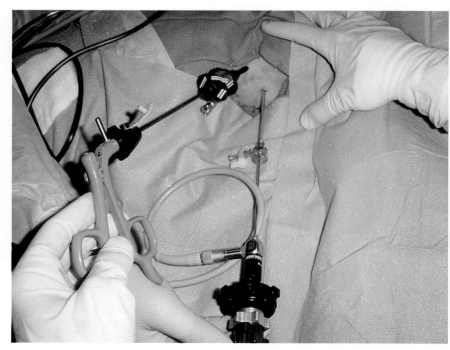

图 40-6　2mm 的 0° 内镜通过一个 Veress 针孔端口 (后腋孔), 操作器械通过 3.5mm 的软孔 (腋前孔) 送入胸腔。我们不使用二氧化碳注入。如果使用 2mm 内镜必须小心, 因为它很脆弱, 容易破碎

第三篇　疼痛和脑积水

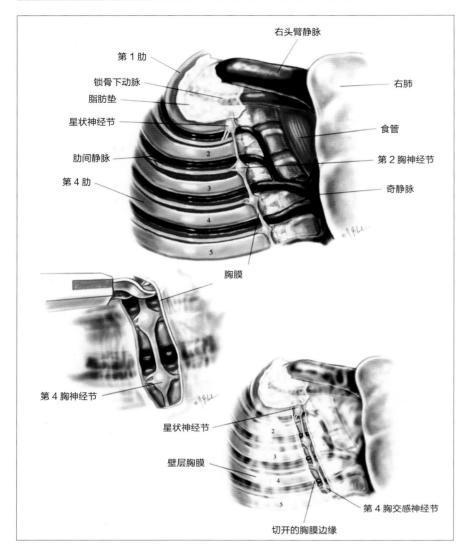

第 1 肋
锁骨下动脉
脂肪垫
星状神经节
肋间静脉
第 4 肋

右头臂静脉

右肺

食管

第 2 胸神经节

奇静脉

第 2 肋（2）
（3）
（4）
（5）

胸膜

第 4 胸神经节

星状神经节
壁层胸膜

第 4 胸交感神经节
切开的胸膜边缘

图 40-7 （上）右胸交感神经链和肋骨头示意图。在手术中，内镜直视下的锁骨下动脉、头臂静脉和星状神经节通常被覆盖的脂肪垫掩盖（下）。壁层胸膜是半透明的。肋骨头、交感神经链和肋间血管神经束很容易看到。沿着交感神经链、神经节和任何交通支切开胸膜

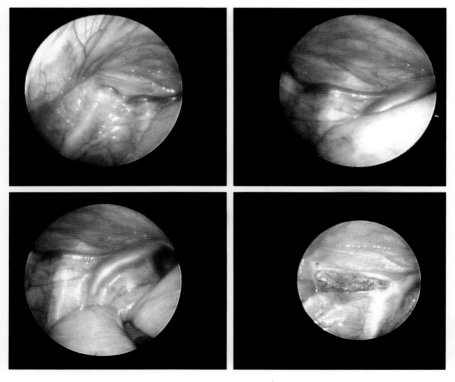

图 40-8 在右胸上部，可见交感神经链在肋骨头上走行，与奇静脉相邻并平行。这些照片中的患者呈仰卧位。如图所示，肋骨头与椎骨相连（图 40-7）

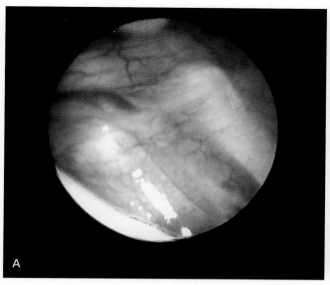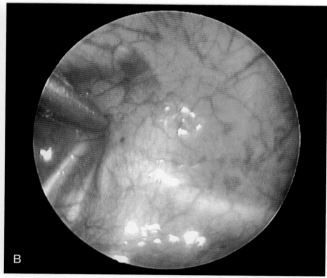

图 40-9　左侧胸腔内镜视图。A. 交感神经链经过第 2 和第 3 肋骨头，深入到半透明的壁层胸膜深处；B. 内镜灼烧 /Metzenbaum 剪刀触诊位于根尖的脂肪垫内的第 1 肋骨头

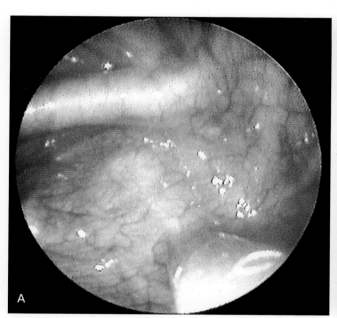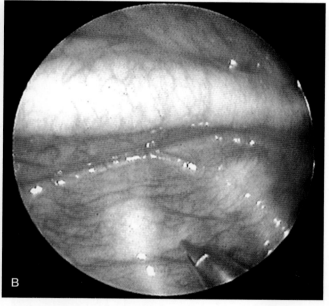

图 40-10　A. 可见胸主动脉和头臂静脉。这些血管在尖端脂肪垫中分为锁骨下动、静脉，并经过第 1 肋骨头上方，第 2 肋骨头很容易看出来。B. 内镜设备指向的是第 3 肋骨头上方的交感神经链

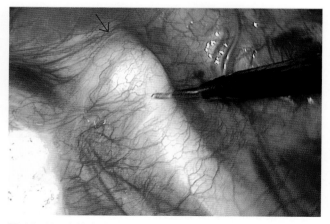

图 40-11　内镜电灼钩触诊第 2 肋骨头。箭头所示的是经过第 2 肋骨头的交感神经链

它通常直接经过星状神经节并在锁骨下静脉的表面进入头臂静脉。

　　交感神经链是一个略微突起的纵向结构，平行于脊柱，在肋骨头外侧走行，刚好深于半透明的胸膜壁层。第 2 肋骨头到第 4 肋骨头之间的胸膜壁层分开（图 40-12）。每一个交感神经节位于相应的肋骨的上方和下方。交感神经节区别于交感神经链的地方是它可以看作是交感神经链的膨出部位。避免重复触诊或对交感神经节进行操作，因为这可能会导致肿胀、刺激、充血或出血。接下来，将显露的交感神经链和相关的 T2 ～ 3 神经节分离、烧灼、切除并将其从胸腔移除（图 40-13，图 40-14）。必要时使用双极烧灼止血。检查内

镜切除区域，以确定已进行充分止血和已切除涉及的交感神经链（图 40-15）。

在治疗手掌多汗症时应切除哪几个主要的神经节仍存在争议。据报道交感神经节切除后代偿性多汗症（compensatory hyperhidrosis，CH）可高达 95%。这些多汗症的症状可能在手术后暂时恶化，或出现新的部位，如腋窝、躯干或者面部。幸运的是，这些症状通常会在 6 个月后消失。切除 T2、T3 或 T4 神经节的任何组合对改善手掌多汗症的症状都同样有效。切除 T3 神经节比切除 T2 神经节发生代偿性躯干多汗症更少，切除 T4 神经节比切除 T2 神经节 CH 发生率更低。抑制足底和腋窝多汗症是 T4 神经节切断的典型的附加疗效。Kuntz 副神经是 T2 的交通支，但它也可起源于 T3 或 T4。这一副神经在胸膜壁层切开前就能识别出来，因为它的路径与交感神经链平行。该神经分支可携带神经信号经过横切的交感神经干段，当确定时应横切，以增加手掌多汗症的治疗成功率。

在同侧交感神经切除完成后，麻醉医师应在对侧手术前确认同侧肺能够提供充足的通气。有报道称部分病例缺氧未被发现，导致严重脑缺血损伤或死亡。我们通常试图通过将吸引/冲洗器器械的尖端放置在胸腔顶端，并通过内镜观察肺部再充气，来尽量减少术后气胸的发生率或者至少减小其程度（图 40-16）。

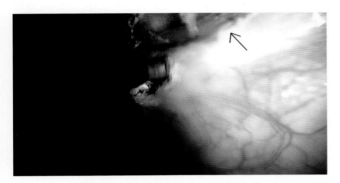

图 40-12　内镜电灼用于分离和解剖两侧交感神经链。箭头指向壁层胸膜下显露的交感神经

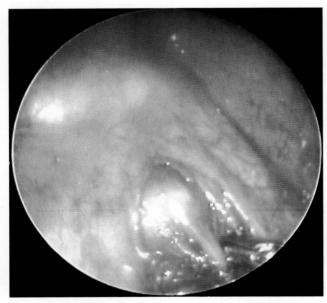

图 40-13　交感神经链和 T3 神经节可见于已分离的壁层胸膜。内镜钳位于第 3 肋和 T3 神经节下方的交感神经链附近

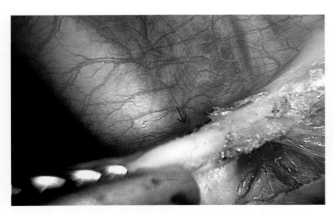

图 40-14　将胸交感神经链分离并解剖后，移除切除的神经链

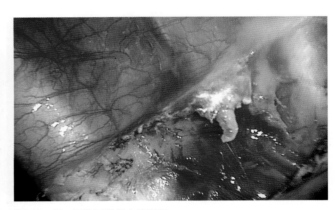

图 40-15　切除区域的内镜视图

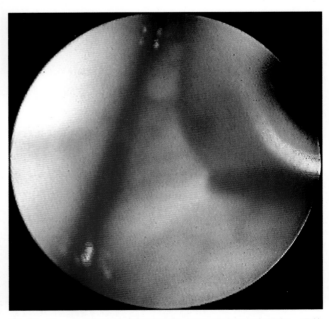

图 40-16　左侧胸廓尖端的高倍内镜视图显示肺恢复充气。图的右上角可见 3mm 的吸引/冲洗设备。一旦看到肺组织恢复充气，吸引/冲洗设备调节为吸引模式。将内镜及吸引/冲洗设备退出胸腔以尽可能降低气胸的可能

当肺几乎重新扩张时，将内镜和 Endopath 针从胸腔中取出。接下来，将吸引／冲洗器切换到吸引模式，然后将胸腔中剩余的空气完全抽出。然后迅速封闭这个端口，减少气胸的发生。

五、术后管理及可能的并发症

尽管 ETS 有效，但也有一些潜在的并发症。交感神经切断术后身体继发的生理反应可在以前未受累的部位造成 CH。在一系列接受此手术的患者中，有 50% ～ 91% 的患者术后发生 CH。这些症状包括躯干（55% ～ 88%）、下肢（40% ～ 64%）和腋窝（30% ～ 35%）新的出汗症状。与内镜入路和交感神经切断术操作相关的技术并发症包括气胸、张力性气胸、肋间神经痛、大血管损伤、使用全身性麻醉药的后遗症、顽固性多汗和 T1 神经节损伤所致的 Horner 综合征（同侧上睑下垂、面部无汗、瞳孔缩小）。

在肋骨上缘小心地插入端口可以减少肋间神经损伤和术后肋间神经痛的风险。为了避免损伤肺实质，应在同侧肺放气后再使用钝尖的器械放置该端口。如果可能的话，应该将第 2 个端口和任何后续端口放在直视视野下。

清晰的视野和识别 T2 神经节有助于识别星状神经节，它位于第 2 肋骨头侧，通常被小脂肪垫覆盖。避免对这一脂肪垫进行操作可以减轻星状神经节的损伤风险并减少 Horner 综合征的风险。另外，避开这一脂肪垫将锁骨下动脉损伤的风险降到最低，它就在脂肪垫的下方。

六、结论

ETS 是一种安全可靠的治疗原发性多汗症的方法。近来的技术进步使得这一手术可以使用内镜和内镜手术器械完成，最小的内镜直径为 2mm。这降低了肋间神经痛和术后瘢痕的发生率。患者呈仰卧位，手臂外展至 90°，稍微反 Trendelenburg 位可以实现进行双侧交感神经切断术，而不需要在麻醉状态下调整患者体位。

致谢

本 章 是 由 Brian Perri, Tooraj Gravori, 和 J. Patrick Johnson 对《胸腔镜》一章的修订，这一章刊登在 *Neurosurgical Operative Atlas* 上，功能神经外科，第二版，编辑是 Phillip A. Starr, Nicholas M. Barbaro, 和 Paul S. Larson。由 American Association of Neurological Surgeons（AANS）于 1991 － 2008 年出版。

我们要感谢 Samuel S. Ahn 在本书第一版中对原版章节的帮助。

（韩春雷　译）

第三篇　疼痛和脑积水

第 41 章　腰痛的介入性治疗技术

41 Interventional Pain Management Techniques for Low Back Pain

Jerry Kalangara, Joshua Meyer, and Vinita Singh

摘要

腰痛发病率高，是社会负担的主要原因，它影响患者的生活质量，降低患者工作效率，并且增加相关的医疗费用。腰关节突关节或小关节（z 关节）性疼痛可占慢性腰痛的 15% ～ 45%。腰神经根性疼痛向下放射至单腿或两腿，并伴有反射减弱、无力、感觉异常或麻木等症状。应首先采用非手术性治疗，包括冰或热敷、药物（通常是非甾体抗炎药）。当非手术治疗无效时，腰椎背根内侧支射频毁损可用于治疗小关节性腰痛。对于大多数神经根腰痛患者，硬膜外类固醇注射可通过减轻神经根周围的炎症显著改善患者症状。本章详细介绍了诊断性的腰椎背根内侧支阻滞和治疗性腰椎背根内侧支射频毁损术治疗轴性腰痛，以及经椎间孔和椎板间硬膜外类固醇注射治疗神经根性腰痛。

关键词：腰痛，神经根痛，硬膜外类固醇注射，射频毁损

一、简介

腰痛是社会高患病率和高负担的主要原因，因其影响患者的生活质量、降低工作效率及增加相关的医疗费用。它在世界工业化国家的总患病率在60% ～ 90%。尽管其患病率高，但是确定腰痛的潜在病因可能是一个重大挑战。腰痛可由邻近肌肉、韧带、脊柱、甚至腹部或骨盆内相邻结构的疾病引起。虽然根据病史、体格检查和适当的诊断性测试以明确病因，但临床医师还必须注意警示症状，如明显的体重减轻、发热、鞍区感觉消失、肠道 / 膀胱的大小便失禁和持续的疼痛，这可能提示更严重的疾病（例如癌症、感染、马尾综合征、椎体骨折）。主要围绕轴性腰痛和神经根性腰痛的病理和治疗进行介绍。

二、轴性腰痛

轴性腰痛被描述为一种尖锐的或"剧烈"的疼痛，在本质上是连续的，并且可由背部的扭动而加剧。这种形式的腰痛可能与一些病因相关，如小关节病、退行性椎间盘疾病、软组织或肌肉损伤（肌筋膜疼痛）。应首先使用物理疗法、冰或热敷以及药物［通常是非甾体抗炎药（NSAIDs）］进行非手术治疗。急性轴性腰痛通常在 6 ～ 8 周消失。对于持续超过这一时长的症状，需要进一步诊断和治疗。

三、腰椎内侧支阻滞 / 射频毁损

（一）患者选择 / 证据级别

腰关节突关节或小关节（z 关节）疼痛可占慢性腰痛的 15% ～ 45%。小关节介导的疼痛通常与骨关节炎有关。腰椎小关节骨性关节炎的发病率沿脊柱尾端方向逐渐增加。超过 90% 的成年人在脊柱最尾端的 2 个水平（L4 ～ L5 和 L5 ～ S1）都有一定程度的小关节退行性变。介入治疗可用于非手术治疗无效的小关节性腰痛。腰椎小关节的痛觉由同一水平及上一水平的腰神经背根内侧支神经传递。例如，L3 和 L4 内侧分支支配 L4 ～ L5 小关节。这些神经的射频毁损可用于治疗小关节性腰痛。

诊断性的内侧分支阻滞可在行射频治疗前用来证实疼痛源于小关节。应进行两次阻滞试验，以减少小关节疼痛的假阳性率，提高预背根内侧支射频毁损成功率。首先用利多卡因缓解疼痛，之后再使用布比卡因确认疼痛缓解。

内侧分支阻滞诊断小关节性疼痛的准确性取决于其成功缓解疼痛的标准。内侧分支阻滞的疼痛缓解通常以缓解的百分比分级。已经证明，用两种局部麻醉药阻滞并且以 75% ～ 100% 疼痛缓解为标准可以精确诊断小关节痛。疼痛缓解在 50% ～ 74% 被认为是

相对可靠的证据。而一种局部麻醉药内侧分支阻滞后达到 75%～100% 疼痛缓解时，该证据对于真正的小关节疼痛诊断是有限的。当单局部麻醉药缓解率在 50%～74% 时，存在小关节疼痛的证据不足。

对于背根内侧支阻滞后成功获得疼痛缓解的患者，下一步可行背根内侧支射频毁损术。射频毁损或神经切断术可使用各种型号的探头和毁损发生器，无论是采用热或脉冲毁损模式。

标准加热射频探头尖端将神经温度升高到毁损水平（80～85℃）。单极射频是指电流在探头与贴在皮肤表面上的负极板之间流通。射频热凝毁损的组织体积称为热损伤，这与套管尖端长度和直径成正比，也与温度及射频毁损时间成正比。射频热凝毁损通常在腰椎水平进行。

脉冲射频（pulsed radiofrequency,PRF）通过提供电场和热脉冲来调控内侧分支，很少损伤这些结构。

产生的温度不超过 42℃。虽然 PRF 的机制尚未被清楚阐明，但 PRF 所产生的电场已知可能改变或复位疼痛信号。

在临床上，热损伤似乎比用较低温度的脉冲射频治疗能覆盖更大的表面积。此外，有确凿的证据表明可以采用热毁损神经切断术治疗腰椎小关节疼痛，而支持脉冲射频的证据是有限的。

（二）解剖

在腰椎水平上，小关节由一个椎骨的上关节突（superior articular process, SAP）和上节椎骨的下关节突形成，并且大部分关节面呈矢状位。每个椎骨的横突在 SAP 的下方横向延伸（图 41-1，图 41-2）。

而 L5～S1 腰椎水平的关节方向不同，L5 的下关节突与骶骨的 SAP 相关节，不同于上几节椎骨横向延伸的横突，骶骨翼紧靠关节突侧方。临床上行内侧支

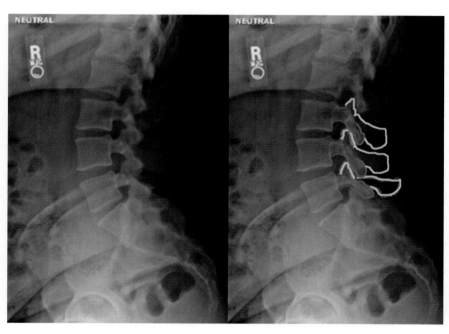

图 41-1　腰椎侧视图。上关节突，黄色标记，和下关节突，绿色标记，形成小关节。椎弓根呈红色，横突为粉红色

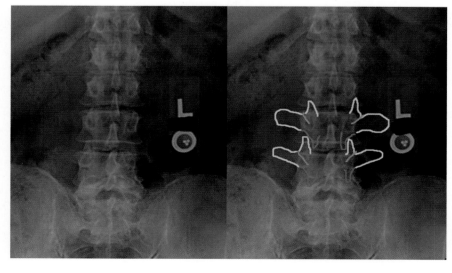

图 41-2　腰椎前后位视图。上关节突再次标记为黄色，构成小关节的下关节突用绿色标记。内侧支呈蓝色，横突为粉红色

第三篇　疼痛和脑积水

阻断或射频毁损而置入穿刺针时，需要注意关节突关节、横突与骶骨翼之间的关系。

　　小关节的感觉神经支配来自脊神经的后支。后支分为外侧、中间和内侧分支。在这些分支中，内侧分支是最大，并为小关节提供感觉神经支配（图 41-3）。腰段的每个小关节接受同一水平的和上一水平的神经支配。例如，L3 ～ L4 小关节受 L2 和 L3 内侧支神经支配。在 L1 ～ L4 水平，内侧分支沿着 SAP 和横突的基底部的后方向后延伸。在 L5 水平，内侧分支横跨 SAP 和骶骨翼的交界处，与受两个不同的内侧分支神经支配的小关节相一致，必须为每个分支执行单独的阻滞以治疗一个层面上的小关节痛。

（三）术前准备

　　这些过程通常是在门诊手术中心或配置 C 形臂（透视）的门诊中在麻醉监护下完成。

（四）手术步骤

　　腰椎内侧支阻滞采用俯卧位。于下腹部下方放置枕头可使髂嵴向后移动，进而获得清晰的腰骶关节成像。然后将 C 形臂移至腰椎上方，倾斜 25°～ 35°。

小关节以及 SAP 和横突的连接部可以很容易地在 C 形臂下识别。内侧分支阻滞开始前，在 X 线定位的靶点上方麻醉皮肤和皮下组织。可用 22 号或 25 号的脊柱针来进行阻滞，3.5 英寸（8.89cm）长的针通常足以达到目标。将针头刺入在皮下组织，进而到 SAP 和横突的骨接合处（图 41-4）。针头接触骨质后，注射 0.25 ～ 0.5 ml 局部麻醉剂（利多卡因 2% 或布比卡因 0.5%）以进行阻滞。然后指导患者在接下来的几个小时内记录他们的疼痛评分，直到疼痛再次出现。

　　射频毁损术时，射频套管的放置与内侧分支阻滞针的方式放置类似。

　　但是，在内侧分支阻滞中使用的倾斜角度的基础之上，C 形臂还需向尾侧再调整 25°～ 35°。采用这个 C 形臂角度，射频套管与内侧支神经的解剖方向更为接近。目的是以更平行于神经的方式放置套管，从而可以毁损更长的神经。对于传统的射频毁损，可以使用有 10mm 尖端的 10cm 穿刺针进行毁损。尽管一些医师习惯将套管尖端超过横突的上边缘 2 ～ 3mm，但射频导管的最终靶点应与内侧分支阻滞点相同。在放置套管后毁损前应进行感觉和运动电测试，以确认针头不位于脊神经或其腹侧支附近，以免它们意外受

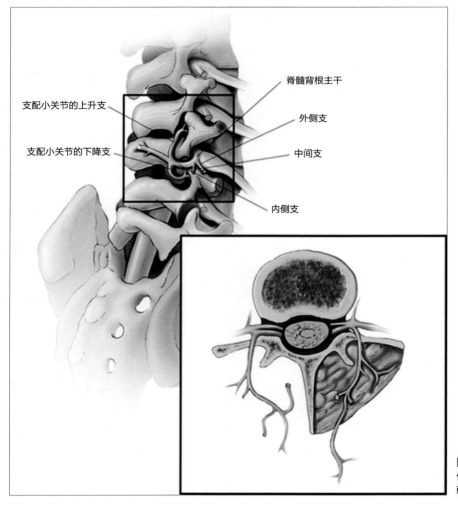

支配小关节的上升支

支配小关节的下降支

脊髓背根主干

外侧支

中间支

内侧支

图 41-3　腰椎椎体和背根内侧支的右侧斜位视图（Frank M. Cort，MS. 巴尔的摩约翰斯霍普金斯医院放射科副研究员）

到影响。在测试满意（没有神经根运动反应）后，必须注意不要在毁损之前或期间移动套管。在阻滞测试后，需频繁给予 2% 利多卡因，以在毁损前达到快速起效的麻醉效果。毁损术后给予 0.25% 或 0.5% 的布比卡因可用于控制术后疼痛。毁损温度通常可达到 80℃，并持续 60 ～ 90 秒以上。

（五）术后管理及可能的并发症

患者术后在恢复室观察 30 分钟至 1 小时，出院后定期门诊随访。

诊断性内侧分支阻滞后的并发症罕见。应告知患者在第 2 天左右注射部位可能有术后疼痛。虽然射频毁损术的并发症可能比诊断阻滞更为引人注意，但也很少发生。射频毁损术后最常见的并发症是神经炎，其发病率为 5%。其他潜在的不良后果包括治疗水平上的组织烧伤，麻木或棘突感觉障碍。如果套管的尖端在横突上向腹侧推进太远，有可能损伤神经前根。最后，应告知患者，他们可能会在射频毁损治疗后经

历一段时期的疼痛恶化，可能持续长达 2 周。

（六）结论

小关节导致的疼痛是腰痛的常见形式，可对患者的生活质量产生负面影响。相当一部分患者对这种退行性疾病的非手术治疗无效，而进行开放手术尚未被证明是一种可行的选择。已显示腰椎内侧支射频毁损可以显著缓解疼痛和改善功能达 6 个月，在大多数患者中，操作风险小，操作耐受性好。因此，它是最常见的治疗慢性腰痛的介入性手术之一。

四、神经根性腰痛

轴性腰痛的疼痛部位主要在腰部，与其相反，腰神经根性疼痛放射至单腿或双腿，并伴有反射减弱、无力、感觉异常或皮肤麻木。这些症状反映了脊神经根受累，常与腰椎间盘突出、腰椎间盘破裂或腰椎管狭窄症有关。在椎间盘退行性变的情况下，磷脂酶 A2 可从纤维环破裂处渗出，并化学刺激神经根。椎间盘

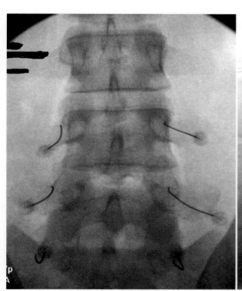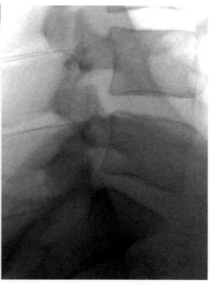

图 41-4 为双侧腰椎 L4 ～ L5 和 L5 ～ S1 椎体小关节在射频毁损手术时前后位和侧视图。毁损的是 L3 ～ 5 背根内侧支。进针终点位置

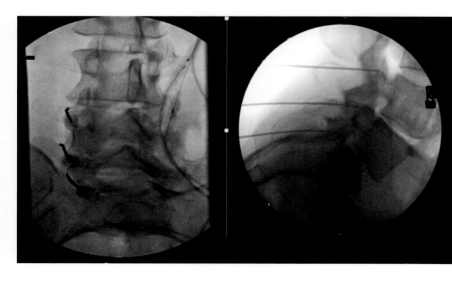

图 41-5 为双侧腰椎 L4 ～ L5 和 L5 ～ S1 椎体小关节在阻滞手术时前后位和侧视图。阻滞的是 L3~5 背根内侧支。进针终点位置

突出可导致神经根严重受压。另一方面，腰椎管狭窄症可发生于椎管内引起神经性跛行，或发生于椎间孔和侧隐窝，通常引起相应皮肤支配区的疼痛。首先应使用非手术治疗的方法，包括物理治疗和药物，如非甾体抗炎药、抗抑郁药、抗惊厥药、阿片类药物。在难治性症状中，已证明靶向性的腰硬膜外类固醇注射（epidural steroid injection, ESI）可以缓解疼痛。皮质类固醇可以抑制磷脂酶 A2，该酶可催化膜磷脂结合键的水解来生成花生四烯酸。花生四烯酸是环氧合酶和脂氧合酶途径的主要底物，这些途径可导致包括前列腺素在内的各种炎症介质的形成。除抗炎作用外，类固醇还可以通过抑制来自受损神经纤维的异位放电和正常无髓鞘 C 纤维的传导能力来抑制疼痛。

五、硬膜外类固醇注射

硬膜外类固醇注射（epidural steroid injections, ESIs）可通过三种不同途径进行：经椎间孔（transforaminal, TF）、椎板间（interlaminar, IL）和骶管入路。骶管 ESI 利用骶骨裂孔，是进入硬膜外腔最尾端和最直接的途径，并可以用类固醇溶液治疗腰椎病变。骶管穿刺与 TF 或 IL 方法相比穿刺靶点少，因为其穿刺部位不随着病变位置而改变。骶管入路的优点包括安全性高，考虑到其与硬膜囊的距离，意外穿破硬膜的风险最小，并且在有外置物的术后患者中易于操作，这类患者硬膜穿破的风险往往更高。

椎板间 ESI 可在脊柱的腰、胸和颈段进行，将针头穿过黄韧带以输送药物。该技术的优点包括使注射药物到达相邻脊柱水平的可能性增加，提高了治疗双侧疼痛的能力，以及与骶管穿刺相比需要较低剂量的药物。缺点则包括有硬膜穿破和药物沉积到离病变部位更远的背侧硬膜外腔的可能性。

与 IL ESI 相似，TF 硬膜外途径可用于腰、胸和颈段水平，但与 IL 技术不同，它也可以在骶骨水平进行。

TF 注射技术中针放置于椎间孔内，不产生落空感，并且必须在透视引导下进行。TF 途径比其他注射途径具有几个理论优势：最具有靶向性，意外硬膜穿破的风险较低，并且可以增加药物在腹侧硬膜外腔的弥散率。

（一）患者选择／证据级别

对于大多数患有神经根性腰痛的患者，ESIs 可以通过减轻神经根周围的炎症而显著改善症状。这种疼痛减轻有助于早期有效的身体康复。IL ESI 是神经源性跛行或双侧神经根性腰痛的常规治疗方法。目前，有 1B 级的证据（在独立样本随机对照试验中有窄的置信区间）表明 IL ESI 可以短期内显著缓解腰神经根痛。对于局限于单个神经根分布区的症状，TF ESI 可能是优选的，因为这种途径可以更直接地将药物注射到发炎的神经根。目前，有 1C 证据表明 TF ESI 可以显著缓解短期疼痛。ESI 未显示出在术后 3 个月内仍能持续性缓解疼痛或改变对于手术的需要。有力的证据支持其应用于椎间盘突出，而应用于椎管狭窄的好处似乎不太明显。总的来说，ESIs 应作为腰部根性疼痛综合治疗的一个组成部分。ESI 的禁忌证包括明显的凝血病、局部感染和脓毒症。

（二）解剖

腰椎包括中线的棘突，其通过椎板连接两侧的横突。硬膜外腔位于椎板前方，由疏松结缔组织、静脉丛和硬膜外脂肪组成。IL ESIs 通过相邻椎板之间的间隙达到硬膜外腔（IL 空间；图 41-6）。

一旦穿刺针进入硬膜外腔，优先沿着脊神经的硬膜鞘行进注射，从而来缓解疼痛。至于 TF ESIs，靶点是椎间孔，内有脊神经，椎间孔在椎骨侧面开放。其边界包括小关节（后）、相邻椎骨的椎弓根（上下）、椎体和椎间盘（前）。脊髓节段动脉也与椎间孔内的脊神经一同走行，因此在行 TF 技术时须小心。

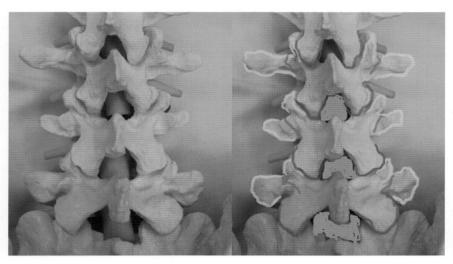

图 41-6　腰椎骨架前后位视图。椎弓间隙用橙色表示。上关节突标记为黄色，构成小关节的下关节突用绿色标记。内侧支呈蓝色，横突为粉红色

（三）术前准备

这些操作通常是在麻醉监测护理下于门诊手术中心或配备 C 形臂的门诊完成的。对于 ESIs 来说，不宜采用中度至重度镇静，若采用轻度镇静，患者应保留沟通疼痛或其他不良感觉或事件的能力。

（四）手术步骤

1. 椎板间硬膜外类固醇注射对于慢性疼痛，目前几乎普遍在 X 线透视下进行椎板间 ESIs。患者取俯卧位，腰部皮肤用消毒剂消毒（通常是葡萄糖酸氯己定异丙醇溶液），无菌铺单。通常，C 形臂定位于前后位视图，向尾端旋转 15°～ 20°，以便更好地显示 IL 空间。在透视下，将穿刺针尖置于皮肤表面，调整针尖直至其与既定的进入硬膜外腔的靶点重合；此点可能在中线或略靠近中线的左侧或右侧，但仍在 IL 空间内。一旦确定穿刺点，用 1% 利多卡因麻醉皮肤及皮下组织，然后将 18 号 Touhy 针推进直到黄韧带，拔掉针芯，将充满无防腐剂的生理盐水或空气的无阻力注射器接到针上。缓慢推进 Touhy 针，同时在注射器上施加缓慢的连续压力。透视可以用来确认针的轨迹。也可周期性地进行侧视，以评估进针深度与硬膜外腔的关系。针头进入硬膜外腔时，会有落空感，（图 41-7）负压抽吸以确认针头不在蛛网膜下腔或血管内。如果遇到脑脊液或血液，应该拔出针并放置在不同的水平上。通过注射对比剂可确认针头置入正确的位置，在实时透视下，1 ～ 2ml 非离子造影剂如碘海醇（Ominipaque240 或 300）或 Iopamiol（Isovue）将显示出造影剂在硬膜外腔内的扩散。在侧位透视图中，针

尖位于硬膜外腔后部，造影剂通常显示为一条轮廓线，勾勒硬膜外腔后部（图 41-8）。经过确认后，缓慢注射由局部麻醉剂（0.5%～ 2% 利多卡因或 0.125%～ 0.5% 布比卡因），类固醇（40 ～ 80mg 甲泼尼松龙，4 ～ 20mg 地塞米松，或 6 ～ 12mg 倍他米松）组成的混合溶液，有时还有生理盐水。注射液的总体积是可变的（通常为 3 ～ 5 ml），取决于注射部位的病变程度，所有注入硬膜外腔的溶液都应是不含防腐剂的。

2. 经椎间孔硬膜外类固醇注射透视下也可进行经椎间孔 ESI。患者取俯卧位，腰部皮肤消毒（通常是葡萄糖酸氯己定异丙醇溶液），无菌铺单。C 形臂定位在前后位，与椎体的上、下终板对齐，然后 C 形臂向同侧倾斜旋转 20°～ 30°（图 41-9）。穿刺点位于椎弓根侧下方的区域，通常一个出现的稍亮区域可能代表靶点（图 41-9）。1% 利多卡因麻醉皮肤和皮下组织。通过使用有间断透视的同轴技术将一个 22 或 25 号，3.5in（8.89cm）的脊柱针逐渐推进。一旦针接近横突和椎体的交叉点，使用侧位透视以确定与椎间孔的关系，然后当针缓慢向椎间孔推进时，使用前后位透视。推进的过程中最重要的是避免直接损伤神经根。传统上采用安全三角方法将神经损伤、蛛网膜下腔穿刺或血管损伤的风险降到最低。安全三角由椎弓根下缘、神经根出孔端和从椎弓根前缘下方引出的线构成。只要将穿刺针针保持在安全三角内，神经根直接损伤的可能性就很小。如果患者感觉到强烈的感觉异常或到腿部的放射状疼痛，则应退回针头并重新定位。一旦进入正确的位置，负压吸引以确认针头不在蛛网膜下腔或血管内部。为了确认针头位置，需注射

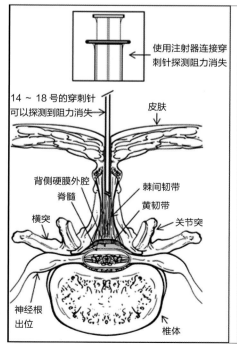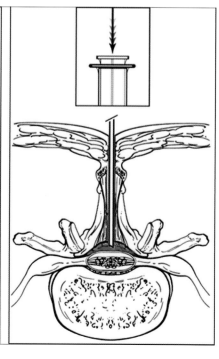

图 41-7　椎板间硬膜外类固醇注射的横截面图。在左侧图像中，Tuohy 针尖位于棘间韧带内。在右侧，在硬膜外腔中的针尖被标记为红色，代表阻力消失

第三篇　疼痛和脑积水

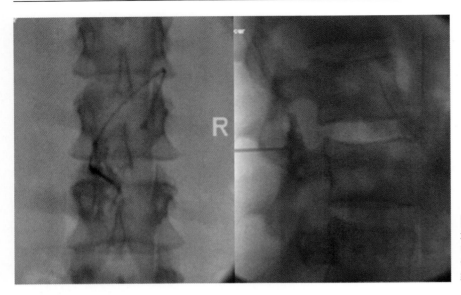

图 41-8　前后及侧位透视显示硬膜外腔内造影剂的扩散。侧位透视显示硬膜外腔后部中的针尖。大多数对比材料通常呈一条直线，勾勒出相对于针尖头尾端的硬膜外腔后部的轮廓

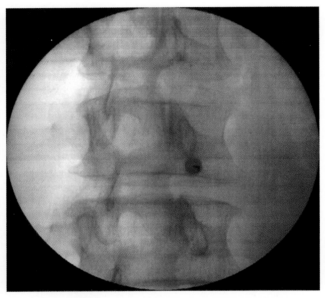

图 41-9　斜透视图显示"Scotty Dog"征，其中犬的鼻子是横突，椎弓根是眼睛，上关节突是耳朵，下关节突是前腿，而椎板构成身体。脊髓针正好插入椎弓根外下方的区域

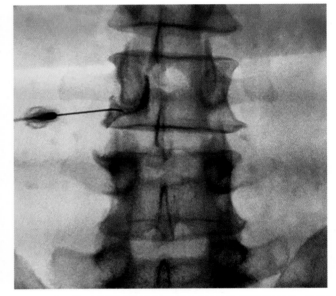

图 41-10　前后透视图造影剂显示右侧 L3 神经鞘的轮廓，并在 L3 水平造影剂进入右前硬膜外腔

0.5 ～ 1ml 造影剂。造影剂应在同一水平进入同侧硬膜外腔前部，并显示神经根（图 41-10）。在无明显阻力下注射类固醇和局部麻醉剂（1% 利多卡因或 0.25% 布比卡因）的混合溶液，注射总体积通常为 2 ～ 3ml。2015 美国局部麻醉和疼痛医学协会（American Society of Regional Anesthesia and Pain Medicine, ASRA）指南建议使用非颗粒类固醇地塞米松作为 TF ESIs 的一线治疗药物。这是考虑到非常罕见的颗粒状类固醇引起的栓塞事件风险。如果患者在接受地塞米松之后得到了短期缓解，那么可以考虑用颗粒类固醇如甲泼尼龙或倍他米松进行重复注射。

（五）术后管理及可能的并发症

术后在恢复室中观察患者 30 分钟至 1 小时。若患者生命体征稳定，无并发症发生，可出院并门诊随访。

虽然 ESIs 是常规手术，相当安全，但也有各种并发症。最近的一项回顾性研究包括了 1857 例患者 7 年 4265 次的 ESIs，其中包括 161 例颈椎 IL 注射、123 次腰椎 IL 注射、17 次骶管入路注射和 3964 腰椎 TF 注射。该研究没有发现重大并发症，有 103 个轻微并发症，总体每次注射并发症率为 2.4%。最常见的并发症是疼痛加重（1.1%）、注射部位疼痛（0.33%）、持续性麻木（0.14%）和"其他"（0.80%）。TF 注射（2.1%）与 IL 注射（6%）相比，并发症较少。根据美国麻醉医师协会的封闭事故项目数据库，在 1970 － 1999 年间的不良事件中，最常见的与 ESIs 有关的医疗事故包括神经损伤、感染和头痛，分别为 28 例、24 例和 20 例。其他包括疼痛增加或无缓解和死亡或脑损伤，分别为

10 例和 9 例。

就穿刺的并发症而言，重要的是及时发现罕见但严重的并发症，我们将在本节的其余部分中讨论这些问题。硬膜穿刺后头痛（postdural puncture headache, PDPH）是一种并发症，在 2011 年一项纳入 284 例 IL ESIs 的大型回顾性分析中，其发病率约为 0.004%，仅次于针头过深导致硬脊膜穿破以及突入蛛网膜下腔。随着年龄的增长，该并发症发病率逐渐降低。其头痛通常与体位相关，通常发生于直立位，仰卧位时可完全缓解，但头痛会使患者卧床不起进而无法正常生活。PDPH 通常会自行缓解。一般先尝试用补液、咖啡因和口服镇痛剂进行非手术治疗。如果这些治疗失败，硬膜外自体血补片可明确缓解疼痛。

硬膜外血肿是一种非常罕见但严重的并发症。一般可通过避免对凝血障碍病患者做手术来预防。早期诊断和手术减压是预防永久性神经损伤的关键。

硬膜外脓肿是另一个危险，可能导致永久性神经后遗症，需要紧急手术引流和静脉注射抗生素。严格的无菌技术必须贯穿整个过程，特别是在高危人群如 HIV 阳性、糖尿病、其他免疫受损的患者中，应保持较高的警惕，以便于快速诊断和处理。

鞘内意外注射类固醇引起的直接神经毒性被推测为导致一些患者发生蛛网膜炎和无菌性脑膜炎的病因。然而，鞘内皮质类固醇给药与这些神经毒性综合征之间的联系并不完全清楚。一篇文献综述报道了鞘内意外注射甲泼尼松龙和作为防腐剂的聚乙二醇而引起的脑膜炎和蛛网膜炎。在接受 ESIs 的患者中还没有粘连性蛛网膜炎的报道。虽然罕见，但有报道 ESIs 术后出现脓毒症和无菌性脑膜炎。

鞘内注射局部麻醉药可导致突然出现神经功能缺损和尿潴留。术中注射药物或造影剂引起的过敏反应虽然罕见，但可能会出现过敏性休克和支气管收缩，尤其是当患者处于俯卧位时。脊髓和神经根损伤是由于不正确的穿刺针置入所致，在有经验的手术医师中是不常见的。然而，必须谨慎预防神经组织的损伤，尤其是在置入穿刺针时患者主诉感觉异常时。起源于 T8 和 L1 椎体之间主动脉左侧的节段动脉和 Adamkeiewicz 动脉的损伤，可能导致严重的脊髓永久性损伤和截瘫。

临床医师也必须注意可能的肾上腺功能不全的发生，这种情况可在一系列注射后逐渐延长。硬膜外注射 80mg 醋酸甲泼尼松龙可引起肾上腺抑制长达 3 周。除了肾上腺抑制之外，库欣综合征也可能发生。此外，有报道在接受 ESI 累计剂量大于 120mg 甲泼尼松龙的患者中，与对照组使用 NSAIDs 和肌肉松弛剂相比，绝经后妇女有骨质密度降低的副反应。

总之，大多数临床医师建议在 1 年内接受不超过四次类固醇注射。

轻微的术中并发症，如焦虑和血管迷走神经反射可以通过在操作前安慰患者和向其详细说明手术流程而降到最低。一些患者可能会受益于轻度镇静。背痛通常是肌肉骨骼方面的，往往是自限性的，是另一种常见但一般良性的副反应。

（六）硬膜外类固醇注射抗凝指南

为了避免硬膜外出血并发症，恰当地进行抗凝治疗是至关重要的。ASRA 与其他一些最大的国际疼痛协会合作制定了一套指导脊柱和疼痛治疗的抗血栓治疗的指南。根据这些指南，ESIs、内侧分支神经阻滞和射频毁损都被认为是中风险操作。然而，这些操作在一些出血的高危患者中可以被认为是高风险的，包括老年、出血倾向史、同时使用其他抗凝 / 抗血小板药物、晚期肝病和晚期肾病。ASRA 关于抗凝和抗血小板药物的围术期管理建议的全面总结发布于 http://linkslww.com/AAP/A142.

简而言之，这些指南建议阿司匹林和阿司匹林联合用药应停药 6 天，作为高风险操作的基本预防。当进行二级预防时，需要进行共同风险评估和风险分层，以确定药物是否应该暂时停止。非甾体抗炎药在中风险操作中不需要停止，但是在高风险操作中应停止。推荐停药期为特定 NSAID 的五个半衰期，其中双氯芬酸、布洛芬和酮咯酸为 1 天，美洛昔康和萘普生为 5 天。对于高风险和中风险的操作，华法林应停止 5 天，患者应具有正常的国际标准凝血时间比。在手术操作前，静脉注射肝素应停药 4 小时，皮下肝素停药 8 ～ 10 小时，预防性洛伐诺停药 12 小时，治疗性洛伐诺停药 24 小时。

（七）结论

在严格把握适应证的患者中，硬膜外类固醇注射的疼痛缓解和功能改善至少可达 6 周，但更长受益的时间或免除手术的证据尚有争议。腰 ESI 应用于腰椎间盘突出症的腰根性痛有很好的证据，应用于无椎间盘突出的椎管狭窄引起的神经根疼痛的证据也较好。TFESIs 可能比其他给药途径更有效，而长效类固醇似乎比非长效可以提供更长时间的疼痛缓解。然而，在上腰椎，胸椎和颈椎区 TF 长效类固醇给药的风险排除了其作为一线治疗的可能。较高的注射量可能与更好的疗效相关，并且有一些证据表明硬膜外注射非甾体类药物也可能具有镇痛作用。

（朱冠宇　译）

第 42 章　疼痛和痉挛治疗泵

42 Pumps for Pain and Spasticity

Milind Deogaonkar

摘要

在过去的 30 年中，通过置入式和可程控泵鞘内注射已成为慢性疼痛和痉挛患者的一个成熟的治疗选择。在合适的患者中它是非常有效的痉挛和疼痛控制方法。本章讨论鞘内治疗的患者选择、术前处理、手术技巧、术后管理及并发症。

关键词：慢性疼痛，痉挛，鞘内输注，置入式泵

一、简介

通过置入式可程控泵鞘内输注阿片类药物是慢性疼痛的一种成熟的治疗方式。它在特定的恶性和非恶性肿瘤性疼痛患者中可以非常有效地控制疼痛。口服阿片类药物在控制大多数疼痛方面是非常有效的，但其疗效受中枢神经系统和胃肠道副作用的限制。除了恶性肿瘤性疼痛外，各种原因导致的非恶性肿瘤性疼痛也可以通过鞘内注射进行有效治疗，其中包括复杂的区域疼痛综合征、背部手术失败综合征、神经病理性疼痛、机械性背痛、蛛网膜炎、卒中后疼痛、脊髓损伤疼痛和周围神经病变。因为鞘内输注是针对脊髓中的受体，所以比口服或静脉注射需要更少剂量的阿片类药物。通常，鞘内输注与口服所需的吗啡剂量比为 1：300。而剂量越低，药物的全身作用越小。

使用置入式可程控泵鞘内输注巴氯芬（intrathecal baclofen，ITB）也用于难治性慢性痉挛患者，尤其在特定的各种原因的痉挛患者中可以有效地控制痉挛。ITB 疗法可以治疗由脑性瘫痪（cerebral palsy，CP）、多发性硬化、脑损伤、脊髓损伤、肌张力障碍和脑卒中引起的有严重痉挛的患者。目前在美国使用的最常见的可程控泵是 SynchroMed II（Medtronic，Inc.，Minneapolis，MN）和 Prometra 可程控泵系统（Flowonix Medical，Inc.，Mt. Olive，NJ）。两者都包括可程控的皮下泵，泵与通入蛛网膜下腔的鞘内导管连接。因为可以灵活调整剂量，鞘内可程控泵可实现对疼痛和痉挛进行可预测地控制。

二、患者选择

（一）一般标准

对于应用疼痛和巴氯芬泵的患者，一般标准如下：

1. 能够承受手术和相关并发症。

2. 体内无活动的、持续的、未治疗的感染。

3. 具有鞘内输注（intrathecal，IT）的可行性。在颅骶管融合的 CP 患者中，进入其蛛网膜下腔会是一个难题。对于这些患者，术前 CT 和 MRI 有助于判定患者是否适合该疗法。之前接受广泛脊柱融合术的患者需要进行完善的三维 CT 扫描，以查看是否有 IT 可能进入的骨窗。如果没有，那么患者需同意进行探查和融合区钻孔以放置 IT 导管。

4. 社会支持：IT 泵的维护需要到门诊进行剂量调整和补充。在没有社会支持的情况下，这将成为难题。

（二）患者选择：镇痛泵

1. 世界卫生组织的镇痛阶梯方案已经清楚地表明癌性疼痛管理要从非阿片类镇痛药开始到轻度阿片类镇痛药，随后是强效和肠外阿片类镇痛药。当这些治疗失败或受限于全身性副作用时，鞘内镇痛泵可作为替代治疗。癌症患者选择鞘内药物输注的标准由 Krames 在疼痛和症状管理杂志上进行了总结。如下：

● 患者已使用了足够剂量的强效阿片类药物，并且是按时给药，而不是按需给药。

● 患者经历了系统性阿片类药物治疗后疼痛仍缓解不佳或有无法忍受的副作用。

- 患者的预期寿命大于 3 个月。
- 排除肿瘤侵犯硬膜囊。

2. 另外，以下是疼痛泵适用于非癌症疼痛相关指征。

- 慢性顽固性轴性痛。
- 椎板切除术后腰痛综合征。
- 复杂区域疼痛综合征。
- 轴性神经病理性疼痛
- 机械性背痛。
- 蛛网膜炎。
- 脑卒中后疼痛。
- 脊髓损伤疼痛。
- 周围神经病变。

疼痛心理学家的评估和确诊是镇痛泵应用必不可少的环节，这和所有治疗慢性疼痛的神经调控方法一样。适当的治疗并存的心理问题，如抑郁和焦虑，可以产生更好的治疗效果。

（三）患者选择：巴氯芬泵

患有严重痉挛的患者，如果出现口服药物导致的无法忍受的副作用或者其他治疗无效后，则可考虑 ITB 治疗。筛选测试以确定 ITB 治疗是否有效。

适应证如下：

- 继发于多发性硬化的痉挛状态。
- 继发于脊髓损伤的痉挛状态。
- 脑卒中相关痉挛。
- 脑性瘫痪。
- 继发于脑损伤的痉挛状态。
- 僵人综合征。
- 一些罕见病因导致的痉挛，如含铁血黄素沉积症中的血色素沉着病。

三、筛选试验

（一）镇痛泵

鞘内镇痛泵常用的药物有吗啡、氢吗啡酮、舒芬太尼、芬太尼、哌替卡因、布比卡因、可乐定、替康那和美沙酮。其中，吗啡是最常用的，在 70% 的镇痛泵中使用。药物输注系统的置入一般分 2 个阶段进行。第一阶段是椎管内吗啡的试验或筛选测试。如果患者有超过 50% 的疼痛缓解，则第二阶段是置入输注系统。该试验是通过腰椎穿刺或经皮导管进行椎管内吗啡注射，既可以弹丸式注射也可以持续输注。在试验阶段，患者需入院，由临床医师通过评估疼痛缓解和活动程度评价患者对治疗的反应。疼痛程度由视觉模拟量表评估。如果患者报告至少有 50% 的疼痛减轻，且可耐受不良反应，则视为阳性反应，患者可以使用置入式药物输注系统。

（二）巴氯芬泵

筛选测试可确定 ITB 治疗是否可以在个体起效。在这项测试中，一位专业医师在患者脊髓周围的鞘内注射测试剂量的 Lioresal。如果痉挛明显减轻，则可以认为该个体是 ITB 治疗的候选对象。在临床研究中，ITB 治疗减少了 97% 的多发性硬化和脊髓损伤导致的严重痉挛，86% 的由 CP 或脑损伤导致的严重痉挛。在大多数情况下，可通过腰椎穿刺进行 50 ～ 100μg 巴氯芬弹丸注射，但对于某些患者，最好通过留置鞘内导管持续输注。由物理治疗师使用痉挛和 Ashworth 量表间歇性评分有利于客观评价治疗的效果。患者应该充分了解试验和永久泵的预期效果。使用弹丸注射，疼痛减轻只是短暂的，也可能是不完全或过度的。如果计划使用可程控泵，只要试验有效性被证实，就可以在泵置入后进行准确输注剂量的滴定。

四、术前准备

1. 术前测试是在麻醉前进行的，以确保患者可获得最大疗效。此外，与患者进行以下术前谈话是有益的。

（1）泵的位置患者应选择将泵置于腹壁的右侧还是左侧。通常这样询问患者：

1）他们一般靠哪侧睡觉。

2）他们是否进行过任何腹部手术。

3）他们是否使用 Hoyer 升降机，如果使用，那么将腰带系在哪里。

4）他们是否有胃造瘘口或耻骨上导管。

5）他们是否有分流器。

（2）泵的大小我们谈话如下：

1）腹部皮下组织有多少？

2）预期药物剂量。在上脊髓痉挛中通常需要更高的剂量。

3）患者的住所与其主管医师的距离。

4）患者选择 / 美观考虑。

2. 术后情况 ITB 泵置入后，有时患者腿部力量差，这意味着他们不能走动，可能需要参与一个简短的康复计划。

3. 影像学对于先前有过脊柱长节段融合术或椎管内手术的患者，术前影像学检查需要更加严谨。

五、手术步骤

目前最常使用的可置入和可程控的药物输送系统是美敦力同步输注系统（Medtronic, Inc.）。该系统自 1988 年以来商业化，并由以下部件组成。

- 可置入和可程控泵。

- 鞘内导管。
- 外部程控仪。

在获得知情同意后，预定置入手术。在全身麻醉下进行导管和泵的置入。患者取侧卧位，在患者选择的一侧进行泵置入。豆袋非常有利于定位，但注意的是要将大部分袋放置在腹侧，才不妨碍脊柱的透视。在定位中要记住的事情如下：

1. 确保手术床的底部不会妨碍 C 形臂。
2. 压力点的适当保护。
3. 扶手应尽可能地偏向手术台头侧，这样 C 形臂可以自由地上下移动。
4. 尽量弯曲臀部，以减少腰椎前凸。

腰部和腹部的准备通常是用消毒液进行的。在本中心，我们使用酒精，随后用氯己定溶液擦洗 7 分钟，再用倍他定和洗必泰（CareFusion，San Diego，CA），干燥 4 分钟。

（一）鞘内导管置管

透视用于确定适当的棘突间间隙。皮肤穿刺点在鞘内导管计划入点的下 2 个间隙，中线旁椎弓根的上方（图 42-1 左上和右上）。其优点如下：

1. 导管从中线进入穿过棘间韧带，会由于脊柱屈伸的反复剪切伤而被破坏。
2. 椎旁筋膜提供了一个平坦的表面用于锚定导管。

在切口之前（图 42-1 左上）或之后（图 42-1 右下角）插入 Tuohy 针。我们倾向在先前没有脊柱外置物或者肥胖的患者上做预穿刺切口。预穿刺是一个弯曲的切口，提供更好的筋膜可视化。然而，弯曲的切口限制了切口的延伸，因此最好在切口之前进入蛛网膜下腔并通过导管。当用穿刺针显露筋膜时，应避免单极电灼，以防止热量沿针向椎管传递。穿刺针的斜面应与硬膜纤维平行，因为可降低术后脑脊液（cerebrospinal fluid, CSF）漏的风险。一旦进入蛛网膜下腔，针可以向上转动，然后在针周围进行荷包缝合（图 42-1 右下角）。在针拔出前进行荷包缝合以保护导管在筋膜下方不会受到意外损伤，然后在 X 线透视引导下系紧导管。对于下肢痉挛患者，T10 周围的导管放置是最佳的。对于有上肢痉挛的患者，则需要高位胸椎导管放置。在镇痛泵中，放置于 T10 ～ 11 是可以接受的。然后在透视引导下撤针，移除针芯。此时只有导管的金属尖端会在透视下可视化，其余部分是不可视的，然后将荷包缝线系紧。要注意在导管内有液体流动的同时

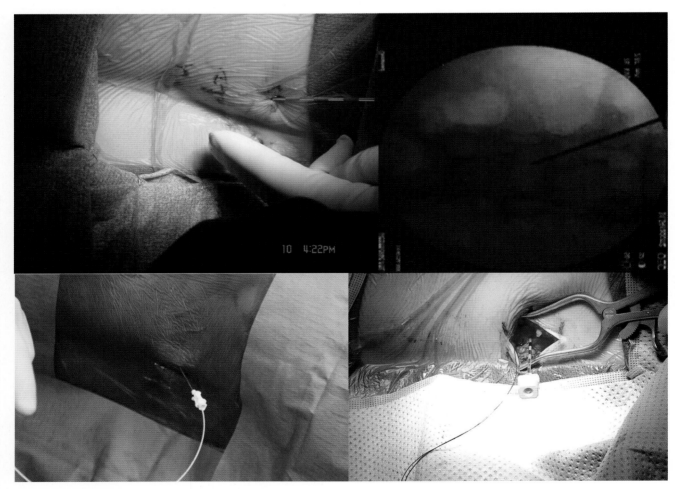

图 42-1　导管置入技术

收紧荷包，以确保导管本身不会被阻塞。

　　广泛脊柱融合的患者需要特殊的方案。常见的方案是在有最少的置入物以及良好的肌肉和软组织覆盖的区域内进行开放手术，以避免脑脊液漏出。然后在融合部位钻孔得到一个大的方骨窗，随后做一个硬膜开口并在它周围做荷包缝线。一些外科医师喜欢钻穿融合结构，并用螺丝标记洞口。当患者痊愈后，可以通过孔洞进行试验，同样的孔可以用来放置导管。

（二）锚定

　　虽然有很多锚具可用，但注射锚是目前最新且有效的。将注射锚沿着导管滑动，并将其尖端埋入筋膜内，然后用两条丝线缝合锚定（图 42-2）。

　　此时，导管末端用橡胶头堵上，以避免脑脊液过度引流。

（三）腹袋

　　在前腹壁上做一个 7cm 长的切口，形成一个囊袋。最好在体位变换前标记切口，因为在重力影响下，可能会形成一个侧向移位的囊袋（图 42-3）。在选择位置时应牢记以下原则：

　　1．不应太靠近肋骨，因为患者在向前弯腰时会感觉到泵。

　　2．不应太靠近骨盆，否则会压迫骨盆。

　　3．应尽量远离所有的开口、管道、和之前的切口。

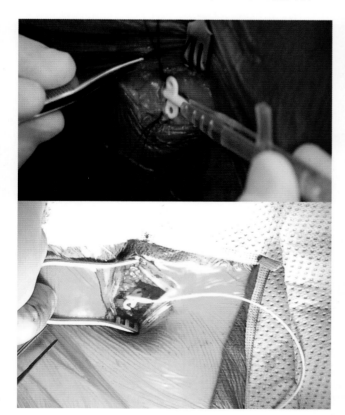

图 42-2　导管锚定技术

　　然后，在皮下深度约 2cm 处形成一个足够大的囊袋容纳泵。细致的止血是必要的。一旦囊袋制作成功后，放置 4 根锚定缝线，因为当泵置于囊袋里时很难做到这一点。

（四）隧道与连接

　　使用隧道工具放置腹部导管。腹部导管可以按需缩短，脊柱导管也需被切割，以保证有足够的长度超过锚具并形成环（图 42-4）。使用塑料连接头，把腹部和脊柱端的导管连接在一起（图 42-5）。注意事项如下：

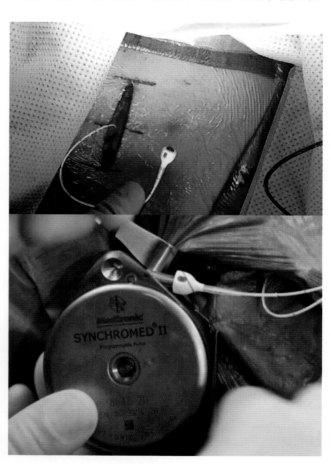

图 42-3　腹袋（上）和泵的连接（下）

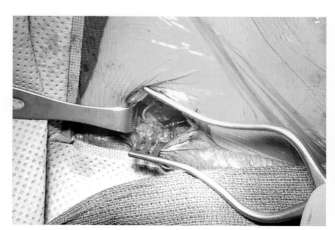

图 42-4　腰部切口内做大环以防止扭结

1. 如果使用固定手持连接头，始终从后切口向前切口方向开通隧道。

2. 如果使用可拆卸手持连接头，则可以在任何方向上开通隧道。

3. 在脊柱端保持足够的长度进行盘环（图 42-5）。

4. 在听到 2 个扣声后，塑料连接头才完全连接。

5. 直到看到脑脊液自由流动才可以将泵连接到导管腹部端（图 42-4 上）。

6. 做好整条导管各个部件的测量，这决定了弹丸注射的给药剂量。

一旦装配就位，事先填充准备好的镇痛泵可以连接至腹部导管的卡扣连接头（图 42-4 下）。然后将泵放在腹袋内，并系紧所有 4 个锚线。

我们更倾向于在置入前对泵进行填充，以减少在患者身上使用的输液量。在两处切口进行最终检查，以确保导管没有急性扭结。

六、术后管理及可能的并发症

嘱患者平躺 24 小时，以防止出现任何低颅压头痛。我们也会给予患者一种腹部粘结剂，以防止腹部和背

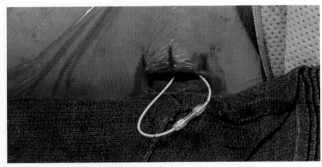

图 42-5　脊柱和腹部导管的连接头

部伤口液体聚集。术后观察 48 小时对于患者来说是足够的。初始药物输注率总是设置在较低水平，以避免过量的可能性。监测腹部和背部伤口的肿胀和血肿形成。所有患者均接受术后抗生素和镇痛药物治疗。次日的物理治疗评估患者的活动能力和跌倒的风险，以决定他们居家或去康复中心。

手术并发症包括感染、硬件故障、导管移位或导管阻塞、泵袋血清肿或血肿、脑脊液漏、低颅压头痛和神经根痛。感染是罕见的，在本中心，镇痛泵感染发生率为 1.8%。感染通常发生于术后 30 天内，在免疫低下患者中最常见，这些患者住在疗养院中，体内有其他感染源如压疮以及定植的留置导管。与硬件相关的感染一般需要处理，常表现为红斑、引流肿胀或伤口破裂。沿导管逆行感染可导致脑膜炎。因为许多严重痉挛患者可能同时有慢性插管，许多患者也可能有长期定植细菌。所以重要的是要认识到膀胱定植菌和尿路感染之间的差异，以避免不必要的延迟置入。

血肿或血清肿通常可以非手术治疗，除非压力高或缝合线裂开，或是疼痛的来源。导管周围的脑脊液漏可导致脊源性头痛，大多数时候，疼痛是短暂的，可以通过卧床休息、液体疗法和咖啡因来治疗。如果是严重的疼痛，可以使用硬膜外自体血补片治疗。神经根损伤是套管插入过程中神经损伤引起的，但极为少见，如果不能自行缓解，应考虑导管移位或移除。

与硬件相关的并发症包括导管破裂、扭结、断开及在椎管内迁移。大多数导管问题不能用 X 线诊断，因为新型导管在 X 线下不可视。在大多数情况下，导管的通畅可以通过在透视下从导管入口注射具有水溶性造影剂而确定（图 42-6）。镇痛泵也可能由于锚定缝线断裂而发生翻转，从而导致导管扭结，图 42-7）

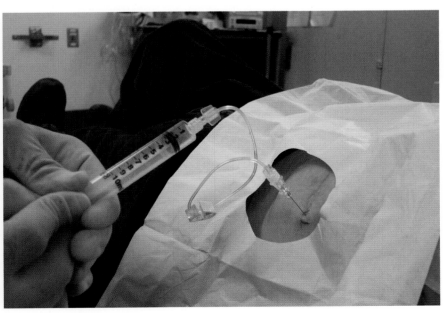

图 42-6　镇痛泵故障的染料试验

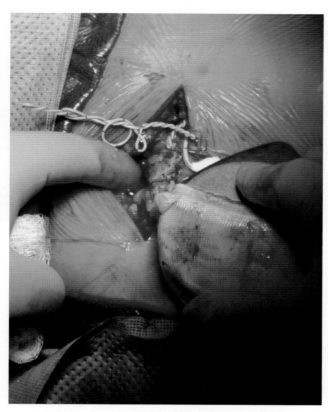

图 42-7 由于腹袋中的镇痛泵翻转导致的导管出现多个扭结

并妨碍填充药物。

在非常瘦的患者中，皮肤的破损可能会导致硬件暴露和感染。

此外，还有从药物过量到突然停药的药物相关并发症。这些并发症除非进行及时治疗，否则可能是致命的。巴氯芬剂量问题治疗的第一步是识别，具体的临床体征和症状如低血压、呼吸减缓、镇静指向药物过量。而高血压、心动过速、呼吸急促、谵妄则指向药物戒断。在药物过量的情况下，需立即减少 ITB 泵的剂量，然后从侧端口引流 CSF，呼吸机辅助也有助于控制药物过量症状。在戒断的情况下，口服巴氯芬和赛庚啶，随后是苯二䓬类药物，外部泵鞘内灌注巴氯芬，在某些情况下，机械通气和镇静将有助于缓解症状。

七、结论

鞘内镇痛泵为疼痛和痉挛患者提供了一种改善生活的疗法。在选择合适的患者、置入技术和适当的术后管理上有一些细微的差别，也是获得成功疗效或发生不良并发症的不同之处。

（朱冠宇 译）

第 43 章　脑脊液分流治疗原发性颅内压增高和正常颅压脑积水

43 Treatment of Idiopathic Intracranial Hypertension and Normal Pressure Hydrocephalus with Cerebrospinal Fluid Shunt Implantation

Orion P. Keifer Jr., Juanmarco Gutierrez, Muhibullah S. Tora, and Nicholas M. Boulis

摘要

原发性颅内压增高（idiopathic intracranial hypertension, IIH）和正常颅压脑积水（normal pressure hydrocephalus, NPH）是病因不明、诊断标准相反的脑室系统综合征，均可通过脑脊液（cerebrospinal fluid, CSF）分流进行神经外科治疗。对于这种手术，神经外科医师可以选择包括脑室腹腔和腰大池腹腔分流术在内的几种方法中的一种。虽然脑室 – 腹腔分流术在西方国家更为常见，但最近的研究表明，两者在预后、并发症和再次手术率方面相对一致。因此，脑脊液分流术中不同方法的细微差别不如严格的患者选择和筛查重要。对于神经外科医师来说，考虑临床整体情况是至关重要的，包括患者获益的可能性、现病史和既往病史、影像学发现和临床特征。此外，神经外科医师还应选择更先进的可程控阀门和抗虹吸装置。在本章中，我们将概述 IIH 和 NPH 的临床表现、诊断，以及患者选择、手术方法和分流装置。

关键词：正常颅压脑积水，原发性颅内压增高，腰大池腹腔分流，脑室腹腔分流，分流，阀门，导管

一、简介

IIH 和 NPH 是脑室系统的综合征，病因不明，诊断标准相反。IIH 特点通常包括正常的影像学表现和无已知病因的颅内压升高（intracranial pressure, ICP）。相反，NPH 包括异常的影像学表现；无 ICP 升高的证据，并伴有痴呆、步态障碍和尿失禁的典型三联征。虽然这些综合征的临床表现和手术干预的适应证因患者不同而不同，但都可以通过脑脊液分流来解决。

分流技术通常不属于立体定向和功能神经外科这一领域。但是 IIH 和 NPH 正好处于中枢神经系统功能恢复和疼痛治疗领域，形成功能神经外科实践的一部分。分流术的技术细节不如严格的患者选择更重要。由于 NPH 引起的是一种可治疗的痴呆症，尽管可能存在脑萎缩的风险，患者家属仍经常要求置入分流管。同样，慢性顽固性头痛患者也容易接受手术干预。因此本章的重点是讨论通过严格的患者筛查和选择来避免不必要的分流管置入。

（一）原发性颅内压增高

虽然目前围绕所谓"假性脑瘤综合征"的术语存在争议，但人们普遍认为在缺乏已知病因的情况下，原发性颅内压增高是颅内压增高的表现。经典医学教学提示，IIH 发生在肥胖（57%～100%）和生育年龄（15～44 岁）的女性中（75%～97%）。虽然这些标准是较为有用的提示，但要注意，IIH 也可以发生在男性、儿童和老年人群中，并且通常以更严重的形式出现。在育龄肥胖女性中，每 10 万人中有 12～22 人患病，而在一般人群中，报告的发病率是（0.03～2.0）/10 万，具体取决于地理位置。

与流行病学一样，IIH 的临床表现通常以头痛（特别是依赖于颅内压变化）、搏动性耳鸣和视觉症状这三个典型症状描述。其中最令人担忧的是进行性的视力丧失，5%～10% 的患者最终发展为永久性单侧或双侧失明。目前的诊断标准是基于修订的 Dandy 标准，其中包括颅内压增加（如视盘水肿），神经系统检查无定位发现（除面部或展神经麻痹等定位错误体征外），

以及患者保持清醒和警觉。此外，CT 或 MRI 检查结果正常，没有硬脑膜窦血栓形成或肿块的证据。颅内压大于 250 mmH$_2$O，脑脊液细胞学和化学检查正常，未发现任何其他颅内压增高的原因。IIH 的诊断测试包括腰椎穿刺初压、腰椎穿刺大容量放液试验、颅内压监测或这些方法的组合。我们在不明原因视网膜改变的病例中联合使用了颅内压监测和腰池引流术。脑脊液初压很容易被疼痛和 Valsalva 动作假性升高，特别是在开放通路较为复杂的肥胖患者中。在我们看来，颅内压监测可以减少不必要的分流器置入率。在 X 线透视下放置腰椎引流后患者被收治至神经重症病房后，每小时收集一次视觉模拟疼痛评分，并与颅内压变化一同制图。最初收集数据时夹住引流管，并且将患者头部进行不同程度抬高。然后在引流管开放时继续数据收集。此外，患者对颅内压和引流的状态不自知，这样可以证实疼痛、颅内压增高和脑脊液引流之间是否存在相关性。此种方法频繁显示测得的脑脊液初压可能具有一定的误导性。

由于整体上缺乏对 IIH 的严格临床研究，因此缺乏基于证据的治疗方案，导致治疗方法的碎片化和非标准化。然而随着最近对这一问题探索兴趣的复苏，出现一些新的指导 IIH 治疗的临床研究结果。从疾病治疗的角度来看，越来越多的证据表明，体重减轻可以改善慢性 IIH 患者的颅内压、头痛和视盘水肿症状。这些报告已经引导了一些将减肥手术作为 IIH 患者治疗选择的非常初步的应用，特别是那些有顽固性病程的患者。

药物治疗方面，常用的药物是碳酸酐酶抑制剂乙酰唑胺。原发性颅内压增高治疗试验（IIHTT）研究为其疗效提供了可靠的证据，同时也需要谨慎的滴定药物，因为该药物有明显的副作用（如感觉异常、疲劳和胃肠道问题）和患者依从性问题。除了乙酰唑胺，其他药物在有限的研究中也显示出其有效性。抗惊厥药托吡酯（可能有减肥效果）、袢利尿剂呋塞米和生长抑素类似物奥曲肽在一些有限的研究显示对 IIH 有效。对于顽固性或暴发性的 IIH 病例，一般的手术选择包括视神经鞘开窗术和脑脊液分流术，最近也有关于评估静脉窦支架置入术作用的研究。

（二）正常颅压脑积水

顾名思义，NPH 是无颅内压升高证据的脑室扩张（如腰椎穿刺压力正常或轻度升高）。如病因不明，则称为特发性正常颅压脑积水（iNPH）。此外，还有一些继发性的 NPH（sNPH），如蛛网膜下腔出血（SAH，46.5% 的患者）、外伤（29%）、肿瘤（6.2%）、脑膜炎/脑膜脑炎（5%）、脑血管疾病（4.5%）和脑出血

（4%）。这一区别很重要，原因很多，包括在流行病学、治疗和结果方面存在的潜在差异。对于一般人群中的 iNPH，根据研究地点不同，发病率估计在（1 ~ 5.5）/10 万。然而，发病率在各个年龄段并不稳定，发病率最高出现在年龄 60 ~ 90 岁（60 岁以上的发病率上升到 13 ~ 15/100 000）。目前对 sNPH 的流行病学了解较少，但重要的是，它可以发生在任何年龄，因为其诱发事件不一定与年龄有关。

经典医学教育将 iNPH 的症状学描述为进行性加重的认知障碍（78% ~ 98% 的患者）、步态或平衡障碍（94% ~ 100%）和尿失禁（76% ~ 83%）的三联征，大多数患者直到疾病晚期才出现所有这三种症状。目前有一些不同的诊断标准，包括国际 iNPH 指南和日本 iNPH 指南。我们在此提供更详尽的国际指南表 43-1。

本质上指南将诊断分为可能性（如非常可能、可能和不太可能）。

和与 iNPH 相关的三联症状。对于非常可能的 iNPH 诊断，患者的症状逐渐发生，发生在 40 岁以后，持续至少 3 个月，没有诱发原因，显示出一个渐进的时间过程。头部 CT 或 MRI 显示脑室扩大［使用 Evans 指数（EI）定量评估，在下面的"患者选择"一节中进一步讨论］，无 CSF 流动障碍的原因。临床上患者必须有步态或平衡障碍，叙述障碍或认知筛查评估下降，并伴有一定形式的尿失禁或大便失禁。最后，CSF 的初压力在 5 ~ 18mmHg。对于可能和不太可能的分类，标准较为宽松，在其他地方公布了完整的细节。虽然没有经过明确的研究，但 iNPH 的三联征也可以和证实的影像学和临床病史一起被用于诊断 sNPH。sNPH 患者也有可能会表现出其他神经系统异常，包括癫痫、意识改变、运动感觉症状，这些都是其原发疾病的结果。

二、患者选择

（一）原发性颅内压增高

在大多数患者中 IIH 的治疗遵循从最小到最大侵袭性治疗的典型模式。在决定治疗方案时，最重要的治疗目标是限制进一步的视力丧失或逆转视力丧失。然而从生活质量的角度来看，减少头痛和耳鸣的强度和频率也非常重要。对于非紧急治疗，目前的内科治疗包括乙酰唑胺和减肥，这已被证明可以改善至少 50% 患者的视力下降、头痛和搏动性耳鸣。另外 30% ~ 40% 的患者病情保持相对稳定，约 10% 的患者病情将继续进展。在后两组患者中，大多数患者可以考虑外科手术。虽然没有明确的指南，但在以下情况，

	非常可能的 iNPH	可能的 iNPH
发病	隐匿的	亚急性或不确定的
年龄	>40 岁	童年以后的任何年龄
最短病程	3～6 个月	可能＜3 个月或不确定的持续时间
病史	• 无脑外伤、脑出血、脑膜炎或其他继发性脑积水的证据 • 无其他充分的原因可以解释目前的症状	• 可继发于轻度颅脑外伤或其他原因的继发脑积水的久远病史 • 可能与其他疾病共存，但临床医师判断不完全归因于这些原因 • 非进展的或者不明显的进展
影像	CT 或 MRI 研究证实： • 非脑萎缩或先天性原因所致的脑室增大（Evans 指数＞0.3 或类似测量值） • 无明显 CSF 流动障碍 至少支持下列特征之一： • 侧脑室的颞角扩大并不完全归因于海马萎缩 • 胼胝体角度为 40° 或更大 • 脑含水量改变的证据，包括 CT 和 MRI 上脑室周围信号的改变，不是由于微血管缺血性改变或脱髓鞘所致 • MRI 显示导水管或第四脑室流空	CT 或 MRI 研究证实： • 脑室增大与脑积水一致，与下列任何一种有关： 　○ 有证据表明脑萎缩的严重程度可以潜在解释脑室的大小 　○ 可能影响脑室大小的结构性病变
必要的临床特征	至少需要步态平衡障碍的发现，还需要具备以下症状之一，认知障碍，尿路症状，或两者兼而有之 步态 / 平衡：至少应该存在 2 个步态 / 平衡的评定问题，不完全归因于其他原因 认知：记录在案的认知障碍（根据年龄和教育程度进行调整）和认知筛查工具的表现下降（如 Mounmental 状态检查），或体格检查中至少有两种不能完全归因于其他原因的神经系统损伤征象的证据 尿路症状：至少有两种损害症状，包括尿急、尿频或夜尿	症状： • 无明显步态或平衡障碍及失禁和认知障碍 • 步态紊乱或痴呆单独出现 • 初压测量不可测或压力不在非常可能的 iNPH 诊断所需的范围
生理	• 通过腰椎穿刺或类似操作确定 CSF 初压在 5～18mmHg（或 70～245mmH$_2$O）范围内 • 经正确测量后，明显高于或低于这个范围的压力不符合 NPH 诊断	

表 43-1　目前 iNPH 诊断标准总结

患者可以从药物治疗向手术过渡：①尽管进行了保守治疗，但 IIH 引起视力突然或逐渐变化（例如，视野缺损恶化、视力下降）；②对坚持药物治疗或对生活方式改变有禁忌证或顾虑；③在诊断后的常规临床随访上面临挑战。

（二）正常颅压脑积水

与 IIH 不同，目前还没有公认的 iNPH 治疗标准。然而这并不意味着所有的 NPH 患者都需要进行神经外科的脑脊液分流手术，因为脑脊液分流术不是对所有的 NPH 患者都有效。在 NPH 治疗的 50 年历史中，"圣杯"一直在定义一种方法来确定 NPH 患者是否对脑脊液分流术有反应。

虽然没有"金标准"，但有几个重要特征可以指导手术决策，包括可以区分 NPH 与其他神经性痴呆疾病（如血管性痴呆、阿尔茨海默病和帕金森病），确定患者症状和疾病进展，以及对某些临床试验的反应。

确定患者是否对分流术有反应的第一步是先有正确的诊断。挑战在于，NPH 和其他疾病的症状有相当多重叠。此外，考虑到患者的总体年龄，他们不太可能合并有多种神经系统并发症。NPH 的临床和影像学标准的出现部分解决了这些困难。然而即使这些标准也不是完美的，探索诊断 NPH 兴趣的复苏对许多标准造成了挑战，包括相当普遍的被称为 EI 指数的影像学指标。简单地说，EI 是侧脑室前角的横径与颅骨内径在影像学上的比值。正常值一般为 0.20～0.25，大于 0.30 表明脑室明显增大。高 EI 值在大多数 NIH 病例中均可发现，它是诊断可能的 NPH 的标准之一。新的影像学指标的出现可能有助于更准确的诊断。虽然这些新的影像方法是具有前景的，但大多数还处于初步应用阶段。如前所述，NPH 的诊断必须考虑到患者病史和临床及影像学特征的结合（表 43-1）。

患者一旦被确定可能患有 NPH，有许多因素可能会影响他们对分流术的疗效反应。首先，尽管缺乏大量比较两者分流术疗效的研究，目前认为继发性 NPH 患者比特发性 NPH 患者的疗效反应更好。在此基础上，有反应者和无反应者有一些不同的差异。至于症状，一般认为不管是作为唯一还是最突出的症状，表现为步态问题的患者往往对分流术更有效，而分流术对患有痴呆症患者的效果较差。与此一致，三联征中的步态最有可能改善，痴呆症则不太可能改善。然而，这一观念可能被以下原因混淆：步态紊乱通常被认为是 NPH 的先兆症状，同时早期的治疗（即较短的症状持续时间）和较轻的症状严重程度会增加分流术成功的机会。此外，鉴于大多数患者的年龄很大，部分痴呆也有可能是由其他对脑脊液分流术不敏感的并发症引起的。

除了患者症状学外，已经有一些预后测试取得了不同程度的成功，以及许多关于使用它们精准地选择分流术患者争论。这些测试往往围绕三个主要方法——排出脑脊液评估患者的临床改善情况，测试 CSF 系统的顺应性 / 抵抗性，以及持续监测患者的颅内压。脑脊液排出试验有两种形式：脑脊液放液试验和脑脊液腰椎外引流试验。CSF 系统顺应性 / 抵抗性的测量一般是通过注入人工 CSF 并监测其对颅内压的影响完成的。监测 ICP 通常需要记录至少 24 小时，以寻找颅内压脉冲和波形的变化。

脑脊液放液试验是一种标准化的评估，患者需进行放液测试前评估（包括各种心理和运动测试——尤其是步态）。次日取出 30～50ml 脑脊液，2～4 小时后重新评估。脑脊液放液试验（cerebrospinal fluid tap test, CSF-TT）的应用相当广泛，但其实用性受到了严格的审查，因为它具有较高的阳性预测值（73%～100%，平均 92%）和特异性（33%～100%，平均 75%），但阴性预测值（18%～50%，平均 37%）和敏感性（26%～87%，平均 58%）相对较低。因此，CSF-TT 阴性不能用于排除适用分流术的患者。据报道连续 2～3 天重复 CSF-TT 可以提高其有效性，但进一步的工作需要验证这些结果。理论上与 CSF-TT 相似，腰椎外引流试验（external lumbar drainage, ELD）包括放置一个连接至各种可控制流出率的器械上的临时 CSF 排液器。每天收集 100～400ml 的脑脊液，持续 3～5 天。与 CSF-TT 一样，患者必须在 ELD 试验前和 ELD 试验后 1～5 天进行严格的评估，评价步态、认知功能或尿失禁方面的改善情况。鉴于两者的相似之处，ELD 测试也遇到了同样的问题：高

阳性预测值，低阴性预测值，但是前瞻性研究表明有确定的证据表明 ELD 试验优于 CSF-TT。

几个与 CSF 动力学有关的因素被分析作为潜在的预后指标。脑脊液系统动力学研究中最常用的测量方法是基于脑室 / 鞘内注射试验（恒压、恒流速和弹丸注射），以测量脑脊液流出的阻力（R$_{出}$）。关于压力监测的位置，有一些不同的选择，但本质上是与输液泵以及压力监测器连接的针 / 导管（在蛛网膜下腔内或脑室内读数均相似）（图 43-1）。然后持续输注脑脊液替代物直到压力到达平台期（通常至少 10 分钟），或压力超过安全水平。通过注射后平台压力减去基线压力，然后再除以注射速率来计算阻力。目前对于 R 出阈值没有共识，对于该方法的可用性也有不同意见。然而，最近的一项荟萃分析表明，基于现有证据，12mmHg/（ml·min）可能是最佳值。但是该指标与 CSF-TT 一样，具有较高的阳性预测值（75%～92%），但阴性预测值（10%～45%）相对较低。

此外，还有研究探索在不依赖于其他测试方法下持续监测颅内压是否能提供预后方面的信息。颅内压信号受许多因素的影响，包括脑血管动脉的搏动变化，呼吸影响胸腔内压从而影响脑血管系统的静脉端，以及脑血管自身的血管收缩作用。所有这些因素的结果意味着颅内压记录是由一系列波组成的复杂信号，这些波是由心脏周期叠加在较低频率振荡上而形成的。在此信号中，可以测量大量的指标，无论是试图捕获信号的整体指标（例如，颅内压均值），还是关注特定的指标（心率相关波的峰值）。在这些指标中，有一些可以用来预测分流术的成功率。对于心率相关的波，波峰作为预测分流术成功的主要指标已经显示出一些优势。然而，与其他方法一样，并不是没有重大争议，特别是其低阴性预测价值。就低频振荡波而言，有许多不同类型的包括标记为 A、B、C 波和平台波等的波，在分流术反应性方面，研究最多的是 B 波。这些波的周期为 0.5～2 分钟，在健康的患者中相对并不少见；因此将它们的频率（或衍生指标）当作兴趣指标。关于这些包括 B 波的慢波的研究还很不成熟，结果也相互矛盾。

因此，在缺乏任何一个明确的预后指标的前提下，决定放置分流装置都变得复杂。基于上述的讨论，我们希望有一些通用的指南能够经受住时间和进一步研究的考验。

1. 由于 NPH 与其他疾病的高度重叠，保持高度怀疑和适当使用已发表的诊断标准是准确诊断的必要条件。这些标准应该包括临床症状学（至少三种典型三联征中的两种）和影像学（头部 CT 或 MRI）。

2. 当与患者及其护理人员讨论决策时，目前的研

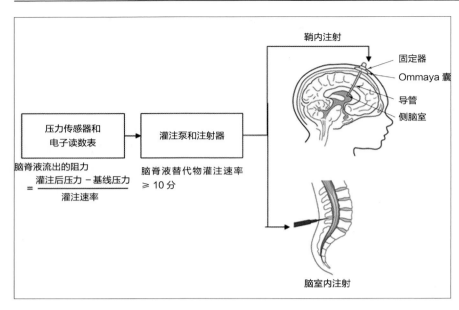

图 43-1　对脑脊液（CSF）系统动力学进行的研究最多的方法是基于脑室内或鞘内灌注测试。测试在恒定压力，流速下进行，并进行大剂量的 CSF 替代治疗。该测试的读数是对 CSF 流出的抵抗力（R_{out}）。对于 NPH 的诊断阈值尚无共识，但最新的荟萃分析表明 $R_{out} > 12 mmHg/（ml \cdot min）$ 是预测 NPH 分流反应性的最合适阈值（准确度：72.95%，敏感性：80.26%，特异性：46.79%）。（经 Kim 等认证）

缩写：CSF. 脑脊液；iNPH. 特发性正常颅压脑积水

图中文字：
鞘内注射
固定器
Ommaya 囊
导管
侧脑室
压力传感器和电子读数表
灌注泵和注射器
脑脊液流出的阻力 $= \dfrac{灌注后压力 - 基线压力}{灌注速率}$
脑脊液替代物灌注速率 ≥ 10 分
脑室内注射

究趋势似乎表明，早期诊断且主要存在步态障碍的患者对分流术疗效反应更强。此外，讨论应该明确，虽然一些患者在三个方面都有所改善，但总体改善排序是步态、失禁和痴呆症的症状。

3. 给予合适的诊断，对患者的预期改善进行坦诚的讨论，并通过进行专门的测试进一步获得预后方面信息。大量研究表明，诸如 CSF-TT、ELD 试验、注射试验和连续过夜 CSF-ICP 监测等预测试验具有可接受的阳性预测值。因此，这些试验的阳性结果可以为患者进行分流手术提供更多的证据。但是现在宣布这些测试中的任何一个在预测上优于其他测试还为时过早。此外，如果预测试验结果为阴性，应非常谨慎得出患者对分流术无反应的结论，因为众所周知其阴性预测值较低。

三、手术方法

一旦确定患者应进行脑脊液分流术，手术本身是相当简单的。对于外科医师来说，有几个需要决定的地方：首先是做哪种分流手术。两种最常见的脑脊液分流术是腰大池腹腔分流术（lumboperitoneal shunt，LPS）和脑室腹腔分流术（ventriculoperitoneal shunt，VPS）。腰胸膜分流和脑室内分流不太常用，因此不在这里讨论，一般来说，这些方法仅在腹腔分流无效的情况下使用，如在多重分流感染或其他腹膜腔异常的情况下。因此，外科医师必须决定在手术的腹膜腔部分是采用更经典的开放入路还是腹腔镜入路。在此决定中，外科医师还必须决定是否与普通外科团队合作，以便腰大池或脑室导管手术与放置腹腔导管同时进行。最后，外科医师必须决定选择何种类型的阀门（稍后概述阀门选择）。

（一）腰大池腹腔分流

在欧洲和美洲，LPS 通常会受到严格审查，因为早期研究表明，其重新放置率非常高。因此，在西方世界，它被更多地用于不适合 VPS 方法的患者的第二选择。然而在过去的几年里，这一技术在日本得到了广泛的研究，特别是在 IIH 中得到了应用，此外，还对其在 NPH 中的应用进行了评价。最近对 LPS 和 VPS 的比较结果显示，两者在并发症和预后方面具有比一般认识的更高的相似性，同时不会引入颅内并发症的风险。一般来说，实现 LPS 主要有两种方法，经典的更具侵害性的开放手术和更现代的腹腔镜辅助手术，这两种方法都用于将远端导管引入腹膜腔。在这两种情况下，近端导管用 Touhy 针引入到腰蛛网膜下腔并固定在腰筋膜上。带集成阀门的导管从背侧通至腹侧，然后通过上述方法由腹壁插入至腹膜腔。目前的文献中，几乎没有证据表明某种方法优于另一种方法。

虽然技术和设备均有所改进，但 LPS 用于沟通脑积水的整体方法基本没有改变。目的是使脑脊液从腰池进入腹膜腔重新吸收。

（二）微创腹部手术

患者通常在气管插管全身麻醉下置于侧卧位，消毒铺单显露从上腰部到腹部外侧区放置导管的区域。通常，在 L3 ～ 4 水平上做一个 1cm 的切口，便于将 Tuohy 针插入蛛网膜下腔。将导管送入蛛网膜下腔 5 ～ 20cm，固定导管后，移去 Tuohy 针，将导管通入 5cm 左右的侧切口，切口处有一个用于放置阀门的皮下囊袋。在腹部侧，做横切口解剖腹壁各层，以便进入腹膜腔在腹膜腔处放置导管，然后穿通到侧切口，连接至阀门。最后检查系统是否通畅，患者的切口以标准方式闭合。

（三）腹腔镜辅助手术

患者在气管插管和预防性抗生素的全身麻醉下置于侧卧位。同样的方法将导管置入蛛网膜下腔。然后当导管在上腹部区域穿通后，手术转为腹腔镜辅助。患者处于同一体位下，使用气腹针膨胀腹部，将 2 个 5mm 的端口置于穿通的导管通路侧，然后在直视可视化下用剥离式导引器进入腹膜腔。在导管穿入腹膜前确认导管内的脑脊液流量。随后解除气腹，移除套管针，关闭切口。另外可以使用具有类似方法的单 5mm 端口的脐部入路。

（四）腰大池腹腔分流并发症

不论采用哪种方式，LPS 手术都有许多已知的并发症。这些包括阻塞 / 功能障碍（8% ～ 65%），低颅压头痛（9% ～ 21%），硬膜下血肿（1% ～ 2%），神经根性疼痛（4% ～ 5%），分流感染（1% ～ 33%），脑脊液漏（1%），以及获得性 Arnold-Chiari 畸形（更常见于儿童患者，< 1% ～ 33%）。

（五）脑室腹腔分流

在西方国家，治疗脑积水的主要方法是 VPS。顾名思义，分流管从侧脑室流到腹腔。与腰大池腹腔分流术一样，脑室层面分流的位置也是相当标准化的；同样的，远端腹膜腔的放置既可以用微创切口也可以用腹腔镜辅助。更多的 VPS 文献表明腹腔镜辅助手术可能在许多方面更好，包括更短的手术室时间，更少的失血，以及更少的远端分流失败，但进一步的工作验证该结论是否成立依旧是必要的。

（六）开放性微创腹部手术

患者在气管插管和预防性抗生素的全身麻醉下，取仰卧位，从头到上腹部的区域消毒铺单。脑室通路有几种方法，最常用的脑脊液分流术入路点是 Kocher 点，其他点包括 Keen 点（外耳道后上 2.5 ～ 3cm）,Dandy 点（中线旁 2cm 和枕骨隆突上 3cm），以及各种顶枕入点有 Frazier 点（中线旁 3 ～ 4cm，枕骨隆突以上 6 ～ 7cm）或顶结节（顶骨的平坦部分）。脑室入点的选择应基于神经外科医师的判断和个案考虑。应注意虽然 Kocher 点是最常用的，但其余点也都是安全的替代点。应注意尽量减少术中风险（例如，Dandy 点增加对视觉皮质损害的风险，患者出血方面的具体考虑，以及术中损害）。

Kocher 点（在鼻根后 11 ～ 12cm，冠状缝前 1cm，中线旁 2 ～ 3cm，右侧为佳），以标准无菌方式

备皮、消毒铺单。以该点为中心做一个弯曲切口，切口线不超过硬件，然后钻孔。脑室导管朝向冠状面内眦方向，矢状面耳屏前 1cm 处。另外，一种基于影像学的神经导航装置可以用来定位侧脑室。与最初的探针相比，引入带有发射器的分流探头是一个巨大的进步，最初的探头依赖于探针尖端和反射球或光发射器阵列之间的刚性结构。后者的准确性受到了探针的弯曲等限制，使得其准确性受到影响。我们在脑室较窄的 IIH 患者中使用神经导航。虽然 NPH 患者的脑室很容易插管，但这些患者脑回变薄和脑沟变宽，因此会受益于精确的入点和轨迹选择。

然后将脑室导管的远端穿通到耳廓后上方的皮下，在此放置一个阀门。对于腹部部分的手术，做一个 4 ～ 5cm 的中线或脐旁皮肤切口，分离组织显露深筋膜。深筋膜显露时，导管的腹膜腔端利用金属隧道装置从头端向尾端穿通到腹部切口。然后对导管进行切割，以确保在腹膜腔内有足够长的长度。一旦导管准备好，深筋膜和腹膜被分层切开。仔细检查确保进入前没有肠粘连，进入后没有内脏损伤。确认后将远端导管由头向尾插入，然后将导管固定好，切口按常规方式分层闭合。我们提倡在深筋膜处用荷包缝合，以防止导管退出进入皮下空间。因为这种方法的直视可视化有限，术中前后侧位的 X 线透视应该用于确认腹部导管在腹膜腔内。

（七）腹腔镜辅助手术

对于腹腔镜辅助手术，颅内导管的放置类似于开放手术。对于腹部部分，我们使用气腹针建立 15mmHg 的气腹，在中线旁 / 脐周开一个 5mm 的切口，以便插入相机端口。然后检查腹膜是否有任何病变或粘连，防止或影响导管的放置。如果有粘连，做第二孔以促进粘连溶解。然后在所需导管放置的位置做 3mm 至 1cm 的切口，将导管的腹腔部分由头向尾侧穿入该切口。在直视可视化下用剥离导引器或大尺寸导针穿入腹膜，然后将导管通入腹腔。在可视化指引下，通过阀门控制确认 CSF 流量。然后移除所有的腹腔镜设备，切口以常规方式关闭。

（八）脑室腹腔分流并发症

无论采用何种置入方式，VPSs 均有典型的并发症。包括分流感染（2% ～ 12%,通常为 1% ～ 3%）；早期（1 年内）分流相关功能并发症，如脱位、梗阻、错位、移位、阀门功能衰竭（0% ～ 40%，通常为 20%）；术中内脏损伤（0% ～ 2%，通常 1%）；过度分流（1% ～ 2%）；腹痛（1% ～ 2%）。其他腹部并发症包括 CSF 腹水、鞘膜积液、腹股沟疝形成、分流感染导致腹膜炎、肠

扭转、肠穿孔及肠扭转梗阻。许多并发症的最终结果是进行再次手术。

（九）阀门和导管：介绍

每个分流管由三部分组成：脑室导管、阀门和远端导管。脑脊液分流管的每一个部件都有出现故障的可能。事实上，一些研究报告显示，接受脑脊液分流术的患者中有 28%～54% 需要再次手术。因此，需要慎重考虑有效的置入和选择置入的部件，以减少再次手术并保持持续的脑脊液分流。在这里，我们将概述目前可用的导管和阀门，并提供最新的建议。

1. 导管　脑脊液分流管的导管元件起着通道的作用，它将脑脊液从侧脑室通过阀门排出，并从远端导管进入体腔。有一些与导管相关的导致分流失败的原因。近端脑室 / 腰段导管尖端梗阻可导致多达 1/3 分流失败，是最常见的再次手术原因。5%～20% 的分流失败是由于远端导管断裂造成的。此外，脑室导管尖端的不恰当放置，如放置在了脑室外，已被证明是另一个分流失败的强有力的预测因素。由于这些以及其他导致分流失败的因素，所以导管的制造和放置是关键的考虑因素。

在导管制造方面，关于改良生物材料和调整导管形状结构的研究正在进行中。然而，大多数可用的导管是由简单的硅胶聚合物组成，根据制造商的不同，其尺寸也有所不同。因此，目前外科医师对于导管的选择很少。一个新出现的问题是如何在抗生素浸渍导管（antibiotic-impregnated catheter, AIC）和标准导管之间进行选择。与传统硅胶导管相比，AICs 已被证明可以降低感染的总体风险。尽管成本节约分析表明 AICs 实际上通过降低感染率和相关并发症显著节约了总体成本，但许多外科医师一直不愿采用 AICs，因为它们增加了前期成本。然而这些发现只是初步的，在标准外科治疗采用 AICs 前还需要进一步的研究。

2. 阀门　阀门的作用是提供维持颅内压的阻力，同时在一定阈值下介导脑脊液单向引流至远端导管。虽然最初导管"阀门"不过是导管远端以特定压力打开的缝隙，但为了应对分流术治疗方面的问题，如过度引流和再次手术，已经出现了更多的现代阀门。

分流术中的过度引流并发症被认为由"虹吸效应"引起的。这种情况继发于体位变化（从仰卧到坐或站）后通过分流管的非生理性引流（超过正常脑脊液的产生率）。进而引起负的 ICPs 的高达 30～44cm/H_2O，导致严重的并发症，包括头痛、裂隙脑室综合征、硬脑膜下血肿、儿童凹陷性囟门，以及中脑导水管狭窄引起沟通性脑积水转变向非沟通性脑积水。

过度引流的问题推动了抗虹吸装置（antisiphon devices, ASDs）的发展，这种装置被设计用来限制非生理情况下的引流。ASDs 的基础设计考虑了分流回路的压力，包括颅内压、导管内静水压和远端体腔内压力（例如腹膜腔内的压力）。该机制认为，可移动柔性膜会在阀门出口压力下降到某一点时关闭或限制引流，或在阀门进口压力高于某一点时打开阀门（如高颅内压）。现代 ASDs 有不同的抗虹吸机制，包括膜类型（移动压力反应阀），钻石类型（随着装置间的压差增大而变窄以减少引流），各种双通道类型（引流过度时关闭低阻力回路，开启高阻力回路），和重力辅助类型（坐或站时钽球下降进而关闭低阻力回路，开启高阻力回路）。目前还没有比较这些 ASDs 类型的研究；但是在文献中普遍支持使用 ASDs。早期实施 ASDs 在减少过度引流并发症方面显示出有效性。尽管仍需要进行大规模的随机试验，但文献持续支持 ASDs 在预防过度引流和相关并发症中的重要性。虽然不是详尽无遗，但 PRO-SAIKA 多中心前瞻性试验和 SVASONA 多中心随机试验已经证实了重力辅助设备和最近的 proSA 阀门的安全性和有效性，proSA 阀门有一个内置的机制来调节抗虹吸的控制程度。虽然当前证据没有明确建议是否要使用 ASD，但上述过度引流并发症，较差的预后或其他并发症，以及相对类似的成本，建议医师应该考虑使用 ASD 或新出现的整合装置。

除了过度引流外，另一个主要问题是没有一个理想的压力设置适合所有患者。因此，一个固定的压力阈值限制了大多数阀门的通用性，增加了不充分或过度引流的可能性。在这种情况下，许多现代阀门都有一个程控选项，允许对每个患者的设置进行微调，而不需要进行外科手术调整。已有研究显示，使用不可程控阀门（nonprogrammable valves，NPVs）和分流失败具有相关性，而使用可程控阀门（programmable valves，PVs）与降低再次手术率有关。此外，一项系统的文献综述报道，与 NPVs 相比，PVs 患者的总体并发症、引流并发症和再次手术的需求均显著降低。一项针对 NPH 治疗的多中心、前瞻性、随机临床试验表明 PVs 优于 NPVs，尽管其效力不足。目前该领域存在一些分歧，并不是所有研究都得出使用 PVs 优于 NPVs 的结论，也没有研究表明它们与更差的预后或额外并发症相关。因此，目前的证据水平不足以明确建议使用 PV 还是 NPV，尽管两者似乎一样好或 PV 更优。也就是说，NPH 和 IIH 都是复杂的疾病，而 PVs 允许管理患者的神经外科医师或神经科医师探索不同的设置，以确定特定患者的最佳设置。此外，这两种疾病可能是动态变化的，需要不断进行调整。IIH 患者的头痛管理通常需要随时间推移进行不同的设置。同样，NPH 患者的硬膜下积液或慢性硬膜下血肿可能需要做阀门调整。

　　在选择阀门时，外科医师应考虑新出现的，虽然不是决定性的，支持 PV 和 ASD 优点的证据。除此之外，这些设备的类似成本和无更差的预后或并发症的额外风险，促进了在分流术中使用 PVs 和 ASD 的新趋势。结合 PVs 与抗虹吸装置的新 ASDs 的集成设备也具有吸引力。最近的阀门中，ProSA 阀门已经被 Miyake 提出作为一线的选择，鉴于其广范围的可调压设置（$0 \sim 40cm/H_2O$，可连续设置），可调 ASD，程控锁定机制，兼容 3TMRI 扫描以及类似的医疗经济及成本效益。虽然还需要开展更多的随机试验来比较特定商用阀门的效用，该领域正在朝着使用压力设置范围更广，压力设置可调和具有可靠锁定机制的抗虹吸装置的方向发展。

（十）术后护理

　　术后随访 24 ～ 48 小时，理想情况下在固定规律间隔下进行神经评估。任何神经系统状态的变化都应立即进行排查。此外，大多数中心推荐术后使用抗生素，尽管在抗生素的选择和持续时间 / 剂量方面有很大差异。在患者伤口护理部分，应定期检查腹部置管部位是否有脑脊液漏的迹象。在长期随访中，护理的连续性很重要，在可能的情况下，应将重点放在症状的定量评估和患者及其家属的主观意见上。任何亚急性或慢性变化都可能反映过度引流、分流功能障碍 / 阻塞或感染等问题，所以需进一步的排查这些问题。

（朱冠宇　译）

第 44 章　三叉神经节刺激
44 Trigeminal Ganglion Stimulation

Orion P. Keifer Jr., Juanmarco Gutierrez, Muhibullah S. Tora, and Nicholas M. Boulis

摘要

在许多涉及三叉神经系统的疼痛综合征中，尤其是具有持续或者波动特点的疼痛，如三叉神经痛Ⅱ型和三叉神经病理性痛，难以用目前的药物和手术进行治疗。越来越多的研究表明，三叉神经节刺激是一种潜在的治疗方法。以下回顾了该疗法有效性的证据，概述了经皮卵圆孔靶向三叉神经节的手术，并讨论了术后护理和并发症。

关键词：三叉神经节刺激，三叉神经痛，颜面痛

一、简介

三叉神经系统（脑神经 V）将主要感觉信息从面部传递到大脑。该通路包括末端神经末梢，这些神经末梢形成 3 个主要分支（眼支、上颌支和下颌支），其神经元胞体在三叉神经节中，与脑干三叉神经核相连。三叉神经系统疼痛包括三叉神经痛（包括其亚型）、三叉神经病理性痛、带状疱疹后神经病变和自身免疫性三叉神经病变。表 44-1 说明了 Burchiel 体系的分类。

不同的三叉神经痛症状也可按照疼痛的程度、持续时间和频率分类。例如，典型的三叉神经痛［Burchiel Ⅰ 型：trigeminal neuralgia（TN）1］的特征是持续 30 秒到 2 分钟不等的刺痛样的阵发性疼痛。大多数患者主诉疼痛由特定的诱因引发，包括感觉诱因如冷 / 热的温度或风（相对少见），或机械诱因如说话、咀嚼、刷牙（相对常见）。与此相反，Ⅱ 型三叉神经痛有潜在的隐痛 / 麻木 / 灼痛、持续疼痛的成分。同样，三叉神经病理痛（因手术、创伤、损伤引起的神经性疼痛）也具有持续性烧灼样 / 搏动疼痛，但没有刺痛。带状疱疹后神经病变是一种复杂的综合征，混合有刺痛、阵发性痛（尤其是急性发作）和潜在的隐痛 / 麻木 / 灼痛。自身免疫性三叉神经病变是一个广泛的范畴，在自身免疫性疾病及其治疗过程中，疼痛症状也会发生一系列的变化。这些综合征都可伴有感觉异常、痛觉过敏或痛觉异常。从病理生理学的角度来看，疼痛类型的差异可能代表在神经系统外周和中枢水平的不同排列组合。因此，在一种疾病上相对成功的治疗可能在另一种疾病上完全失败并不奇怪。

例如，经典三叉神经痛的刺痛、阵发性疼痛对药物和外科手术都有反应。然而，Ⅱ 型三叉神经痛的持续灼痛 / 隐痛对许多公认的 Ⅰ 型三叉神经痛的治疗是无反应的。同样，三叉神经病理痛的持续性疼痛也对大多数形式的治疗也具有显著的抵抗性。对于这些持续的疼痛状态，有证据表明，药物干预（例如三环类抗抑郁药和抗惊厥药）只在不足 50% 的患者中是成功的。此外，诸如射频消融、甘油神经根切断术和经皮球囊压迫等破坏性技术实际上会导致患者疼痛加重，或者只有少数（如果有的话）患者会减轻。神经刺激作为非破坏性技术对三叉神经系统已经有不同程度的干预。三叉神经（Gasserian）神经节刺激是一种有着很好疗效的治疗方法。通常，这是通过类似于 TN1 经皮消融术的方法实现的，其中刺激电极通过卵圆孔置入（稍后进一步描述）。其他方法包括颞下电极放置也是可行的（虽然不太常见）。

该方法主要源于 1980 年 Meyelson 和 Håkansson，尽管其他出版物也有提到用三叉神经节刺激来控制面部疼痛。

Meyrson 和 Hakansson 通过经颞下入路放置定制圆盘电极至三叉神经节治疗三叉神经痛，治疗成功率为 83%（6 例患者中有 5 例）。在他们 1986 年的随访工作中，报告了 14 例患者，其中 10 例患者的疼痛得到了令人满意的控制。这些发现推进了该领域进一步的工作，包括从更具创伤性的颞下入路到经皮经孔入路永久性电极置入的重要转变。此外，由于颞下入路的创伤很强，

表 44-1　Burchiel 系统		
诊　断	病　史	病　因
自发发作		
三叉神经痛，1 型	主要是阵发性疼痛	神经血管压迫 / 自发
三叉神经痛，2 型	主要是持续性疼痛	神经血管压迫 / 自发
继发性三叉神经痛	多发性硬化 / 自身免疫	脱髓鞘
非典型性颜面痛	躯体形式障碍	精神障碍
损伤后发作		
三叉神经病理性疼痛 / 感觉缺失性疼痛	意外损伤 / 外伤史	耳鼻喉 / 口腔手术，创伤，肿瘤
带状疱疹后遗神经痛	带状疱疹暴发	三叉神经系统带状疱疹

Meyerson 和 Hakanssons 在永久置入电极前的刺激 "测试期" 概念上的工作也是不可或缺的，测试期一直被延续到当代实践操作中。这种沿用是由于发现许多患者对三叉神经节的电刺激没有反应。在最差的情况下，Lazorthes 等报道了 21 例中仅有 7 例患者的疼痛对试验刺激有反应（33%），基于所有的病例研究，包括一项由 Waidhauser 和 Steude 进行的 149 例患者的研究，典型的试验刺激成功率为 50% 左右。应该注意的是，至少在这些病例中包括了带状疱疹后神经痛患者，而迄今为止达成共识的工作表明，几乎所有这类患者的疼痛对刺激都没有反应。因此，Machado 等在 2007 年的前瞻性研究和 Kustermans 等在 2017 年的回顾性研究显示，约 80% 的患者（分别为 10 例患者中的 8 例和 22 例患者中的 17 例）的临床试验取得成功并不惊奇。在本文发表时，永久置入的患者中，疼痛缓解的总体成功率在 83% ～ 37.5%。成功率被认为受多种因素的影响，包括先前治疗和手术的次数、疼痛综合征的持续时间、术后随访时间、并发症 / 移植率、手术方法和硬件的使用以及疼痛的病因学。鉴于研究的整体匮乏，这些因素都没有得到很好的研究。因此，这些研究的整合只作为支持目前指导应用三叉神经刺激方面的新兴概念。首先这种疗法似乎能更好地应对持续疼痛、灼痛或酸痛，特别是在非典型三叉神经痛和三叉神经病理痛上。其次，三叉神经刺激不能治疗带状疱疹后神经痛或 I 型三叉神经痛的刺痛和阵发性疼痛。第三，早期干预有过较少失败药物和手术史的年轻患者，似乎会取得更好的结果。第四，多触点电极的可程控式脉冲发生器能调节传递至三叉神经节的刺激，这可以更好的缓解和控制疼痛。

二、患者选择

目前还没有关于患者选择的共识，但当前的文献提供了一些指导。首先，所有患者必须可耐受外科手术。

此外，患者应有明确的与非典型三叉神经痛或三叉神经病理性疼痛一致的三叉神经分布区持续疼痛的病史。最重要的是要排除仅出现刺痛的 1 型三叉神经痛、带状疱疹神经痛或非典型性面部疼痛患者，并且，患者应尝试过包括药物治疗和神经阻滞在内的非手术治疗。

三、手术过程

目前，尚无商业认可的经孔三叉神经刺激导线。由于脊髓刺激导线没有被批准，所以应与患者讨论其性质并签署知情同意书。我们倾向于美敦力的超细导线用于经孔刺激，因为其触点间距允许存在从卵圆孔延伸到三叉神经出硬膜端的八个触点。类似间距的导线也可以从其他制造商中找到。

如上文所述，患者需经历外置电极的测试期，试验成功后永久性置入可程控脉冲发生器。通过 X 线检查、CT 或 MRI 和神经导航系统，患者需进行术前成像。我们倾向使用与脊髓刺激器套件内的标准 Tuohy 导引针相匹配的 Stealth Axiom 探针。患者麻醉并取仰卧位，铺单准备后，在口角外侧局部浸润麻醉。经典经皮穿刺入路点在口角外侧 2.5cm 处。另一方面术前立体定向可以确定使放置轨迹与卵圆孔管最吻合的一个入路点。然后切口插入 14 号 Tuohy 针头，通过神经导航、X 线透视或解剖标志在面颊组织内将其引导至卵圆孔，必须避免进入口腔，否则会导致电极污染和潜在的脑膜炎。为避免这种情况，在用牙科镜放置引线后应彻底检查口腔黏膜。细致的铺单也会有接触口腔的非无菌途径，因此，在隧道导引前应该确认口腔黏膜的完整性。

一旦将 Touhy 针置于卵圆孔，使用一根弯曲的导丝在三叉神经出硬膜端内侧制造一个隧道。我们使用脑室造瘘的导丝，弯曲 25° 后穿过 Touhy 针，以确保导丝不会卡在针中。在放置 Touhy 针之前应先准备好导丝。

接着，刺激电极在透视引导下进入三叉神经节。这时一些外科医师会唤醒患者并测试刺激，以确保在疼痛部位有感觉异常。一旦确认后，患者被重新镇静，并移除 Touhy 针，同时确保电极位置没有偏移。因为经卵圆孔导线只存在一个最佳的位置，所以我们不再次唤醒患者。然后将电极穿过下颌角，从颈部的皮肤拉出进行试验，用制造商提供的锚固定在切口部位。试验期间，电极尾部保持在外并与脉冲发生器连接。试验成功后，患者将返回手术室，电极尾将被被通至鬓角区域的侧切口。这种切口也可用于放置眶上或眶下导线，以增加 V1 或 V2 疼痛病例中的覆盖范围（图44-1）。导线被进一步通至耳后切口并在此用锚固定，其间的张力缓解可减少导线迁移。最后，导线被通至放置于锁骨下的神经刺激器（图 44-2）。

四、术后管理及可能的并发症

这种治疗的微创性意味着一般的术后护理以常规疼痛管理和神经刺激程控为中心（取决于所使用的硬件）。从长远来看，应监测患者硬件有关的并发症，包括口腔磨损或沿电极线和 IPG 上的皮肤磨损。此外，由于电极漂移进而失去疗效的情况在患者中并不少见，因此任何失去疗效的患者应进行前后电极位置的对比复查。最后，监测局部的、不复杂的感染或严重感染对于患者的长期护理是必不可少的。此外，值得一提

的是，任何神经刺激系统都有潜在的并发症，包括电极高阻抗、电池故障或程控相关的远程连接问题。

五、结论

经皮三叉神经节刺激是治疗三叉神经痛 II 型和三叉神经病理痛中持续性疼痛的微创治疗方法。该方法与其他经皮卵圆孔穿刺外科技术相似，需要锚定电极以及置入式脉冲发生器，因此该技术对于大多数功能神经外科医师是易于接受的。考虑到电极穿过下颌区域，因此本身就容易发生迁移。此外，入路点接近嘴部使得该手术易受感染。这些问题加强了对颞下入路三叉神经根和神经节刺激的探索研究。虽然这更具侵害性，但这种方法可以锚定至颅盖骨，消除了口腔污染风险。最后，进行电极定制将有益于三叉神经刺激，这将解决导线放置、形状、锚定等方面的特殊问题。

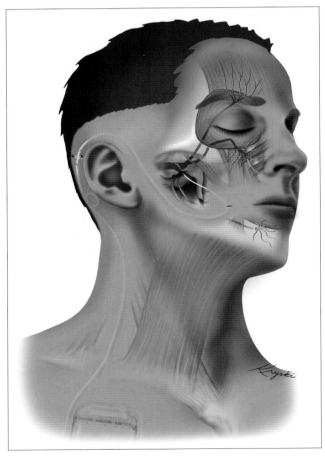

图 44-2　三叉神经刺激器

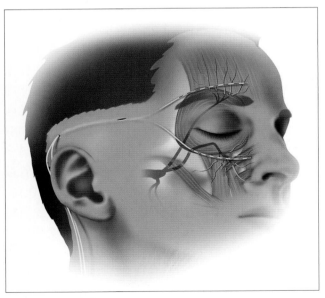

图 44-1　眶上 / 眶下刺激

（朱冠宇　译）

索 引

Index

参考文献

扫描二维码查看各章节参考文献